LEHRBUCH DER PHYSIOLOGIE

IN ZUSAMMENHÄNGENDEN EINZELDARSTELLUNGEN

UNTER MITARBEIT EINER
REIHE VON FACHMÄNNERN

HERAUSGEGEBEN VON

WILHELM TRENDELENBURG †

UND

ERICH SCHÜTZ

RUDOLF ABDERHALDEN

DIE HORMONE

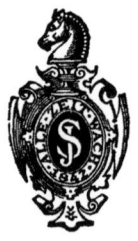

SPRINGER-VERLAG

BERLIN · GÖTTINGEN · HEIDELBERG

1952

DIE HORMONE

VON

DR. MED. RUDOLF ABDERHALDEN
DOZENT FÜR PHYSIOLOGIE UND PATHOLOGIE DER HORMONE, VITAMINE UND FERMENTE
AN DER UNIVERSITÄT BASEL

MIT 46 ABBILDUNGEN IM TEXT

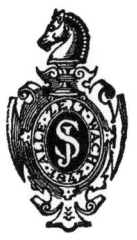

SPRINGER-VERLAG

BERLIN · GÖTTINGEN · HEIDELBERG

1952

ISBN 978-3-642-92574-0 ISBN 978-3-642-92573-3 (eBook)
DOI 10.1007/978-3-642-92573-3

ALLE RECHTE, INSBESONDERE DAS DER ÜBERSETZUNG
IN FREMDE SPRACHEN, VORBEHALTEN.
COPYRIGHT 1952 BY SPRINGER-VERLAG OHG. IN BERLIN,
SOFTCOVER REPRINT OF THE HARDCOVER 1ST EDITION 1952
GÖTTINGEN AND HEIDELBERG.

MEINEM VATER

EMIL ABDERHALDEN
(1877—1950)

ZUM GEDÄCHTNIS

Vorwort.

Ein Buch über Hormone zu schreiben, ist heute weniger denn je eine dankbare Aufgabe. Hat doch die Forschung auf diesem Gebiet ein Tempo angenommen, daß oft genug gestern noch Gültiges heute bereits schon wieder überholt ist! Ohne Übertreibung darf wohl gesagt werden, daß zur Zeit auf bestimmten Gebieten der Endokrinologie innerhalb weniger Wochen oder Monate mehr Fortschritte erzielt werden, als dies früher in ebensoviel Jahren der Fall war. So mußte auch dieses Buch während seines Entstehens wiederholt umgearbeitet werden.

Der begrenzte Raum, der zur Verfügung stand, machte eine Beschränkung des Stoffes auf das Wesentlichste notwendig. So wird nur die Physiologie der Hormone geschildert, deren genaue Kenntnis ja die Voraussetzung zum Verständnis der endokrinen Störungen ist, und ohne die sich eine rationelle Hormontherapie nicht durchführen läßt. Auf die sonst übliche Wiedergabe der Anatomie, der vergleichenden Anatomie, der Entwicklungsgeschichte und der Geschichte der Erforschung der innersekretorischen Drüsen wurde verzichtet. Das Klinische konnte nur gestreift bzw. soweit berücksichtigt werden, als es zum Verständnis des Normalen erforderlich ist.

Beim Studium der endokrinologischen Literatur findet man immer wieder voneinander abweichende oder gar einander widersprechende Ansichten und experimentelle Befunde. Es kann nicht die Aufgabe eines Lehrbuches sein, den Leser mit all diesen divergierenden Ergebnissen und Meinungen bekanntzumachen. In diesem Buch werden — von wenigen Ausnahmen abgesehen — nur diejenigen Ansichten und Befunde berücksichtigt, die auf Grund eines kritischen Studiums der betreffenden Arbeiten (Zahl der Versuche und Versuchstiere, Anzahl der Kontrollen, Beweiskraft der Versuchsanordnung, Dosierung der Hormone usw.) der Wirklichkeit am nächsten kommen dürften.

Die Auswahl und Zusammenstellung der Literatur hat erhebliche Schwierigkeiten bereitet und war weitgehend eine Ermessensfrage. Wenn immer möglich, wurden neuere Arbeiten mit umfangreicheren Literaturangaben berücksichtigt, die ein tieferes Eindringen in die Materie gestatten. Das Überwiegen amerikanischer Veröffentlichungen zeigt, wie sehr sich in den letzten Jahren der Schwerpunkt der Forschung auf dem Gebiet der Endokrinologie von Europa nach den Vereinigten Staaten verlagert hat.

Basel, 8. Oktober 1951.

Rudolf Abderhalden.

Inhaltsverzeichnis.

1. Das endokrine System 1
2. Definition und Einteilung der Hormone 3
3. Allgemeines über die Hormone und ihre Wirkungen 4
4. Antihormone 8
5. Die Steroidhormone 10

    Nomenklatur S. 10 — Allgemeines S. 13
    a) Oestradiol 16
    b) Progesteron 29
    c) Testosteron 37
    d) Corticosteroide 49

6. Die Tyrosinabkömmlinge 69
    a) Thyroxin 69
    b) Adrenalin 80
    c) Noradrenalin 86

7. Die Proteohormone 91
    a) Insulin 91
    b) Parathormon 100
    c) Die Hormone des Hypophysenvorderlappens 106
        α) Somatotropin 107
        β) Corticotropin 113
        γ) Thyreotropin 119
        δ) Prolactin 124
        ε) Follikelreifungshormon 127
        ζ) Luteinisierungshormon 131
    d) Die Hormone des Hypophysenhinterlappens 133
    e) Pigmenthormon 139
    f) Choriongonadotropin 145
    g) Serumgonadotropin 150

8. Die Gewebshormone 152

    Sekretin S. 152 — Acetylcholin S. 153 — Histamin S. 156 — Kallikrein S. 158 — Cholecystokinin S. 160 — Pankreocymin S. 160 — Enterogastron S. 161 — Urogastron und Anthelon S. 162 — Villikinin S. 162 — Gastrin S. 163 — Enterokrinin S. 163

Literaturverzeichnis 164

Sachverzeichnis 196

1. Das endokrine System.

Die Gesamtheit der innersekretorischen Drüsen wird als endokrines System oder Endocrinium bezeichnet. Zu ihm gehören Hypophyse, Schilddrüse, Epithelkörperchen, Inselorgan der Bauchspeicheldrüse, Nebennieren, Eierstöcke und Hoden. Thymus und Zirbeldrüse werden heute von der Mehrzahl der Autoren nicht mehr zu den Inkretdrüsen gerechnet.

Die einzelnen Drüsen stehen in engen funktionellen Beziehungen zueinander, wobei der Grad der gegenseitigen Abhängigkeit ein recht unterschiedlicher ist. Jede Störung der Tätigkeit einer Drüse zieht daher gewöhnlich Störungen in der Funktion anderer nach sich. Allen endokrinen Drüsen übergeordnet ist die Hypophyse, die mit Hilfe ihrer im Vorderlappen gebildeten *„tropen Hormone"* (glandotrope oder adenotrope Hormone) die übrigen Drüsen steuert. Man hat die Hypophyse deshalb auch in poetischer Weise als den Dirigenten im endokrinen Konzert bezeichnet. Mit Hilfe des Thyreotropins reguliert sie die Tätigkeit der Schilddrüse, mittels des Corticotropins die Nebennierenrindenfunktion und mittels des Follikelreifungs- und Luteinisierungshormons sowie des Luteotropins die Keimdrüsentätigkeit. Das Vorhandensein von glandotropen Hormonen für die Regulierung der Funktion der Epithelkörperchen, des Nebennierenmarkes und des Inselorgans ist bisher nicht bewiesen. Es ist nun aber nicht so, daß die Hypophyse absoluter Alleinherrscher im endokrinen System ist. Die peripheren endokrinen Drüsen steuern nämlich umgekehrt in gewissem Sinne die Tätigkeit der Hypophyse. Es bestehen also wechselseitige Beziehungen, und zwar dergestalt, daß z. B. das Follikelreifungshormon des Hypophysenvorderlappens die Bildung von Follikelhormon in den Ovarien anregt, dieses dann aber seinerseits, wenn seine Menge im Blut eine gewisse Höhe erreicht hat, die Produktion von Follikelreifungshormon abbremst. Es besteht also mit andern Worten zwischen der Hypophyse und den von ihr abhängigen Drüsen eine Art Gleichgewichtszustand; man spricht von einem *hormonalen* oder *endokrinen Gleichgewicht*. Ungenügende Tätigkeit einer Drüse oder gar ihr völliger Ausfall führen zu einer Störung dieses Gleichgewichtes. Wird z. B. die Hypophyse entfernt, so kommt es zu einem Versiegen der Hormonproduktion im Ovar; die Ovarien atrophieren. Werden die Keimdrüsen entfernt, so werden weit größere Mengen an gonadotropem Hormon gebildet als normalerweise, da die Bremsung von seiten der Keimdrüsenhormone fortfällt. Man findet ein derartiges Verhalten nach der Kastration oder im Klimakterium. Aber auch die Zufuhr eines Hormons kann zu einer Störung des Gleichgewichtes führen. Injektion von Keimdrüsenhormonen führt zu einer Hemmung der Bildung von gonadotropen Hormonen; bei längerer Zufuhr kann es als Folge der ungenügenden Produktion an gonadotropen Hormonen sogar zu einer Atrophie der Keimdrüsen kommen.

In engster Verbindung mit dem endokrinen System, speziell der Hypophyse, steht der *Hypothalamus*, von dessen Kernen mehr als 100000 Nervenfasern durch den Hypophysenstiel zum Hirnanhang ziehen. Im Hypothalamus liegen wichtige

Zentren für die Regulation des Wasser-, Mineralstoff-, Fett-, Kohlenhydrat- und Eiweißstoffwechsels, Zentren zur Steuerung des Schlafes, der Körpertemperatur, der Nahrungsaufnahme, des Rhythmus der Organtätigkeit und gewisser basaler emotioneller Reaktionen. Hier befinden sich Zentren, die Einfluß auf die Menge der roten und weißen Blutkörperchen haben, Zentren, die das gesamte sympathische und parasympathische Nervensystem kontrollieren, ein übergeordnetes Sexualzentrum usw. Der Hypothalamus ist es in erster Linie, der die zahllosen im Körper ablaufenden Prozesse koordiniert und damit das physiologische Gleichgewicht aufrechterhält. Er ist die große Schaltstelle zwischen Großhirnrinde, vegetativem Nervensystem und endokrinem System. Über den Hypothalamus laufen die vom Großhirn kommenden Reize, die das endokrine System in weitgehender Weise beeinflussen können. Es sei an das Sistieren der Menses bei psychischen Belastungen (befürchtete Schwangerschaft, Milieuwechsel usw.), an das Auftreten von Hyperthyreosen nach starken Affekten und an die Anorexia nervosa erinnert. Auf der andern Seite können endokrine Störungen über den Hypothalamus psychische Veränderungen hervorrufen; diese sind für manche endokrine Krankheiten geradezu typisch. Besonders eng sind die Verbindungen zwischen endokrinem und vegetativem Nervensystem. Innersekretorische Störungen gehen daher häufig mit Störungen im Bereich des sympathischen bzw. parasympathischen Nervensystems einher.

In letzter Zeit mehren sich die Anzeichen, daß nicht die Hypophyse, sondern der Hypothalamus die Führung im endokrinen System innehat (HUME; R. ABDERHALDEN u. a.). Die Hypophyse ist nur ausführendes Organ. Zwei Beispiele mögen dies belegen. 1. Zerstört man im Hypothalamus eine ganz bestimmte Stelle, so schüttet der Hypophysenvorderlappen bei Einwirkung irgendwelcher Schädigungen auf den Organismus nicht mehr, wie normalerweise, vermehrt Corticotropin aus. 2. Beim Kaninchen wird die Ovulation jeweils durch den Coitus ausgelöst. Die Ovulation kommt dadurch zustande, daß größere Mengen von Gonadotropinen aus der Hypophyse abgegeben werden. Durchschneidet man vor dem Coitus oder kurz danach den Hypophysenstiel, so findet keine Ovulation und damit keine Befruchtung statt.

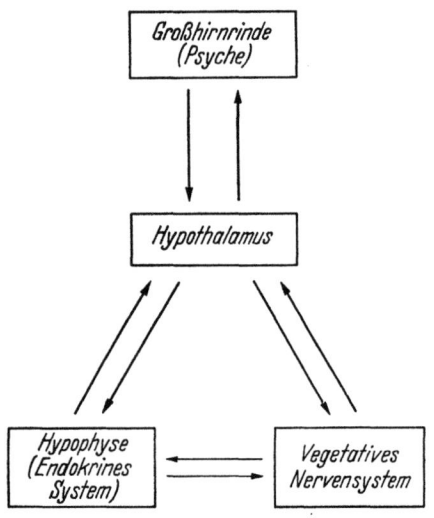

Abb. 1. Die Beziehungen zwischen Hypothalamus, endokrinem System, vegetativem System und Großhirn.

Von großer Bedeutung ist, daß die Steuerung der Hypophysentätigkeit durch die hypothalamischen Zentren offenbar nicht nur auf dem Nervenwege, sondern auch auf hormonalem Wege geschieht. Das heißt nichts anderes, als daß der Hypothalamus ein endokrines Organ ist. So hat HUME zeigen können, daß Injektion von Hypothalamusextrakten bei normalen Tieren und bei Tieren mit Hypothalamusläsionen eine Eosinopenie hervorruft, also jene Reaktion auslöst, die für die Abgabe von Corticotropin aus dem Hypophysenvorderlappen charakteristisch ist. In diesem Zusammenhang verdient auch eine noch der Bestätigung harrende Arbeit von GARCIA Erwähnung, dem es gelungen ist, aus dem Hypothalamus Extrakte mit schlafmachender und solche mit schlafhemmender Wirkung herzustellen.

Die Kenntnis von der engen funktionellen Verknüpfung von Hypophyse und Hypothalamus hat zu einer Revision so mancher früher als gesichert geltenden Ansicht geführt. Krankheiten, die bis vor kurzem als hypophysär bedingt angesehen wurden, müssen heute den Diencephalosen zugerechnet werden, so die Dystrophia adiposo-genitalis und die nichtthyreogene Fettsucht. Kombinierte Störungen beider Organsysteme sind relativ häufig (R. ABDERHALDEN).

2. Definition und Einteilung der Hormone.

Unter den Hormonen (von όρμαω = erwecken oder erregen) oder Inkreten werden Stoffe verstanden, die für *den normalen Ablauf des Stoffwechsels und bestimmter Funktionen unentbehrlich sind und die der Organismus in bestimmten Organen, den innersekretorischen Drüsen, herstellt.* Die Hormone gelangen dann auf dem Blutweg zu jenen Stellen des Körpers, wo sie benötigt werden. Wird ein Hormon in ungenügender Menge (Hypofunktion einer Drüse) oder im Übermaß (Hyperfunktion einer Drüse) produziert, so treten bestimmte Störungen auf, die als innersekretorische Krankheiten bezeichnet werden.

Die Hormone werden nach ihrer chemischen Struktur in zwei Gruppen eingeteilt: 1. in solche, die Eiweißkörper sind und unter dem Begriff der *Proteohormone* zusammengefaßt werden, und 2. in solche, die keine Eiweißkörper darstellen und deren chemische Konstitution eine verhältnismäßig einfache ist. Zu diesen gehören die Inkrete der Schilddrüse, des Nebennierenmarkes, der Nebennierenrinde und der männlichen und weiblichen Keimdrüsen. Die Nebennierenrinden- und Keimdrüsenhormone sind chemisch Sterinabkömmlinge und werden daher gemeinsam als *Steroidhormone* bezeichnet. Zur Gruppe der Proteohormone gehören die Inkrete der Hypophyse, der Epithelkörperchen und des Inselorganes. Die Hormone des Nebennierenmarks und der Schilddrüse kann man unter der Bezeichnung *Tyrosinabkömmlinge* zusammenfassen, da sie der Organismus aus der aromatischen Aminosäure Tyrosin synthetisiert.

Neben diesen Hormonen, die in ganz bestimmten Drüsen und nur dort gebildet werden und die man daher auch als glanduläre Hormone bezeichnen kann, unterscheidet man die sogenannten *Gewebshormone* oder aglandulären Hormone. Ihre Bildung ist nicht an ein bestimmtes drüsiges Organ gebunden, sondern erfolgt in Gewebszellen, z. B. in jenen der Darmschleimhaut. Nicht selten sind mehrere Gewebe des Körpers zu ihrer Synthese befähigt. Die Gewebshormone entfalten ihre Wirkungen in der Regel entweder unmittelbar am Ort ihres Entstehens oder in seiner Umgebung. Infolge der Vielzahl ihrer Bildungsstätten und den engen topographischen Beziehungen zwischen Entstehungsort und Erfolgsorgan sind durch einen Mangel an diesen Wirkstoffen verursachte Ausfallserscheinungen bisher nicht beobachtet worden. Sie lassen sich auch experimentell nicht hervorrufen. Zu den Gewebshormonen gehören auch die sogenannten *Neurohormone*, Stoffe, die bei der Nervenerregung frei werden und nun ihrerseits erst den Reiz auf das Erfolgsorgan übertragen. Ein solches Neurohormon ist das bei der Reizung des Parasympathicus auftretende Acetylcholin.

Außer den glandulären und aglandulären Hormonen unterscheidet man noch die *Zellhormone* (Zytohormone), bei denen Bildungs- und Wirkungsstätte in derselben Zelle liegen. Zu ihnen rechnen die Regulatoren der Einzeller, die Wundhormone (Nekrohormone), die bei Verletzungen aus den Zellen austreten und die Regeneration fördern, sowie die Genhormone, die bei der Vererbung eine wichtige Rolle spielen.

3. Allgemeines über die Hormone und ihre Wirkungen.

Die Hormone sorgen gemeinsam mit dem autonomen Nervensystem für eine harmonische Zusammenarbeit der verschiedenen Organe und Gewebe des Körpers und den normalen Ablauf des gesamten Stoffwechsels. Die Bedeutung der humoralen Übertragung von Reizen erhellt u. a. daraus, daß man Stoffe von Hormoncharakter schon bei niederen Tieren, wie beispielsweise den Insekten, antrifft und daß sich das Vorhandensein derselben endokrinen Drüsen bei allen Wirbeltieren nachweisen läßt. Eine *Artspezifität* der von ihnen produzierten Hormone besteht nicht. Bei sämtlichen Wirbeltieren bilden Schilddrüse, Nebennieren, Keimdrüsen usw. Hormone von demselben chemischen Bau. Das Inkret aus der Schilddrüse eines Frosches oder eines Schafes ist vollkommen identisch mit dem entsprechenden Hormon der menschlichen Schilddrüse. Das Insulin aus dem Inselorgan eines Knochenfisches vermag die Zuckerkrankheit eines Menschen in derselben günstigen Weise zu beeinflussen wie aus dem Schweinepancreas gewonnenes Insulin usw. Eine Ausnahme machen nur gewisse Hormone des Hypophysenvorderlappens, bei denen man, wie z. B. beim Luteinisierungshormon, artspezifische Unterschiede in der chemischen Zusammensetzung und Molekülgröße gefunden hat.

Das Fehlen einer Artspezifität ist von großer praktischer Bedeutung. Hat doch diese Tatsache allein es ermöglicht, die gewaltigen, zur Isolierung der Hormone notwendigen Ausgangsmaterialien, die endokrinen Drüsen, zusammenzubringen und nur dadurch ist es möglich, die aus tierischen Organen gewonnenen Hormonpräparate beim Menschen anzuwenden. Voraussetzung dafür ist selbstverständlich, daß die Hormone bei allen Wirbeltieren dieselben Funktionen ausüben. Dies ist erwartungsgemäß der Fall. Nur bei wenigen hat man geringe Unterschiede in der Funktion gefunden, etwa beim Prolactin, das bei der Taube die Entwicklung der Kropfdrüse und die Bildung der Kropfmilch fördert, während es beim Säugetier für die Bildung und Aufrechterhaltung der Funktion des gelben Körpers sowie für die Laktation von Bedeutung ist.

Die Bildung der Hormone und ihre Wirkungen werden durch mannigfache Faktoren beeinflußt. Je größer der Bedarf an einem bestimmten Hormon ist, um so mehr wird davon produziert. So wird z. B. bei einer sehr kohlenhydratreichen Nahrung mehr Insulin synthetisiert als bei einer an Kohlenhydraten armen Kost, wie der Insulingehalt des Pancreas, sowie das Verhalten der Blutzuckerkurve nach Belastung mit Glukose oder nach Adrenalininjektion zeigt. Die erhöhte Beanspruchung einer Drüse macht sich häufig auch in ihrem morphologischen Bilde bemerkbar. Als Beispiel sei die Nebennierenrinde angeführt, die bei besonderen Anforderungen an den Organismus (Trauma, operative Eingriffe, Infektionen usw.) sofort mit einer durch das Corticotropin des Hypophysenvorderlappens verursachten vermehrten Hormonausschüttung reagiert. Es kommt zu einer histochemisch nachweisbaren Verarmung an Cholesterin und Ascorbinsäure in der Rinde. Besteht ein erhöhter Bedarf längere Zeit hindurch, so tritt eine Hypertrophie der Rindenschichten auf.

Nach Erfüllung ihrer Aufgabe werden die Hormone entweder durch Ab- bzw. Umbau ganz inaktiviert oder aber in biologisch weniger aktive Verbindungen übergeführt, die dann mit dem Harn oder der Galle bzw. den Faeces ausgeschieden werden. Diese Inaktivierungsprozesse, die enzymatischer Natur sind, spielen sich in der Hauptsache in der Leber ab. Werden die hier in Frage stehenden Fermentsysteme nicht in genügender Menge gebildet oder sind sie in ihrer Aktivität gehemmt (Unterernährung, Vitaminmangel, Leberkrankheiten), dann kreisen mehr aktive Hormone im Körper als dies normalerweise der Fall ist. Dieses Zuviel an

Hormonen kann zum Auftreten von Störungen führen. Dadurch, daß die einzelnen Fermentsysteme in unterschiedlichem Maße durch Schädigungen betroffen werden, können sehr komplizierte Krankheitsbilder entstehen. So hat man z. B. bei Kriegsgefangenen, speziell bei Europäern in Japan, bei längerer Unterernährung relativ häufig das Auftreten von Gynäkomastie beobachtet. Nach einiger Zeit verschwand diese wieder, um vorübergehend erneut aufzutreten, wenn die Kost normalisiert wurde. Was hat sich hierbei im Hormonhaushalt abgespielt ? Da zuerst, wie experimentell bewiesen ist, bei Unterernährung jene Fermentsysteme in Mitleidenschaft gezogen werden, die die Oestrogene inaktivieren, kam es anfänglich zu einer Überschwemmung des Körpers mit Ovarialhormonen. Als Folge entwickelten sich Brüste, wie man sie beim Mann ja auch nach längerer Verabfolgung von Oestrogenen zur Behandlung des Prostatacarcinoms sieht. Allmählich verminderte sich auch die Menge der die Androgene inaktivierenden Enzyme, und es kam wieder zu einem Gleichgewicht zwischen Oestrogenen und Androgenen; die Gynäkomastie bildete sich zurück. Der hohe Sexualhormonspiegel im Blut bewirkte allmählich eine Hemmung der Produktion an gonadotropen Hormonen in der Hypophyse, was wiederum in einer verminderten Bildung von Keimdrüsenhormon resultierte. Es kam zum Auftreten von Erscheinungen des Hypogonadismus (Abnahme bzw. Verlust von Libido und Potenz, Rückbildung der Genitalien). Wurde wieder eine vollwertige Nahrung verabfolgt, spielten sich die geschilderten Vorgänge in umgekehrter Reihenfolge ab.

Die Hormone können nur dann ihre spezifischen Wirkungen entfalten, wenn sie einen Angriffspunkt haben. Fehlen die Keimdrüsen oder die Nebennieren, so bleibt die Injektion auch größter Mengen von Gonadotropinen bzw. Corticotropin wirkungslos. Die Angriffspunkte der Hormone, die nicht durch Vermittlung einer anderen Drüse wirken, liegen an ganz bestimmten Punkten innerhalb bestimmter Zellen. Man hat hier von „*endokrinen Rezeptoren*" gesprochen (BOURNE). Fehlen diese, so ist das zugehörige Hormon nicht imstande, eine Wirkung auszuüben. Nach dieser Hypothese kann eine Störung, die klinisch das Bild einer Drüsenunterfunktion bietet, einmal darauf beruhen, daß das betreffende Hormon tatsächlich nicht oder nur in ungenügender Menge gebildet wird, oder aber darauf, daß das Hormon zwar gebildet wird, die zugehörigen Rezeptoren aber fehlen. Das Fehlen von endokrinen Rezeptoren wird nach ALBRIGHT (1942) als Seabright-Bantam-Syndrom[1] bezeichnet. Ein Beispiel dieses Syndroms beim Menschen ist der sogenannte Pseudohypoparathyreoidismus. Es handelt sich hierbei um ein zuerst von ALBRIGHT beschriebenes Krankheitsbild, das klinisch und blutchemisch alle Symptome des Hypoparathyreoidismus aufweist, das aber auf Parathormon nicht und auf A. T. 10 nur relativ schwer anspricht. Auch Versager in der übrigen Hormontherapie können durch das Fehlen oder das Gestörtsein der endokrinen Rezeptoren in den Erfolgsorganen bedingt sein.

Was den *Wirkungsmechanismus* der Hormone anbetrifft, ist dieser zur Zeit noch weitgehend unbekannt. Die Annahme, daß sie wie die Vitamine als Bausteine von Fermenten fungieren, scheint zum mindesten zweifelhaft. Nach den bisher vorliegenden experimentellen Befunden hat man viel eher den Eindruck, daß die Hormone die enzymatischen Prozesse steuern. Mangel an bestimmten Hormonen hat häufig eine Änderung der Aktivität von Fermenten zur Folge, die am intermediären Stoffwechsel beteiligt sind. So sinkt z. B. die Katalase-Aktivität der Rattenleber nach Entfernung der Nebennieren stark ab (BEGG und REYNOLDS). VESTLING und KNOEPFELMACHER sahen nach Zufuhr von Schilddrüsenpräparaten eine Abnahme der Menge an Milchsäuredehydrogenase in der Leber der

---

[1] Dieser Name wurde gewählt, weil die Hähne der Seabright-Zwerghühnerrasse trotz intakter Hoden Hennenfedern besitzen.

Ratte. Diese Beobachtung unterstützt die Ansicht, daß bei der Hyperthyreose eine Störung der Leberglykogenese vorhanden ist. Von den übrigen zahlreichen Arbeiten, die sich mit den Beziehungen zwischen Fermenten und Hormonen befassen, seien hier nur noch die von CAGAN, GRAY und JENSEN sowie KOCHAKIAN und BARTLETT angeführt. Die erstgenannten Autoren beschäftigten sich mit dem Verhalten der Aminosäurenoxydase in der Leber und der Niere. Hypophysektomie bewirkte eine Vermehrung, Thyreoidektomie eine Abnahme dieses Ferments in der Leber. In der Niere führte die Schilddrüsenentfernung zu einer Zunahme der Aminosäurenoxydase. Nebennierenextrakte beschleunigten die Fermentwirkung. Die Steigerung der Aktivität der Aminosäurenoxydase, die man durch Injektion von Caseinhydrolysaten hervorrufen kann, fehlte bei hypophysen- und nebennierenlosen Tieren. KOCHAKIAN und BARTLETT stellten nach wiederholten Injektionen von Nebennierenextrakten oder 11-Dehydrocorticosteron eine Erhöhung des Gehalts an alkalischer Phosphatase in der Leber fastender Ratten fest, während Thyroxin umgekehrt eine Abnahme der Fermentmenge bewirkte. Adrenalin hatte keinen Einfluß auf die Phosphatase. Die Menge an saurer Phosphatase und an Arginase wurde durch die drei Hormone weder in der Leber noch in der Niere beeinflußt.

Für die Richtigkeit der Anschauung, daß die Hormone enzymatische Prozesse steuern, spricht auch die Beobachtung, daß es Fälle gibt, in denen einzelne Hormone dann keine Wirkung ausüben, wenn bestimmte Vitamine in der Nahrung fehlen oder wenn ihre Wirkung durch gleichzeitige Zufuhr des zugehörigen Antivitamins aufgehoben wird. Man könnte hier von einem Fehlen der endokrinen Rezeptoren sprechen. Erhalten z. B. infantile Affen eine folsäurefreie Kost, so führt eine Behandlung mit Oestradiolbenzoat weder zu einer Verhornung der Vaginalschleimhaut noch zu einer Entwicklung der äußeren Genitalien oder zu einem Wachstum der Sexualhaut. Zwischen dem Ausmaß des Vitaminmangels und dem Grad der Hormonwirkung bestehen dabei quantitative Beziehungen (HERTZ; KLINE und DORFMAN). In Versuchen mit Hühnern und Ratten haben HERTZ und TULLNER gezeigt, daß Verabfolgung von Folsäureantagonisten (4-Aminopteroylglutaminsäure, 4-Aminopteroylasparaginsäure usw.) die Oestrogenwirkung auf den Genitaltrakt ebenfalls weitgehend verhindert. Wird 10 Kücken an zwei aufeinanderfolgenden Tagen je 1 mg Oestrogen verabfolgt, so beträgt das Eileitergewicht 24 Stunden nach der letzten Injektion im Durchschnitt 54 mg. Bei Tieren, denen täglich 0,8 bzw. 3 mg Aminopteroylasparaginsäure zugeführt wird, beläuft sich das Eileitergewicht nach der Hormonzufuhr nur auf 33 bzw. 22 mg.

Die Arbeiten über den Wirkungsmechanismus der Hormone werden durch den Umstand sehr erschwert, daß ihre Wirkung offenbar an die strukturelle Integrität der Zellen gebunden ist. Immerhin scheint es hier Ausnahmen zu geben, haben doch die beiden CORI und ihre Mitarbeiter zeigen können, daß Extrakte aus dem Hypophysenvorderlappen das Ferment Hexokinase in seiner Aktivität hemmen und daß diese Hemmungswirkung durch Insulin wiederaufgehoben werden kann.

Die *Wirkungsstärke* und *Wirkungsdauer* eines von außen zugeführten Hormons ist weitgehend von der Art seiner Zufuhr abhängig. Die perorale Verabreichung ist im allgemeinen wenig wirksam. Die Proteohormone werden durch die proteolytischen Fermente des Magens und Darmes zerstört, die Hormone der Keimdrüsen und der Nebenniere von der Leber unmittelbar nach der Resorption aus dem Darmtrakt in mehr oder weniger großem Umfang inaktiviert. Es ist allerdings gelungen, biologisch aktive Derivate der Sexualhormone herzustellen, wie z. B. das Anhydro-oxy-progesteron und das Äthinyloestradiol, die von den Fermenten der Leber nicht angegriffen werden und daher peroral voll wirksam sind.

Bei der parenteralen Zufuhr eines in Lösung befindlichen Hormons ist die Natur dieses Lösungsmittels und sein Volumen von Bedeutung für die Wirkung im Organismus. In öliger Lösung wirken die Hormone infolge der langsameren Resorption stärker und länger als wenn sie in einem alkoholisch-wäßrigen Medium injiziert werden. Die zur Verwendung gelangenden Öle werden wiederum nicht alle gleich schnell resorbiert. Auch bestehen Unterschiede in der Schnelligkeit der Resorption bei verschiedenen Tierarten. Diese Erscheinung ist die Ursache dafür, daß z. B. beim Vergleich öliger Lösungen die Ratteneinheit des Oestrons 36 mal, beim Vergleich alkoholisch-wäßriger Lösungen dagegen nur 10 mal größer ist als die Mäuseeinheit. In 0,5 ccm Lösungsmittel gelöstes Prolactin ist 4 mal wirksamer als die gleiche Hormonmenge in 0,05 ccm.

Weiter ist von großer Bedeutung für die Wirkungsintensität eines Hormons die Häufigkeit, mit der es verabreicht wird. Eine bestimmte Hormonmenge ist bei Unterteilung auf mehrere Einzeldosen weit wirksamer als wenn sie auf einmal injiziert wird. Bei einmaliger Verabfolgung vollkommen unwirksame Dosen können nach Verteilung auf mehrere Injektionen deutliche Wirkungen entfalten; dies gilt besonders für alkoholisch-wäßrige Lösungen. Die Wirksamkeit ist aber nicht nur von der Zahl der Unterteilungen abhängig, sondern auch von der Größe des Intervalls zwischen den einzelnen Injektionen.

Eine besondere Form der Zufuhr ist die transcutane und die perlinguale, welch letztere besonders bei der Therapie mit Steroidhormonen eine Rolle spielt. Bei der transcutanen Form der Verabreichung wird das betreffende Hormon in alkoholischer Lösung in die Haut eingerieben, während bei der perlingualen eine das Hormon enthaltende Tablette im Munde zergehen gelassen wird. Es hat sich herausgestellt, daß bestimmte Hormonderivate bei dieser Art der Verabfolgung den natürlichen an Wirksamkeit überlegen sind; so ist z. B. Methyltestosteron perlingual wirksamer als Testosteron. Schließlich seien noch zwei besondere Applikationsformen der Steroidhormone angeführt: die Implantation von Hormontabletten unter die Haut oder in ein Organ hinein und die intramuskuläre Injektion von Hormonkristallen. Beide Verfahren werden heute in der Therapie bei solchen Fällen angewandt, bei denen eine länger anhaltende Wirkung erwünscht ist. Wir kommen bei der Besprechung der Steroidhormone noch näher hierauf zurück.

Die Wirkung der Hormone ist wie die zahlreicher Medikamente und Gifte in gewissen Grenzen von der *Zusammensetzung der Nahrung abhängig*, wie vor allem die Untersuchungen von E. ABDERHALDEN und WERTHEIMER gezeigt haben. Es ist daher möglich, durch Umstellungen in der Kostform Hormonwirkungen zu modifizieren. So wirkt Adrenalin bei Kaninchen, in deren Futter die Anionen überwiegen, in geringeren Dosen als bei solchen Tieren, in deren Nahrung die Kationen das Übergewicht haben. Eiweißreich ernährte Ratten sind gegenüber Thyroxin bedeutend empfindlicher als Ratten, die ein kohlenhydratreiches, eiweißarmes Futter erhalten. Dieser Befund erklärt übrigens die schon lange bekannte Tatsache, daß der Zustand von Basedow-Kranken durch eine fleischreiche Kost verschlechtert wird. Bei Unterfunktion der Epithelkörperchen läßt sich der Bedarf an Parathormon durch eine calciumreiche Kost beträchtlich vermindern. Der Ausfall der Nebennierenrindenfunktion kann durch bedeutend geringere Dosen von Rindenhormonen kompensiert werden, wenn viel Kochsalz verabreicht wird.

Neben diesen Nahrungsfaktoren ist auch der jeweilige *Tonuszustand des vegetativen Nervensystems* von Bedeutung für die Art der Hormonwirkung; ferner spielen *konstitutionelle Faktoren* offensichtlich eine Rolle (MALL; WINKLER; FROWEIN und HARRER). Es sei hier nur die Beobachtung angeführt, daß Schilddrüsenpräparate bei Pyknikern den Blutzucker in der Regel erhöhen, bei Leptosomen dagegen senken, und daß auch die vegetativen Reaktionen auf Adrenalinzufuhr konstitutionstypische Unterschiede aufweisen. Schließlich sei noch erwähnt, daß die Reaktionsweise des Organismus gegenüber Hormonen auch durch das Alter und das Geschlecht bestimmt wird.

4. Antihormone.

Unter *Antihormonen* versteht man Stoffe, die im Organismus nach mehrwöchiger, meist aber erst nach mehrmonatiger Behandlung mit Proteohormonen auftreten, und die Wirkung des zugeführten Hormons herabsetzen oder ganz aufheben.

Das Nachlassen der Wirkung der injizierten Proteohormone beruht nicht darauf, daß die Ansprechbarkeit der Erfolgsorgane nachläßt. So wird z. B. eine Schilddrüse, die frisch auf ein gegenüber Thyreotropin refraktär gewordenes Tier überpflanzt wurde, durch Verabfolgung dieses Hormons nicht beeinflußt. Ovarien, die auf Choriongonadotropin nicht mehr ansprechen, reagieren noch auf die Zufuhr von hypophysären Gonadotropinen.

Die durch längere Hormonzufuhr erzeugte Resistenz gegen das betreffende Hormon läßt sich mit dem Blut auf unbehandelte Tiere übertragen. Damit ist bewiesen, daß es bei lang dauernder Verabfolgung eines Hormons zum Auftreten von Stoffen kommt, die jene Hormone „neutralisieren", die ihre Bildung bewirkt haben. COLLIP hat für diese Stoffe die wenig glückliche Bezeichnung Antihormone geprägt. Bei dieser Körperklasse handelt es sich entweder um Verbindungen, die den Immunkörpern (Antikörper) nahestehen, mit diesen aber nicht identisch sind, oder um Abwehrproteinasen, die durch fermentative Zerstörung des Eiweißmoleküls des Hormons seine Inaktivierung herbeiführen (R. ABDERHALDEN; GNANN und SPIEGELHOFF).

Je reiner ein Proteohormon ist, um so geringer ist die Menge der entstehenden Antikörper und um so schwieriger ist es oft, solche hervorzurufen. Mit kristallisierten Hormonen des Hypophysenvorderlappens lassen sich anscheinend überhaupt keine Antihormone mehr erzeugen. Dieser Befund spricht dafür, daß für die Bildung dieser Körper gewisse unspezifische Verunreinigungen der Hormone von ausschlaggebender Bedeutung sind. Eine Anzahl anderer Beobachtungen erhärtet diese Ansicht. Tiere, die auf ein mit der Flaviansäuremethode gewonnenes Thyreotropin nicht mehr ansprechen, reagieren noch auf Thyreotropin, das mit der Natriumsulfatmethode aus der Hypophyse derselben Tierart gewonnen wurde (WERNER). Eine Artspezifität der Antigonadotropine besteht nicht, obgleich im Aufbau der hypophysären Gonadotropine der verschiedenen Tierarten gewisse Unterschiede bestehen. Gegen Rindergonadotropine gebildete Antihormone vermögen auch gegen die gonadotropen Hormone des Pferdes und des Schafes zu schützen. Vereinigt man eine kastrierte Ratte mit einer hypophysektomierten durch Parabiose, so stimulieren die gonadotropen Hormone des Kastraten die Ovarien der hypophysenlosen Ratte, ohne daß es selbst bei einer Versuchsdauer von einem Jahr und mehr zum Auftreten von Antigonadotropinen kommt (DU SHANE und Mitarbeiter; s. Abb. 2). Schließlich sei noch erwähnt, daß während der Schwangerschaft trotz des sehr hohen Gehaltes des Blutes an gonadotropen Wirkstoffen keine Antigonadotropine in Erscheinung treten.

Der Entstehungsort der Antihormone ist unbekannt. Jene Drüsen, deren Hormone sie „neutralisieren", sind für ihre Bildung nicht notwendig. Dagegen scheint das reticuloendotheliale System von Bedeutung zu sein; ist es blockiert, so ist das Entstehen von Antihormonen erschwert. Nach Absetzen der Hormonzufuhr sind die Antihormone schon bald nicht mehr im Blut nachweisbar. Eine Mitbeteiligung der Antihormone an der Steuerung hormonaler Vorgänge unter normalen Verhältnissen konnte bisher nicht nachgewiesen werden. Sie ist auch sehr unwahrscheinlich.

Chemisch sind die Antihormone Proteine oder diesen nahestehende Verbindungen. Sie sind in der Globulinfraktion des Plasmas enthalten; ob sie an die β- oder γ-Globulinfraktion gebunden sind, hängt offenbar von der Art der angewandten Fällungsmethode ab. Pepsin und Trypsin zerstören die Antihormone, ebenso Kochen. Wie das Kombinationsprodukt Antigen-Antikörper läßt sich auch der Komplex Proteohormon — Antihormon durch vorsichtige Behandlung mit verdünnten Säuren oder Alkalien wieder in die beiden Komponenten zerlegen.

Die Auswertung der Antigonadotropine geschieht an Ratten, Kaninchen und Affen. Als *Antiprolan-Einheit* (Prolan-Anti-Unit = P.A.U.) wird die Menge Antigonadotropin bezeichnet, die die Wirkung von einer Ratten-Einheit Follikelreifungs- bzw. Luteinisierungshormon aufhebt. ZONDEK hat Antigonadotropin-Präparate gewonnen, die pro Milligramm 10 Antiprolan-Einheiten enthielten.

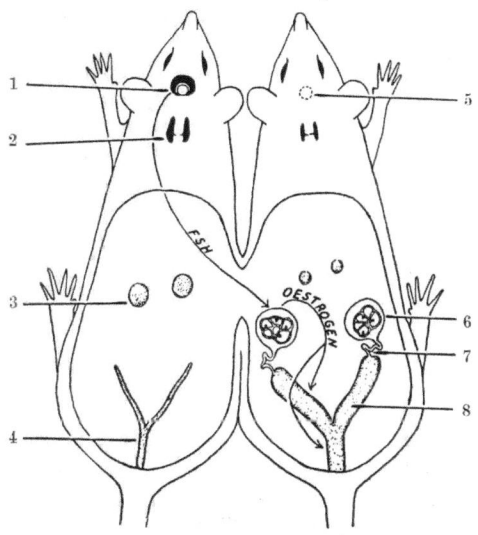

Abb. 2. Schema zweier Ratten, die parabiotisch vereinigt sind. Eine hypophysenlose weibliche Ratte ist mit einem kastrierten Rattenweibchen verbunden. 1 = Hypophyse, 2 =. Schilddrüse, 3 = Nebennieren, 4 = Vagina, 5 = leere Stella turcica, 6 = Ovar, 7 = Eileiter, 8 = Uterus. (Nach TURNER.)

Für die Standardisierung von Antithyreotropinpräparaten bedient man sich derselben Methoden wie bei der Bestimmung des Thyreotropins. Auf dem Höhepunkt der Antithyreotropinbildung vermögen 2 ccm Kaninchenserum die Menge Thyreotropin zu inaktivieren, die erforderlich ist, um das Schilddrüsengewicht infantiler Meerschweinchen zu verdoppeln.

Außer den Antigonadotropinen und dem Antithyreotropin lassen sich Antihormone auch gegenüber allen anderen Hormonen des Hypophysenvorderlappens sowie gegenüber dem Choriongonadotropin erzeugen. Man kennt also ein Antiprolactin oder Antiluteotropin, ein Antisomatotropin, ein Anticorticotropin, Antichoriongonadotropin usw. Mit Nachdruck sei betont, daß es Antihormone gegen Hormone, die nicht zu den Proteohormonen gehören, nicht gibt.

Die Antihormone können dadurch, daß sie endogene Hormone ausschalten, schwere Schädigungen verursachen. So kommt es nach Erzeugung bzw. Zufuhr von Antigonadotropinen zu Cyclusstörungen und schließlich zu einer Atrophie der Ovarien mit Auftreten von Kastrationszellen im Vorderlappen der Hypophyse (COLLIP, SELYE und WILLIAMSON; MEYER und Mitarbeiter; FINERTEY und Mitarbeiter).

In der medizinischen Praxis besitzen die Antihormone bisher keine größere Bedeutung, vor allem wohl deshalb, weil die Behandlungsdauer meist zu kurz ist, um zum Auftreten derartiger Stoffe zu führen. Immerhin muß bemerkt werden, daß die Zahl der Veröffentlichungen, die über eine Antigonadotropinbildung beim Menschen berichten, im Zunehmen begriffen ist (ØSTERGAARD und HAMBURGER). Die Immunität gegenüber dem Parathormon, die man bei längerer Verabfolgung beobachtet, ist nicht durch die Bildung von Antihormonen bedingt, sondern steht offenbar mit dem Entstehen einer Gewebsimmunität im Zusammenhang. Ob die in manchen Fällen nach jahrelanger Behandlung mit Insulin auftretende Insulinresistenz auf einer Antihormonbildung beruht, ist zweifelhaft.

5. Die Steroidhormone.

Die Hormone der weiblichen und männlichen Keimdrüsen sowie die der Nebennierenrinde weisen chemisch sehr enge Beziehungen zueinander auf. Sie besitzen alle dasselbe Grundgerüst, nämlich den Sterinring und werden daher unter der Bezeichnung Steroidhormone zusammengefaßt. Zu den eigentlichen vom Hoden und Eierstock gebildeten Hormonen kommen eine große Anzahl von Steroiden und auch andersartig gebauten Verbindungen, die Hormonwirkung aufweisen. Sie kommen zum Teil in der Natur vor, zum Teil sind sie nur synthetisch gewonnen worden. Man hat diese Verbindungen nach der Art ihrer Wirkung unter den Begriffen Androgene, Oestrogene und Gestagene zusammengefaßt.

Alle Stoffe, die die Wirkungen des Hodenhormons aufweisen und auch dieses selbst, werden als *Androgene* oder androgene Stoffe bzw. Verbindungen bezeichnet. Alle Stoffe, die die Wirkungen des Follikelhormons besitzen und auch dieses selbst, werden als *Oestrogene* oder oestrogene Stoffe bzw. Verbindungen bezeichnet. Alle Stoffe, die die Wirkungen des Gelbkörperhormons aufweisen und auch dieses selbst, werden als *Gestagene* bezeichnet. Die Androgene, Oestrogene und Gestagene werden nach einem Vorschlag von MIESCHER unter dem Begriff der *Sexogene* zusammengefaßt. Die von den Zellen der Nebennierenrinde gebildeten Hormone bezeichnet man als *Rindenhormone* oder *Corticosteroide* oder auch kurz als Corticoide.

Die chemische Bezeichnungsweise der Steroidhormone und ihrer Abkömmlinge ist für den Nichtfachmann verwirrend und weitgehend unverständlich. Da sie jedoch ein vollständiges Bild über den Bau der einzelnen Steroide gibt, ist ihre Kenntnis von großer Wichtigkeit auch für den Mediziner. Wir müssen daher zunächst auf die allgemeine Nomenklatur dieser Gruppe von Verbindungen kurz eingehen.

Nomenklatur. Das Grundgerüst aller Steroidhormone ist der gesättigte Kohlenwasserstoff Cyclopentano-perhydro-phenantren, auch Steran genannt. Er besteht aus drei hydrierten Benzolringen (A, B, C) und einem Cyclopentan-Ring (D). Durch Ersatz einzelner H-Atome durch Hydroxyl-, Keto- und Alkylgruppen, sowie durch Auftreten von Doppelbindungen kann man sich die verschiedenen Steroidhormone entstanden denken.

Um die Lage der einzelnen Gruppen und Doppelbindungen im Ringskelett genau angeben zu können, sind dessen 17 Kohlenstoff-Atome numeriert. Der besseren Übersichtlichkeit halber werden die C- und H-Atome des Ringes in der Regel nicht mitgeschrieben, sondern es werden nur die Doppelbindungen und die Substituenten vermerkt. Die nebenstehende Abbildung gibt das Steran in der üblichen Schreibweise wieder. Die C-Atome von Substituenten und Seitenketten werden mit 18, 19, 20 usw. fortlaufend von links nach rechts numeriert.

Das „Sterinskelett"

Die gesättigten Kohlenwasserstoffe lauten auf die Endung „-an". Tritt eine Doppelbindung ein, so wird die Endung in „-en" umgeformt. Sind zwei, drei oder mehr Doppelbindungen vorhanden, spricht man von „-dien",

„-trien", „-tetraen" usw. Enthält ein Steroid eine Alkoholgruppe (OH- oder Oxy-Gruppe), so wird dies mit dem Suffix „-ol" zusätzlich zu einer der obigen Endungen zum Ausdruck gebracht. Sind zwei oder drei OH-Gruppen vorhanden, schreibt man entsprechend „-diol", „-triol" usw. Eine Ketogruppe (Carbonylgruppe) wird mit dem Suffix „-on" bezeichnet.

Einige Beispiele mögen das bisher Gesagte erläutern. Die Bezeichnung Pregnan-3,20-diol besagt, daß eine gesättigte Verbindung, eben der Kohlenwasserstoff Pregnan vorliegt, der am Kohlenstoff-Atom 3 und 20 zusätzlich je eine OH-Gruppe aufweist. Pregnan-3,20-dion enthält am C-3- und C-20-Atom je ein Sauerstoffatom, Pregnan-3-ol-20-on am C-3-Atom eine OH-Gruppe und am C-20-Atom ein Sauerstoffatom. Dabei ist es einstweilen noch mehr oder weniger Geschmackssache, in welcher Reihenfolge die Zahlen und die Suffixe angegeben werden. An Stelle von Pregnan-3-ol-20-on findet man in der Literatur auch die Schreibweise Pregnan-20-on-3-ol oder Pregnanol-3-on-20 oder Pregnanon-20-ol-3, wobei im letzten Fall die Ziffern häufig in Klammern gesetzt werden. Man kann es dem in Unkenntnis dieser Dinge befindlichen Laien wirklich nicht übelnehmen, wenn er glaubt, daß es sich hier um ganz verschiedene Verbindungen handelt. Es sollte unbedingt eine gewisse Einheitlichkeit der Benennung angestrebt werden. Die Zahl sollte stets vor dem Suffix stehen und die niedrigste Zahl zuerst genannt werden.

Der Name Pregnen-3-ol-20-on besagt, daß die Verbindung eine Doppelbindung enthält, sowie in den angegebenen Stellungen eine Oxy- und eine Ketogruppe. Er sagt jedoch nichts darüber aus, wo die Doppelbindung liegt. Die Stellung der Doppelbindungen wird oft in Verwendung mit dem Symbol Δ angegeben. Dies sei am Beispiel des Oestrons erläutert, das 3 Doppelbindungen aufweist. Die chemische Bezeichnung für dieses Hormon lautet $\Delta^{1:2,\ 3:4,\ 5:10}$-Oestratrien-3-ol-17-on. Da man immer von den niederen zu den höheren Nummern geht, ist es nicht unbedingt notwendig, z. B. $\Delta^{3:4}$ zu schreiben, sondern es genügt das Symbol Δ^3. Eine Ausnahme machen Doppelbindungen, die von Ringverknüpfungsstellen oder Verzweigungsstellen in der Seitenkette ausgehen, da hier jeweils 2 Möglichkeiten gegeben sind. So kann eine vom C-5-Atom ausgehende Doppelbindung nach dem C-Atom 10 oder 6 verlaufen. In diesen Fällen muß daher der genaue Verlauf der Doppelbindung angegeben werden. Fehlt die spezielle Angabe, so ist anzunehmen, daß die Doppelbindung nach dem C-Atom mit nächst höherer Nummer verläuft: Δ^5 bedeutet also $\Delta^{5:6}$, nicht aber $\Delta^{5:10}$. Für Oestron muß man demgemäß schreiben: $\Delta^{1,3,5:10}$-Oestratrien-3-ol-17-on oder, wenn man, was jetzt häufig geschieht, das Symbol Δ fortläßt, 1, 3, 5 : 10-Oestratrien-3-ol-17-on. Gelegentlich werden die Zahlen auch hinter der Bezeichnung des ungesättigten Kohlenwasserstoffes vermerkt, d. h. man schreibt Oestratrien (1, 3, 5 : 10)-ol-3-on-17.

Eine Komplikation bedeutet es, daß infolge der Verschiedenheit der räumlichen Anordnung der einzelnen Kerne und Substituenten zahlreiche stereoisomere Steroide möglich sind. So sind allein vom Androsteron theoretisch 128 optisch aktive Stereoisomere, d. h. 64 verschiedene Racemate denkbar. Bei Verschiedenheit in der gegenseitigen Lagerung kondensierter Ringe tritt die sogenannte cis-trans-Isomerie auf. Liegen die zwei Kernen gemeinsamen Radikale R (R = H-Atom oder beliebige Substituenten) auf der gleichen Seite, was durch ausgezogene

Valenzstriche gekennzeichnet wird, so spricht man von cis-Konfiguration, befinden sich die Radikale nicht auf derselben Seite, was durch Punktieren der als unter der Papierebene liegend gedachten Valenzstriche ausgedrückt wird, so spricht man von trans-Konfiguration (s. nebenstehende Abbildung). Für diese Form der Isomerie kommen die C-Atome 5 und 10, 8 und 9, sowie 13 und 14 in Frage. Bei den natürlichen Steroidhormonen findet sich jedoch praktisch nur Isomerie am C-5-Atom.

Cis-Konfiguration   Trans-Konfiguration

Die räumliche Lagerung der Substituenten an den asymmetrischen Kohlenstoffatomen des Sterinskelettes wird mit α bzw. β bezeichnet. Man bezieht sich dabei auf die weitgehend plane Anordnung des natürlichen Ringskelettes, aus dem die beiden angulären Methylgruppen 18 und 19 nach oben, d. h. über die Papierebene herausragen. Der Buchstabe α bezeichnet unterhalb, der Buchstabe β oberhalb der Papierebene liegende Substituenten. Sie werden mit oder ohne Klammern hinter die Zahl gesetzt, welche die Lage der Substituenten angibt. Es wird also beispielsweise, um beim Pregnandiol zu bleiben, Pregnan-3(α), 20(α)-diol oder besser Pregnan-3α,20α-diol geschrieben. Im Formelbild wird die α-Stellung eines Substituenten oder H-Atoms durch punktierte, die β-Stellung durch ausgezogene Valenzstriche gekennzeichnet.

Wir müssen uns nun noch mit einigen Präfixen beschäftigen, die zur näheren Kennzeichnung der Steroidhormone sehr häufig verwendet werden. Die Vorsilbe ,,Allo-`` bedeutet den einen Partner von zwei Isomeren; als Beispiel führen wir das Pregnan und das Allopregnan an. FIESER und FIESER bezeichnen mit ,,Allo-`` neuerdings nur noch Verbindungen mit Isomerie am C-5-Atom. Auch das Präfix ,,Iso-`` bezieht sich auf ein Isomeres; es seien hier das Androsteron (Androstan-3α-ol-17-on) und das Isoandrosteron (Androstan-3β-ol-17-on) erwähnt. Das Präfix ,,Epi-`` wird für Isomere gebraucht, die sich voneinander nur durch die räumliche Anordnung bestimmter Gruppen an einem C-Atom unterscheiden. Das ist bei dem eben erwähnten Androsteron und Isoandrosteron der Fall, d. h. die letztgenannte Verbindung kann auch als Epi-androsteron bezeichnet werden. FIESER und FIESER möchten das Präfix ,,Epi-`` nur für solche Isomere reserviert wissen, die sich in der sterischen Stellung einer OH-Gruppe voneinander unterscheiden. Es ist vielleicht nicht überflüssig zu bemerken, daß die Präfixe ,,Allo-``, ,,Iso-`` und ,,Epi-`` in der allgemeinen organischen Chemie z. T. eine andere Bedeutung besitzen.

Pregnan   Allopregnan

Cholan   Aetiocholan   Aetioallocholan (= Androstan)

Mit der Vorsilbe ,,Aetio-`` bezeichnet man ein Steroid-Seitenketten-Abbauprodukt, das in 17-Stellung höchstens noch eine Carboxylgruppe aufweist. So enthält z. B. das Cholan den Steranring und am C-17-Atom eine Kohlenwasserstoffseitenkette. Wird diese völlig entfernt, dann entsteht eine Verbindung, die Aetiocholan genannt wird. Das Isomere dieser Verbindung, das Aetio-allocholan, ist übrigens identisch mit dem Androstan, der Muttersubstanz des männlichen Sexualhormons.

Das Präfix „Desoxy-" bedeutet, daß in einer Verbindung eine durch den Trivialnamen ausgedrückte Hydroxylgruppe fehlt; das Nebennierenrindenhormon 11-Desoxycorticosteron besitzt also im Gegensatz zum Corticosteron am C-11-Atom kein Hydroxyl. Die Vorsilbe „Dehydro-" gibt an, daß 2 Wasserstoffatome weniger vorhanden sind. Es kann demgemäß statt einer Hydroxyl- eine Ketogruppe oder statt einer gesättigten Struktur eine Doppelbindung im Ringskelett vorliegen. So weist Dehydro-iso-androsteron gegenüber dem Androsteron eine zusätzliche Doppelbindung auf.

Allgemeines. Im Reagenzglas lassen sich die Steroidhormone aus dem in der Natur weitverbreiteten Cholesterin herstellen (s. Abb. 3). Es kann heute als ziemlich sicher angesehen werden, daß dieses Sterin auch in vivo die Mutter-

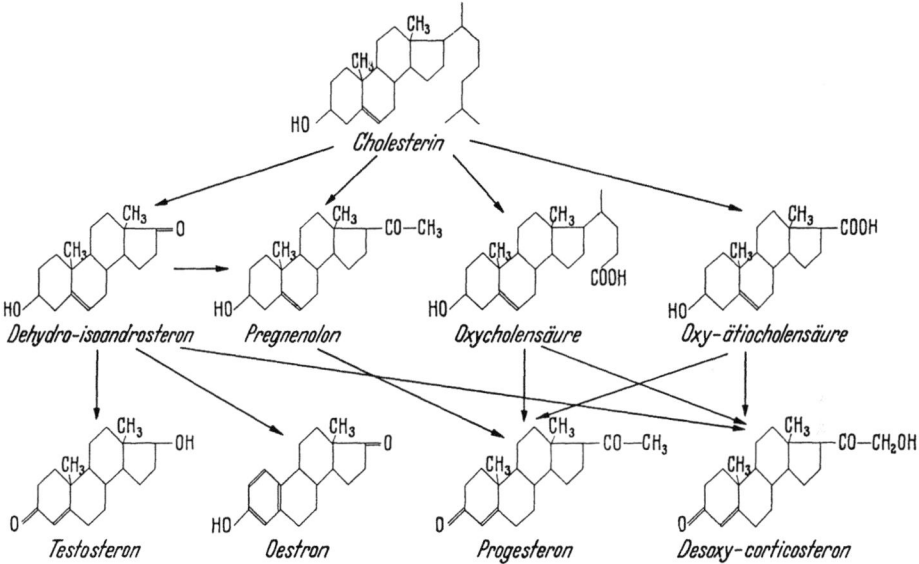

Abb. 3. Die Beziehungen des Cholesterins zu den Steroidhormonen.

substanz der Steroidhormone ist. Hierfür sprechen verschiedene Befunde. Wohl der überzeugendste ist der von BLOCH erbrachte Nachweis, daß nach Verabfolgung von deuteriumhaltigem Cholesterin im Harn deuteriumhaltiges Pregnandiol ausgeschieden wird, eine Verbindung, die das Stoffwechselendprodukt des Gelbkörperhormons und wahrscheinlich auch von gewissen Rindenhormonen darstellt. Weiter ist bekannt, daß die Nebennierenrinde sehr reich an Cholesterin ist, und daß das Cholesterin nach Stimulierung der Rinde, z. B. durch Corticotropin, aus dieser weitgehend verschwindet. VESTLING und LATA haben kürzlich berichtet, daß sie bei in vitro-Versuchen im Nebennierengewebe, dem Cytochrom C und Diphosphonucleotid zugesetzt wurde, innerhalb von 3 Stunden eine Abnahme des Cholesteringehaltes um 33% beobachteten, während sich gleichzeitig mit Hilfe der Filterpapierchromatographie das Auftreten vorher nicht nachweisbarer

Rindenhormone (17-Oxy-11-dehydrocorticosteron, 17-Oxycorticosteron) nachweisen ließ.

Die *Nebennierenrinde enthält nicht nur ihre spezifischen Hormone, sondern auch Androgene, Oestrogene und Gestagene.* Dieser Befund, sowie die Beobachtung, daß bei Tumoren der Nebennierenrinde im Harn nicht nur eine Vermehrung der Corticosteroide und von biologisch inaktiven 17-Ketosteroiden vorhanden ist, sondern daß auch große Mengen von androgenen Steroiden ausgeschieden werden, läßt vermuten, daß die Rinde in maßgebender Weise am Aufbau der Sexualhormone beteiligt ist. Vielleicht modifiziert sie das Cholesterinmolekül, und die Keimdrüsen vollziehen nur den oder die letzten Schritte der Hormonsynthese.

In diesem Zusammenhang sei erwähnt, daß die Nebenniere imstande ist, Cholesterin zu synthetisieren. Setzt man deuteriumhaltiges oder radioaktiven Kohlenstoff enthaltendes Acetat zu überlebendem Nebennierenrindengewebe und bebrütet dieses Gemisch einige Stunden lang, so läßt sich deuteriumhaltiges bzw. radioaktiven Kohlenstoff enthaltendes Cholesterin isolieren, wie Versuche von SRERE, CHAIKOFF, TREITMAN und BURSTEIN gezeigt haben. Daß die Essigsäure als Ausgangsmaterial für die Cholesterinsynthese im Organismus dienen kann, haben übrigens BLOCH und Mitarbeiter schon 1942/45 bewiesen. Sie verfütterten an Ratten deuteriumhaltiges Acetat, später Natriumacetat, das gleichzeitig Deuterium und isotopen Kohlenstoff enthielt, und gewannen dann aus dem Körper der Versuchstiere deuteriumhaltiges bzw. Deuterium und radioaktiven Kohlenstoff enthaltendes Cholesterin. Als Ort der Synthese ermittelten sie die Leber. LITTLE und BLOCH glauben, daß in dem so erhaltenen Cholesterin das C-25-Atom von der Carboxylgruppe, das C-26- und das C-27-Atom von der Methylgruppe der Essigsäure herstammt. Neuerdings konnte gezeigt werden, daß der Säugetierorganismus auch aus Isovaleriansäure Cholesterin aufbauen kann (ZABIN und BLOCH).

Eine interessante, in ihrem Wesen noch nicht geklärte Eigenschaft der Steroidhormone ist ihre *anästhetische Wirkung.* Intraperitoneale, nicht jedoch subcutane Injektion hoher Dosen führt, wie SELYE 1940 gezeigt hat, bei Mäusen und Ratten zu einer so tiefen Narkose (s. Abb. 4), daß man kleine Eingriffe vornehmen kann (HARTMAN und Mitarbeiter). Besonders wirksam sind das Gelbkörperhormon und das Rindenhormon Desoxycorticosteron. Oestrogene und Androgene wirken weniger stark. Teilweise Entfernung der Leber steigert infolge Fortfalls eines Teils der inaktivierenden Fermentsysteme die Empfindlichkeit der Versuchstiere. Bei wiederholter Zufuhr der Steroidhormone zeigt sich ein allmähliches Nachlassen der anästhetischen Wirkung. VINCKE und MÜLLER haben die Ergebnisse SELYES nicht bestätigen können; sie sahen nach Zufuhr hoher Hormondosen dagegen schwere Intoxikationserscheinungen auftreten.

Als *anästhetische Ratten-Einheit* (A. R. U. = Anti-Rat-Unit) wird die kleinste Menge eines Steroids bezeichnet, die intraperitoneal injiziert bei 4 von 6 weiblichen, partiell hepatektomierten Ratten im Gewicht von 40—60 g Aufhebung des normalen Reaktionsvermögens bewirkt. Eine Einheit ist beispielsweise in 1 mg Desoxycorticosteron, 2 mg Progesteron, 7 mg Testosteron und 20 mg Stilboestrol enthalten.

In der *Therapie* werden die Steroidhormone häufig in Tablettenform implantiert oder in Form von Krystallen intramuskulär injiziert. Diese Art der Darreichung hat verschiedene Vorteile. Einmal hält die Wirkung sehr lange an, so daß man nicht genötigt ist, mehrmals in der Woche eine Injektion vorzunehmen, was sowohl für den Patienten als auch für den Arzt wenig angenehm ist. Die Wirkungsdauer beträgt bei der Implantation einige Monate. Man kann so z. B. Patienten mit Addisonscher Krankheit durch Implantation mehrerer Tabletten von Desoxycorticosteron-acetat — die implantierte Menge richtet sich nach dem vorher festgestellten Bedarf des Kranken an diesem Hormon — etwa ein halbes Jahr und länger arbeitsfähig erhalten, bevor eine neue Behandlung notwendig ist. Bei der Anwendung von Hormonkristallen, die mittels einer dicken Kanüle intramuskulär injiziert werden, hat sich zeigen lassen, daß zwischen der Länge der Wirkung, der notwendigen, täglich resorbierten Dosis und der Kristallgröße eine ganz bestimmte Beziehung besteht (MEIER, GASCHE und FREY; TSCHOPP). Dies bedeutet, daß für eine bestimmte Wirkungsdauer bei gegebener Wirkungsstärke nur eine ganz bestimmte Kristallgröße einen optimalen Effekt ergibt.

Ein weiterer Vorteil ist, daß man mit weit geringeren Hormonmengen auskommt. Implantiert man einer Maus 2 mg Oestron, entsteht ein 2—3 Monate anhaltender Daueroestrus, während dieselbe Dosis in Öl subcutan gegeben kaum eine Woche lang wirksam ist.

Drittens kommt diese Art der Hormonzufuhr den physiologischen Verhältnissen am nächsten. Der Organismus löst aus den Tabletten und Kristallen die Menge heraus, die er benötigt; sie läßt sich durch Zurückwägen der Tabletten bzw. Kristalle nach einer bestimmten Zeitspanne genau ermitteln. Da die Resorption eine fortlaufende ist, findet eine ständige „Berieselung" des Organismus mit dem betreffenden Hormon statt. Bei der Injektionsbehandlung oder der perlingualen Zufuhr wird der Körper dagegen nur während einer verhältnismäßig kurzen Zeit mit einem starken Überschuß an Hormon überflutet. Der Unterschied in der Resorption eines Hormons aus einer öligen Lösung oder einer Tablette

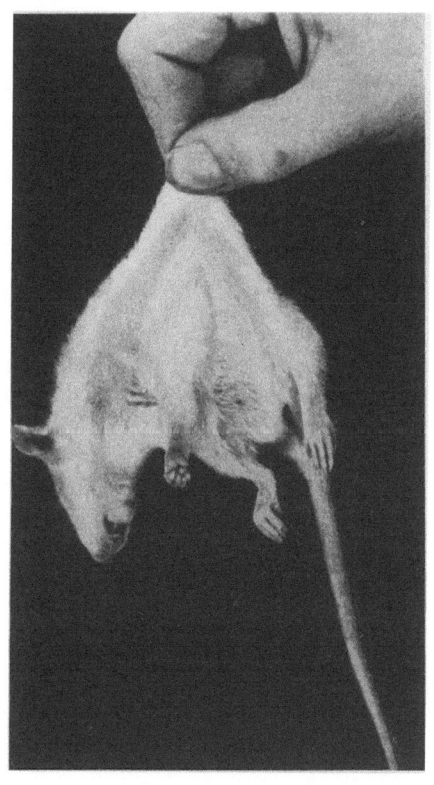

Abb. 4. Narkose einer 70 g schweren Ratte nach interperitonealer Injektion von 10 mg Progesteron. (Nach SELYE.)

läßt sich sehr eindrucksvoll durch Bestimmung seiner Ausscheidungsprodukte im Harn demonstrieren. Injiziert man z. B. einem Menschen eine ölige Lösung von Testosteron, so nimmt der Gehalt des Harnes an 17-Ketosteroiden proportional der zugeführten Testosteronmenge zu (WENNER und EICHENBERGER). Implantiert man dagegen 500—1000 mg Testosteron, so ändert sich die Ketosteroidausscheidung nicht. Bei beiden Darreichungsformen ist jedoch derselbe biologische Effekt nachweisbar.

Abschließend sei noch kurz ein Wort über die sogenannten *Homo-* und *Nor-Steroidhormone* gesagt. Unter Homo-Steroiden werden Steroide verstanden, bei denen eine Ringerweiterung stattgefunden hat; durch die Buchstaben A, B, C oder D deutet man an, welcher Ring erweitert ist. Homo-Steroidhormone, wie z. B. D-Homo-androsteron, D-Homo-oestradiol oder A-Homo-dihydro-testosteron, sind biologisch aktiv, wenn auch in der Regel in geringerem Umfang als die entsprechenden Androgene und Oestrogene mit regelrechtem Sterinskelett.

Bei den Nor-Steroidhormonen findet sich umgekehrt eine Ringverengerung; auch hier bezeichnet man den betroffenen Ring mit den Buchstaben A, B, C und D.

Steroide, bei denen die Seitenkette um eine CH_2-Gruppe ärmer ist, rechnen ebenfalls zu den Nor-Steroidhormonen. Von diesen seien hier das A-Nor-androstan-2-on genannt, bei dem das C-4-Atom im Ring A fehlt, ferner das 10-Nor-progesteron und das 10-Nor-desoxycorticosteron, zwei biologisch aktive Verbindungen, denen die am C-10-Atom sitzende Methylgruppe fehlt.

a) Oestradiol.

(Dihydrofollikelhormon, Dihydrooestron, Dihydrotheelin)

Chemie.

Oestradiol ist chemisch ein 1, 3, 5 : 10-Oestratrien-3,17β-diol[1]. Das Hormon (Bruttoformel $C_{18}H_{24}O_2$; Mol.-Gew. 272,4) schmilzt bei 176°; die spezifische Drehung beträgt + 82° in Dioxan. Oestradiol ist unlöslich in Wasser, löslich in wäßrigen Alkalien und organischen Lösungsmitteln. In konzentrierter Schwefelsäure zeigt es eine grüngelbe Farbe und eine starke grüne Fluoreszenz.

Zwei Jahre bevor β-Oestradiol 1935 von MacCorquodale, Thayer und Doisy aus 4000 kg Ovarien isoliert wurde, haben es Schwenk und Hildebrandt durch Reduktion von Oestron hergestellt, ohne zu ahnen, daß sie damit das eigentliche weibliche Follikelhormon in den Händen hatten. Inhoffen und Mitarbeiter synthetisierten Oestradiol aus Cholesterin und gewannen es auch aus Dehydroisoandrosteron. Die Darstellung aus Cholesterin wurde später von Wilds und Djerassi, speziell hinsichtlich der Ausbeute, wesentlich verbessert.

Oestradiol läßt sich auch durch die Einwirkung von gärender Hefe aus Oestron gewinnen. Während Mamoli diese enzymatische Reduktion nur bei Anwendung von verestertem Oestron gelang, konnte sie Wettstein mit freiem Oestron vollziehen.

Die zuerst im Harn aufgefundenen Verbindungen *Oestron* (Butenandt; Doisy, Veler und Thayer) und *Oestriol* (Marrian), die Ausscheidungsprodukte des Oestradiols, stellen chemisch ein 1, 3, 5 : 10-Oestratrien-3-ol-17-on bzw. ein 1, 3, 5 : 10-Oestratrien-3, 16, 17-triol dar. Das Oestron (Bruttoformel $C_{18}H_{22}O_2$; Mol.-Gew. 270,4), auch α-Follikelhormon, Theelin oder Menformon genannt, schmilzt bei 259°; die spezifische Drehung beträgt + 156°. Der Schmelzpunkt des Oestriols (Bruttoformel $C_{18}H_{24}O_3$; Mol.-Gew. 288,4), auch Follikelhormonhydrat oder Theelol genannt, liegt bei 280°; die spezifische Drehung beläuft sich auf + 300°. Sowohl Oestron wie Oestriol sind kaum löslich in Wasser, dagegen gut löslich in organischen Lösungsmitteln.

Die Partialsynthese des Oestron wurde 1941 von Inhoffen und Zühlsdorff aus Cholesterin vollzogen, seine Totalsynthese 1947 von Anner und Miescher.

---
[1] Die am C-17-Atom befindliche OH-Gruppe steht in β-Stellung. Bisher hatte man die α-Stellung angenommen und daher das Hormon als α-Oestradiol bezeichnet. Da diese Bezeichnungsweise nicht so leicht zu ändern sein wird, ist vorgeschlagen worden, bis auf weiteres „α"-Oestradiol zu schreiben.

Oestriol wurde unabhängig voneinander von BUTENANDT und von HUFFMAN und Mitarbeitern aus Oestron hergestellt.

Im Harn trächtiger Stuten konnten GIRARD und Mitarbeiter 1932/33 zwei weitere Steroide mit den Wirkungen des Oestradiols nachweisen, die beim Menschen nicht vorkommen. Sie wurden *Equilenin* ($C_{18}H_{18}O_2$; Mol.-Gew. 266; Schmelzpunkt 259°; spezifische Drehung + 87° in Dioxan) und *Equilin* genannt ($C_{18}H_{20}O_2$; Mol.-Gew. 268; Schmelzpunkt + 240°, spezifische Drehung + 308° in Dioxan). Bruttoformel und chemische Bezeichnung, 1, 3, 5:10, 6, 8-Oestrapentaen-3-ol-17-on bzw. 1, 3, 5:10, 7-Oestratetraen-3-ol-17-on, zeigen, daß Equilenin 4 und Equilin 2 Wasserstoffatome weniger besitzen als Oestron, also noch stärker ungesättigt sind als dieses. Die biologische Aktivität der beiden Stutenoestrogene ist weit geringer als die des Oestrons (s. Tab. 1). Die französischen Forscher hatten noch eine dem Equilin isomere Verbindung aus dem Stutenharn isoliert, die sie Hippulin nannten, die jedoch von anderen Autoren nicht aufgefunden werden konnte und daher heute als nicht existierend angesehen wird.

Equilenin, das leicht in Equilin übergeführt werden kann, wurde von BACHMANN, COLE und WILDS 1939 synthetisch dargestellt. Eine vereinfachte Totalsynthese, die über nur sieben Zwischenstufen führt, wurde 1945 von JOHNSON, PETERSEN und GUTSCHE mitgeteilt. Sie gestattet die Gewinnung von 3,3 g dl-Equilenin aus 10 g Ausgangsmaterial (7-Methoxy-1-keto-1,2,3,4-tetrahydrophenanthren).

Physiologie.

Das von den interstitiellen Zellen der Eierstöcke sowie den Thecazellen ihrer Follikel und während der Schwangerschaft auch von der Placenta gebildete Oestradiol bewirkt die *Entwicklung des weiblichen Genitale und der sekundären Geschlechtsmerkmale* (Brüste, typische Verteilung des subcutanen Fettgewebes, Beschaffenheit des Skelettes, speziell der Beckenform, Besonderheiten der Psyche usw.). *Das Hormon ist ferner unentbehrlich für die Funktion der weiblichen Sexualorgane, d. h. für den normalen Ablauf der cyclischen Veränderungen an den Schleimhäuten des Genitaltraktes während der Zeit der Geschlechtsreife.*

Unter dem Einfluß des Follikelhormons wird die bei der Menstruation abgestoßene Schleimhaut der Gebärmutter wiederaufgebaut. Diese Zeitspanne, die bis zu der in der Mitte zwischen zwei Menstruationen erfolgenden Ovulation reicht, wird als Proliferationsphase bezeichnet. Die zweite Hälfte des Cyclus steht unter dem Einfluß des Progesterons, das in dem aus den Resten des gesprungenen Follikels entstandenen Corpus luteum gebildet wird. Es führt die Uterusschleimhaut von der Proliferations- in die Sekretionsphase über. Findet keine Befruchtung statt, so bildet sich der gelbe Körper zurück, das Endometrium wird abgestoßen und der Cyclus beginnt von neuem. Die Cyclusdauer beträgt bei der Frau gewöhnlich 28 Tage, von denen etwa je die Hälfte auf die Proliferations- und auf die Sekretionsphase entfallen.

Die mikroskopische Beobachtung von intraokularen Endometriumtransplantaten hat gezeigt, daß sich unter dem Einfluß des Follikelhormons in der Proliferationsphase und zu Beginn der Sekretionsphase die Spiralarterien abwechselnd erweitern und verengern; das Aussehen des Endometriums schwankt daher ständig zwischen rot und blaß (MARKEE; KAISER). Gegen Ende der vom Gelbkörperhormon beherrschten Sekretionsphase überwiegen die Gefäßkontraktionen. Die beim Ausbleiben der Befruchtung allmählich einsetzende Abnahme der Schleimhauthöhe bewirkt bei den Arterien das Auftreten von „Spiralen". Ihre Bildung ist ein sicheres Zeichen dafür, daß eine Progosteroneinwirkung stattgefunden hat.

Durch die Schlingen und durch länger anhaltende Spasmen der Gefäße kommt es in den tieferen Schichten des Endometriums zu einer ungenügenden Blutversorgung. Dies hat umschriebene Nekrosen zur Folge. Schließlich erschlaffen die Spiralarterien, so daß das Blut mit großer Gewalt in sie hineinströmt; die Wände einzelner Gefäße zerreißen dabei. Durch diese Blutungen und die Nekrosen wird die Schleimhaut abgelöst, die Menstruationsblutung ist da. Die in dem nicht abgestoßenen Stratum basale des Endometriums gelegenen Enden der Spiralarterien kontrahieren sich und beenden damit die Blutung. Unmittelbar darauf setzt der Wiederaufbau der Schleimhaut ein.

Die *Menstruation* ist ein hormonaler Vorgang, wie unter anderem die Tatsache beweist, daß in die vordere Augenkammer des Affen eingepflanzte Endometriumstückchen zur gleichen Zeit zu bluten anfangen wie die Uterusschleimhaut des Versuchstieres, und daß es möglich ist, durch phasengerechte Verabfolgung von Oestrogenen und Gestagenen bei Kastratinnen eine Menstruation hervorzurufen. Auslösender Faktor ist zweifellos der Abfall des Oestrogen- und Progesteronspiegels im Blut infolge Erlöschens der Gelbkörperfunktion. Für die Richtigkeit dieser Ansicht sprechen verschiedene Befunde. Behandelt man z.B. eine kastrierte Frau oder

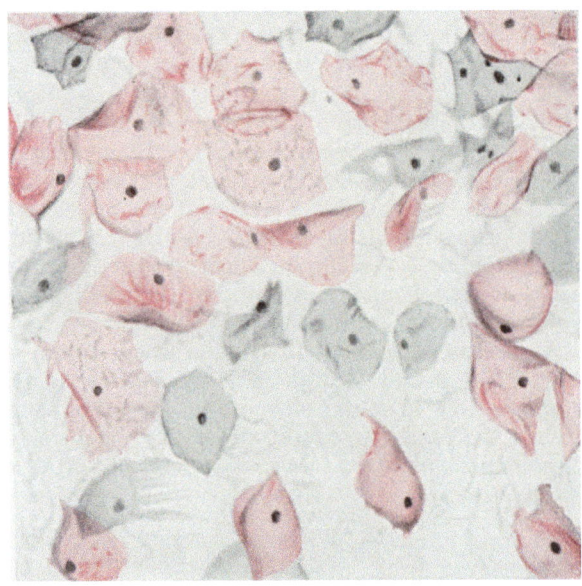

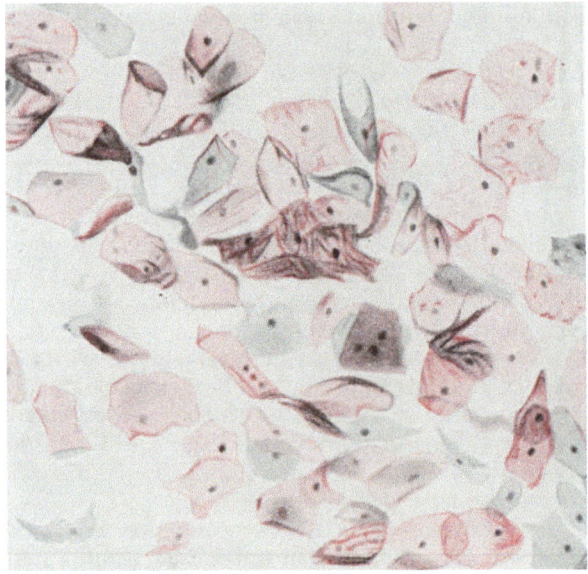

Abb. 5. Scheidenausstriche vom Menschen.
Oben: Vor der Ovulation (10. Tag).
Unten: Nach der Ovulation (14. Tag).

einen kastrierten Affen längere Zeit hindurch mit Oestrogenen und reduziert dann plötzlich die Dosis oder stoppt die Hormonzufuhr ganz ab, so tritt eine Blutung auf (ALLEN und DOISY; ZUCKERMAN). Man spricht hier von einer *Abbruchblutung* (withdrawal bleeding), genauer von einer Oestrogen-Abbruchblutung. Diese Blutung kann durch Progesteron-Injektionen verhindert werden. Wird dann aber mit der Zufuhr des Gelbkörperhormons aufgehört, kommt ebenfalls eine Blutung zustande (HARTMAN; HISAW), die man als Gestagen-Abbruchblutung bezeichnen kann. Nach der Kastration tritt in der Regel 3 bis 6 Tage später eine letzte Menstruation auf, und zwar auch dann, wenn die entfernten Ovarien keine Corpora lutea enthielten.

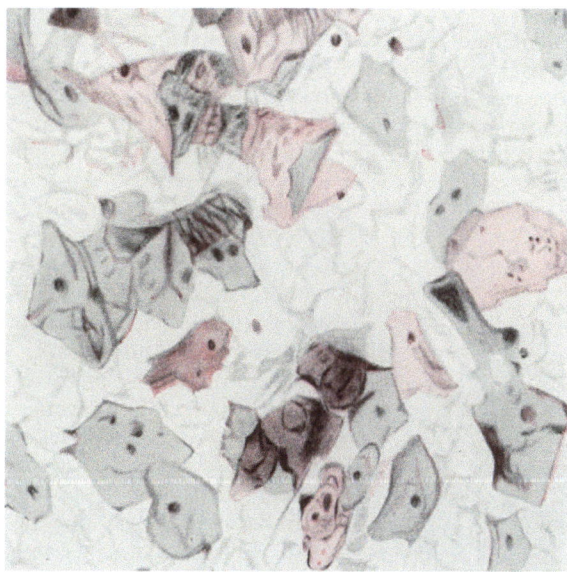

Am Zustandekommen einer Abbruchblutung scheint auch die Schilddrüse irgendwie beteiligt zu sein, denn bei kastrierten Affen, denen gleichzeitig die Schilddrüse entfernt wurde, soll es nicht möglich sein, eine Oestrogen-Abbruchblutung hervorzurufen (ENGLE).

Ovariell bedingte cyclische Veränderungen spielen sich aber nicht nur am Endometrium ab, sondern auch an der Schleimhaut der Tuben und der Vagina. Zu verschiedenen Zeiten des Cyclus angefertigte Ausstrichpräparate aus der Scheide zeigen charakteristische Bilder (PAPANICOLAOU; s. Abb. 5). In den ersten Cyclustagen herrschen basophile Zellen vor, die von der Oberfläche des Vaginalepithels stammen; daneben sind zahlreiche Erythrocyten und Leukocyten vorhanden. Präovulatorisch findet man acidophile Zellen mit pyknotischem Kern und vereinzelte Leukocyten. Postovulatorisch sind immer noch zahl-

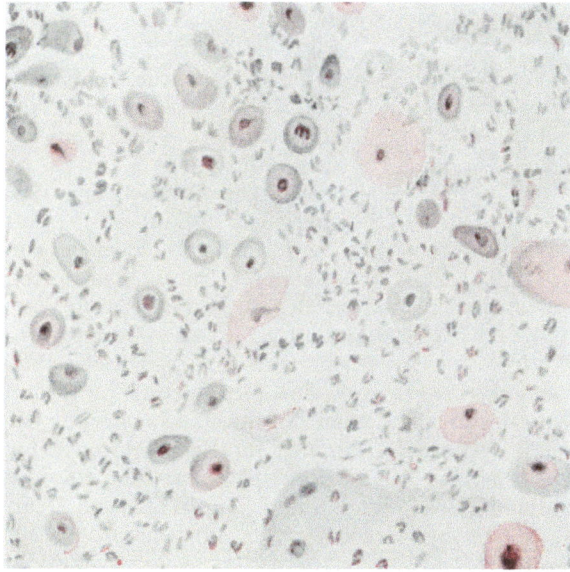

Zu Abb. 5: Oben: Vor der Menstruation (26. Tag).
Unten: In der Menopause (50 jährige Frau).
(Nach PAPANICOLAOU und TRAUT).

reiche acidophile Zellen vorhanden; ihre Ränder zeigen zum Teil Einrollung und Faltung. Es sind Verklumpungen von Zellen zu sehen. Die Zahl der basophilen Zellen und der Leukocyten nimmt allmählich wieder zu. Vom 19. bis 28. Cyclustag beherrschen die basophilen Zellen das Bild, deren Ränder häufig gefaltet sind; die acidophilen Zellen sind zahlenmäßig verringert.

Lange bevor die cyclischen Veränderungen am Scheidenepithel der Frau entdeckt wurden, war der *Vaginalcyclus beim kleinen Nager* bekannt; auf seiner Kenntnis beruhen die üblichen biologischen Verfahren zur Bestimmung der Oestrogene. Man unterscheidet den *Dioestrus* (Ruhestadium), den *Prooestrus* (Proliferationsphase), den *Oestrus* (Brunststadium) und den *Metaoestrus* (Abbauphase). Am Aussehen der Scheidenausstriche kann jederzeit leicht festgestellt werden, in welchem Stadium sich die Vaginalschleimhaut befindet. Im Dioestrus enthalten sie Schleim, Leukocyten und Epithelien, im Prooesterus nur Epithelien, im Oestrus sogenannte „Schollen" (kernlose, verhornte Epithelien) und im Metaoestrus Leukocyten, Epithelien und „Schollen". Die Vaginalschleimhaut kastrierter Tiere befindet sich ständig im Ruhestadium.

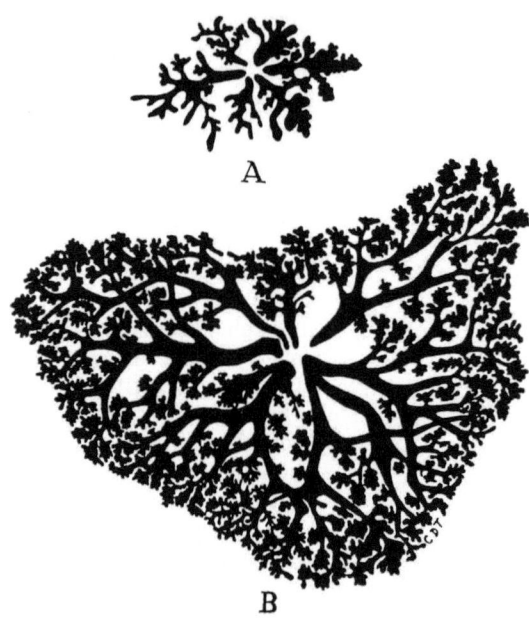

Abb. 6. Die Wirkung der Sexualhormone auf die Brustdrüse. A = Kaninchen, dessen Eierstöcke 3 Monate vorher entfernt wurden; B = Brustdrüse desselben Kaninchens nach 8tägiger Behandlung mit Follikel- und Gelbkörperhormon. (Nach TURNER.)

Während der *Schwangerschaft* bereitet das Follikelhormon zusammen mit dem Gelbkörperhormon die Brustdrüse auf die Laktation vor. Das Oestradiol bewirkt dabei in erster Linie den Aufbau des Milchgangsystems, das Progesteron die Entwicklung der milchbildenden Teile (s. Abb. 6).

Eine weitere Aufgabe des weiblichen Sexualhormons gegen Ende der Gravidität dürfte darin bestehen, die Symphyse weiter zu stellen und zu lockern. Die Beobachtung, daß es möglich ist, diese Veränderung auch am Becken von männlichen und kastrierten weiblichen Tieren durch Verabfolgung von Oestrogenen hervorzurufen (HISAW), spricht dafür, daß es sich hier um eine spezifische Wirkung handelt. In diesem Zusammenhang sei erwähnt, daß HISAW 1926 im Serum trächtiger Kaninchen einen Stoff entdeckt hat, dessen Zufuhr eine Lockerung der Beckenbänder bei Meerschweinchen hervorruft, die sich im Brunststadium befinden. Dieser von HISAW *Relaxin* genannte Stoff wurde später im Blut gravider Frauen, Hunde, Schweine und anderer Tiere gefunden und konnte auch im Ovar, dem gelben Körper und der Placenta nachgewiesen werden. Vorbehandlung mit Oestrogenen erhöht die Wirksamkeit des Relaxins, das selbst keine oestrogene oder gestagene Wirkung besitzt. Bei normalen weiblichen Kaninchen bewirken Oestradiol und Progesteron ein Freiwerden von Relaxin, nicht aber bei hystero-ovarektomierten Tieren. HISAW und seine Mitarbeiter sind der Ansicht, daß es sich beim Relaxin um ein neues Hormon handle und haben hierfür verschiedene Belege erbracht. Bevor das Relaxin jedoch nicht in reiner Form isoliert und in seiner Struktur aufgeklärt ist, ist mit der Bezeichnung „Hormon" für diesen Stoff Zurückhaltung geboten.

Fehlt das Follikelhormon im jugendlichen Alter, so bleibt die Pubertät und damit die Umwandlung des Mädchens in die geschlechtsreife Frau aus. Ein Cyclus tritt nicht auf. Die Entwicklung der Genitalorgane bleibt auf einer infantilen Stufe stehen. Die sekundären Geschlechtsmerkmale fehlen entweder vollkommen oder sie sind nur spärlich entwickelt. Auch psychisch besteht häufig ein Infantilismus. Ausfall des Follikelhormons zur Zeit der Geschlechtsreife, z. B. infolge einer doppelseitigen Eierstocksentfernung, bewirkt ein sofortiges Aufhören des Cyclus. Es treten keine Menstruationsblutungen mehr auf und allmählich kommt es zu einer mehr oder weniger ausgesprochenen Atrophie der Genitalien und der Brüste. Das p_H der Vagina verschiebt sich infolge Abnahme der Glykogenvorräte im Epithel von der sauren nach der alkalischen Seite. Der Geschlechtstrieb erlischt meist. Dieselben Erscheinungen finden sich auch beim physiologischen Aufhören der ovariellen Funktionen im Klimakterium bzw. in der Menopause.

Übrigens sind auch nach doppelseitiger Ovarektomie oder Ausfall der Ovarialfunktion noch Oestrogene im Körper vorhanden. Erstens produziert die Nebennierenrinde diese Hormone (s. Seite 52); zweitens werden wahrscheinlich auch mit der Nahrung Oestrogene aufgenommen, die im Körper zur Wirkung gelangen. Daher scheiden auch die kastrierte und die in der Menopause befindliche Frau sowie der Mann Oestrogene mit dem Harn aus. Ihre Mengen sind allerdings nur gering, doch genügen sie offenbar, um eine vollständige Atrophie der Brüste zu verhindern und das Auftreten einer Osteoporose, die bei längerem Fehlen von Oestrogenen in Erscheinung zu treten pflegt, zu verlangsamen (ALBRIGHT; ALBRIGHT und REIFENSTEIN).

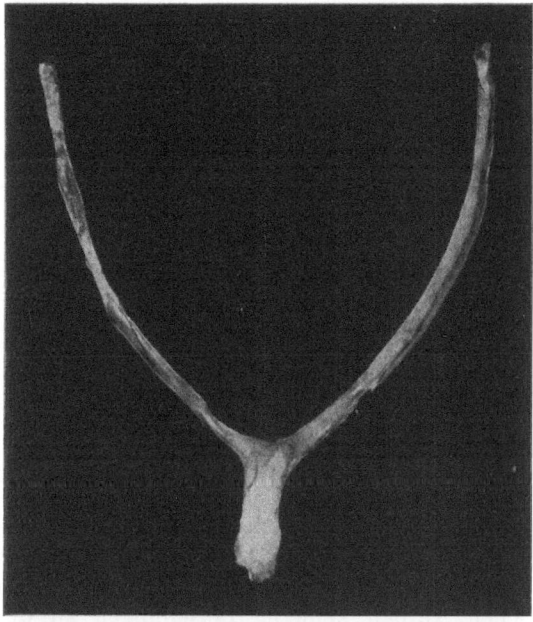
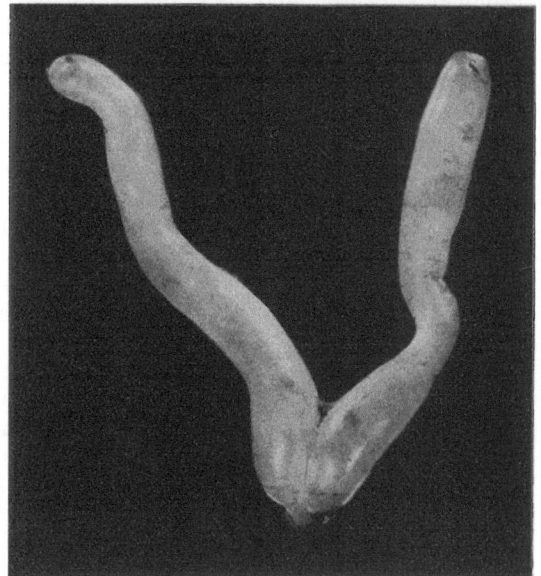

Abb. 7. Uterus einer kastrierten Ratte. Oben: 21 Tage nach der Kastration; Gewicht 35 mg. Unten: 8 Tage nach subcutaner Injektion von 10 γ Oestradioldipropionat; Gewicht 155 mg. Vergrößerung 2 ×.

Alle durch das Fehlen des Follikelhormons bedingten Ausfallserscheinungen lassen sich durch Zufuhr von β-Oestradiol sowie seiner Ausscheidungsformen Oestron und Oestriol oder der im Stutenharn vorkommenden Steroide Equilin und Equilenin beheben. Bei infantilen Mädchen nimmt der Uterus an Größe zu, Scham- und Achselhaare wachsen, die Brüste und die dem weiblichen Geschlecht eigenen Körperformen entwickeln sich usw. Bei kastrierten Tieren tritt das Brunststadium auf.

Tabelle 1. *Die kleinsten Oestrogenmengen, die im Allen-Doisy-Test an der Ratte noch wirksam sind.*

Oestrogene	subcutan γ	oral γ
Oestradiol	0,3	20—30
Oestron	0,7	20—30
Oestriol	10	10
Equilin	1,0—1,5	40
Equilenin	10—20	100—150
Oestradiol-monobenzoat	0,75	
Oestradiol-dipropionat	0,75	
Äthinyl-oestradiol	0,1—0,2	2,5
Doisynolsäure	0,7—1,0	1,5
Bisdehydro-doisynolsäure	0,1—0,15	0,1—0,15
Diäthyl-stilboestrol	0,3—0,4	0,7—1,0

Die größte Aktivität besitzt das Oestradiol, dann folgen das Oestron und das nur wenig wirksame Oestriol; auch Equilin und Equilenin sind im Vergleich zum Oestradiol nur wenig aktiv (s. Tab. 1).

Viel wirksamer als das freie Oestradiol sind bestimmte Ester desselben, z. B. das Oestradiol-dipropionat und das Oestradiol-monobenzoat. Beide Verbindungen zeichnen sich gleichzeitig durch eine bedeutend verlängerte Wirkungsdauer aus.

Überraschenderweise lassen sich dieselben Wirkungen wie mit den natürlichen, körpereigenen Oestrogenen auch mit Verbindungen erzielen, die in ihrem chemischen Aufbau keinerlei Beziehungen zu den eigentlichen weiblichen Sexualhormonen aufweisen und die in der Natur offenbar überhaupt nicht vorkommen.

Man kann diese Verbindungen nach ihren Muttersubstanzen in die *Stilboestrol-*, die *Doisynolsäure-* und die *Allenolsäuregruppe* einteilen. Die oestrogene Wirksamkeit der erstgenannten Gruppe wurde 1933/36 von DODDS und seinen Mitarbeitern bei Untersuchungen über die Konstitutionsspezifität der weiblichen Sexualhormone entdeckt. Im 4, 4'-Dioxystilben, das später die Bezeichnung Stilboestrol erhielt, wurde ein besonders wirksames Oestrogen gefunden. Von ihm leiten sich eine ganze Anzahl von Derivaten ab, von denen das Diäthyl-stilboestrol das bekannteste ist; nach parenteraler Zufuhr wird es im Harn als Glukuronid ausgeschieden (MAZUR und SHORR).

Die Doisynolsäure, eine 1933 von DOISY und Mitarbeitern durch Schmelzen von Oestron mit Kaliumhydroxyd gewonnene Monocarbonsäure (1-Äthyl-2-methyl-7-oxy-octahydro-phenanthren-2-carbonsäure), deren Struktur 1944 von MIESCHER aufgeklärt wurde, besitzt im Tierversuch eine oestrogene Aktivität, die etwa halb so groß ist wie die des Diäthylstilboestrols. Bedeutend aktiver ist die durch hydrolytische Aufspaltung des Fünferrings des Equilenins erhaltbare Bisdehydro-doisynolsäure (HEER, BILLETER und MIESCHER).

Die zur Allenolsäuregruppe gehörenden Oestrogene leiten sich von der amphi-Oxynaphthyl-β-propionsäure ab. COURRIER, HOREAU und JACQUES haben 1947 erstmals über die Oestrogenwirkung dieser heute nach E. ALLEN benannten Naphthalinverbindung berichtet. Als biologisch aktivste Derivate erwiesen sich die α,α-Dimethyl-β-äthyl-allenolsäure und ihr Methyläther.

Da die genannten „synthetischen" Oestrogene im Gegensatz zu den „natürlichen" Oestrogenen nicht in der Leber inaktiviert werden, sind sie bei peroraler Zufuhr fast ebenso wirksam wie bei parenteraler, während Oestradiol und Oestron bei peroraler Verabreichung nur wenig aktiv sind.

Die Oestrogene bewirken Wachstum und Pigmentation der Brustwarzen. Es handelt sich dabei um eine direkte Wirkung, da sich auch durch die lokale Anwendung der Hormone eine Pigmentierung erzielen läßt (SPEERT). Die lokale Anwendung ist hier übrigens wirksamer als die parenterale, was ohne weiteres verständlich ist, da die Hormonkonzentration bei der lokalen Applikation viel höher ist. Dasselbe gilt für die Scheide. So benötigt man, um die für das Brunststadium charakteristische Verhornung des Vaginalepithels beim Nager herbeizuführen, bei intravaginaler Zufuhr nur $1/50$ bis $1/2000$ der subcutan erforderlichen Dosis (EMMENS).

In hohen Dosen verhindern die Oestrogene das Auftreten der Laktation nach der Geburt und unterdrücken sie, wenn sie bereits im Gang ist. Diese Wirkung beruht auf einer Hemmung der Prolactinbildung bzw. -sekretion (KIMBROUGH und ISRAEL).

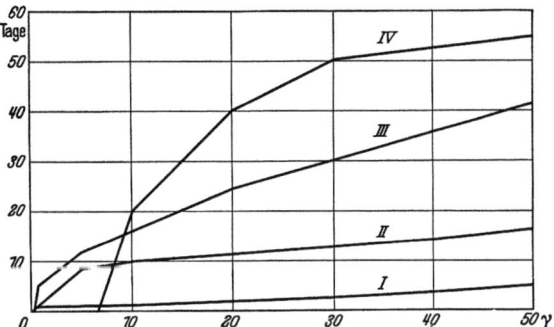

Abb. 8. Oestrusdauer kastrierter Ratten in Tagen nach Zufuhr verschiedener Dosen von Oestradiol (I), Oestradiol-benzoat (II), Oestradiol-dipropionat (III) und Oestradiol-dibutyrat (IV). (Nach MIESCHER, SCHOLZ und TSCHOPP.)

Das Follikelhormon ruft eine Gefäßerweiterung hervor (REYNOLDS). Die *hyperämisierende Wirkung* erstreckt sich vor allem auf das Genitale; möglicherweise kommt die Gefäßerweiterung dadurch zustande, daß das Hormon Acetylcholin in Freiheit setzt. REYNOLDS hat berichtet, daß die Acetylcholinkonzentration im Uterusgewebe unter der Oestrogenwirkung zunimmt, doch konnte dieser Befund von anderer Seite nicht bestätigt werden.

Kleine Oestrogendosen vermindern beim Mann (HECKEL und STEINMETZ) sowie bei Tieren, z. B. beim Hund (HUGGINS und CLARK) die Spermamenge. Durch gleichzeitige Zufuhr von Androgenen kann diese Wirkung weitgehend aufgehoben werden.

Längere Zufuhr von Oestrogenen ruft sowohl bei weiblichen wie bei männlichen Individuen eine Atrophie der Keimdrüsen mit allen ihren Folgen hervor. Man spricht hier von einer „hormonalen Kastration". Die Wirkung der Oestrogene geht dabei über die Hypophyse, deren Produktion an gonadotropen Hormonen gehemmt oder sogar ganz unterdrückt wird. Wird die Hormonzufuhr abgebrochen, so ist eine Restitutio ad integrum möglich, wenn die Oestrogenbehandlung nicht zu lange gedauert hat. Beim Mann bewirkt längere Behandlung mit Oestrogenen, wie sie z. B. bei Vorliegen eines Prostatacarcinoms durchgeführt wird, die Entwicklung von Brüsten; Potenz und Libido lassen nach.

Durch Zufuhr hoher Oestrogendosen während der Trächtigkeit ist es möglich, die *Entwicklung der männlichen Embryonen* zu beeinflussen, wie z. B. die Rattenversuche von GREENE gezeigt haben. Bei den männlichen Neugeborenen läßt sich eine deutliche Feminisierung feststellen. Die Samenblasen sind klein, die WOLFFschen Gänge fehlen praktisch vollkommen, so daß sich keine Nebenhoden und keine Samenstränge entwickeln können; die Bildung einer Prostata unterbleibt. Andererseits bleiben die MÜLLERschen Gänge erhalten und bilden eine Art Vagina.

In diesem Zusammenhang sei bemerkt, daß in den Frühstadien der Trächtigkeit die Zufuhr von Oestrogenen bei den meisten Tierarten, nicht jedoch beim Menschen, zum Abort führt. Ist die Gravidität bereits weiter fortgeschritten, müssen erheblich höhere Hormondosen angewendet werden, damit es zum Abort kommt (GROS; PARKES und BELLERBY). Die schwangere Frau scheint gegenüber Oestrogenen relativ unempfindlich zu sein (KARNAKY; FROEWIS; SMITH und SMITH u. a.).

Neben den Wirkungen auf den Genitaltrakt und die sekundären Geschlechtsmerkmale üben die Oestrogene noch *extragenitale Wirkungen* aus, deren Art zum Teil von der jeweiligen Tierart abhängig ist. So beobachtet man z. B. bei Vögeln einen steilen Anstieg des Calciumspiegels des Blutes kurz vor der Ovulation. 4 bis 5 Tage nach dem Follikelsprung sinkt die Calciummenge wieder auf den Normalwert ab (MCDONALD und RIDDLE; RIDDLE und DOTTI). Injektion von Oestrogenen ruft eine Steigerung des Calciumgehaltes des Blutes von 8,0 auf 22,0 mg% hervor. Es handelt sich sehr wahrscheinlich um eine direkte Wirkung der Oestrogene auf den Calciumstoffwechsel, da die Erhöhung des Calciumspiegels auch bei kastrierten und hypophysektomierten Vögeln zustande kommt. Progesteron und das männliche Sexualhormon haben keinen Einfluß auf den Blutcalciumgehalt der Vögel.

Enge Beziehungen bestehen auch zwischen dem Lactoflavinspiegel des Hühnerblutes und dem Follikelhormon. Zur Zeit des Eierlegens steigt der Vitamingehalt ungefähr auf das 12fache des Normalwertes an. Derselbe Effekt läßt sich durch Injektion von Oestrogenen erzielen. An der Zunahme ist nur das freie Lactoflavin beteiligt, nicht aber das Flavin-mononucleotid und das Flavin-adenindinucleotid (BOLTON). Auch der Biotingehalt des Hühnerblutes zeigt nach Oestrogenzufuhr eine beträchtliche Erhöhung (HERTZ und Mitarbeiter).

Bei Säugetieren, besonders bei kastrierten, führt eine länger anhaltende Oestrogenzufuhr vor Eintritt der Geschlechtsreife zum Zwergwuchs (HOOKER und PFEIFFER; SILBERBERG und SILBERBERG; SIMPSON und Mitarbeiter). Das Zurückbleiben des allgemeinen Körperwachstums beruht einmal auf einer Hemmung der Somatotropinbildung (REECE und LEONARD) und zweitens auf einer direkten Wirkung des Hormons auf die Knochen (GRIFFITH und YOUNG). Durch die Stimulierung der Osteoblastentätigkeit kommt es zu einer vorzeitigen Verknöcherung der Epiphysenfugen. Durch medulläre Knochenbildung in den langen Röhrenknochen kann, z. B. bei der Maus (DAY und FOLLIS; GERDNER und PFEIFFER), durch Zurückdrängung des hämatopoetischen Gewebes eine schwere Anämie auftreten. Die oestrogenbedingte Anämie bei weiblichen Hunden dürfte auf einer Zerstörung der Knochenmarkzellen beruhen (TYSLOWITZ und DINGEMANSE). Die Wirkung der Oestrogene auf das Knochensystem ist unabhängig vom Calciumspiegel des Blutes und auch von den Epithelkörperchen, da sie sich auch bei parathyreoidektomierten Tieren nachweisen läßt (BAKER und LEEK).

Über die *Stoffwechselwirkungen der Oestrogene* ist man noch wenig unterrichtet. Bei Frauen mit ovarieller Hypofunktion bewirken sie, vor allem das Oestradiolmonobenzoat und das Oestradiol-dipropionat, in ähnlicher Weise wie das Testosteron eine Retention von Stickstoff, Natrium und Phosphat. Sehr bemerkenswert sind die Ergebnisse von Untersuchungen über den Einfluß der Oestrogene auf die Aktivität bzw. die Menge bestimmter Fermente. Bei kastrierten Tieren sinkt der Gehalt des Endometriums an alkalischer Phosphatase. Nach Oestrogenverabreichung steigt er an, wie an Affen und Mäusen gezeigt wurde (JEENER; ATKINSON, SHETTLES und ENGLE), während Progesteron ihn vermindert. Das Endometrium der Frau enthält im Proliferationsstadium mehr alkalische Phosphatase als im Sekretionsstadium. In vitro hemmen die Oestrogene die Malonsäuredehydrogenase der Leber und die Bernsteinsäureoxydase der Hypophyse, der Nebennieren, der Ovarien und des Gehirns (MCSHAN, MEYER und ERWAY). In vivo vermehren sie die nach Ovarektomie abgesunkene β-Glukuronidasemenge im Uterus (LEONARD und KNOBIL).

Die Hauptmenge des Follikelhormons, das β-Oestradiol, wird im Körper nach Erfüllung seiner Aufgabe in bisher noch unbekannte Verbindungen umgewandelt. Nur ein kleiner Teil wird in Form der biologisch weniger wirksamen Steroide Oestron und Oestriol mit dem Harn ausgeschieden. Sie liegen hier in gebundener Form vor, und zwar ist das Oestriol mit Glukuronsäure, das Oestron mit Schwefelsäure verestert. Von peroral oder parenteral zugeführten Oestrogenen werden nur etwa 10% im Harn wiedergefunden. Injiziert man Oestriol, so nimmt der Gehalt des Harnes an dieser Verbindung zu, während die Oestronmenge unverändert bleibt (DOISY, THAYER und VAN BRUGGEN; SCHILLER und PINCUS). Daraus geht hervor, daß Oestriol ein Endprodukt des Oestradiolstoffwechsels darstellt. Wahrscheinlich entsteht zunächst aus dem Oestradiol Oestron, das dann in Oestriol übergeht. In der Tat gelang es kürzlich LEDOGAR und JONES, aus Rinder- und Rattenlebern ein zu den Hydrogenasen gehörendes Ferment anzureichern, das Oestradiol in vitro in Oestron umwandelt. Als Zwischenstufen treten dabei offenbar *16-Keto-oestron* und *16-Keto-oestradiol* auf, wie aus der Beobachtung geschlossen werden kann, daß die Injektion dieser beiden Verbindungen beim Menschen zu einer stark vermehrten Ausscheidung von Oestriol führt (STIMMEL, GROLLMAN und HUFFMAN).

Als Ort der Umwandlung und Inaktivierung kommt, wie dies auch bei den männlichen Sexualhormonen der Fall ist, in erster Linie die Leber in Frage. Schon 1934 hat ZONDECK bei in vitro-Versuchen die Beobachtung gemacht, daß die Leber die Oestrogene zu zerstören vermag. Auch die Niere ist hierzu befähigt, wenn auch in weit geringerem Umfang. Der Uterus und die Ovarien sind, entgegen einer ursprünglich gemachten Annahme, nicht in maßgebender Weise am Stoffwechsel der Oestrogene beteiligt. Die zentrale Stellung, die die Leber im Oestrogenstoffwechsel einnimmt, kann auch in vivo eindeutig nachgewiesen werden. Transplantiert bzw. implantiert man z. B. kastrierten Ratten oder Kaninchen Ovarien oder Hormontabletten in Organe, deren Blut zuerst die Leber passiert, bevor es in den allgemeinen Kreislauf gelangt, so tritt bei diesen Tieren kein Oestrus auf und der Uterus atrophiert; die Ausscheidung von gonadotropen Hormonen ist wie bei kastrierten Tieren erhöht. Wird die Transplantation bzw. Implantation subcutan vorgenommen, zeigt sich die volle Hormonwirkung: Der Uterus wächst und der Cyclus setzt ein. Schädigt man die Leber durch Gifte, so ist ihre Fähigkeit zur Inaktivierung herabgesetzt. Bei Männern mit Lebercirrhose kann es durch die Vermehrung des zirkulierenden Follikelhormons zum Auftreten von Gynäkomastie kommen (GLASS, EDMONDSON und SOLL). Auch durch eine Nahrung, die arm an dem Vitamin-B-Komplex oder an Eiweiß ist, gelingt es, das Ausmaß der Oestrogeninaktivierung in der Leber deutlich zu vermindern (BISKIND und BISKIND). Von besonderer Bedeutung scheint ein Mangel an den Vitaminen Aneurin und Lactoflavin und an der Aminosäure Methionin zu sein (SEGALOFF und SEGALOFF; GYÖRGY und GOLDBLATT). Partiell hepatektomierte Tiere scheiden nach Belastung mit Oestrogenen größere Mengen dieser Stoffe aus als normale (SCHILLER und PINCUS).

Die Inaktivierung des weiblichen Sexualhormons in der Leber geschieht durch ein Fermentsystem, an dessen Aufbau Diphospopyridin-nucleotid beteiligt ist. Da diese Verbindung leicht durch Nucleosidasen zerstört wird, ist es bei in vitro-Versuchen notwendig, Nikotinsäureamid hinzuzufügen. Dieses schützt das Diphosphopyridin-nucleotid durch Hemmung der Nucleosidasen vor der Zerstörung (COPPEDGE, SEGALOFF und SARETT).

Von größtem Interesse ist die erst relativ spät gemachte Beobachtung, daß die *Oestrogene zum Teil durch die Galle ausgeschieden* werden. An Hunden mit Gallenfisteln konnten CANTAROW und Mitarbeiter 1942 zeigen, daß bis zu 50% des injizierten Oestradiols oder Oestrons innerhalb der ersten 24 Stunden nach der Injektion durch die Galle ausgeschieden werden. Aus dem Darm wird wahrscheinlich ein Teil der Hormone wieder resorbiert, so daß also ein enterohepatischer Kreislauf der Oestrogene existieren würde, wie man ihn für die Gallensäuren kennt. Daß die Ausscheidung von Oestrogenen mit der Galle ein physiologischer Vorgang ist, beweist das regelmäßige Vorkommen von Oestron und Oestradiol in der Galle schwangerer Frauen und trächtiger Tiere (CANTAROW und Mitarbeiter; PEARLMAN und Mitarbeiter). Ein Liter Kuhgalle enthält ungefähr 600 γ Oestron und 70 γ Oestradiol. Wird die Ausscheidung der Oestrogene auf dem Gallenweg verhindert, indem man z. B. bei Ratten den Gallenweg unterbindet, so zeigt sich eine verlängerte Wirkungsdauer nicht nur von exogen zugeführten Oestrogen, sondern auch des vom eigenen Ovar gebildeten Follikelhormons (TSCHOPP).

In den *Faeces* sind geringe Mengen Oestrogen enthalten, die vor allem mit der Gallenflüssigkeit dorthin gelangen, zum Teil aber auch direkt durch die Darmwand ausgeschieden werden (PEARLMAN und Mitarbeiter). Während der Schwangerschaft ist der Oestrogengehalt des Kotes erhöht.

Die *Injektion von Oestradiol*, das 1 bzw. 2 radioaktive Jodatome aufweist (Monojod- bzw. Dijod-β-oestradiol), ermöglicht die Feststellung, in welcher Weise sich das Follikelhormon auf die einzelnen Gewebe verteilt (ALBERT und Mitarbeiter). 10 bis 12 Stunden nach der Injektion von 18 γ Jod-β-oestradiol, das übrigens biologisch inaktiv ist, sind bei der 30 g schweren Maus etwa 35% der Verbindung im Magendarmkanal nachweisbar. Bei Mäusen, deren Gallengang unterbunden wurde, findet man in den tieferen Abschnitten des Magendarmtraktes kaum Jod-β-oestradiol; die Faeces sind fast frei von diesem Steroid. Dafür ist der Oestradiolgehalt im Harn, in der Leber, im Blutplasma und in der Galle der Gallenblase stark erhöht. Dieser Befund zeigt überzeugend die Bedeutung der Leber bzw. der Galle als Ausscheidungsweg der Oestrogene.

β-Oestradiol ist aus dem Schweineovar, aus der menschlichen Placenta und dem Pferdehoden gewonnen worden. Das letztgenannte Organ hat sich als die beste Oestradiolquelle erwiesen, enthält doch 1 kg Hoden 0,21 mg β-Oestradiol. Das Hormon ist ferner im Harn schwangerer Frauen und trächtiger Stuten vorhanden.

Oestron kommt im Harn schwangerer Frauen in einer Menge von etwa 0,7 mg und im Harn trächtiger Stuten in Mengen von 7 bis 8 mg pro Liter vor. Eine Stute scheidet während der Trächtigkeitszeit insgesamt rund 30 g Substanzen mit oestrogener Wirksamkeit aus. Der höchste Gehalt an Oestron findet sich eigenartigerweise im Hengstharn (14 mg pro Liter). Im Harn von nicht schwangeren Frauen und im Männerharn sind nur sehr geringe Oestronmengen vorhanden. Außerdem wurde das Hormon in krystallisierter Form aus der Galle schwangerer Frauen und trächtiger Kühe, aus der menschlichen Placenta, aus dem Pferdehoden (0,36 mg pro Kilogramm), aus der Nebennierenrinde, aus Schweineovarien sowie aus Palmkernen (18 mg aus 50 kg Extrakt) isoliert.

Oestriol findet sich hauptsächlich im Schwangerenharn. Es übertrifft hier mit 1,3 mg pro Liter die Menge des Oestrons. Ferner hat man Oestriol aus der Placenta und der Nebennierenrinde gewonnen.

Dem bloßen Nachweis der oestrogenen Wirksamkeit von Extrakten aus niederen Tieren, Schiefer, Pflanzen usw. kommt insofern keine Bedeutung für die Frage des Vorkommens der weiblichen Sexualhormone zu, als es, wie bereits erwähnt, zahlreiche Stoffe mit oestrogener Wirksamkeit gibt, die keinerlei Beziehungen zum Follikelhormon aufweisen. Die oestrogene Wirkung, die nach LAJOS und Mitarbeitern der Vernix caseosa besitzt — pro Gramm etwa 3000 I. E. — dürfte allerdings auf dem Vorhandensein von Oestron oder Oestradiol beruhen.

Während die Oestrogene im Harn in veresterter Form vorliegen, sind sie im Blut zu einem großen Teil locker an Eiweiß (MÜHLBOCK, SZEGO und ROBERTS; RAKOFF und Mitarbeiter), hauptsächlich wohl an die β-Globulinfraktion (ROBERTS und SZEGO) gebunden.

Der Harn Neugeborener enthält einige Tage lang größere Mengen von Oestrogenen. Diese verschwinden dann wieder fast vollständig; erst zur Zeit der Pubertät treten sie erneut in Erscheinung. Während der Periode der Geschlechtsreife weist der Oestrogengehalt des Blutes und des Harnes Schwankungen auf, die in Beziehung zu den cyclischen Vorgängen im Ovar und Uterus stehen. Zur Zeit des Follikelsprunges und in der letzten Woche vor der Menstruation sind zwei Ausscheidungsgipfel vorhanden (s. Abb. 10). Bei Hypofunktion der Eierstöcke ist der Hormongehalt im Blut und Harn vermindert. Daß auch kastrierte und in der Menopause befindliche Frauen sowie Männer oestrogene Stoffe ausscheiden, wurde bereits erwähnt.

In der Schwangerschaft steigt der Follikelhormongehalt des Blutes vom Ende der 8. Woche an stark an und erreicht zur Zeit der Geburt einen Maximalwert. Entsprechend nimmt die Ausscheidung oestrogener Stoffe im Verlauf der Schwangerschaft beträchtlich zu (s. Abb. 44). Bemerkenswert ist die Beobachtung, daß gegen Ende der Gravidität die Menge an Oestriolglukuronid und an Oestronsulfat abnimmt, während die des freien Oestrons und Oestriols eine deutliche Zunahme erfährt (COHEN, MARRIAN und WATSON). Noch weit größer sind die im Harn trächtiger Stuten vorkommenden Hormonmengen, die 300000 Mäuse-Einheiten pro Liter überschreiten können. Während beim Menschen die Hormonausscheidung in den letzten Tagen vor der Geburt den Höhepunkt erreicht, sinkt sie beim Pferd bereits 1 bis 2 Monate vor der Geburt steil ab.

Die *Regulation der Ovarialtätigkeit* geschieht durch den Hypophysenvorderlappen mit Hilfe des Follikelreifungshormons, des Luteinisierungshormons und des Prolactins. Wir werden auf diese Hormone und ihre Aufgaben noch ausführlich zu sprechen kommen. Hier sei nur so viel gesagt, daß bei ihrem Fehlen die Ovarien ihre Tätigkeit einstellen. Hypophysektomie hat also dieselben Folgen wie die Kastration. Nun übt aber nicht nur die Hypophyse einen Einfluß auf die Eierstöcke aus, sondern diese beeinflussen umgekehrt die Tätigkeit des Hypophysenvorderlappens. Nach doppelseitiger Ovarektomie kommt es zu einer Hypertrophie des Hypophysenvorderlappens und zu einer vermehrten Bildung und Ausscheidung von Gonadotropinen. Beim Tier treten bestimmte Zellen, die sogenannten Kastrations- oder Siegelringzellen auf; die charakteristische cyclische Degranulation der Basophilen hört auf (SEVRINGHAUS). Beim Menschen hat die Kastration eine Zunahme der Zahl der eosinophilen und eine Abnahme der Zahl der basophilen Zellen zur Folge.

Durch Oestrogenzufuhr nach der Kastration läßt sich die Bildung der Kastrationszellen verhindern. Es handelt sich dabei um einen direkten Effekt des Follikelhormons auf den Vorderlappen, wie die Beobachtung zeigt, daß er sich auch an intraokularen Hypophysentransplantaten nachweisen läßt (MARTINS).

Eigenartig ist der Befund SELYES, daß es bei jungen Ratten und Mäusen nach mindestens halbjähriger Verabfolgung von Oestrogenen neben dem Auftreten von Zwergwuchs und Hypogenitalismus in vielen Fällen zur Entwicklung von Hypophysentumoren kommt. Diese können so groß werden, daß Gehirnschädigungen auftreten, die zum Tode führen.

Außer zur Hypophyse haben die Ovarien noch zu den Nebennieren gewisse Beziehungen, worauf schon das Vorkommen von Oestrogenen und von Progesteron in der Nebenniere hinweist. Oestrogenzufuhr bewirkt eine Hypertrophie der Rinde, speziell der Zona glomerulosa und der Zona fasciculata wie Versuche von KIMELSDORF und SODERWALL gezeigt haben; Progesteron ruft, wenn es überhaupt wirksam ist, nur eine geringe Hypertrophie im Bereich der Zona glomerulosa und der Zona reticularis hervor. Die Wirkung der Oestrogene ist eine indirekte; sie kommt durch Mobilisierung von Corticotropin aus dem Hypophysenvorderlappen zustande und fehlt daher bei hypophysektomierten Tieren (SELYE).

Bestimmungsmethoden und Einheiten.

Der von ALLEN und DOISY schon 1923 angegebene Brunst-Test, heute gewöhnlich *Allen-Doisy-Test* genannt, ist die wohl noch immer am häufigsten angewandte Methode zur quantitativen Bestimmung der Oestrogene. Kastrierte Mäuse oder Ratten erhalten die zu prüfende Substanz subcutan injiziert. Die kleinste Menge eines Stoffes, die bei 50% der Versuchstiere Oestrus hervorruft, wird als *Mäuse-* bzw. *Ratten-Einheit* (M. E. bzw. R. E.) bezeichnet. Die Größe der Einheit ist von mannigfachen Faktoren abhängig, z. B. der Art des benutzten Lösungsmittels und der Zahl der Injektionen (einmalige Verabfolgung der Gesamtmenge oder Unterteilung der Dosis). Unterschiede dieser Art sind es, die in erster Linie die verschiedenen Modifikationen des Allen-Doisy-Testes charakterisieren (THAYER, DOISY und DOISY; MATHER; CURTIS und DOISY u. a.). Ohne genaue Kenntnis der jeweils angewandten Versuchsbedingungen lassen sich daher die Untersuchungsergebnisse verschiedener Autoren nicht miteinander vergleichen.

Alle diese Schwierigkeiten kommen in Fortfall, wenn Stoffe unbekannter Aktivität gegen bekannte Mengen Oestron oder Oestradiol ausgetestet werden. Die Menge eines Stoffes, welche die gleiche Wirkung ausübt wie 0,1 γ Oestron wird als eine *Internationale Einheit* (internationaler Oestronstandard), jene, welche dieselbe Aktivität aufweist, wie 0,1 γ Oestradiol-monobenzoat als eine *Internationale Benzoat-Einheit* (I. B. E.; internationaler Benzoatstandard) bezeichnet.

Neben dem Allen-Doisy-Test existieren noch eine ganze Anzahl anderer Methoden zur Bestimmung der Oestrogene. So dienen als Kriterium der oestrogenen Wirksamkeit eines Stoffes die Vermehrung der Uterussekretion (ASTWOOD), die Zunahme des Uterusgewichtes bei der infantilen Maus (DORFMAN), das Wachstum der Legeröhre des Bitterlings (DUVENEY DE WIT) usw. Eines dieser Verfahren, das sich durch eine besonders hohe Empfindlichkeit auszeichnet, beruht auf der Beobachtung, daß die Vaginalverschlußmembran des Meerschweinchens unter dem Einfluß des Follikelhormons verschwindet (HARTMAN, LITRELL und TOM). Alle diese Methoden sind jedoch für exakte quantitative Bestimmungen wenig geeignet, ganz abgesehen davon, daß manche von ihnen nicht einmal spezifisch sind.

Über das Vorgehen bei der Bestimmung der an Eiweiß gebundenen Oestrogene im Blut haben SZEGO und ROBERTS berichtet.

Die *chemischen Methoden*, die bisher zur quantitativen Bestimmung der natürlichen Oestrogene angegeben worden sind, befriedigen noch nicht in jeder Hinsicht. Es sei hier nur der am häufigsten angewandte *Kober-Test* erwähnt, der bereits 1931 von S. KOBER angegeben wurde. Der mit Salzsäure zwecks Hydrolyse der Oestronschwefelsäure und der Oestriolglukuronsäure gekochte Harn wird mit Benzol, Äther oder Tetrachlorkohlenstoff ausgeschüttelt. Nach Verdampfen des Extraktionsmittels wird der Rückstand mit Phenolsulfonsäure und Schwefelsäure erwärmt und mit Wasser versetzt. Oestradiol, Oestron und Oestriol reagieren hierbei mit einer Rosafärbung, deren Intensität von der Menge der anwesenden Oestrogene abhängig ist. KOBER hat die Phenolsulfonsäure später durch β-Naphtholsulfonsäure ersetzt. Die Methode ist wiederholt modifiziert worden, vor allem um sie empfindlicher zu gestalten und ihre Durchführung zu vereinfachen (VENNING, EVELYN, HARKNESS und BROWNE; SZEGO und SAMUELS; STIMMEL; PINCUS, WHEELER, YOUNG und ZAHL, OBERSTE-LEHN u. a.). Es ist sogar möglich, Oestradiol, Oestron und Oestriol getrennt zu bestimmen, wie z. B. bei dem STIMMELschen Verfahren.

Einen wesentlichen Fortschritt bedeutet das von BACHMANN und PETTIT angegebene Extraktionsverfahren, das eine praktisch vollständige Extraktion der Harnoestrogene gestattet. Ein Störfaktor des Verfahrens, nämlich die Braunfärbung durch Nichtoestrogene konnte unlängst von STEVENSON und MARRIAN eliminiert werden. Sie stellten fest, daß die Braunfärbung durch 1½ stündiges Erhitzen auf 100° nicht verschwindet, wohl aber die durch Oestrogene verursachte Färbung. Durch Kolorimetrie vor und nach dem Erwärmen läßt sich der auf die Oestrogene entfallende Farbanteil berechnen.

Wegen der relativ geringen Empfindlichkeit der chemischen Verfahren lassen sich die Oestrogene im Harn mit ihrer Hilfe nur dann erfassen, wenn sie vermehrt ausgeschieden werden, d. h. während der Schwangerschaft und kurz vor der Ovulation.

Da die Mitglieder der Oestrongruppe infolge der Anwesenheit eines Phenolringes ein charakteristisches Absorptionsspektrum im Ultraviolett aufweisen (das Maximum liegt in alkoholischer Lösung bei 280 mμ), hat man versucht, die Oestrogene spektrophotometrisch zu bestimmen (CHEVALLIER, CORNIL und VERDOLLIN; FRIEDGOOD und GARST). Auch die Infrarot-Absorptionsspektrographie hat man zur quantitativen Bestimmung der natürlichen Oestrogene herangezogen (FURCHGOTT, ROSENKRANTZ und SHORR). Eine *fluorometrische Methode* ist kürzlich von GARST und Mitarbeitern beschrieben worden; sie beruht auf der Beobachtung, daß phenolische Steroide bei der Reaktion mit Phthalsäureanhydrid und Zinkchlorid fluoreszierende Verbindungen ergeben. Schließlich sei noch erwähnt, daß sich Oestron, das als Keton mit dem GIRARDschen Reagenz eine wasserlösliche Verbindung bildet, mittels der Polarographie bestimmen läßt (BARNETT, HENLY und MORRIS; WERTHESSEN und BAKER).

b) Progesteron.

(Gelbkörperhormon, Luteohormon, Corpus luteum-Hormon, Progestin)

Chemie.

Das Hormon des gelben Körpers, das *Progesteron* ist chemisch ein 4-Pregnen-3,20-dion ($C_{21}H_{30}O_2$; Mol.-Gew. 314,5). Es kommt in zwei Krystallmodifikationen vor, dem α-Progesteron (Luteosteron C, Progestin B) und dem β-Progesteron (Luteosteron D, Progestin C), die in Lösung identisch sind und die gleiche biologische Aktivität besitzen. Der Schmelzpunkt liegt bei 128° bzw. 121°; die spezifische Drehung beträgt + 193°. Progesteron ist unlöslich in Wasser, löslich in organischen Lösungsmitteln.

Das Gelbkörperhormon ist auf verschiedenen Wegen aus anderen Steroiden synthetisiert worden, so aus Cholesterin (DIRSCHERL und HANUSCH), Dehydroisoandrosteron (BUTENANDT; MIESCHER und KÄGI), Stigmasterin (FERNHOLZ), Pregnandiol (BUTENANDT und MAMOLI; FERNHOLZ), Sarsapogenin (MARKER) und 3β-Oxy-5-cholensäure (MEYSTRE und Mitarbeiter).

Das Hauptausscheidungsprodukt des Progesterons ist das *Pregnan-3α, 20α-diol* ($C_{21}H_{36}O_2$; Mol.-Gew. 320), das im Harn mit Glukuronsäure verestert

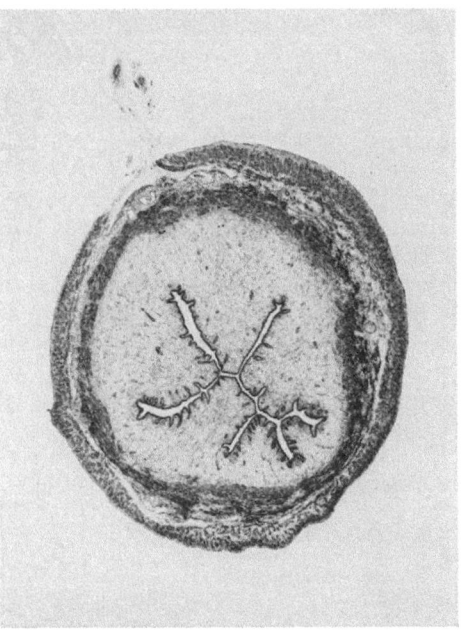

Abb. 9. Querschnitt durch das Uterushorn eines kastrierten erwachsenen Kaninchens 10 Tage nach der Kastration. Unbehandeltes Tier. Vergrößerung 25 ×.

vorkommt. Pregnandiol schmilzt bei 239°, Pregnandiol-natriumglukuronat bei 271°.

Physiologie.

Progesteron, das von den Zellen der gelben Körper und der Placenta und in geringen Mengen auch von der Nebennierenrinde gebildet wird, vollzieht, wie schon beim Oestradiol erwähnt, die Umwandlung des Endometriums von der Proliferations- in die Sekretionsphase; es schafft damit die Voraussetzung für die Einnistung eines befruchteten Eies. Das früheste Zeichen einer Progesteronwirkung ist die sogenannte basale Vakuolisierung der Endometriumzellen; die Zellkerne rücken gegen das Lumen hin vor. Die Schleimhaut nimmt an Dicke zu, wird lockerer, saftreicher und besser durchblutet; in ihren Zellen werden reichlich Glykogen und andere Nährstoffe abgelagert. Findet keine Befruchtung des Eies statt, so bildet sich das Corpus luteum zurück und die Uterusschleimhaut wird abgestoßen, d. h. es kommt zum Auftreten einer Menstruation (s. S. 18).

Das Hormon ist *unentbehrlich zur Aufrechterhaltung der Schwangerschaft*; man hat es daher auch direkt als Schwangerschaftshormon bezeichnet. Bei den meisten Lebewesen, z. B. dem Menschen, dem Affen, dem Pferd und dem Meerschweinchen, wird die Placenta schon sehr frühzeitig zur Hauptproduktionsstätte des Progesterons, so daß eine Ovarektomie bzw. Entfernung des gelben Körpers keine Folgen hat (ASDELL). Bei anderen Tieren kommt es zum Abort, wenn die Ovarien in den Frühstadien der Gravidität entfernt werden, da bei ihnen die Placenta erst später genügend Progesteron bildet. Und schließlich gibt es Tiere, bei denen das Ovar während der ganzen Gravidität die Hauptproduktionsstätte des Gelbkörperhormons bleibt, so daß der Ausfall der Ovarialfunktion auch in den späteren Stadien der Trächtigkeit zum Abort führt, wenn nicht Progesteron zugeführt wird. Durch Progesteronzufuhr gegen Ende der Schwangerschaft ist es möglich, diese zu verlängern (HECKEL und ALLEN; PORTMAN; siehe auch bei Oxytocin).

Das Corpus luteum-Hormon baut ferner im Verlauf der Schwangerschaft die milchbildenden Anteile der Brustdrüse auf; es verhindert das Heranreifen neuer Follikel und setzt die Erregbarkeit der Uterusmuskulatur gegenüber Oxytocin herab. Auch während der Sekretionsphase des menstruellen Cyclus, in der der Einfluß des Progesterons überwiegt, läßt sich eine Hemmung der Kontraktionen des Uterus nachweisen; Oestrogene fördern umgekehrt die Spontankontraktionen

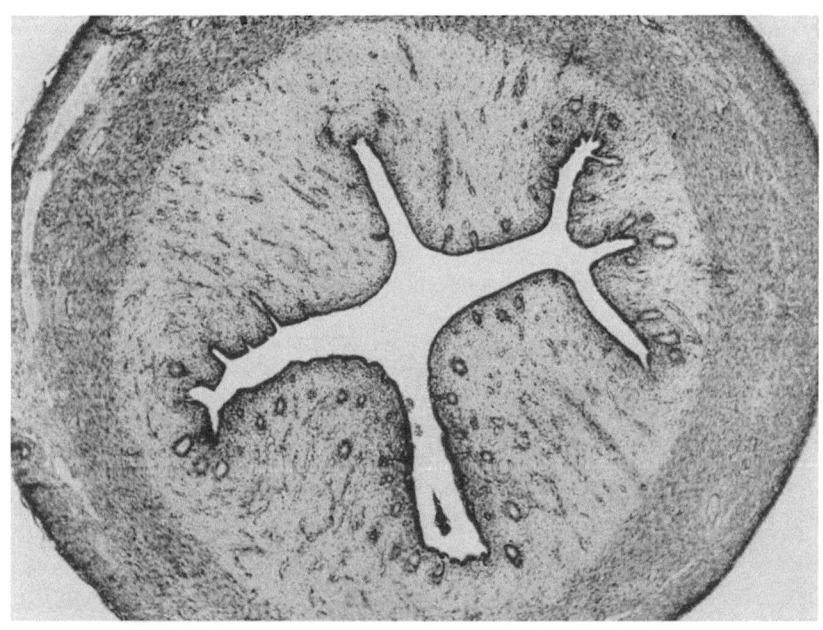

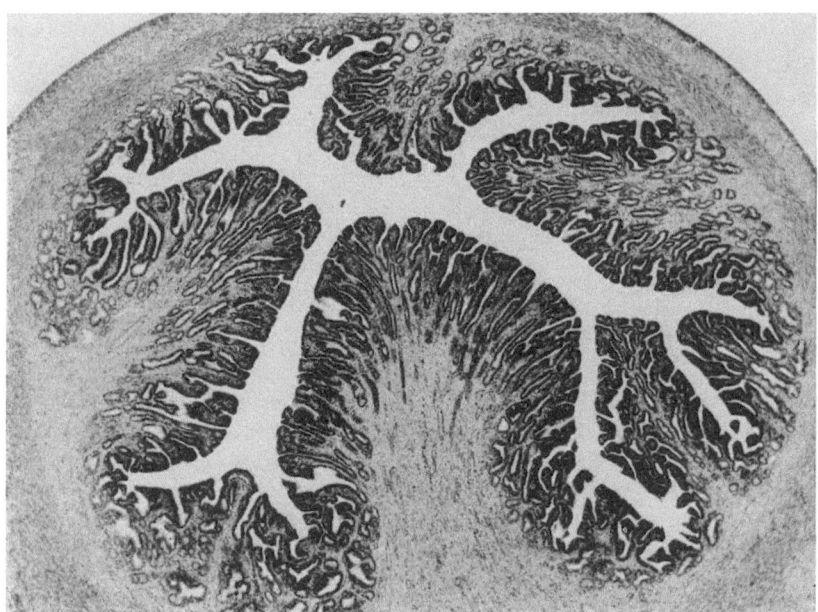

Abb. 9. Querschnitt durch das Uterushorn eines kastrierten erwachsenen Kaninchens 10 Tage nach der Kastration. Oben: Nach Verabfolgung von täglich 10 γ Oestradioldipropionat an 6 Tagen, die Schleimhaut befindet sich im Proliferationsstadium. Unten: Nach Zufuhr von täglich 10 γ Oestradioldipropionat während 6 Tagen und anschließender täglicher Zufuhr von 0,5 mg Progesteron an 5 Tagen, die Schleimhaut befindet sich im Sekretionsstadium. Vergrößerung 25 ×.

der Gebärmutter. Bei mit Oestrogenen behandelten, kastrierten Tieren hemmt Progesteron die durch Oxytocin, Histamin und Adrenalin auslösbaren Uterusbewegungen (TRIPOD und MEIER).

Bei kastrierten Frauen und Affen führt Progesteron das Endometrium nach Vorbehandlung mit Oestrogenen von der Proliferationsphase in die Sekretionsphase über. Wird nach 10 bis 14 tägiger Behandlung mit der Hormonzufuhr aufgehört, so tritt eine Menstruation ein. Durch fortgesetzte phasengerechte Behandlung mit Oestrogenen und Gestagenen kann so ein regelrechter Cyclus aufrechterhalten werden. Nach KAUFMANN gibt man hierzu bei Kastratinnen in den ersten 14 Tagen 5 ×5 mg Oestradiol und in den zweiten 14 Tagen 5 ×5 mg Progesteron. Mit sehr hohen Dosen des Hormons kann man beim kastrierten Tier (SELYE) und bei der kastrierten Frau auch ohne Vorbehandlung mit Oestrogenen das Auftreten des Sekretionsstadiums erzwingen. Durch Zufuhr großer Progesteronmengen läßt sich bei der Frau und bei Tieren die Ovulation und Gelbkörperbildung unterdrücken.

Von den *extragenitalen Wirkungen* des Gelbkörperhormons ist neben dem schon erwähnten Einfluß auf die Brustdrüse die Wirkung auf die Körpertemperatur von großem Interesse. Kurz nach dem Follikelsprung steigt diese unter dem Einfluß des Gelbkörperhormons um etwa 0,5 bis 1,0° an, um erst zur Zeit der Menstruation wieder auf die präovulatorische Höhe abzufallen (s. Abb. 10). Mit Hilfe regelmäßig durchgeführter Temperaturmessungen läßt sich daher der Ovulationstermin genau bestimmen. Findet keine Ovulation statt, wie beim sogenannten anovulatorischen Cyclus, ändert sich die Körpertemperatur nicht. Tritt eine Schwangerschaft ein, bleibt die Temperatur etwa 3 Monate lang auf dem erhöhten Niveau; dann sinkt sie trotz des Vorhandenseins großer Progesteronmengen im Organismus wieder auf den präovulatorischen Wert ab. Bei Kastratinnen sind etwa 10 mg Progesteron erforderlich, um eine Temperaturerhöhung von demselben Ausmaß herbeizuführen, wie sie bei der geschlechtsreifen Frau mit normalem Cyclus nach der Ovulation auftritt. Nach ELERT verläuft die thermogenetische Wirkung des Gelbkörperhormons über das Zwischenhirn.

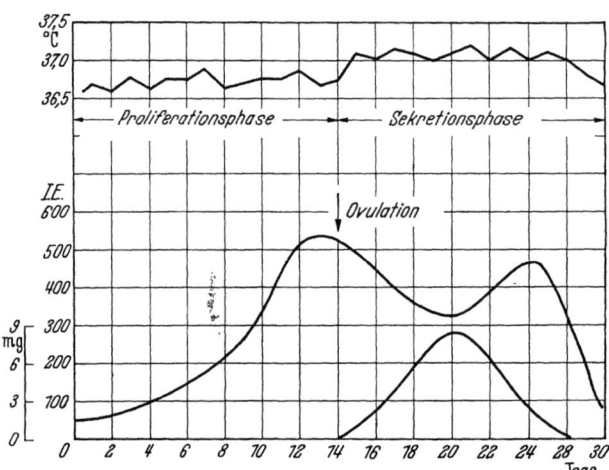

Abb. 10. Ausscheidung der Oestrogene in I. E., des Pregnandiols in mg und Verhalten der Temperatur (oben) während des Cyclus bei der Frau.

Reizt man die im Sekretionsstadium befindliche Uterusschleimhaut eines Meerschweinchens oder eines Tieres, das sich im Zustand der Pseudogravidität befindet (Einbringen eines Fremdkörpers in den Uterus, Durchziehen eines Fadens durch die Uterushöhle), so kommt es zum Auftreten einer aus Deciduazellen bestehenden Wucherung. Diese schon 1907 von LOEB beschriebenen tumorartigen Bildungen werden als *Deciduome* oder *Placentome* bezeichnet (s. Abb. 11). Die Deciduom-Reaktion kommt nur dann zustande, wenn ein funktionstüchtiges Corpus luteum vorhanden ist oder Progesteron zugeführt wird.

Das Gelbkörperhormon wirkt auf das Endometrium auch bei lokaler Anwendung, und zwar genügen bei dieser Art der Zufuhr bereits kleinste Mengen des Hormons, um eine Wirkung hervorzurufen. Hierauf beruhen die hochempfindlichen Methoden von MCGINTY und von HOOKER und FORBES zur Progesteronbestimmung.

Die Progesteronwirkung wird durch kleine Mengen von Oestrogenen erhöht. Eine Kombination der beiden Hormone bewirkt eine viel ausgesprochenere Entwicklung des Uterus bzw. des Endometriums als wenn sie für sich allein gegeben werden (HISAW und Mitarbeiter). COURRIER beobachtete, daß tägliche Injektion von 0,5 mg Progesteron beim kastrierten trächtigen Kaninchen das Absterben der Föten nicht zu verhindern vermag; dies ist jedoch der Fall, wenn gleichzeitig mit dem Gelbkörperhormon 0,3 γ Oestradiol injiziert werden. Um die Gravidität mit Progesteron allein aufrechtzuerhalten, sind pro Tag 5 mg des Hormons erforderlich.

Auf der andern Seite existiert aber auch ein Antagonismus zwischen den beiden weiblichen Sexualhormonen. So läßt sich beispielsweise die Wirkung des Progesterons auf die Uterusschleimhaut des Kaninchens durch gleichzeitiges Verabfolgen von größeren Mengen Oestradiol aufheben. Umgekehrt vermögen hohe Progesterondosen die Wirkung von

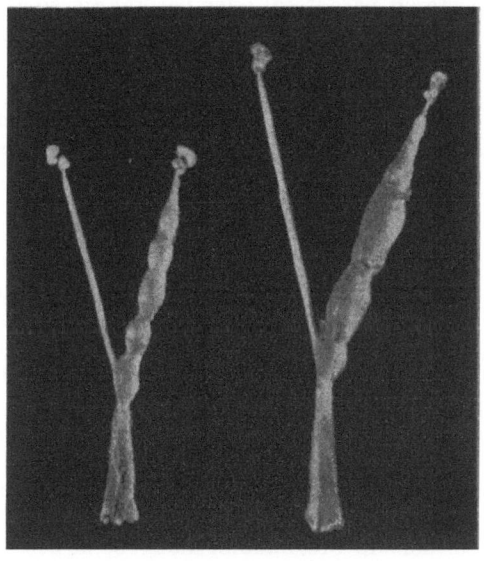

Abb. 11. Deciduombildung bei der Ratte drei bzw. vier Tage nach dem Durchziehen von Fäden durch den linken Uterus. (Nach TURNER).

Oestrogenen, z. B. die auf die Vaginalschleimhaut kastrierter Nager und auf die Sexualhaut der Affen aufzuheben (DE FREMERY, LUCHS und TAUSK; GILLMAN und STEIN).

Die Entwicklung des gelben Körpers und die Regulierung seiner Tätigkeit erfolgt durch das Luteinisierungshormon sowie durch das Prolactin des Hypophysenvorderlappens. Bei Fehlen der Hypophyse kann sich kein gelber Körper bilden, d. h. die Umwandlung der Proliferationsphase in die Sekretionsphase bleibt aus, eine Nidation ist unmöglich.

Die Wirkung des Progesterons ist jedoch nicht an das Vorhandensein der Hypophyse gebunden. Es ist daher möglich, auch bei hypophysenlosen Tieren durch Zufuhr von Gestagenen die Uterusschleimhaut in das Sekretionsstadium überzuführen und die Schwangerschaft hypophys- und ovarektomierter Tiere aufrechtzuerhalten (LYONS; ROWLANDS und MCPHAIL).

Über den *Gang der Synthese des Gelbkörperhormons* ist nichts bekannt. Dagegen ist man über die Endprodukte seines Stoffwechsels verhältnismäßig gut unterrichtet. Das Hauptausscheidungsprodukt des Progesterons, das biologisch inaktive *Pregnan-3α, 20α-diol*, meist kurz Pregnandiol genannt, wurde bereits 5 Jahre vor der Isolierung des Hormons von MARRIAN aus dem Harn in krystallisierter Form erhalten und kurz darauf von BUTENANDT in seiner Struktur aufgeklärt. Es kommt im Harn nicht in freier Form vor, sondern ist an Glukuronsäure gebunden.

Weitere Stoffwechselendprodukte sind das *Allopregnan-3α, 20α-diol* und das *Allopregnan-3β, 20α-diol*. Alle diese Verbindungen sind biologisch inaktiv. Die Menge des Pregnandiols im Schwangerenharn verhält sich zur Menge der beiden anderen Diole wie 100 : 50 : 12. Mit Sicherheit ist auch das *Pregnan-3α-ol-20-on* als ein Stoffwechselendprodukt des Progesterons erkannt worden, während dies von den beiden Isomeren *Allopregnan-3α-ol-20-on* und *Allopregnan-3β-ol-20-on* sowie einigen anderen Steroiden bisher nur angenommen wird.

Führt man einem Mann oder einer in der Menopause befindlichen Frau Progesteron parenteral oder peroral zu, so zeigt sich, daß nur etwa 10 bis 16% des verabfolgten Hormons in Form von Pregnandiol im Harn erscheinen. Ob diese Umwandlung durch gleichzeitige Zufuhr von Oestrogenen begünstigt wird, wie von manchen Autoren angenommen wird (VENNING und BROWNE; SMITH und SMITH), scheint nach neueren Untersuchungen doch sehr zweifelhaft (COPE; MARRIAN). Interessant ist der Befund, daß bei wiederholter Verabreichung von Progesteron die Pregnandiolmenge im Harn zunimmt. Werden z. B. von einer Versuchsperson zunächst nur etwa 10% des Progesterons in Pregnandiol übergeführt, so sind es später 17% und mehr (MARRIAN). Die Ursache dieser Erscheinung ist unklar. Um ein „Sättigungsphänomen", wie man es etwa bei längerer Zufuhr größerer Vitaminmengen sieht, kann es sich kaum handeln.

Die Stoffwechselendprodukte des Progesterons werden nicht nur mit dem Harn ausgeschieden, sondern nach neueren Untersuchungen auch mit der Galle. So haben PEARLMAN und PINCUS bei einer Frau, die sich in der Menopause befand, nach peroraler Zufuhr von 5-Pregnen-3β-ol-20-on aus der Galle Pregnan-3α, 20α-diol isoliert. PERAMAN fand in der Ochsengalle Allopregnan-3β, 20β-diol.

Die *Inaktivierung des Progesterons* findet wie die der Oestrogene und der Androgene vor allem in der Leber statt. Das Hormon ist daher bei peroraler Zufuhr nur wenig wirksam. Die Ansicht, daß der Uterus an der Umwandlung des Gelbkörperhormons in Pregnandiol maßgebend beteiligt sei, hat sich nicht aufrechterhalten lassen, vermögen doch auch Frauen, deren Uterus entfernt wurde, sowie Männer von außen zugeführtes Progesteron in Pregnandiol überzuführen.

Bemerkenswert ist, daß, wie in vitro-Versuche gezeigt haben, in der Leber ein Ferment vorhanden ist, das Pregnandiol in noch unbekannte Verbindungen überführt (GRANT und MARRIAN). Das an diesem Prozeß beteiligte Hormon wird durch Cyanide nicht beeinflußt; in Stickstoffatmosphäre ist seine Aktivität herabgesetzt. Neben der Leber spielt offenbar auch die Niere im Stoffwechsel des Gelbkörperhormons eine Rolle, was aus der Beobachtung hervorgeht, daß das arterielle Blut der Nieren bedeutend mehr freies Progesteron enthält als das venöse (FORBES und Mitarbeiter). Bei dem in gebundener Form vorliegenden Progesteron besteht kein Unterschied zwischen venösem und arteriellem Blut.

Progesteron ist in krystallisierter Form aus dem gelben Körper, der Placenta und der Nebennierenrinde isoliert worden. Im Blut läßt es sich in der zweiten Hälfte des Cyclus nachweisen. In einem ccm Plasma sind 0,5—1,5 γ enthalten. Nach intravenöser Injektion von 100 mg Progesteron steigt der Hormongehalt bis auf 11 γ pro ccm, um bereits 16 Minuten nach der Zufuhr den Ausgangswert wieder zu erreichen (BUTT und CROOKE). Während der Schwangerschaft steigt der Progesterongehalt des Blutes von der 8. Woche an stark an, um dann zur Zeit der Geburt plötzlich abzufallen (HOFFMANN und LÁM). In sehr geringen Mengen kommt das Gelbkörperhormon auch im Harn (LOEWE und VOSS), ferner im Vernix caseosa des Neugeborenen vor (LAJOS und Mitarbeiter).

Ein dem Hormonspiegel im Blut entsprechendes Verhalten zeigt die Ausscheidung des Pregnandiols mit dem Harn. Kurz nach der Ovulation steigt sie auf Werte von 3 bis 6 mg pro Liter an, um dann beim Ausbleiben einer Befruchtung wieder langsam abzunehmen (s. Abb. 10). Durch Bestimmung der Pregnandiolausscheidung lassen sich Rückschlüsse auf die Funktionstüchtigkeit und den Zeitpunkt der Ovulation ziehen. Während der Proliferationsphase sind nur Spuren oder sehr geringe Mengen des Diols im Harn vorhanden. Da der Mann ungefähr dieselben Mengen ausscheidet, wird mit Recht angenommen, daß das Pregnandiol im Männerharn und bei der Frau, deren Endometrium sich in der Proliferationsphase befindet, aus dem Stoffwechsel des Desoxycorticosterons stammt. Dieses Hormon der Nebennierenrinde wird nach parenteraler Zufuhr vom weiblichen und vom männlichen Organismus zum Teil in Form von Pregnandiol ausgeschieden (WESTPHAL).

Im Verlaufe der Schwangerschaft steigt die Pregnandiolausscheidung im 7. bis 8. Monat bis auf 80 mg und mehr pro Liter an (s. Abb. 44).

Die *Konstitutionsspezifität des Gelbkörperhormons* ist im Vergleich zu jener des Follikelhormons relativ groß. Alle Verbindungen, die gestagene Wirkungen besitzen, sind mit dem Progesteron nahe verwandt, wie z. B. das *6-*, das *9-* und das *11-Dehydroprogesteron*, das *Anhydro-oxy-progesteron*, das *17-Methylprogesteron* und andere. Auch das Desoxycorticosteron, ein 21-Oxy-progesteron, weist eine geringe gestagene Wirkung auf. Neuere Untersuchungen haben gezeigt, daß diese darauf beruht, daß das Rindenhormon im Organismus in Progesteron übergeführt wird (ZARROW, HISAW und BRYANS). Die biologische Aktivität des 11-Dehydroprogesterons übertrifft die des natürlichen Gelbkörperhormons um das 3fache (MEYSTRE, TSCHOPP und WETTSTEIN); 17-Methylprogesteron ist doppelt so wirksam wie Progesteron (HEUSSER und Mitarbeiter). Das praktisch wichtigste dieser Gestagene ist das zuerst von INHOFFEN und HOHLWEG dargestellte Anhydro-oxy-progesteron, auch *Pregneninolon* (Pregnenin-17-ol-3-on oder Äthinyltestosteron) genannt, da es im Gegensatz zum Progesteron auch peroral stark wirksam ist.

Anhydro-oxy-progesteron

In diesem Zusammenhang sei erwähnt, daß auch Androgene (Testosteron, Methyltestosteron und andere) in hohen Dosen beim kastrierten Tier Änderungen des Endometriums hervorrufen, die den durch Gestagene verursachten sehr ähnlich sind (ENGELHART und SCHRANK; u. a.); ja, sie vermögen nach GREENE und BURRILL sogar eine Schwangerschaft aufrechtzuerhalten.

Bestimmungsmethoden und Einheiten.

Die wichtigsten Methoden zur quantitativen Bestimmung des Gelbkörperhormons beruhen auf der durch Progesteron bedingten Umwandlung des Endometriums von der Proliferations- in die Sekretionsphase beim Kaninchen. Bei dem Verfahren von CORNER und ALLEN, kurz *Corner-Allen-Test* genannt, werden weibliche Kaninchen 14 bis 18 Stunden nach der Paarung kastriert. Gleichzeitig wird bei dieser Operation ein Stück Uterushorn zur histologischen Untersuchung exstirpiert. Die zu prüfende Substanz wird nun in öliger Lösung innerhalb von 5 Tagen subcutan injiziert. Am 6. Tag werden die Tiere getötet und festgestellt, ob sich die Uterusschleimhaut im Sekretionsstadium befindet.

Während beim Corner-Allen-Test erwachsene Tiere verwendet werden, bedient man sich beim *Clauberg-Test* infantiler Kaninchen. Durch eine 8 tägige Behandlung mit Oestrogenen wird zunächst die Proliferationsphase erzeugt. Vom 9. bis 13. Tag wird die Testsubstanz in öliger Lösung subcutan zugeführt. Im Anschluß hieran wird durch histologische Untersuchung ermittelt, ob eine Umwandlung der Gebärmutterschleimhaut in die Sekretionsphase eingetreten ist.

Eine sehr hohe Empfindlichkeit besitzen Modifikationen dieser Verfahren, bei denen der zu prüfende Stoff nicht parenteral, sondern intrauterin appliziert wird. Sie gestatten die Ermittlung von Progesteronmengen bis zu 0,1 γ herab (McGinty, Anderson und McCullough; Hoskins). Mit der von Hooker und Forbes angegebenen intrauterinen Injektionsmethode an der Maus ist es sogar möglich, noch 0,0002 γ Gelbkörperhormon nachzuweisen (*Hooker-Forbes-Test*). Dieselben Autoren haben auch ein Verfahren zur Bestimmung des an Eiweiß gebundenen Progesterons im Blut beschrieben.

Neben dem Kaninchen und der Maus hat man auch die Ratte als Testtier benutzt. Als Kriterium dient hier die Deciduombildung bei kastrierten, pseudograviden Tieren (Astwood).

Als *Kaninchen-Einheit* (K.E.) bezeichnet man die kleinste Menge Progesteron, die noch eine Umwandlung der Uterusschleimhaut bewirkt. Die K.E. beim Corner-Allen-Test entspricht etwa 1 mg, beim Clauberg-Test etwa 0,65 mg. Eine *Internationale Einheit* Progesteron ist in jener Menge eines Präparates enthalten, die auf die Uterusschleimhaut dieselbe Wirkung ausübt wie 1 mg reines Progesteron. Daneben unterschied man früher noch die *klinische Einheit* des Gelbkörperhormons, und zwar verstand man unter 100 klinischen Einheiten die Menge von 25 mg Progesteron, d. h. jene Menge, die nach Kaufmann bei der kastrierten Frau zur Erzeugung der Sekretionsphase erforderlich ist.

Chemisch läßt sich Progesteron bisher nicht bestimmen. Dagegen ist die Bestimmung seines wichtigsten Ausscheidungsproduktes im Harn, des biologisch inaktiven Pregnandiols möglich.

Von den *Pregnandiol-Bestimmungsmethoden* müssen an erster Stelle, weil am häufigsten angewandt, die gravimetrischen Verfahren angeführt werden, deren erstes 1935 von Venning beschrieben wurde. Der Harn wird mit Butylalkohol ausgeschüttelt und aus diesem dann in einem langwierigen Prozeß das Pregnandiol-natriumglukuronat isoliert und gewogen. Da trotz mehrfachen Umkrystallisierens häufig Beimengungen anderer Stoffe vorhanden sind (nach Marrian und Gough z. B. die chemisch ähnlichen Pregnanolone), wodurch zu hohe Pregnandiolwerte vorgetäuscht werden, hat Westphal die Methode modifiziert. Er isoliert die Pregnandiol-glukuronsäure in Form des schwer löslichen Bariumsalzes. Durch diese Modifikation wird die Methode gleichzeitig empfindlicher. Bei anderen gravimetrischen Methoden wird nicht die Pregnandiol-glukuronsäure bestimmt, sondern die Menge des freien Pregnandiols. Hier wird der Harn zunächst mit Salzsäure gekocht und mit Toluol extrahiert (Huber und andere). Alle diese Verfahren nehmen etwa 3 Stunden zu ihrer Durchführung in Anspruch, so daß Serienbestimmungen einstweilen nicht möglich sind.

Die kolorimetrischen Methoden befriedigen vor allem deshalb nicht, weil sie bei Vorhandensein von Beimischungen falsche Werte ergeben, oder aber bei zu weitgehenden Reinigungsversuchen des Pregnandiols mit Verlusten arbeiten. Dies gilt beispielsweise für das von Talbot und Mitarbeitern beschriebene Verfahren, dem die Orangefärbung des Pregnandiols mit Schwefelsäure zugrunde liegt. Exakter ist das Verfahren von Jayle, Crépy und Wolf, bei dem nicht das Pregnandiol, sondern die Glukuronsäuremenge mit Hilfe der Tollenschen Farbreaktion (Blauviolettfärbung beim Kochen der Glukuronsäure mit Salzsäure und Naphthoresorcin) ermittelt wird.

Schließlich sei noch der *Test* von Guterman erwähnt, den dieser zur Diagnose der Schwangerschaft angegeben hat. Das Pregnandiol wird hier in ähnlicher Weise wie bei den anderen Methoden isoliert und dann in Schwefelsäure gelöst. Aus der Intensität der Farbreaktion wird auf die ungefähre Menge des Pregnandiols geschlossen. Der Wert des Testes ist umstritten.

c) Testosteron.

Chemie.

Das männliche Sexualhormon, das *Testosteron*, ist chemisch ein 4-Androsten-3-on-17β-ol (Bruttoformel $C_{19}H_{28}O_2$; Mol.-Gew. 288,4). Es schmilzt bei 154°. In organischen Lösungsmitteln ist es löslich, in Wasser unlöslich. Die spezifische Drehung beträgt in Aethanol $[\alpha]_D^{20} = +109°$.

Synthetisch kann Testosteron aus Dehydro-isoandrosteron über 4-Androsten-3, 17-dion (BUTENANDT und HANISCH, RUZICKA und WETTSTEIN) sowie durch Dehydrierung von 3-Oxy-17-acetoxy-5-androsten (OPPENAUER) gewonnen werden.

Die beiden im Harn vorkommenden Androgene *Androsteron* und *Dehydro-isoandrosteron* waren bereits vor der Entdeckung des eigentlichen Hodenhormons bekannt (BUTENANDT und Mitarbeiter). Die erstgenannte Verbindung stellt eine Ausscheidungsform des Testosterons dar, während das Dehydro-isoandrosteron, auch Dehydro-epiandrosteron genannt, nach neueren Untersuchungen sehr wahrscheinlich aus dem Stoffwechsel der Nebennierenrindenhormone stammt. Das Androsteron ist ein Androstan-3α-ol-17-on (Bruttoformel $C_{19}H_{30}O_2$; Mol.-Gew. 290,4; Schmelzpunkt 183°; $[\alpha] = +94,6°$ in Aethanol), das Dehydro-isoandrosteron ein 5-Androsten-3-ol-17-on (Bruttoformel $C_{19}H_{28}O_2$; Mol.-Gew. 288,4; Schmelzpunkt je nach der Krystallform 153° oder 141°; $[\alpha] = +10,9°$ in Aethanol). Da Dehydro-isoandrosteron im Gegensatz zum Androsteron mit Digitonin fällbar ist, lassen sich die beiden Verbindungen leicht voneinander trennen.

Von großem Interesse sind die chemischen Veränderungen, welche die Androgene durch Enzyme von Mikroorganismen erfahren. Mit dieser Frage haben sich vor allem MAMOLI sowie ERCOLI und deren Mitarbeiter befaßt. Der Bacillus putrefactus vermag beispielsweise Testosteron in *Aetiocholan-17α-ol-3-on* und *Aetiocholan-3α, 17α-diol* zu verwandeln, ferner Androstan-3,17-dion zu *Isoandrosteron* zu reduzieren. Das Corynebacterium mediolanum führt Dehydro-isoandrosteron in *4-Androsten-3, 17-dion* und *5-Methylandrosten-3β, 17α-diol* in *Methyltestosteron* über. Das Androstendion kann dann mittels gärender Hefe zu Testosteron reduziert werden (MAMOLI).

Physiologie.

Testosteron wird, wie heute wohl mit Sicherheit feststeht, in den LEYDIGschen Zellen des Hodens gebildet. Neben klinischen und experimentellen Beobachtungen sprechen hierfür auch die Ergebnisse histochemischer Untersuchungen, wie sie vor allem von POLLOCK vorgenommen worden sind. Behandelt man frische Hodenschnitte oder Gefrierschnitte mit Phenylhydrazin, einem Stoff, der mit Ketoverbindungen reagiert, so zeigt sich nur in den interstitiellen Zellen eine positive Reaktion. Nach Vorbehandlung der Schnitte mit Aceton oder Alkohol, durch die die Steroide entfernt werden, fällt die Reaktion negativ aus (s. Abb. 12).

Das Hodenhormon ist für die Entwicklung der primären und sekundären Geschlechtsmerkmale und für die normale Funktion des Genitalsystems beim Mann

38　Die Steroidhormone.

unentbehrlich. Fehlt es im jugendlichen Organismus, so kommt es nicht zum Auftreten der Pubertät, d. h. die Entwicklung der sekundären Geschlechtsmerkmale (Stimmbruch, Bartwuchs, Wachsen der Scham- und Achselhaare, charakteristische Form des Skelettes, Entwicklung der Muskulatur, Besonderheiten der Psyche usw.) bleibt aus. Die Genitalorgane entwickeln sich nicht weiter, Geschlechtstrieb und Potenz treten nicht auf. Man nennt diesen Zustand Eunuchismus. Ist eine ungenügende Bildung von Hodenhormonen vorhanden, so entfalten sich die primären und sekundären Geschlechtsmerkmale nur mangelhaft, ein Zustand, der

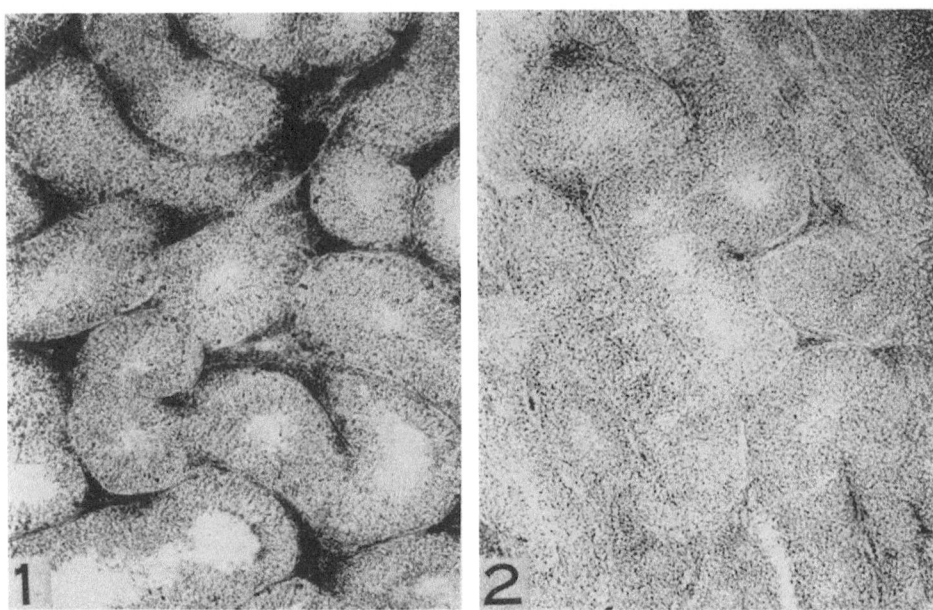

Abb. 12. Mit Phenylhydrazin behandelter Schnitt durch den Hoden. 1 ohne, 2 nach Vorbehandlung mit Aceton; die schwarzen Stellen entsprechen den Leydigschen Zellen. 90 ×. (Nach POLLOCK.)

als Hypogenitalismus oder Eunuchoidismus bezeichnet wird. Auffallend ist beim Kastraten der sogenannte eunuchoide Hochwuchs, der durch eine verzögerte Verknöcherung der Epiphysenfugen zustande kommt. Arme und Beine sind im Vergleich zur Rumpfgröße zu lang. Ferner finden sich bei Fehlen oder Mangel an Testosteron verschiedene charakteristische Stoffwechselanomalien, von denen hier die Ausscheidung von Kreatin im Harn an Stelle von Kreatinin erwähnt sei, sowie der verminderte Gehalt des Herzmuskels an Glykogen, Kreatinphosphorsäure und Adenosintriphosphorsäure. Der Mangel an diesen energieliefernden Stoffen im quergestreiften Muskel dürfte auch die Ursache der für Kastraten so typischen leichten Muskelermüdbarkeit sein.

Beim Erwachsenen führt die Kastration zum Aufhören des Geschlechtstriebes und der Potenz, während die sekundären Geschlechtsmerkmale beim Menschen meist keine Änderungen mehr erfahren. Beim Hahn machen sich die Kastrationsfolgen bereits nach wenigen Tagen bemerkbar. Der Kamm schrumpft, Bart- und Ohrlappen bilden sich zurück, Kampflust und Paarungstrieb erlöschen. Bei kastrierten Fischen kommt es zur Laichzeit nicht zur Ausbildung des Hochzeitskleides, beim Frosch unterbleibt die Entwicklung der zur Umklammerung des Weibchens erforderlichen kräftigen Armmuskulatur und der Daumenschwielen.

Alle infolge Fehlens des männlichen Keimdrüsenhormons auftretenden Ausfallserscheinungen lassen sich durch Zufuhr von Testosteron vollständig beheben.

Dieselben qualitativen Wirkungen wie Testosteron besitzen auch zahlreiche verwandte Steroide (s. Tab. 2), so das Androsteron und das Dehydro-isoandrosteron, die im Harn vorkommen, dann die aus der Nebennierenrinde isolierten Steroide 4-Androsten-3,11,17-trion (Adrenosteron), 4-Androsten-3,17-dion und 4-Pregnen-17β-ol-3,20-dion (Oxyprogesteron). Aus dem Harn von Männern und Schwangeren wurden ferner die Androgene Androstan-3β-ol-17-on (Iso- oder Epiandrosteron), Androstan-3α,11β-diol-17-on (Oxyandrosteron), Androstan-3,17-dion und Androstan-3α,17α-diol, und aus dem Hoden des Schweines die beiden Epimeren 16-Androsten-3α-ol und 16-Androsten-3β-ol gewonnen. Daneben gibt es eine Anzahl synthetischer, in der Natur bisher nicht aufgefundener Androgene, die zum Teil sehr aktiv sind (3,5-Androstadien-17-on, 5-Androsten-3β,17β-diol usw.).

Durch *Veresterung des Testosterons mit Fettsäuren* gelangt man zu Verbindungen, die die Wirkungsstärke und die Wirkungsdauer des Testosterons übertreffen (MIESCHER und Mitarbeiter). Die Wirksamkeit dieser Ester nimmt im Hahnenkammtest mit steigender Kettenlänge der Fettsäuren ab, während sie im Samenblasentest zunächst zunimmt, um dann wieder abzufallen (RUZICKA und WETTSTEIN). Der wirksamste Ester ist das Testosteronpropionat. Die Di-Ester des Testosterons sind weniger wirksam, zeichnen sich dafür aber durch eine sehr protahierte Wirkung aus.

Die Androgene besitzen eine sehr ausgesprochene *Wirkung auf den Eiweißstoffwechsel*, und zwar fördern sie die Bildung bzw. Speicherung von Eiweiß im Organismus. Dies macht sich in einer stark positiven Stickstoffbilanz bemerkbar. Als Depotorgan fungiert vor allem die Skelettmuskulatur. Es kommt zu einer deutlich nachweisbaren Zunahme der Muskelmasse. Auch die Gewichtszunahme bei eunuchoiden Männern nach Verabfolgung von Androgenen beruht in erster Linie auf einer Zunahme der Muskelmasse (KENYON; MCCULLAGH und ROSSMILLER). Die Stickstoffretention ist um so größer, je mehr Eiweiß die Nahrung enthält. In jugendlichem Alter ist die Androgenwirkung ausgesprochener als in höherem Alter; Personen mit Hoden-, Hypophysen- oder Nebenniereninsuffizienz retinieren unter dem Androgeneinfluß mehr Stickstoff als gesunde. Es ist nicht möglich, die

Tabelle 2. *Die biologische Aktivität verschiedener Androgene.*

Androgene	1 I. E. ist vorhanden in (γ)
Adrenosteron	500
17-Aethyl-testosteron	70—100
4,6-Androstadien-17β-ol-3-on	200
3,5-Androstadien-17-on	400
Androstan-3α,17α-diol	350
Androstan-3α,17β-diol	20—25
Androstan-3β,17β-diol	500
Androstan-3α,11β-diol-17-on	300
Androstan-3,17-dion	120—130
Androstan-17α-ol-3-on	300
Androstan-17β-ol-3-on	20
5-Androsten-3α,17β-diol	35
5-Androsten-3β,17β-diol	500
4-Androsten-3,17-dion	120
11-Androsten-3α-ol-17-on	300
4-Androsten-3β-ol-17-on	150—200
2- oder 3-Androsten-17-on	1000
Androsteron	100
Dehydro-androsteron	100
Dehydro-isoandrosteron	200
Epitestosteron	400
Isoandrosteron	700
17α-Methyl-androstan-3α,17β-diol	35
17α-Methyl-androstan-17β-ol-3-on	15
17-Methyl-testosteron	25—30
4-Pregnen-17β-ol-3,20-dion	500
Testosteron	15

Speicherung von Eiweiß über ein bestimmtes Maß hinaus zu steigern. Selbst wenn man mit der Testosteronzufuhr fortfährt, nimmt die Stickstoffausscheidung allmählich wieder zu und erreicht nach 1 bis 2 Wochen den ursprünglichen Wert.

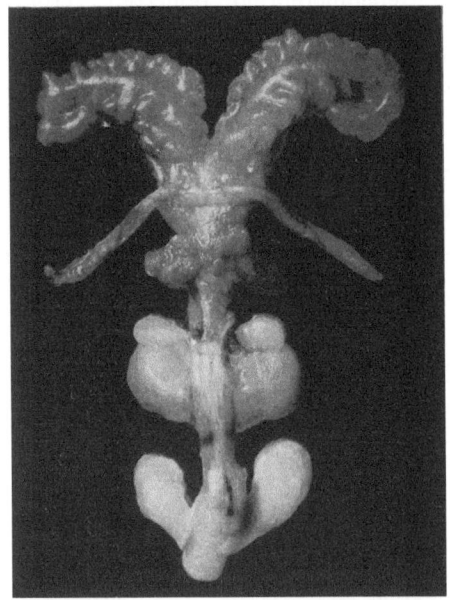
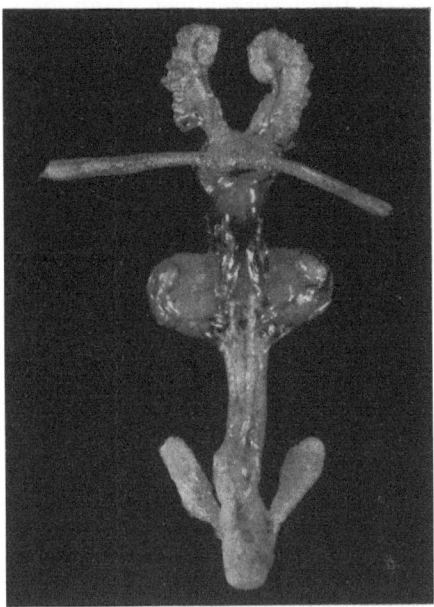
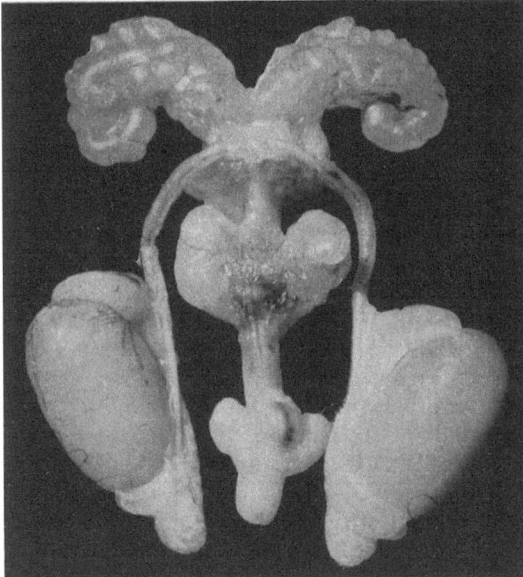

Abb. 13. Genitaltrakt einer erwachsenen männlichen Ratte. Oben links: Normales Tier, Gewicht der Samenblasen 96 mg. Oben rechts: Kastriertes Tier, 15 Tage nach der Kastration, Gewicht der Samenblasen 14 mg. Nebenstehend: Kastriertes Tier, 8 Tage nach einmaliger Injektion von 2 mg Testosteronpropionat, Gewicht der Samenblasen 110 mg. Vergrößerung 2 ×.

Nach Absetzen der Hormonzufuhr wird das gespeicherte Eiweiß zum Teil wieder abgebaut, wie die zunächst vermehrte Stickstoffausscheidung mit dem Harn beweist. Die Wirkung der Androgene auf den Proteinstoffwechsel ist nicht an die Anwesenheit des Hodens, der Hypophyse und der Nebennieren gebunden. Sie läßt sich auch bei weiblichen Individuen nachweisen, wo sie sogar noch ausgesprochener ist als bei kastrierten männlichen Tieren.

Von den zahlreichen Androgenen, deren stickstoffretinierende Wirkung untersucht wurde (REIFENSTEIN), sind Methyltestosteron und Testosteronpropionat bei weitem am wirksamsten; dann folgen Androstendiol und Methylandrostendiol.

Das letztgenannte Steroid ist dadurch von besonderem Interesse, daß es zwar eine starke Wirkung auf den Eiweißstoffwechsel, aber nur eine verhältnismäßig geringe androgene Wirksamkeit besitzt (GORDAN und Mitarbeiter). Sehr wenig stoffwechselaktiv ist umgekehrt das androgen sehr wirksame Androsteron. Selbst in täglichen Mengen von 10 mg ruft es kaum eine Stickstoffretention hervor, während sich eine solche mit Testosteronpropionat schon mit $^{1}/_{100}$ dieser Dosis erzielen läßt.

Außer Stickstoffretention bewirken die Androgene, wie vor allem Untersuchungen bei Männern mit Hypogenitalismus gezeigt haben, eine geringfügige aber eindeutige Retention von anorganischem Phosphat, Sulfat, Kochsalz und Kalium, die meist mit einer Abnahme der Harnmenge verbunden ist. Deutlicher ist die *Wirkung des Testosterons auf den Kreatinstoffwechsel*. Nach Kastration wird vom Mann vermehrt Kreatin ausgeschieden, wohl eine Folge des gestörten Muskelstoffwechsels. Durch Verabfolgung von Testosteron kann die Kreatinurie herabgesetzt werden (COFFMAN und KOCH; HOAGLAND und Mitarbeiter). Gerade die umgekehrte Wirkung wie Testosteron hat Methyltestosteron, das eine Vermehrung der Kreatinausscheidung hervorruft (WILKINS und Mitarbeiter). Andere methylierte Androgene (Methylandrostan-3, 17-diol, 5-Methylandrosten-3, 17-diol) erhöhen den Kreatingehalt des Blutplasmas und des Harnes ebenfalls. Die naheliegende Annahme, daß diese Steroide die Bildung von Kreatin aus Guanidinoessigsäure begünstigen, indem sie als Methyldonatoren fungieren, hat sich nicht bestätigt. LEVEDAHL und SAMUELS sowie HOBERMAN und Mitarbeiter haben nämlich gezeigt, daß Methyltestosteron auch eine starke Vermehrung der Guanidinoessigsäure verursacht. Die methylierten Androgene aktivieren also jene Prozesse, die die Synthese dieser unmittelbaren Vorstufe des Kreatins beeinflussen. Längere Verabfolgung von Testosteronpropionat führt nach einer gewissen Latenzzeit zu einer erhöhten Ausscheidung von Kreatinin mit dem Harn (SANDIFORD und Mitarbeiter).

Testosteron steuert ferner die Sekretion der Fructose und der Zitronensäure in den accessorischen männlichen Geschlechtsorganen, speziell in der Prostata (PRICE und Mitarbeiter). Die Menge dieser beiden Stoffe im Samen bzw. in den Sekreten der Drüsen sinkt ab, wenn die Androgenbildung ungenügend ist; durch Zufuhr von männlichem Sexualhormon kann sie über die Norm hinaus erhöht werden.

Interessante Einblicke in die *Beziehungen zwischen dem Hodenhormon und der Aktivität von Fermenten* bzw. deren Gehalt in verschiedenen Organen haben besonders Arbeiten der letzten Jahre gebracht. Kastration bewirkt bei der männlichen Maus eine Abnahme der Katalasemenge in der Leber um 30% (ADAMS). Werden gleichzeitig die Nebennieren entfernt, beträgt die Abnahme sogar 65%. Da Ovarektomie keinen Einfluß auf den Leberkatalasegehalt hat, scheint es sich hier um einen spezifischen Effekt zu handeln. Der Cholinesterasespiegel des Serums sinkt beim Meerschweinchen nach Ausfall der Hodentätigkeit ab; er läßt sich durch Androgenzufuhr wieder normalisieren (WATTENWYL und Mitarbeiter). Sehr ausgesprochen sind die Änderungen im Fermentgehalt der Nieren, die nach Kastration auftreten. Es kommt zu einer Abnahme der Menge an d-Aminosäurenoxydase sowie an alkalischer und saurer Phosphatase (KOCHAKIAN). Eine ganze Anzahl anderer Fermente wird durch die Kastration nicht beeinflußt, wie z. B. die Bernsteinsäuredehydrogenase des Skelettmuskels, die selbst unverändert bleibt, wenn der Muskel als Folge des Ausfalls des männlichen Hormons atrophisch geworden ist (LEONARD).

Aber nicht nur das Fehlen des Testosterons ruft Änderungen im Fermenthaushalt hervor, auch die Zufuhr von Androgenen vermag dies. So enthält z. B. die Prostata infantiler Affen im Vergleich zum erwachsenen Tier nur geringe Mengen von saurer

Phosphatase. Wird Testosteron zugeführt, so findet eine sehr starke Vermehrung der Phosphatase statt (GUTMAN und GUTMAN). In diesem Zusammenhang sei erwähnt, daß sich beim Prostatacarcinom des Mannes ein oft sehr stark erhöhter Gehalt des Blutes an saurer Phosphatase findet, der diagnostisch verwertbar ist. Fehlt die Erhöhung des Phosphatasespiegels, so kann sie durch Injektion von Testosteron provoziert werden. Ruft diese Maßnahme kein Ansteigen des Phosphatasespiegels hervor, so spricht dies gegen das Vorhandensein eines Prostatacarcinoms. Androgenzufuhr erhöht den Gehalt der Nieren an Arginase und alkalischer Phosphatase. Als wirksamste Verbindungen haben sich hier das Testosteron und das Methyltesteron erwiesen, also jene beiden Steroide, die auch die größte Stickstoffretention bewirken. Auffallend ist, daß sich der Arginase- und Phosphatasegehalt der Leber nicht ändert, obgleich dieses Organ doch eine sehr wichtige Rolle im Stoffwechsel der Proteine spielt. Die Androgene vermögen übrigens auch den stark verminderten Arginasegehalt in der Leber hypophysektomierter Ratten nicht zu beeinflussen.

Die kleinen Blutgefäße werden durch Androgene erweitert; das männliche Sexualhormon steigert daher die periphere Durchblutung und vermag im Tierexperiment die nach Adrenalin-Ergotamin-Verabreichung auftretende Nekrose des Schwanzes bei der Ratte und der Maus zu verhindern (RATSCHOW und STECKNER).

Längere Zeit hindurch fortgesetzte Zufuhr von Androgenen (Testosteron, Androsteron, Dehydro-isoandrosteron, Methyltestosteron, Androstendion u. a.) verursacht eine Atrophie der Hoden und ein Erlöschen der Spermatogenese. Man spricht von einer *hormonalen Kastration*. Diese Wirkung ist eine indirekte. Sie kommt dadurch zustande, daß die androgenen Verbindungen die Bildung der hypophysären Gonadotropine hemmen. Die Richtigkeit dieser bereits 1928 von MOORE ausgesprochenen Ansicht wird dadurch bewiesen, daß bei gleichzeitiger Verabfolgung von Gonadotropinen keine Hodenatrophie auftritt.

Eine Atrophie des Hodengewebes bleibt aus, wenn die zugeführten Androgendosen sehr hoch sind. Zwar kommt es auch hier zu einer Hemmung der Gonadotropinbildung, doch vermögen die Androgene in diesem Fall das Fehlen der körpereigenen Testosteronproduktion zu ersetzen, d. h. sie halten die Funktion des samenbildenden Gewebes aufrecht (LUDWIG). So gelingt es auch mit Hilfe von Androgenen, die bei hypophysektomierten Tieren eintretende Hodenatrophie zu verhindern; das wirksamste der geprüften Steroide ist das *Androsten-3, 17-diol*. Allerdings ist es nur möglich, die Degeneration des samenbildenden Epithels aufzuhalten; das Zugrundegehen der LEYDIGschen Zwischenzellen läßt sich selbstverständlich nicht verhindern. Diese Wirkung auf das Keimepithel kann auch bei Patienten mit Hypogenitalismus infolge einer Hypophyseninsuffizienz nachgewiesen werden (SPENCE; VEST und HOWARD).

Interessanterweise besitzen auch zwei Steroide, die keinerlei androgene Wirksamkeit aufweisen, die Eigenschaft, die Spermatogenese hypophysektomierter Tiere wenigstens eine gewisse Zeit lang aufrechtzuerhalten, erstens das *Gelbkörperhormon* und zweitens das *5-Pregnen-3β-ol-20-on* (McEUWEN und Mitarbeiter, ALBERT und SELYE). Pregnenolon, das nach MASSON auch die durch Oestradiol verursachte Atrophie zu verhindern vermag, kommt im Hoden vor (RUZICKA und PRELOG; PRELOG, RUZICKA und STEIN). Nach peroraler Zufuhr wird ein gewisser Prozentsatz des Pregnenolons in Form von Pregnandiol im Harn ausgeschieden (PEARLMAN und PINCUS).

Verabfolgung von Androgenen ruft bei der Frau und bei weiblichen Tieren bestimmte Veränderungen hervor, die sich vor allem auf den Bereich der primären und sekundären Geschlechtsmerkmale erstrecken. Bei infantilen Ratten bewirken kleine Androgendosen das Heranwachsen der Follikel und die Bildung von gelben Körpern (SALMON). Diese Veränderungen werden zweifellos durch die Ausschüttung von gonadotropen Hormonen aus dem Hypophysenvorderlappen verursacht, der durch die Reizung der Hypophyse durch die zugeführten Androgene ausgelöst wird. Auch bei der Maus führt die Behandlung mit Testosteron zur Follikelreifung und Corpus luteum-Bildung (SELYE; STARKEY und LEATHEM). Hohe Testosterondosen, längere Zeit während der Geschlechtsreife verabfolgt, verursachen regelmäßig eine Atrophie der Eierstöcke (hormonale Kastration). Es handelt sich dabei um die Folge des Ausfalls der hypophysären Gonadotropine, deren Bildung durch die Androgenzufuhr unterdrückt wird.

Auf das Endometrium kastrierter Lebewesen üben Testosteron, Testosteronpropionat, Methyltestosteron, Androstendiol und andere Androgene eine progesteronähnliche Wirkung aus; begünstigt wird dieser Effekt durch die gleichzeitige Verabfolgung kleiner Oestrogendosen. Die mit Progesteron erzielbare Herabsetzung der Ansprechbarkeit der Uterusmuskulatur auf Oxytocin läßt sich auch mit Hilfe von androgenen Verbindungen erreichen.

Die Androgene besitzen eine antioestrogene Wirkung. So kann die Menstruation bei der Frau und beim Affen durch Zufuhr von hohen Testosteronpropionatdosen (50 mg pro Woche) unterdrückt werden (PAPANICOLAOU und Mitarbeiter; ZUCKERMAN). Verabfolgung des Hormons während der ersten Cyclushälfte bewirkt ein verspätetes Auftreten der Menses (SALMON; HARTMAN). Die Oestrogen-Abbruchblutung läßt sich durch das männliche Sexualhormon verhindern.

Androgene vermögen die atrophischen Veränderungen an der Vaginalschleimhaut, die nach der Kastration auftreten, zum Verschwinden zu bringen. In Kombination mit Oestrogenen rufen sie am Scheidenepithel ähnliche Veränderungen hervor wie Progesteron. Durch hohe Dosen, z. B. 50 mg Testosteronpropionat an jedem 2. Tag, gelingt es, bei der Frau eine Atrophie der Vagina herbeizuführen. Vaginalabstriche zeigen Bilder, wie sie typisch für die Atrophie nach Ausfall der Ovarialfunktion sind. Nach Absetzen der Hormonzufuhr kommt es nach kurzer Zeit wieder zu einer Normalisierung. Die Wirkung des Oestradiols auf das Vaginalepithel von in der Menopause befindlichen Frauen kann durch gleichzeitige Verabfolgung sehr hoher Androgendosen aufgehoben werden (CARTER und Mitarbeiter). Androgene allein gegeben, haben keinen Einfluß auf das Scheidenepithel von Frauen in der Menopause.

Die Clitoris von Frauen, Affen und verschiedenen anderen Tieren zeigt nach Injektion von Testosteron, Androsteron, Androstendiol, Androstendion und anderen Androgenen ein mehr oder weniger ausgesprochenes Wachstum. Manche Autoren glauben, daß die Steigerung der Libido bei frigiden Frauen nach der Behandlung mit männlichem Sexualhormon auf einer Vergrößerung der Clitoris beruht.

Wie die Oestrogene unterdrücken auch die Androgene die Laktation, indem sie wahrscheinlich die Bildung bzw. Abgabe des Prolactins hemmen (LASS). Als besonders wirksam hat sich hier das Testosteronpropionat erwiesen. Zur Unterdrückung der Laktation sind bei der Frau etwa 50 bis 100 mg dieser Verbindung, innerhalb von 48 Stunden gegeben, erforderlich (BEILLY und SOLOMON; PORTES und Mitarbeiter). Die Entwicklung der Brustwarze wird durch Androgene gefördert, wie Versuche an kastrierten und hypophysektomierten Tieren gezeigt haben (NOBLE; JADASSOHN). Das männliche Hormon fördert ferner das Wachstum der Milchgänge der Brustdrüse (NELSON und GALLAGHER; LEONARD).

Durch Verabfolgung von Androgenen an trächtige Tiere (Ratten, Mäuse, Meerschweinchen) ist es möglich, bei weiblichen Foeten eine Maskulinisierung hervorzurufen (GREENE, BURRILL und IVY; DANTCHAKOFF; TURNER, HAFFEN und STRUETT u. a.). Ihr Ausmaß hängt von der Dauer der Zufuhr, dem Zeitpunkt des Beginns der Hormonbehandlung und der Höhe der angewandten Dosis ab. Unter dem Einfluß der Androgene unterbleibt die Rückbildung der WOLFFschen Gänge, es entwickeln sich Nebenhoden und Samenblasen. Ferner finden sich: Vas deferens, Ductus ejaculatorius, Prostata, Cowpersche Drüsen und ein Penis. Die weiblichen Geschlechtsorgane sind meist nicht voll ausgebildet; der untere Teil der Vagina kann sogar fehlen.

Um die Sexualdifferenzierung bei Foeten mit Androgenen zu beeinflussen, bedarf es relativ geringer Hormonmengen, wenn man sie mit der Höhe der Oestrogendosen vergleicht, die man zur Erzeugung einer Feminisierung benötigt. So scheinen z. B. bereits die Androgenmengen, die eine Frau mit Virilismus bildet, zu genügen, um bei Schwangerschaft eine Maskulinisierung eines weiblichen Foeten herbeizuführen. BRENTNALL hat vor einigen Jahren einen derartigen Fall beschrieben. Es handelte sich um eine 26 jährige Frau mit ausgesprochenen Zeichen der Vermännlichung, deren Ursache, wie sich später herausstellte, ein Arrhenoblastom war. Sie gebar ein Mädchen, das das Bild eines weiblichen Pseudohermaphroditen bot.

Auch die bei Kälbern vorkommende *Zwicke (Freemartin)* — der weibliche, in männlicher Richtung umgewandelte Partner eines andersgeschlechtlichen Zwillings — dürfte ihre Entstehung dem männlichen Hormon verdanken, das der männliche Partner produziert. Das Hormon gelangt durch die zwischen den beiden Placentakreisläufen bestehenden Anastomosen vom männlichen zum weiblichen Partner.

Über den Weg, der bei der *Biosynthese des männlichen Sexualhormons* durchlaufen wird, wissen wir nichts. Die Stoffwechselprodukte des Testosterons, die mit dem Harn ausgeschieden werden, sind dagegen bekannt. Es sind dies *Androsteron, Isoandrosteron, Aetiocholan-3α-ol-17-on, Aetiocholan-3β-ol-17-on, Androstan-3,17-diol und Aetiocholan-3,17-diol*. Von diesen Verbindungen bilden Androsteron und das biologisch inaktive Aetiocholan-3α-ol-17 on die Hauptmenge. Testosteron selbst kommt nur in Spuren im Harn vor.

Theoretisch bestehen verschiedene Möglichkeiten einer Umwandlung von Testosteron in die genannten Verbindungen. Nachdem es jedoch geglückt ist, aus dem Harn Zwischenstufen der Umformung zu isolieren, steht der Abbauweg des Hodenhormons mit ziemlicher Sicherheit fest (s. Abb. 14). Werden wiederholt hohe Dosen Testosteron (100 mg pro Tag) zugeführt, so erscheinen etwa 45% desselben in Form von Androsteron und seinem Isomeren im Harn, 1% als Androstan-3, 17-dion und 5% als Androstan-3, 17-diol und Aetiocholan-3, 17-diol. Was mit den restlichen 49% Testosteron im Körper geschieht, ist unbekannt.

Die *Inaktivierung des Testosterons* vollzieht sich sehr wahrscheinlich in der Leber. Setzt man das Hormon überlebendem Lebergewebe zu, so wird es bei Aufbewahrung im Thermostaten (37°) innerhalb weniger Stunden zerstört. Es handelt sich dabei um einen enzymatischen Prozeß. Die hier in Frage stehenden Fermentsysteme, es sind mehrere, sind ihrer Natur nach noch nicht genau bekannt, doch weiß man, daß sich unter ihnen mindestens ein Ferment befindet, an dessen Aufbau Diphosphorpyridin-nucleotid (DPN) beteiligt ist. Wird homogenisierter Leberbrei benutzt, tritt die Inaktivierung infolge Zerstörung des DPN nur in geringem Umfang ein. Durch Zusatz von DPN kann die ursprüngliche Aktivität des Lebergewebes wiederhergestellt werden. Gibt man bei der Herstellung der Leberpräparate von Anfang an Nikotinsäureamid hinzu, das die das DPN zerstörenden

Nucleosidasen hemmt, findet kein Aktivitätsverlust statt. Das DPN-haltige Ferment, das kürzlich in hochgereinigter Form aus der Ochsenleber isoliert werden konnte (SWEAT und Mitarbeiter), oxydiert Testosteron zu 4-Androsten-3, 17-dion. Gleichzeitig kommt es zum Auftreten von cis-Testosteron. Zwischen diesen Ver-

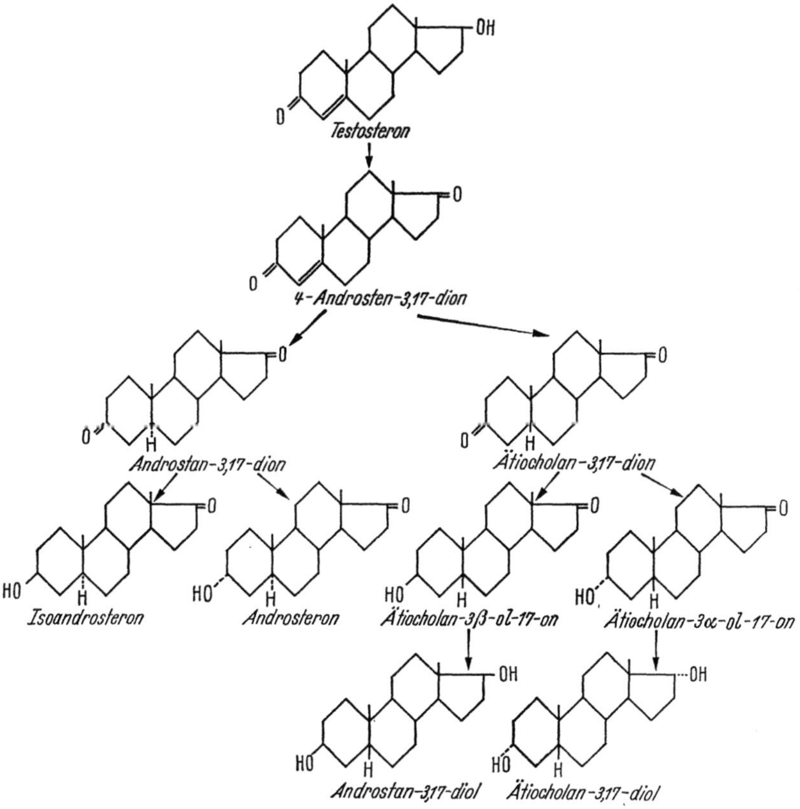

Abb. 14. Der Stoffwechsel des Testosterons.

bindungen besteht offenbar ein Gleichgewicht, denn bei Zusatz von Androstendion bilden sich Testosteron und cis-Testosteron.

Als Abbauprodukte treten *17-Ketosteroide* auf. Der größte Teil des Testosterons wird jedoch zu anderen bisher noch unbekannten Verbindungen abgebaut. Das an diesem Prozeß beteiligte Fermentsystem benötigt die Anwesenheit von Zitrat. Hühner enthalten relativ viel von dem mit DPN aktivierbaren System, Ratte und Hund umgekehrt eine relativ hohe Konzentration von dem mit Zitrat aktivierbaren Ferment. Mensch und Meerschweinchen nehmen eine Mittelstellung ein. Bei der Inaktivierung des männlichen Sexualhormons durch die Leber von Fischen und Reptilien treten überhaupt keine 17-Ketosteroide in Erscheinung (SAMUELS und Mitarbeiter). Bei der menschlichen Leber verhält sich die Menge der gebildeten 17-Ketosteroide zu der Menge andersartiger Verbindungen wie 1 : 2. Von Bedeutung ist die Beobachtung, daß cirrhotische Lebern in weit geringerem Maße zur Inaktivierung von Testosteron befähigt sind als normale. Die Lebern von Ratten, die mit einer an Tryptophan und Nikotinsäureamid armen Kost ernährt wurden, sowie von Tieren im Hungerzustand zeigen eine etwa 50%ige Herabsetzung ihrer Fähigkeit, Testosteron zu inaktivieren. Thiamin- und Ascorbinsäuremangel beeinflussen diese Seite der Leberfunktion nicht.

Neben Testosteron werden auch andere Androgene durch Lebergewebe zerstört, so Androsteron, Androstendion und Methyltestosteron. Die letztgenannte Verbindung wird bedeutend langsamer inaktiviert als Testosteron. Dies erklärt die stärkere Wirksamkeit des Methylderivates bei peroraler Zufuhr.

Außer der Leber vermag von den bisher untersuchten Geweben nur noch die Niere in nennenswerter Weise Testosteron durch Überführung in 17-Ketosteroide zu inaktivieren; die Aktivität der Niere beträgt ungefähr $1/3$ von der der Leber.

Die *Menge der mit dem Harn ausgeschiedenen Stoffe mit androgener Wirkung* hängt vom Alter und Geschlecht ab, wie Tabelle 3 zeigt. Die von Frauen ausgeschiedenen Androgene dürften hauptsächlich den Nebennieren entstammen. Auch beim Mann wird zweifellos ein erheblicher Teil der Androgene in der Nebenniere gebildet. Die Richtigkeit dieser Ansicht wird dadurch bewiesen, daß auch kastrierte Männer und Frauen noch Androgene ausscheiden. Der Tagesharn von Kastraten enthält im Durchschnitt 14 (1,2 bis 28), der Tagesharn von kastrierten Frauen 12 (2 bis 24) I. E. Männer mit Hypogenitalismus scheiden pro Tag 8 bis 33, durchschnittlich etwa 20 I. E. aus. Stark verminderte Androgenmengen finden sich im Harn von Kranken mit ADDISONscher Krankheit, Hypophyseninsuffizienz und Überfunktion der Schilddrüse. Leicht erhöhte Werte sind bei Frauen mit Hirsutismus, stark erhöhte Werte bei Fällen mit Nebennierenrindentumoren vorhanden. Man hat hier Androgenmengen bis zu 3000 I. E. pro Liter Harn gefunden.

Tabelle 3.

Alter in Jahren	Androgenausscheidung im Harn pro Tag in I. E.	
	Mann	Frau
4— 8	0,2	0,8
9—12	7,0	7,0
13—14	16,0	9,0
15—16	22,0	15,0
17—20	25,0	20,0
21—45	68,0 (24—100)	42,0 (20—80)
60—70	18,0	
80—90	7,0	10,0

Parallel der Zu- und Abnahme der Ausscheidung von Androgenen läuft die der 17-Ketosteroide (s. S. 61). Beim Mann stammen $2/3$, bei der Frau die Gesamtmenge der Ketosteroide aus dem Stoffwechsel der Nebennierenrinde.

Der Gehalt des Blutes an Androgenen ist nur selten untersucht worden. Nach BUTT und CROOKE enthält 1 ccm Plasma beim erwachsenen Mann 1 γ Testosteron. Nach intravenöser Injektion von 100 mg Testosteron steigt der Androgenspiegel auf 2,0 bis 2,5 γ ccm an; 16 Minuten nach der Injektion ist der Normalwert wieder erreicht.

Die Bildung des männlichen Sexualhormons und seine Abgabe in die Blutbahn wird durch die *gonadotropen Hormone des Hypophysenvorderlappens* reguliert. Wir werden hierauf eingehender bei der Besprechung der Gonadotropine zurückkommen. Fehlt die Hypophyse, so erlischt die innere Sekretion der Hoden und sie atrophieren. Die Hypophysektomie hat daher dieselben Folgen wie die Entfernung der Hoden. Umgekehrt beeinflußt der Hoden aber auch den Hypophysenvorderlappen. Nach Orchidektomie treten wie nach Ovarektomie beim Tier die sogenannten Kastrationszellen im Vorderlappen auf, während es beim Menschen zu einer Vermehrung der eosinophilen Zellen kommt. Der Gehalt des Blutes und Harnes an Gonadotropinen nimmt stark zu. Alle diese Erscheinungen lassen sich durch Zufuhr des Hodenhormons verhindern oder rückgängig machen.

In diesem Zusammenhang sei erwähnt, daß von manchen Autoren (MCCULLAGH; VIDGOFF und Mitarbeiter; HOWARD und Mitarbeiter) das Vorhandensein eines zweiten, wasserlöslichen Hormons im Hoden angenommen wird, dessen Hauptaufgabe die Regulierung der Abgabe der hypophysären Gonadotropine sein soll. Der Bildungsort dieses sogenannten *X-Hormons*, auch *Inhibin* genannt, sollen die Sertoli-Zellen sein. Als Beweis für das Vorkommen eines derartigen Stoffes wird folgende Beobachtung angeführt. Zerstört man das Keimepithel und damit auch die Sertoli-Zellen durch Röntgenbestrahlung oder ist das samenbildende Gewebe bei Fällen mit Kryptorchismus zugrunde gegangen, so treten in der Hypophyse Kastrationszellen auf, während sich die sekundären Geschlechtsmerkmale längere Zeit hindurch normal entwickeln bzw. verhalten. Ferner soll es mit Hilfe wäßriger, also steroidfreier Extrakte möglich sein, bei kastrierten Tieren die Kastrationszellen im Hypophysenvorderlappen zum Verschwinden zu bringen, ohne daß dabei eine Stimulierung der sekundären Geschlechtsmerkmale stattfindet.

Das X-Hormon, dessen Existenz noch keineswegs gesichert ist, darf nicht mit dem sogenannten *X-Stoff* verwechselt werden. Als X-Stoff hat LAQUEUR einen Faktor bezeichnet, der die Wirkung des Testosterons auf die Anhangsgebilde des männlichen Genitaltrakts beträchtlich erhöht. Dieser Aktivator kommt im Harn, Hoden, Ovar und verschiedenen anderen Organen vor. Über seine Natur ist nichts bekannt. Möglicherweise handelt es sich um eine organische Säure, haben doch MIESCHER und Mitarbeiter nachgewiesen, daß Zusatz von Fettsäuren zu öligen Testosteronlösungen eine Aktivitätssteigerung des Hodenhormons bewirkt.

Sehr *enge Beziehungen bestehen zwischen Hoden und Nebennieren*, besonders zur X-Zone der Nebennierenrinde. Kastration männlicher Mäuse hat zur Folge, daß die sonst nach 5 bis 6 Wochen verschwindende X-Zone erhalten bleibt; sie produziert so viel Androgene, daß die akzessorischen Geschlechtsorgane ein fast normales Verhalten zeigen (BURRILL und GREENE). Bei infantilen männlichen Mäusen und bei erwachsenen weiblichen Mäusen, deren X-Zone erst in der 12. bis 30. Lebenswoche verschwindet, kann diese Zone durch Verabfolgung von Androgenen vorzeitig zum Einschmelzen gebracht werden (DEANESLY und PARKES; STARKEY und SCHMIDT). Das Ausmaß der nach Hypophysektomie auftretenden Atrophie der Nebennierenrinde ist bei Tieren, die mit Androgenen behandelt werden, weit geringer als bei unbehandelten Kontrolltieren. Allerdings ist diese Wirkung der Androgene zeitlich begrenzt; sie erlischt nach etwa 15 Tagen (LEATHEM).

An der Prostata stimulieren die Androgene das Wachstum des Epithels und seine Sekretion; die Oestrogene vermehren das Stroma der Prostata (HECKEL und STEINMETZ). Diese Wirkungen werden jeweils von dem andersgeschlechtlichen Hormon aufgehoben.

Die Schilddrüse zeigt nach Kastration das Ruhestadium. Nach Zufuhr von Testosteronpropionat findet man bei der Ratte eine Zunahme der Mitosen in der Schilddrüse. Es dürfte sich hier um Wirkungen handeln, die über die Hypophyse gehen. Bei infantilen Tieren verursachen Androgene eine vorzeitige Involution der Thymusdrüse. Ausfall der Hodenfunktion vor der Pubertät resultiert in einer verspäteten Thymusinvolution (MARINE und Mitarbeiter).

In sehr ausgesprochener Weise *beeinflußt das Hodenhormon die Nieren*; man spricht hier von einem renotropen Effekt der Androgene. Zufuhr von Androgenen bewirkt eine Zunahme des Nierengewichtes bei Tieren beiderlei Geschlechts. Diese beruht in erster Linie auf einer Hypertrophie der Epithelien im Bereich der Tubuli contorti und der BOWMANschen Kapsel, d. h. sie betrifft die Rinde der Niere (KORENCHEVSKY und ROSS; SELYE). Die Gewichtsabnahme der Nieren nach Orchidektomie kann durch Androgenverabreichung verhindert oder, wenn sie bereits eingetreten ist, wieder rückgängig gemacht werden. Zur Normalisierung des Nierengewichtes kastrierter Mäuse genügt nach KOCHAKIAN die tägliche Injektion von 15 γ eines Androgens während etwa 4 Wochen. Wie SELYE und auch LONGLEY gezeigt haben, können Mäuse vor den Folgen der Quecksilberchloridvergiftung geschützt werden, wenn man sie vor oder nach der Zufuhr dieser Verbindung mit Testosteronpropionat behandelt.

Wie die Nieren zeigen auch die Leber und das Herz kastrierter männlicher Tiere eine Gewichtsverminderung, die sich durch Androgenzufuhr wieder ausgleichen läßt (KORENCHEVSKY und Mitarbeiter). Ebenso werden die abgesunkenen Reserven des Herzmuskels an Adenosintriphosphorsäure, Glykogen und Kreatinphosphorsäure bei kastrierten Individuen normalisiert, wenn ihnen Androgene zugeführt werden (SCHUMANN).

Bestimmungsmethoden und Einheiten.

Die am häufigsten angewandte und spezifischste Methode zur Bestimmung des Testosterons und anderer Androgene ist der von GALLAGHER und KOCH angegebene *Kapaunenkamm-Test*. Kastrierte Leghornhähnchen erhalten die zu prüfende Substanz in öliger Lösung an 5 aufeinanderfolgenden Tagen intramuskulär injiziert. Vor Beginn der Injektion und 24 Stunden nach der letzten Injektion wird die Größe der Kammfläche gemessen. Die Flächenbestimmung des Kammes geschieht entweder durch Entwerfen eines Schattens auf photographisches Papier (Silhouettenmethode) oder mit Hilfe des sehr schnell arbeitenden photoelektrischen Verfahrens. Bei diesem wird das durch eine bestimmte Fläche fallende Licht vor und nach Auflegen des Kammes mittels einer Photozelle gemessen. Die Differenz zwischen den beiden Messungen ist der Kammgröße proportional.

Als *Kamm-* oder *Kapaunenkamm-Einheit* (K.E.) wird die Gesamtmenge eines Stoffes bezeichnet, die eine Flächenzunahme des Kammes um 20% hervorruft. Eine *internationale Einheit* ist in jener Menge eines Stoffes vorhanden, die dieselbe Wirkung ausübt wie 100 γ reines Androsteron.

Durch direktes Einreiben der in Öl oder Propylenalkohol gelösten Substanz in den Kamm während 4 Tagen kann der Kapaunenkamm-Test 100 bis 200mal empfindlicher gestaltet werden (DESSAU; FUSSGÄNGER; MCCULLAGH und CUYLER). Als Einheit bezeichnet man hier jene Hormonmenge, die dieselbe Wirkung ausübt wie 0,7 γ Androsteron.

Gewisse Vorteile bietet die Verwendung von 2 bis 3 Tage alten Leghorn-Kücken an Stelle kastrierter Hähne (RUZICKA; DORFMAN, COOK und HAMILTON; FRANK, KLEMPNER und KRISS). Man reibt die auszutestende Substanz in öliger Lösung 7 Tage lang in den Kamm ein oder injiziert sie. Der Kamm wird dann abgeschnitten und sein Gewicht bestimmt. Die Aktivität eines Präparates stellt man durch Vergleich mit der Wirkung bekannter Androgenmengen fest. Von den verschiedenen Modifikationen, die von diesem Verfahren existieren, sind wohl die exaktesten die von FRANK, KLEMPNER und KRISS sowie HOLLANDER, KLEMPNER und FRANK angegebenen. Sie ermöglichen noch die genaue Ermittlung von 20 bis 40 γ Androsteron. Der mittlere Fehler beträgt etwa 13%. Im übrigen ist die Empfindlichkeit der Methode sehr stark von der Art der angewandten Hühnerrasse abhängig.

Von den am Säugetier beschriebenen Testen (elektrischer und pharmakologischer Ejakulations-Test: MOORE und GALLAGHER; LOEWE; COWPERscher Drüsen-Test: HELLER u. a.) sind bei weitem die wichtigsten der *Vesikulardrüsen-* oder *Samenblasen-Test* und der *Prostata-Test* an der Ratte und Maus (MIESCHER, WETTSTEIN und TSCHOPP; HAYS und MATHIESON; MATHIESON und HAYS; KORENCHEVSKY und DENNISON; CALLOW und DEANESLEY; GREENE und BURRILL). Bei beiden Verfahren werden kastrierte Tiere verwendet; diese weisen als Folge des Fehlens der Hoden eine Atrophie der Samenblasen und Prostata auf. Zufuhr von Androgenen bewirkt ein Wachstum beider Organe, dessen Umfang von der Höhe der zugeführten Dosis abhängig ist. So beträgt z. B. das Samenblasengewicht einer kastrierten Ratte etwa 15 mg, nach 10 tägiger Verabfolgung von täglich 50 γ Testosteron 42 mg, von 100 γ 62 mg, von 200 γ 124 mg und nach Injektion von 50 γ Testosteronpropionat pro die während 10 Tagen 225 mg. Stets muß berücksichtigt werden, daß Oestrogene die Wirkung der Androgene auf die Samenblase und die Prostata verstärken.

Zur *chemischen Bestimmung* der natürlichen Androgene dient vor allem das von ZIMMERMANN bereits 1935 angegebene kolorimetrische Verfahren, das besonders zur Androgenbestimmung im Harn gute Dienste leistet. Die Methode erfaßt Stoffe von unterschiedlicher biologischer Aktivität, so neben dem aktiven Androsteron und Dehydro-isoandrosteron das inaktive Aetiocholan-3-ol-17-on; trotzdem stimmen die chemisch ermittelten Werte weitgehend mit den biologisch gefundenen überein. Der Harn wird zunächst durch kurzes Kochen mit Salzsäure hydrolysiert und dann mit Benzol, Tetrachlorkohlenstoff oder Chloroform extrahiert. Nach Verdampfen des Extraktionsmittels wird der Rückstand in Äther gelöst, der wiederholt mit Sodalösung, Natronlauge und Wasser gewaschen wird. Der Äther wird verdampft und der Rückstand in Alkohol aufgenommen. Man mißt die Extinktion der bei Zugabe von m-Dinitrobenzol und Kaliumhydroxyd entstehenden Farbe und berechnet aus dieser die Menge der androgenen Stoffe als Androsteron. Die Fehlergrenze der Methode, die gewöhnlich in der von CALLOW, CALLOW und EMMENS sowie HOLTROFF und KOCH angegebenen Modifikation angewandt wird, liegt bei etwa 10%.

1943 hat PINCUS ein anderes kolorimetrisches Verfahren beschrieben, bei dem an Stelle von m-Dinitrobenzol Antimontrichlorid benutzt wird. Dieses reagiert mit Androsteron unter Bildung einer blauen Farbe; Dehydro-isoandrosteron ergibt eine Blaufärbung von geringerer Intensität. Die Methode soll spezifischer sein als die m-Dinitrophenolreaktion und hat sich bei der Ermittlung des Androgengehaltes von Harn gut bewährt (VENNING; SALTER; COHEN und SAPPINGTON).

Nach Behandeln von neutralen Harnextrakten mit dem GIRARDschen Reagenz T (Trimethylacethydrazid-ammoniumchlorid) lassen sich die 17-Ketosteroide auch polarographisch bestimmen (WOLFE, HERSHBERG und FIESER). Die mit der ZIMMERMANNschen Methode und mittels der Polarographie ermittelten Werte stimmen gut überein.

d) Corticosteroide.
(Rindenhormone)

Chemie.

Von den etwa 30 verschiedenen Steroiden, die man bisher in krystalliner Form aus der Nebennierenrinde isoliert und in ihrer Struktur aufgeklärt hat, besitzen sechs die für Nebennierenrindenextrakte charakteristischen Eigenschaften, näm-

lich das *Corticosteron* (Compound B von KENDALL, Verbindung H von REICHSTEIN), *11-Desoxycorticosteron* (Verbindung Q von REICHSTEIN, neuerdings

Cortexon genannt), *11-Dehydrocorticosteron* (Compound A von KENDALL), *17-Oxy-corticosteron* (Compound F von KENDALL, Verbindung M von REICHSTEIN,

11-Dehydrocorticosteron

17-Oxycorticosteron

neuerdings *Cortisol* genannt), *17-Oxy-11-dehydrocorticosteron* (Compound E von KENDALL, Verbindung Fa von REICHSTEIN, Compound F von WINTERSTEINER,

17-Oxy-11-desoxycorticosteron

17-Oxy-11-dehydrocorticosteron

heute *Cortison* genannt) und *17-Oxy-11-desoxy-corticosteron* (Verbindung S von REICHSTEIN).

Alle diese Hormone, die sich wie das Progesteron vom Pregnan ableiten lassen, sind sehr schwer wasserlöslich, dagegen gut löslich in organischen Lösungsmitteln. Über den Schmelzpunkt, die spezifische Drehung usw. orientiert Tab. 4.

Tabelle 4.

Name	Brutto-formel	Mol.-Gew.	Schmelz-punkt	$[\alpha]_D$ in Äthanol	Chemische Bezeichnung
Corticosteron ...	$C_{21}H_{30}O_4$	346,5	180—182°	+ 223°	4-Pregnen-3,20-dion-11,21-diol
11-Desoxy-cor-ticosteron	$C_{21}H_{30}O_3$	330,5	142°	+ 178°	4-Pregnen-3,20-dion-21-ol
11-Dehydro-corticosteron .	$C_{21}H_{28}O_4$	344,4	178—180°	+ 299°	4-Pregnen-3,11,20-trion-21-ol
17-Oxy-corti-costeron	$C_{21}H_{30}O_5$	362,5	217—220°	+ 167°	4-Pregnen-3,20-dion-11,17,21-triol
17-Oxy-11-des-oxy-cortico-steron	$C_{21}H_{30}O_4$	346,5	213—217°		4-Pregnen-3,20-dion-17,21-diol
17-Oxy-11-de-hydro-corti-costeron	$C_{21}H_{28}O_5$	360,5	215°	+ 209°	4-Pregnen-3,11,20-trion-17,21-diol

Das einzige verhältnismäßig leicht herzustellende Rindenhormon ist das Desoxycorticosteron, das in Form seines Acetates im Handel ist. Bei seiner Synthese geht man von der 3β-Oxy-5-ätiocholensäure (STEIGER und REICHSTEIN) oder der 3β-Oxy-5-cholensäure (MEYSTRE und WETTSTEIN) aus, zwei Verbindungen, die bei der Seitenkettenoxydation des Cholesterins entstehen. Auch aus Dehydroisoandrosteron läßt sich Desoxycorticosteron gewinnen (SERINI und Mitarbeiter). Die Synthese der übrigen Rindenhormone, speziell jener, die am C-11-Atom Sauerstoff aufweisen, ist bedeutend schwieriger; so müssen z. B. bei der Synthese des

Cortisons, um die sich besonders SARETT große Verdienste erworben hat, mehr als 30 Zwischenstufen durchlaufen werden; Ausgangsmaterial ist hier die Desoxycholsäure, die aus Schafs- und Ochsengalle gewonnen wird. Ein weit günstigeres Ausgangsmaterial ist das Sarmentogenin, das Aglykon des Sarmentocymarins, das in einer bestimmten Strophantus-Art vorkommt, besitzt doch dieses Steroid am C-11-Atom bereits ein Sauerstoffatom. Zur Zeit steht Sarmentogenin allerdings nur in sehr beschränkten Mengen zur Verfügung.

Soeben berichten WOODWARD, SONDHEIMER und TAUB, daß ihnen die Totalsynthese des Cortisons geglückt sei.

Außer den krystallisierten sechs Hormonen hat man aus der Nebennierenrinde noch eine *amorphe Fraktion* isoliert, die biologisch sehr aktiv ist. Sie stellt wahrscheinlich ein Gemisch von bekannten und noch unbekannten Verbindungen dar.

Mit dem viel mißbrauchten Namen *Cortin* bezeichnet man heute einen Extrakt aus der Nebennierenrinde. *Corticoide* oder *cortinähnliche* (cortin-like) *Verbindungen* werden gewisse mit dem Harn ausgeschiedene Stoffe genannt, welche die Wirkungen der Rindenhormone ausüben. Jene Rindenhormone, die am C-11-Atom ein Sauerstoffatom oder eine Oxygruppe aufweisen, werden unter der Bezeichnung *11-Oxycorticosteroide* oder *11-Oxycorticoide* zusammengefaßt.

Physiologie.

Die Nebenniere ist von allen endokrinen Drüsen jene, deren Funktionsausfall am wenigsten mit dem Leben vereinbar ist. Entfernung beider Nebennieren führt innerhalb weniger Tage zum Tode. Der lebenswichtige Anteil ist die Rinde; das Mark ist entbehrlich, wohl weil der Organismus die hier gebildeten Hormone auch anderenorts synthetisieren kann. Die Wichtigkeit der Rindenhormone zeigt sich darin, daß jede über das normale Maß hinausgehende „Belastung" des Organismus (starke körperliche Anstrengung, Kälte- und Hitzeeinwirkung, Sauerstoffmangel, Verletzungen, Infektionen, Operationen usw.[1]) schon innerhalb einer Stunde zu einer erhöhten Tätigkeit der Rinde führt. Sie äußert sich in einer starken Abnahme ihres Cholesterin- und Ascorbinsäuregehalts und der Menge an sudanophilen Substanzen, in einer vermehrten Ausscheidung von Harncorticoiden und selbst bei kurzdauernden erhöhten Anforderungen in einer Hypertrophie der Nebennierenrinde.

Ihrer Funktion nach lassen sich die Corticosteroide in zwei Gruppen einteilen: in die *Glukocorticoide*, nach einem Vorschlag von ALBRIGHT auch *S-Hormone* (Sugar-Hormones) genannt, und in die *Mineralocorticoide*. Zu den letztgenannten gehörten das 11-Desoxycorticosteron und das 17-Oxy-11-desoxycorticosteron, zu den erstgenannten jene Corticoide, die am C-11-Atom ein Sauerstoffatom aufweisen, nämlich Corticosteron, 17-Oxycorticosteron, 17-Oxy-11-dehydrocorticosteron (Cortison) und 11-Dehydrocorticosteron.

Von der Rinde werden außer diesen 6 Corticosteroiden noch *Steroide mit androgener Wirkung* gebildet, die ALBRIGHT wegen ihres Einflusses auf den Eiweißstoffwechsel (s. S. 39), als *N-Hormone* (Nitrogen Hormones) bezeichnet hat. Zu ihnen gehören *Adrenosteron, 4-Androsten-3,17-dion, Androstan-3α, 11β-diol-17-on* und *4-Pregnen-17β-ol-3,20-dion* (Oxyprogesteron). Sie werden in der Zona reticularis gebildet, die wahrscheinlich die Funktion der sogenannten X- oder androgenen Zone der embryonalen Nebenniere übernimmt. Die X-Zone liegt zwischen Mark und Rinde und ist beim Embryo sehr stark entwickelt. Daß

---

[1] SELYE hat alle diese „Belastungen" unter der Bezeichnung „*stress*" zusammengefaßt.

sie in sehr engen Beziehungen zur Produktion von androgenen Wirkstoffen steht, zeigen besonders die schon früher beschriebenen Beobachtungen an der Maus (s. S. 47). Auch das in der Nebenniere vorkommende Oestrogen Oestron und das Gestagen Progesteron dürften in den Zellen der Zona reticularis produziert werden.

Die Glukocorticoide werden, wie man heute annimmt, in der Zona fasciculata, das Desoxycorticosteron in den Zellen der Zona glomerulosa gebildet.

Nichts zeigt die Bedeutung der Rindenhormone und die Vielfalt ihrer Funktionen besser, als wenn man die bei ihrem Fehlen — sei es infolge operativer Entfernung beider Nebennieren beim Tier, sei es infolge einer doppelseitigen Erkrankung der Nebennieren beim Menschen (*Addisonsche Krankheit*) — auftretenden Ausfallserscheinungen betrachtet (s. Abb. 15 und Tab. 5).

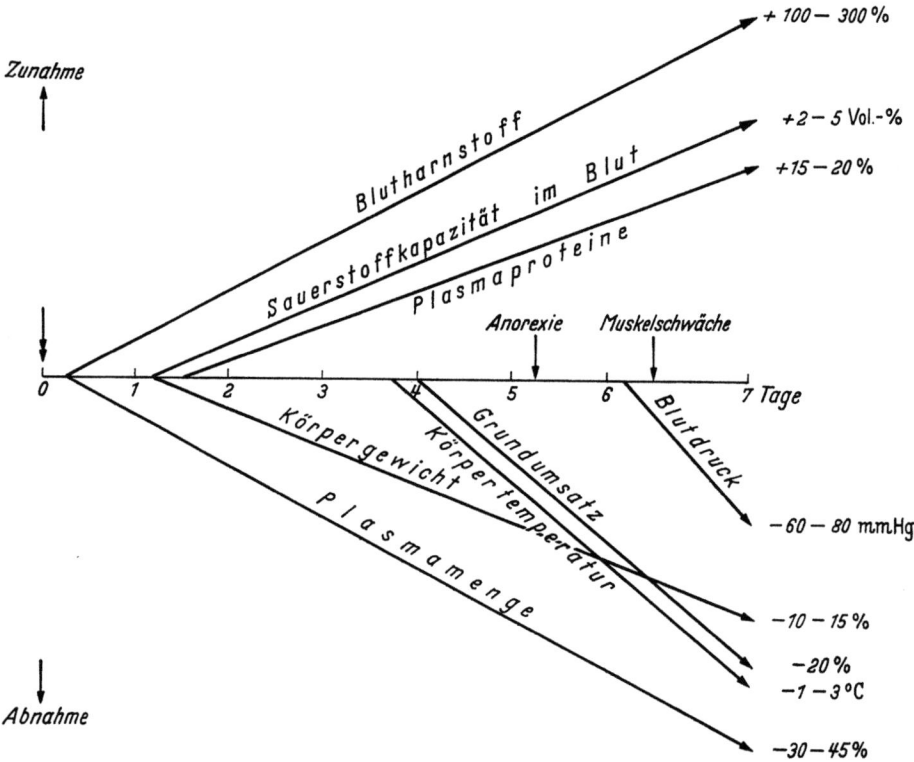

Abb. 15. Die Änderung einiger Körperkonstanten bei einer Gruppe nebennierenloser Tiere, denen vom Tage 0 (↓) an kein Rindenextrakt mehr zugeführt wurde. (Modifiziert nach R. F. Loeb.)

Typische Zeichen sind Appetitlosigkeit und Durst, beim Menschen Frühsymptome der beginnenden Nebennierenrindeninsuffizienz. Später treten Durchfälle auf; nicht selten entwickelt sich eine Achlorhydrie. Die unzureichende Nahrungsaufnahme, zu der noch eine erschwerte Resorption der Nahrungsstoffe im Darm kommt, führt zu einer Abnahme des Körpergewichts.

Sehr charakteristisch ist die sogenannte *Adynamie*. Es findet sich eine zunehmende Muskelschwäche. Schon nach kurzen Arbeitsleistungen tritt stärkste Ermüdung auf. Wirft man z. B. eine Ratte, an deren Schwanz ein Gewicht befestigt ist, ins Wasser, so kann sie sich normalerweise 30 bis 60 Minuten über Wasser halten. Tiere ohne Nebenniere gehen dagegen bereits nach 3 bis 8 Minuten unter. Die herabgesetzte Leistungsfähigkeit der quergestreiften Muskeln ist auch am isolierten Muskel nachweisbar. Dies beweist, daß die Adynamie nicht allein durch eine ungenügende Zufuhr von Energiematerial oder durch Störungen im Bereich des Nervensystems bedingt ist, sondern daß eine Störung in der Muskelfaser selbst vorhanden ist. Das Phänomen der schnellen Muskelermüdbarkeit liegt mehreren Methoden zur Bestimmung der Rindenhormone zugrunde.

Ein Symptom, oft das erste, findet sich nur beim Menschen, nämlich das Auftreten von Pigmentationen in der Haut und den oberflächlichen Schleimhäuten. Die Pigmentierung tritt zuerst an den der Sonne ausgesetzten Hautteilen auf. Patienten mit Addisonscher Krankheit geben oft an, daß sie schon lange bevor sich die ersten Krankheitszeichen zeigten, bei Sonnenbestrahlung immer sehr schnell und sehr intensiv gebräunt wurden.

Tabelle 5.

	Gesunder	Addisonkranker vor Behandlung	Addisonkranker während der Behandlung mit Desoxycorticosteron
Kaliumgehalt des Plasmas in mg-%	18,0	23,8	18,6
Natriumgehalt des Plasmas in mg-%	385	325	380
Blutzuckergehalt in mg-%	100	76	95
Reststickstoff in mg-%	28	54	30
Alkalireserve	62	43	58
Hämatokritwert	44	49	45
Blutmenge	4800	4700	4750
Plasmamenge	2700	2350	2650
Blutdruck, systolischer	120	80	125
Verhalten des Blutbildes nach Injektion von Corticotropin			
Granulocyten	+ 86%	+ 38%	+ 40%
Lymphocyten	− 40%	− 8%	− 6%
Eosinophile	− 70%	− 6%	− 5%

Der Blutdruck liegt abnorm tief; die Kapillaren sind atonisch und weit. Die zirkulierende Blutmenge ist vermindert, Schlag- und Minutenvolumen sind herabgesetzt. Es ist eine Viskositätszunahme des Blutes vorhanden, auf deren Ursache wir gleich zu sprechen kommen; sie stellt erhöhte Anforderungen an das Herz. Die Ökonomie der Herzarbeit wird durch den niedrigen Blutdruck ungünstig beeinflußt. Da außerdem der normale Ablauf der energieliefernden Prozesse im Herzmuskel beeinträchtigt ist, vor allem infolge von Störungen im Kohlenhydratstoffwechsel, nimmt es nicht wunder, daß der Tod bei Nebennierenrindeninsuffizienz oft durch ein Versagen des Herzens verursacht ist.

Der Grundumsatz ist bei Hypofunktion der Nebennierenrinde um 15 bis 25% erniedrigt.

Schon sehr frühzeitig *nimmt die Reststickstoffmenge im Blut zu.* An der Zunahme ist vor allem der Harnstoff beteiligt. Diese Erscheinung ist in erster Linie die Folge einer Störung der Nierentätigkeit, wie sich mit Hilfe von Funktionsproben objektiv feststellen läßt. So sind z. B. die Inulin-, Kreatinin- und Phenolphthalein-Clearance verschlechtert. Die Dysfunktion der Nieren besteht darin, daß einmal das Ausmaß der Glomerulus-Filtration vermindert ist, und zweitens die Rückresorption in den Tubuli teils herabgesetzt, teils vermehrt ist. In vitro zeigt überlebendes Nierengewebe im Vergleich zur Norm eine um etwa 25% geringere Sauerstoffaufnahme (TIPTON). Die Beeinträchtigung der Nierenfunktion ist keinesfalls etwa durch die Hypotonie verursacht. Auch Fälle von Addison mit normalen Blutdruckwerten weisen Zeichen einer ungenügenden Nierentätigkeit auf.

Die *Natrium- und Chlorausscheidung* mit dem Harn ist erhöht, die *Kaliumausscheidung* vermindert. Im Blut ist eine Herabsetzung des Kochsalz- und Natriumbicarbonatgehalts vorhanden; es besteht daher eine Neigung zur Acidose. Der Kaliumspiegel ist dagegen deutlich erhöht. Der veränderte Natrium- und Kaliumgehalt des Blutes ist nicht allein durch die vermehrte Ausscheidung von Natrium und die herabgesetzte Ausscheidung von Kalium bedingt, sondern auch durch Elektrolytverschiebungen zwischen Blutplasma und Gewebe. Natriumionen wandern aus dem Blut ins Gewebe ab, während aus diesem umgekehrt Kalium ins Blut einwandert. Epinephrektomierte Tiere und Kranke mit Morbus Addison sind gegen Kaliumzufuhr sehr empfindlich. Verabreicht man ihnen größere Mengen eines Kaliumsalzes, so treten schwere Störungen auf; man spricht direkt von einer Kaliumintoxikation. Interessant ist die Beobachtung, daß ihrer Nebennieren beraubte Tiere, die freie Futterwahl haben, kaliumreiches Futter meiden und kochsalzreiches Futter bevorzugen.

Die Störungen im Elektrolytstoffwechsel sind neben der verzögerten Wasserresorption aus dem Darm die Ursache schwerer *Störungen im Wasserhaushalt*. Die veränderten osmotischen Druckverhältnisse führen zu einem Abwandern von Flüssigkeit aus dem Blut in die extrazellulären Räume der Gewebe. Aus diesen gelangt sie in die Gewebszellen, wo sie durch Bindung immobilisiert wird. Die im Gewebe fixierten Wassermengen sind recht beträchtlich, enthält doch der Muskel eines nebennierenlosen Hundes beispielsweise bis zu 8% mehr Wasser als ein normaler (MUNDWYLER und Mitarbeiter). Der Übertritt des Wassers wird dadurch erleichtert, daß die Kapillardurchlässigkeit erhöht ist (FREED und LINDNER; COPE und Mitarbeiter). Dies ist auch der Grund dafür, daß intraperitoneal oder intravenös injizierte Flüssigkeiten bei Nebenniereninsuffizienzen innerhalb kürzester Frist aus der Blutbahn verschwinden; es kommt zum Auftreten von Ödemen. Die Flüssigkeitsverarmung des Blutes verursacht eine erhebliche Eindickung desselben. Es besteht eine Hyperproteinämie und eine Polyglobulie; der Hämatokritwert steigt.

Die Störung im Wasserhaushalt wird noch vermehrt durch die *Dysfunktion der Nieren*; die Ausscheidung zugeführter Flüssigkeiten ist verzögert. Gibt man z. B. einem Patienten mit Morbus Addison eine größere Menge Wasser zu trinken, so ist die Harnausscheidung im Gegensatz zum Gesunden in den ersten 4 Stunden nur gering; das spezifische Gewicht des Harnes nimmt nur unwesentlich ab. Auf diesem Symptom beruht eine Methode zur Feststellung der Unterfunktion der Nebennierenrinde.

Zufuhr größerer Wassermengen kann das Auftreten eines Kollapses bewirken, der nicht selten zum Tode führt (*Wasserintoxikation*).

Von ebenso großer Bedeutung wie die Störungen im Mineral- und Wasserhaushalt sind die des *Kohlenhydratstoffwechsels*. Die Resorption der Glukose aus dem Darm ist verlangsamt. Der Körper ist nicht mehr imstande, Eiweiß in ausreichender Menge in Kohlenhydrate umzuwandeln (EVANS). Dies kommt unter anderem in einer verminderten Stickstoffausscheidung mit dem Harn zum Ausdruck.

Gleichzeitig besteht aber, wie der gegenüber der Norm erhöhte respiratorische Quotient zeigt, ein vermehrter Kohlenhydratverbrauch. Es ist daher kein Wunder, daß die Glykogenvorräte der Leber bei nebennierenlosen Tieren vermindert sind. Nach 24stündigem Hungern ist die Leber fast glykogenfrei und der Glykogengehalt des Muskels auf $^1/_3$ gesunken (s. Tab. 6; die Werte sind einer Arbeit von LONG, KATZIN und FRY entnommen); auch im Herzmuskel ist die Glykogenmenge vermindert. Der Blutzuckerspiegel liegt an der unteren Grenze der Norm oder darunter. Die Hypoglykämie kann so beträchtlich sein, daß hypoglykämische Symptome (s. S. 96) auftreten. Während Adrenalin unter normalen Verhältnissen ein starkes Ansteigen des Blutzuckerspiegels hervorruft, ist es bei Rindeninsuffizienz nur sehr wenig wirksam.

Der rindeninsuffiziente Organismus zeigt eine erhöhte Empfindlichkeit gegenüber Insulin. So sind epinephrektomierte Ratten z. B. 24mal empfindlicher gegen das Inselhormon als normale (SWANN und FITZGERALD). Bei Addisonkranken können Insulindosen, die den Blutzuckerspiegel eines Gesunden kaum beeinflussen, bereits einen tödlichen hypoglykämischen Schock auslösen. Der niedrige Blutzuckerspiegel und die praktisch fehlende Gegenregulation nach Verabfolgung von Insulin beruhen auf dem Fehlen der Rindenhormone und nicht, wie man annehmen könnte, auf einem Mangel an Adrenalin.

Eine erhöhte Empfindlichkeit besteht auch gegenüber Thyroxin, was leicht verständlich ist, da es unter dem Einfluß dieses Hormons ja zu einer weitgehenden Glykogenolyse in der Leber kommt, einer Glykogenolyse, die bei den geringen Glykogenvorräten rindeninsuffizienter Individuen zu einem vollkommenen Schwund derselben führen kann.

Außer zum Kohlenhydrat- und Eiweißstoffwechsel hat die Nebennierenrinde auch *Beziehungen zum Fettstoffwechsel*, die jedoch zur Zeit noch nicht geklärt sind (INGLE). Es sei hier nur die Beobachtung angeführt, daß die nach Pancreasentfernung oder Phosphorvergiftung sowie nach Zufuhr bestimmter Extrakte aus dem Hypophysenvorderlappen auftretende Leberverfettung ausbleibt, wenn vorher die Nebennieren entfernt werden, und daß man durch Injektion von 11-Dehydrocorticosteron bei der Maus eine Fettablagerung in der Leber hervorrufen kann (KENDALL; KOCHAKIAN).

Schließlich seien noch die *Störungen der Genitalfunktion* und der *Laktation* erwähnt, die sich bei Ausfall der Rindenfunktion finden. Die Menses sistieren; beim Mann erlischt die Potenz. Epinephrektomierte Tiere sind nicht imstande, ihre Jungen zu säugen. BROWNELL, LOCKWOOD und HARTMAN haben angenommen, daß die Unfähigkeit, Milch zu produzieren, auf dem Fehlen eines spezifischen, von ihnen „Cortilactin" genannten Hormons beruht. Die Existenz eines derartigen Stoffes in der Nebennierenrinde ist bis heute jedoch nicht sicher nachgewiesen worden. Die schweren Störungen des Mineral-, Wasser-, Kohlenhydrat- und Eiweißhaushaltes dürften aber völlig genügen, um das Ausbleiben der Laktation zu erklären. Sie sind auch der Grund dafür, daß Tiere, denen im jugendlichen Alter die Nebennieren entfernt wurden, im Wachstum stark zurückbleiben.

Die geschilderten Ausfallserscheinungen machen es ohne weiteres verständlich, daß jede stärkere Rindeninsuffizienz und erst recht der vollkommene Ausfall der Rindenfunktion nach Epinephrektomie den Organismus weitgehend der Möglichkeit beraubt, von außen an ihn herantretenden „Belastungen" erfolgreich zu begegnen. Schon Temperaturschwankungen, besonders solche nach unten, werden von nebennierenlosen Tieren schlecht vertragen. Wegen der ungenügenden Kohlenhydratvorräte und der Störungen im Muskelstoffwechsel, die unter anderem kein „Zittern" gestatten, kann nicht genügend Wärme produziert werden, so daß es zu einem Absinken der Körpertemperatur unter den Normalwert kommt (BAIRD,

CLONEY und ALBRIGHT; ROOS). Längerer Aufenthalt in kalter Umgebung führt zum Tode. In diesem Zusammenhang ist die Beobachtung THADDEAS erwähnenswert, daß nebennierenlose Katzen auf fiebererzeugende Mittel nur mit sehr geringem Fieber oder gar nicht reagieren.

Hitzeeinwirkung kann deshalb nicht kompensiert werden, weil die wirksamste Gegenmaßnahme, das Schwitzen, infolge der Dehydration bzw. der Schwierigkeit, das in den Geweben fixierte Wasser zu mobilisieren, versagt.

Ebenso besteht eine große Empfindlichkeit gegen verminderten Luftdruck bzw. Sauerstoffmangel. Dies erklärt sich aus den engen Beziehungen, die zwischen der Nebennierenfunktion und der Gewöhnung an Unterdruck bestehen, kommt es doch bei längerem Aufenthalt unter vermindertem Druck zu einer Hypertrophie der Nebennierenrinde (LANGLEY und CLARKE).

Verletzungen, die von normalen Tieren ohne jede Reaktion vertragen werden, können bei Rindeninsuffizienz zum Schock und zum Tod führen.

Zahlreich sind die Untersuchungen, die über die Herabsetzung der Widerstandsfähigkeit gegen Infektionen und Intoxikationen vorliegen. Nach Epinephrektomie besteht eine erhöhte Empfindlichkeit gegenüber Histamin, Adrenalin, Cholin, Harnstoff, Morphium, Phlorizin, Pepton, Nikotin, Veronal, Cyanide, Diphtherie- und Tetanustoxine sowie Infektionen mit den verschiedensten Bakterien. Ferner ist die Empfindlichkeit gegenüber dem anaphylaktischen Schock gesteigert (WYMAN). Durch Zufuhr von Rindenhormonen ist es möglich, die Tiere in einem gewissen Ausmaß vor dem tödlichen Schock zu schützen, der nach Reinjektion des zur Sensibilisierung benützten Eiweißes auftritt (WOLFRAM und ZWEMER; INGLE). Der Zusammenhang zwischen Nebennierenfunktion und Allergie ist zur Zeit Gegenstand zahlreicher Untersuchungen. R. ABDERHALDEN hat nachweisen können, daß bei Kranken mit allergischen Erscheinungen relativ häufig eine mangelhafte Rindenfunktion vorhanden ist.

Alle Ausfallserscheinungen können durch Zufuhr von Extrakten aus der Nebennierenrinde oder durch Verabfolgung von Rinderhormonen behoben werden. Innerhalb kurzer Zeit kehrt der Appetit zurück, die Durchfälle verschwinden, der Blutdruck steigt, die Muskelkraft nimmt zu, der Natrium-, Kalium- und Reststickstoffgehalt des Blutes normalisiert sich, ebenso der Wasserhaushalt, der Kohlenhydrat- und Eiweißstoffwechsel. Die ursprünglich vorhandene Widerstandsfähigkeit gegen Infektionen, Verletzungen usw. kehrt zurück.

Eine weitgehende Normalisierung bei Rindeninsuffizienz ist bereits durch alleinige Verabfolgung des Mineralocorticoids Desoxycorticosteron möglich. Man hat mit diesem Hormon nebennierenlose Hunde jahrelang am Leben halten können. Kranke mit Morbus Addison, die laufend mit Desoxycorticosteron plus Cortison behandelt werden, sind voll leistungsfähig und befinden sich in gutem Allgemeinzustand.

Eingangs wurde erwähnt, daß die Überlebenszeit nach Ausfall der Rindenfunktion sehr kurz ist. Ihre Länge ist jedoch nicht konstant; sie hängt vielmehr von einer ganzen Reihe äußerer Faktoren ab, die auch praktisch-therapeutisch von Bedeutung sind. Kochsalzreiche Ernährung und Zufuhr von reichlich Kohlenhydraten, durch die der ständige Natriumverlust zum Teil ausgeglichen und ein stärkeres Absinken der Glykogenvorräte verhindert wird, vermögen das Leben nebennierenloser Tiere beträchtlich zu verlängern, ebenso Ruhe und eine Umgebungstemperatur, die der Körpertemperatur nahe kommt. Diese Maßnahmen, vor allem die erhöhte Kochsalzzufuhr, setzen ferner den Bedarf an Corticosteroiden herab; dies trifft auch auf die Addisonsche Krankheit zu. Es gelingt sogar durch alleinige Verabfolgung großer Kochsalzmengen (7 bis 8 g beim Hund, 0,6 bis 0,9 g bei der Ratte) eine weitgehende Normalisierung des gestörten Elektrolytstoffwechsels herbeizuführen. Entzug des Kochsalzes bewirkt umgekehrt eine Verschlimmerung bestehender Insuffizienzerscheinungen. Hierauf beruht ein Test zur Erkennung einer latenten Unterfunktion der Nebennieren. Verabfolgt man einer Versuchsperson einige Tage lang eine kochsalzfreie Kost, so bleiben Natrium- und Kaliumgehalt des Blutes beim Gesunden normal. Ist die Nebenniere insuffizient, so sinkt der Natrium- und steigt der Kaliumgehalt im Blut.

Auch die Gravidität und die Pseudogravidität vermögen die Überlebenszeit epinephrektomierter Tiere zu verlängern (COLLINGS). Dies beruht zweifellos auf der Anwesenheit des vom gelben Körper und der Placenta produzierten Progesterons, ist es doch möglich, nebennierenlose Tiere mit hohen Dosen Gelbkörperhormon eine Zeitlang am Leben zu halten (EMERY und GRECO). Wahrscheinlich ist der Organismus imstande, Progesteron in das chemisch nahe verwandte Desoxycorticosteron oder ein anderes Rindenhormon überzuführen. Der umgekehrte Vorgang, die Umwandlung von Desoxycorticosteron in Progesteron, ist in vivo nachgewiesen worden (s. S. 35). Interessant ist die Beobachtung, daß Schwangere, die an der Addisonschen Krankheit leiden, mit dem Fortschreiten der Gravidität allmählich immer weniger Desoxycorticosteron benötigen, da sie vom Foeten, dessen Nebennierenrinde schon frühzeitig in Funktion tritt, mit Rindenhormonen versorgt werden.

Ungünstig wirken eine kaliumreiche und eiweißreiche Kost, körperliche Anstrengungen und Aufregungen. Sie verkürzen die Lebenszeit und machen bei der Behandlung eine höhere Hormondosierung notwendig.

Welche Wirkungen üben nun die Mineralocorticoide und die Glukocorticoide im einzelnen aus? Das Mineralocorticoid *Desoxycorticosteron reguliert den Natrium-, Chlor- und Kaliumstoffwechsel* — es wird daher auch als *Elektrolytstoffwechselhormon* bezeichnet — *sowie den Wasserhaushalt*, während es den Kohlenhydratstoffwechsel so gut wie nicht beeinflußt. Es bewirkt eine starke Retention von Kochsalz und fördert die Ausscheidung von Kalium mit dem Harn. DORFMAN, POTTS und FEIL konnten mit Hilfe von radioaktivem Natrium zeigen, daß schon 1 γ des Hormons bei der nebennierenlosen Ratte eine deutliche Retention von Natrium verursacht. In größeren Mengen verabfolgt, senkt es den Kaliumgehalt des Blutes unter den Normalwert. Injiziert man z. B. Hunden längere Zeit hindurch täglich 25 mg Desoxycorticosteron, so fällt der Kaliumspiegel um fast 50% (KUHLMANN und Mitarbeiter). Die Tiere zeigen eine starke Muskelschwäche; sie vermögen kaum zu stehen. Es kommt offenbar zu einem Ersatz des Kaliums durch Natrium im Muskel, so daß eine Störung seines Energiestoffwechsels resultiert. Verabfolgt man Kalium oder wird das Hormon abgesetzt, tritt rasch Erholung ein. Ähnliche Erscheinungen können übrigens auch bei Addisonkranken auftreten, die ja eine kaliumarme Kost zu sich nehmen sollen, wenn die Desoxycorticosterondosierung zu hoch ist.

Eine weitere Folge dieser Überdosierung ist, vor allem bei salzreicher Nahrung, das Auftreten von Ödemen, die durch die Kochsalzretention bedingt sind. Die hieraus resultierende Erhöhung des osmotischen Druckes im Blut und in den Geweben dürfte der Grund für die Polydipsie sein, die man bei längerer Zufuhr des Steroids beim normalen Tier beobachtet (KUHLMAN und Mitarbeiter).

Angriffspunkt des Desoxycorticosterons ist wahrscheinlich die Niere. Es fördert die Rückresorption von Natrium und Chlor in den Tubuli, womit gleichzeitig die Möglichkeit erhöht wird, harnpflichtige stickstoffhaltige Stoffwechselendprodukte, in erster Linie Harnstoff, im Austausch gegen Kochsalz auszuscheiden.

Weitere Wirkungen des Desoxycorticosterons beziehen sich auf den Kreislauf. Beim Normalen vermehrt es das Plasmavolumen (CLINTON und THORN; SWINGLE und Mitarbeiter) und erhöht den Blutdruck (PERERA und Mitarbeiter). Da

Rindenextrakte diese Wirkung nicht besitzen, kann angenommen werden, daß die Glukocorticoide das Mineralocorticoid antagonistisch beeinflussen. Die Glukocorticoide selbst besitzen allerdings praktisch so gut wie keinen Einfluß auf den Blutdruck und das Plasmavolumen.

Hauptsächlich HAYANO und Mitarbeiter haben sich mit dem Einfluß des Desoxycorticosterons auf die *Aktivität von Fermenten* beschäftigt. Sie fanden, daß dieses Steroid die d-Aminosäurenoxydase hemmt. Da sich die Hemmungswirkung durch Zusatz des Cofermentes, Isoalloxazin-adenindinucleotid, wieder aufheben läßt, scheint die Inhibitorwirkung auf einer Reaktion zwischen dem Apoferment und dem Desoxycorticosteron zu beruhen. Das Hormon hemmt ferner die Tyrosinaseaktivität, was angesichts des gestörten Tyrosinstoffwechsels beim Addisonkranken von besonderem Interesse ist. In geringerem Umfang werden ferner die Urease, Lipase, Ascorbinsäureoxydase und die Transaminasen gehemmt. Die Aktivität der Glutaminase, der Hefedecarboxylase und des Trypsins wird gesteigert. Nicht beeinflußt werden das Cytochrom C-Cytochromoxydase-System, die saure Phosphatase, Amylase, 1-Aminosäurenoxydase, Arginase, Adenosintriphosphatase, Ribonuclease, Bernsteinsäuredehydrogenase und die Xanthinoxydase.

Im Tierversuch kann man durch längere Behandlung mit sehr hohen Dosen Desoxycorticosteron bei gleichzeitiger Zufuhr größerer Kochsalzmengen Nephrosklerose, Myocardschäden, Hypertonie und Arthritiden hervorrufen (SELYE).

17-Oxy-11-desoxycorticosteron beeinflußt den Natrium- und Kaliumhaushalt in derselben, wenn auch viel schwächeren Weise wie Desoxycorticosteron. Im Überlebenszeit-Test ist es ungefähr 13mal weniger wirksam als die letztgenannte Verbindung; auf den Blutdruck hat es keine Wirkung (MASSON und Mitarbeiter).

Die *Glukocorticoide* oder 11-Oxycorticoide *spielen eine wichtige Rolle im Kohlenhydrat- und Eiweißstoffwechsel.* Unter ihrem Einfluß werden Aminosäuren in Traubenzucker übergeführt, werden große Kohlenhydratmengen in Form von Glykogen in der Leber und im Muskel gespeichert (s. Tab. 6), wird die Glykogenolyse gehemmt und der Verbrauch an Kohlenhydraten herabgesetzt.

Tabelle 6.

Zustand bzw. Behandlung des Tieres	Normale Maus Glykogen in mg-%		Nebennierenlose Maus Glykogen in mg-%	
	Leber	Muskel	Leber	Muskel
Normal ernährt	2840	435	2177	479
Nach 24stünd. Hungern	346	228	44	158
Wiederholte Injektion von Rindenextrakt nach 24stünd. Hungern	2986	223	2370	182
Wiederholte Injektion von Rindenextrakt bei normaler Ernährung	9196	1014		

Alle diese Prozesse sind, wie bereits früher erwähnt, auf das schwerste gestört, wenn die Glukocorticoide fehlen. Die Umwandlung von Eiweiß in Kohlenhydrate ist unter diesen Umständen ungenügend, der Glykogenabbau vermehrt und die Kohlenhydratverbrennung erhöht. Die Folge ist eine Verarmung des Körpers an Kohlenhydratreserven, die sich besonders beim Hungern bemerkbar macht und unter anderem auch in der so typischen Hypoglykämie zum Ausdruck kommt.

Zufuhr von Rindenextrakten oder Glukocorticoiden bewirkt in relativ kurzer Zeit eine Normalisierung der Störung (s. Tab. 6). Es kommt zu einem Anstieg der Stickstoffausscheidung mit dem Harn, ein Beweis für die Glykoneogenese aus Eiweiß. Etwa 60% des ausgeschiedenen Stickstoffes stammen von Aminosäuren, die in Glukose umgewandelt wurden. Die Herabsetzung der Kohlenhydratverbrennung gibt sich in einem Sinken des respiratorischen Quotienten kund. Das Ansteigen der Stickstoffausscheidung geht dabei dem Sinken des respiratorischen Quotienten parallel. 17-Oxycorticosteron ist hinsichtlich der Glykogenspeicherung die aktivste Verbindung, dann folgen Cortison, Corticosteron und 11-Dehydrocorticosteron (PABST und Mitarbeiter).

An welchem Punkt und in welcher Weise die Oxycorticoide in den Prozeß der Umwandlung der glukoplastischen Aminosäuren (Glycin, Alanin, Serin, Aminobuttersäure, Valin, Prolin, Arginin, Cystin, Asparagin- und Glutaminsäure) in Glukose eingreifen, ist noch nicht ganz geklärt. Es gibt eigentlich nur drei Möglichkeiten eines Eingreifens, erstens bei der Mobilisierung des Gewebseiweißes, d. h. bei dessen Hydrolyse zu Aminosäuren, zweitens beim Desaminierungsprozeß und drittens beim Umbau der hierbei entstandenen Keto- und Oxysäuren zu Traubenzucker.

Proteine → Aminosäuren → Keto- bzw. Oxysäuren + NH_2 → Glukose.

Über den Einfluß der Corticosteroide auf die Hydrolyse der Proteine ist nichts bekannt. Untersuchungen des Desaminierungsvermögens von überlebendem Lebergewebe epinephrektomierter Katzen und Ratten haben ergeben, daß dieses deutlich herabgesetzt ist (RUSSELL und WILHELMI). Werden die Versuchstiere vorher mit Rindenhormonen behandelt, so ist die Fermentaktivität normal, ja es gelingt sogar hierdurch, sie über das normale Maß hinaus zu steigern. Neben der Störung der Tätigkeit der Desaminasen besteht auch eine Beeinträchtigung der Aktivität jener Fermente, die die Keto- und Oxysäuren in Glukose umwandeln. Nebennierenlose Tiere und Addisonkranke vermögen aus Milchsäure nur noch in beschränktem Umfang Glukose bzw. Glykogen zu bilden (THORN und Mitarbeiter). Rindenextrakte und Glukocorticoide normalisieren den Umfang der Glukoneogenese aus den Dreikohlenstoff-Verbindungen, während Desoxycorticosteron, wie zu erwarten, wirkungslos ist. Das Unvermögen rindeninsuffizienter Individuen, Brenztraubensäure und Milchsäure in Glukose überzuführen, läßt sich auch in vitro mit überlebendem Lebergewebe nachweisen. Nach Vorbehandlung mit Glukocorticoiden ist die Glukosebildung aus Milchsäure und Brenztraubensäure durch Leberschnitte erhöht (KOEPF und Mitarbeiter).

Auch im Haushalt anderer Fermente lassen sich bei epinephrektomierten Tieren Störungen nachweisen. Es ist jedoch zweifelhaft, ob diese immer primär durch den Ausfall der Corticosteroide bedingt sind, oder ob es sich hier nicht um eine Folge der schweren, durch den Mangel an Rindenhormonen verursachten Stoffwechselstörungen handelt. So ist z. B. die Menge des Cytochrom C und der Cytochromoxydase in Herz, Niere und Leber (TIPTON und Mitarbeiter), der Arginasegehalt von Leber und Niere (FOLLEY und GREENBAUM) und der Gehalt an alkalischer Phosphatase (KUTSCHER und WUST; VERNE und HÉBERT; VAIL und KOCHAKIAN) in der Darmschleimhaut und in der Niere vermindert. Die Cozymase (RUNNSTRÖM) der Niere und die saure Phosphatase verschiedener Organe zeigt keine Änderungen; die alkalische Phosphatase der Leber scheint eher eine Zunahme der Aktivität aufzuweisen. Durch Zufuhr von Rindenextrakten ist eine Normalisierung der Störungen im Haushalt der einzelnen Fermente möglich. Die Hyaluronidase wird durch Cortison gehemmt.

Cortison erhöht die Gerinnungsfähigkeit des Blutes.

Sind vermehrt Corticosteroide vorhanden, so nimmt der Gehalt des Plasmas an Peptidasen zu (R. ABDERHALDEN; HOLMAN, WHITE und FRUTON). Diese Zunahme wird dadurch bedingt, daß vermehrt Polypeptide im Körper auftreten, wenn unter dem Einfluß der Rindenhormone in erhöhtem Ausmaß Eiweiß in Kohlenhydrate übergeführt wird.

Mit Hilfe von Glukocorticoiden kann man bei normalen Tieren *Hyperglykämie und Glukosurie* hervorrufen. Ratten, die z. B. täglich 5 mg 17-Oxycorticosteron und reichlich Kohlenhydrate erhalten, scheiden pro Tag 10 g Zucker und mehr mit dem Harn aus. Stickstoffbilanzen haben ergeben, daß zwar vermehrt Glukose aus Eiweiß gebildet wird, daß aber bei weitem nicht die ganze ausgeschiedene Zuckermenge aus dieser Quelle stammt. Es besteht offenbar daneben noch eine beträchtliche Verminderung der Glukoseverwertung.

Die durch Rindenhormone ausgelöste Hyperglykämie und Glukosurie läßt sich selbst mit hohen Insulindosen nur schwer unter Kontrolle bringen. Verabfolgung von Glukocorticoiden führt bei pancreatektomierten Tieren erwartungsgemäß zu einer erheblichen Verschlimmerung des Diabetes; Desoxycorticosteron hat keinen Einfluß auf seine Schwere (INGLE und THORN).

Erkrankt ein Diabetiker an einer Addisonschen Krankheit oder entfernt man bei einem pancreaslosen Hund die Nebennieren, so tritt umgekehrt eine erhebliche Besserung der Zuckerkrankheit ein. Das Ausmaß der Hyperglykämie und Glukosurie nimmt ab, die Menge der Acetonkörper verringert sich. Dasselbe ist der Fall, wenn man an Stelle der Nebennieren die Hypophyse entfernt. Da nach Hypophysektomie die Nebennierenrinde infolge Fehlens des Corticotropins atrophiert, kann angenommen serden, daß die Besserung des Diabetes nach Entfernung der Hypophyse zum Teil auf dem Ausfall der Rindenhormone beruht.

Der Diabetes, der sich bei Krankheiten mit Überfunktion der Nebennieren findet (Cushingsche Krankheit, Virilismus), ist ein typischer „Steroid-Diabetes", d. h. er zeigt eine relative Insulinresistenz, negative Stickstoffbilanz trotz Glukosurie und milden Verlauf bei geringer Nahrungszufuhr.

Während das Mineralocorticoid Desoxycorticosteron praktisch keinen Einfluß auf den Kohlenhydrat- und Eiweißstoffwechsel hat, besitzen die Glukocorticoide eine gewisse Wirkung auf den Elektrolytstoffwechsel; sie ist allerdings bedeutend geringer als die des Desoxycorticosterons. Corticosteron, 17-Oxycorticosteron und Cortison rufen eine Steigerung der Kochsalzausscheidung hervor (INGLE und Mitarbeiter). 11-Dehydrocorticosteron nimmt hinsichtlich seiner physiologischen Wirkungen eine Art Mittelstellung zwischen Mineralo- und Glukocorticoiden ein.

Zwischen Mineralo- und Glukocorticoiden bestehen in mancher Hinsicht antagonistische Beziehungen, die von großem theoretischem und praktischem Interesse sind. So üben Cortison und 17-Oxycorticosteron eine ausgesprochen hemmende Wirkung auf die mesenchymalen Gewebe aus. Die Hemmung des Bindegewebswachstums erklärt ohne weiteres die Verzögerung der Wundheilung bei Cortisonverabfolgung (RAGAN und Mitarbeiter). Die Glukocorticoide wirken ferner entzündungshemmend. Die Mineralocorticoide besitzen dagegen eine entzündungsfördernde Wirkung; sie fördern das Wachstum der mesenchymalen Gewebe (SELYE).

Längere Zufuhr von Rindenextrakten, Glukocorticoiden oder Desoxycorticosteron führt durch Hemmung der Corticotropinbildung zu einer Inaktivitätsatrophie der körpereigenen Nebennierenrinde. Besonders wirksam scheinen hier die Glukocorticoide zu sein, die Veränderungen hervorrufen, wie sie sonst nur nach Hypophysektomie gesehen werden. Auch nach längerer Verabreichung von Testosteron und besonders von Progesteron atrophiert die Rinde.

Während die Mehrzahl der Forscher der Ansicht ist, daß die Nebennierenrinde zwei Gruppen von Hormonen bildet, eben die Mineralocorticoide und die Glukocorticoide, nimmt VERZÁR an, daß die Wirkungsunterschiede, die zwischen dem Desoxycorticosteron und den 11-Oxycorticoiden bestehen, nicht qualitativer, sondern mehr quantitativer Art sind. Nach VERZÁR vermag Desoxycorticosteron die Wirkungen der Glukocorticoide auszuüben, wenn man ihm genügend Zeit zur Wirkungsentfaltung läßt.

Von großem Interesse sind in diesem Zusammenhang kürzlich gemachte Beobachtungen, wonach die *Nebenniere die Fähigkeit hat, in spezifischer Weise Steroide am C-11-Atom zu oxydieren*. Durchströmt man überlebende Rindernebennieren mit 11-Desoxycorticosteron, so enthält die abfließende Flüssigkeit Corticosteron; 17-Oxy-11-desoxycorticosteron wird in entsprechender Weise in 17-Oxycorticosteron verwandelt (HECHTER und Mitarbeiter). Die Nebenniere vollzieht hier innerhalb weniger Augenblicke einen Prozeß, zu dessen Durchführung der Chemiker Wochen und Monate braucht. SAVARD, GREEN und LEWIS haben gezeigt, daß sich diese Umwandlung durch Bebrütung von Nebennierenbrei mit den beiden obengenannten Desoxycorticosteroiden auch in vitro durchführen läßt. Nach 3stündigem Bebrüten von 400 γ 17-Oxy-11-desoxycorticosteron mit Nebennierenbrei entstehen etwa 350 γ 17-Oxycorticosteron (SWEAT). Eine Bestätigung bedarf noch die Mitteilung von SENECA und Mitarbeitern, die bei in vitro-Versuchen fanden, daß Nebennierengewebsbrei aus zugesetztem Desoxycorticosteron in Gegenwart von Insulin, Ascorbinsäure, Pyridoxin, Lactoflavin und Nikotinsäure Cortison zu bilden vermag.

Im Vergleich zu unseren Kenntnissen über den Stoffwechsel der Keimdrüsenhormone ist über den *Stoffwechsel der Nebennierenrindenhormone* noch relativ wenig bekannt. Sie werden im Körper sehr schnell inaktiviert. In welchem Organ die Inaktivierung stattfindet, ist noch unbekannt. Sie ist auch dann vorhanden, wenn der Darm, die Leber und die Nieren entfernt werden (VOGT).

Wird Desoxycorticosteron verabfolgt, so steigt die Pregnandiolausscheidung mit dem Harn stark an (CUYLER, ASHLEY und HAMBLEN). Das Rindenhormon wird also im Körper zu einem Diol reduziert. Addisonkranke sind zu dieser Umwandlung nur in sehr geringem Umfang befähigt (HORWITT, DORFMAN und FISH).

Die wichtigsten im Harn ausgeschiedenen *Stoffwechselprodukte der Rindenhormone sind die neutralen 17-Ketosteroide vom α- und β-Typ*. Von diesen stammen die β-Ketosteroide, die etwa 10 bis 15% der Gesamtmenge der Ketosteroide ausmachen und die mit Digitonin fällbar sind, ausschließlich aus dem Stoffwechsel der

Tabelle 7.
Verhalten der 17-Ketosteroidausscheidung in verschiedenen Lebensaltern.

Alter in Jahren	17-Ketosteroide in mg pro Tag	
	Mann	Frau
5	2,5	2,0
10	8,0	7,0
15	11,0	8,0
20—40	16,0 (10,5—22,4)	10,0 (7—17,5)
70—85	5,4 (3—12)	

Nebennierenrindenhormone, während die α-Ketosteroide aus der Nebennierenrinde und dem Hoden herrühren. Bei der Frau stammen alle 17-Ketosteroide aus dem Rindenhormonstoffwechsel; beim Mann entfallen $^2/_3$ der 17-Ketosteroide des Harnes auf den Rindenhormon- und $^1/_3$ auf den Testosteronstoffwechsel (ENGSTROM, MASON und PINCUS). Die täglich ausgeschiedene Menge ist abhängig vom Alter und Geschlecht (s. Tab. 7). Sie ist bei gesunden Personen individuell verschieden, bei einer und derselben Person aber auffallend konstant. Bemerkenswert ist das Ansteigen der Werte zur Zeit der Geschlechtsreife beim Mann sowie der starke Abfall in höherem Alter.

Aus dem Umfang der Ketosteroidausscheidung lassen sich Rückschlüsse auf den jeweiligen Funktionszustand der Rinde ziehen (s. Tab. 8). Jede stärkere Beanspruchung des Organismus, z. B. infolge von Verletzungen, einer Operation, der Einwirkung von großer Hitze und Kälte führt sofort zu einem Ansteigen der Menge der Ketosteroide im Harn. Extrem hohe Werte, die das Hundertfache der Norm betragen können, werden bei Tumoren der Nebennierenrinde, speziell wenn es sich dabei um Carcinome handelt, beobachtet. An der Vermehrung nimmt vor allem das Dehydro-isoandrosteron teil, eine androgen sehr wirksame Verbindung, die man früher als ein Endprodukt des Testosteronstoffwechsels angesehen hat. Der normale Mann und die normale Frau scheiden etwa 0,2 mg dieses Steroids pro Liter Harn aus; bei bösartigem Rindentumor hat man 50 mg und mehr pro Liter gefunden. Auch die beim Interrenalismus oder bei der Cushingschen Krankheit vorhandene Hyperfunktion der Rinde äußert sich in einer vermehrten Ketosteroidausscheidung. Auf der anderen Seite findet man bei Unterfunktion der Nebennierenrinde (Addisonsche Krankheit, Panhypopituitarismus) eine Verminderung der neutralen Harnketosteroide. Bei Frauen, bei denen die 17-Ketosteroide ja fast ausschließlich aus dem Rindenhormonstoffwechsel stammen, können sie sogar ganz fehlen.

Tabelle 8.
Verhalten der Ketosteroid- und Oxycorticosteroidausscheidung unter verschiedenen Bedingungen.

	17-Ketosteroide in mg	11-Oxycorticosteroide (ausgedrückt in mg Cortison)[1]
Normaler Mann	16	0,062
Normale Frau	10	0,039
Cushingsches Syndrom	10—25	0,2 —0,7
Rindenhyperplasie (Virilismus)	20—30	0,05—0,065
Rindencarcinom	50—500	
Körperliche Belastung („Stress")	20—30	
Addisonsche Krankheit	0—8	0—0,015
Panhypopituitarismus (SimmondsscheKachexie)	0—4	0

[1] Nach VENNING und Mitarbeitern.

17-Ketosteroide kommen auch im Fruchtwasser vor, und zwar enthält das männlicher Früchte im Durchschnitt 2,28, das weiblicher Früchte 0,62 mg pro Liter (JAWORSKI und KOWALEWSKI).

Neben den androgen wirksamen und den biologisch unwirksamen Endprodukten des Corticosteroidstoffwechsels werden *mit dem Harn auch Steroide mit den Wirkungen der Rindenhormone ausgeschieden* (Harn-Corticosteroide bzw. -Corticoide). Bei diesen Verbindungen, die übrigens nicht bei der Bestimmung der neutralen

17-Ketosteroide erfaßt werden, handelt es sich um Glukocorticoide, die z. T. jetzt identifiziert werden konnten (s. unten). Ihre Menge läuft der der 17-Ketosteroide parallel, d. h. bei Hypofunktion der Rinde ist sie vermindert, bei Hyperfunktion vermehrt (s. Tab. 8).

Die chemischen Methoden zur quantitativen Bestimmung der Harn-Corticosteroide ergeben stets höhere Werte als die biologischen. Sie erfassen offenbar neben den aktiven auch verschiedene inaktive Steroide mit. Auch die Menge dieser chemisch bestimmbaren Steroide ist abhängig vom Funktionszustand der Nebennieren; Hyperfunktion geht mit einer Vermehrung, Hypofunktion mit einer Verminderung derselben einher; Verletzungen, Infektion, Operation usw. bewirken eine Zunahme. BASSIL und HAIN fanden (mit der von ihnen verbesserten Methode DAUGHADAY) im menschlichen 24-Stundenharn 1,5 bis 2,5 mg, KING und MASON (mit der Methode von CORCORAN und PAGE) beim gesunden Mann Werte zwischen 0,21 und 1,16 (Durchschnitt 0,52) mg und bei der gesunden Frau Werte zwischen 0,44 und 0,79 (0,60) mg. Beim Neugeborenen wurden 0,18, beim 6 jährigen Kind 0,24 und beim 14 jährigen Kind 0,32 mg Corticosteroide gefunden. Ihre Menge nimmt somit im Jahr um etwa 0,01 mg zu. STAUDINGER und SCHMEISSER ermittelten mit ihrer Methode pro Tag eine Corticosteroid-Ausscheidung von durchschnittlich 700 γ beim Mann. Bei der Frau betrug die Ausscheidung 400 bis 500 γ, zur Zeit der Menses 700 bis 800 γ. Erhöhte Werte wurden während der Schwangerschaft (1700 bis 2000 γ) und bei der Cushingschen Krankheit (2000 γ) gefunden, erniedrigte bei Morbus Addison (169 γ). Durch Verabfolgung von Desoxycorticosteron gelang es, beim Addisonkranken die Ausscheidung zu normalisieren.

Alle Steroide mit den Wirkungen der Rindenhormone wurden entweder zuerst aus der Nebennierenrinde isoliert oder wie das Desoxycorticosteron nachträglich in ihr gefunden. Aus 500 kg Nebennieren vom Rind wurden von REICHSTEIN und Mitarbeitern bzw. KENDALL 340 mg Corticosteron, 330 mg 11-Dehydrocorticosteron, 37 mg 17-Oxycorticosteron, 500 mg Cortison und 12 mg 11-Desoxycorticosteron gewonnen. KUIZENGA und Mitarbeiter isolierten aus 450 kg Nebennieren vom Schwein 600 mg 17-Oxycorticosteron und 240 mg Cortison.

Der *Nachweis und die Identifizierung von Corticosteroiden in Körperflüssigkeiten ist erst in den letzten Jahren geglückt*. NELSON, REICH und SAMUELS gelang es, aus dem Nebennierenvenenblut eines Hundes, der zuvor mit Corticotropin behandelt worden war, 17-Oxycorticosteron in krystallisierter Form zu erhalten. SPENCER wies mit seiner hochempfindlichen biologischen Methode im Blut der Nebennierenvene des Hundes pro ccm Plasma 4 γ und im Blutplasma der A. carotis pro ccm 0,04 γ einer Verbindung mit den Wirkungen des Desoxycorticosterons nach. Nach PASCHKIS und Mitarbeitern entspricht die Glukocorticoidaktivität von 1 ccm Plasma des Nebennierenvenenblutes (Hund) jener von 14 bis 50 γ 11-Dehydrocorticosteron. Auch im peripheren arteriellen Blut ließ sich das Vorhandensein von Glukocorticoiden nachweisen. Der normale Gehalt des menschlichen Blutes an 17-Oxycorticosteroiden beträgt 4—10 γ-%. Zufuhr von Corticotropin, Adrenalin und Insulin bewirkt einen Anstieg des Corticosteroidspiegels. VOGT, die mittels des Kältetestes von SELYE und SCHENKER die Rindenhormonmengen im Nebennierenvenenblut bestimmte, hat berechnet, daß ein 10 kg schwerer Hund einen Tagesbedarf an Corticosteroiden hat, der dem Hormongehalt von 17000 g Rindernebennieren entspricht. Die Nebennierenrinde des Menschen soll pro Tag 40—60 mg Corticosteroide bilden.

Aus 1000 Liter normalem Männerharn isolierte SCHNEIDER 32 mg reines Cortison. MASON gewann aus dem Tagesharn von Patienten mit Gelenkrheumatismus, die mit Corticotropin behandelt wurden, mehrere Milligramm 17-Oxycorticosteron. Im Harn eines Falles von Cushingschem Syndrom, der während 25 Tagen gesammelt wurde, fanden MASON und SPRAGUE nicht weniger als 191 mg 17-Oxycorticosteron.

Von großem Interesse ist der Befund, daß im Schweiß von Personen, die großer Hitze ausgesetzt waren oder große körperliche Anstrengungen hinter sich hatten,

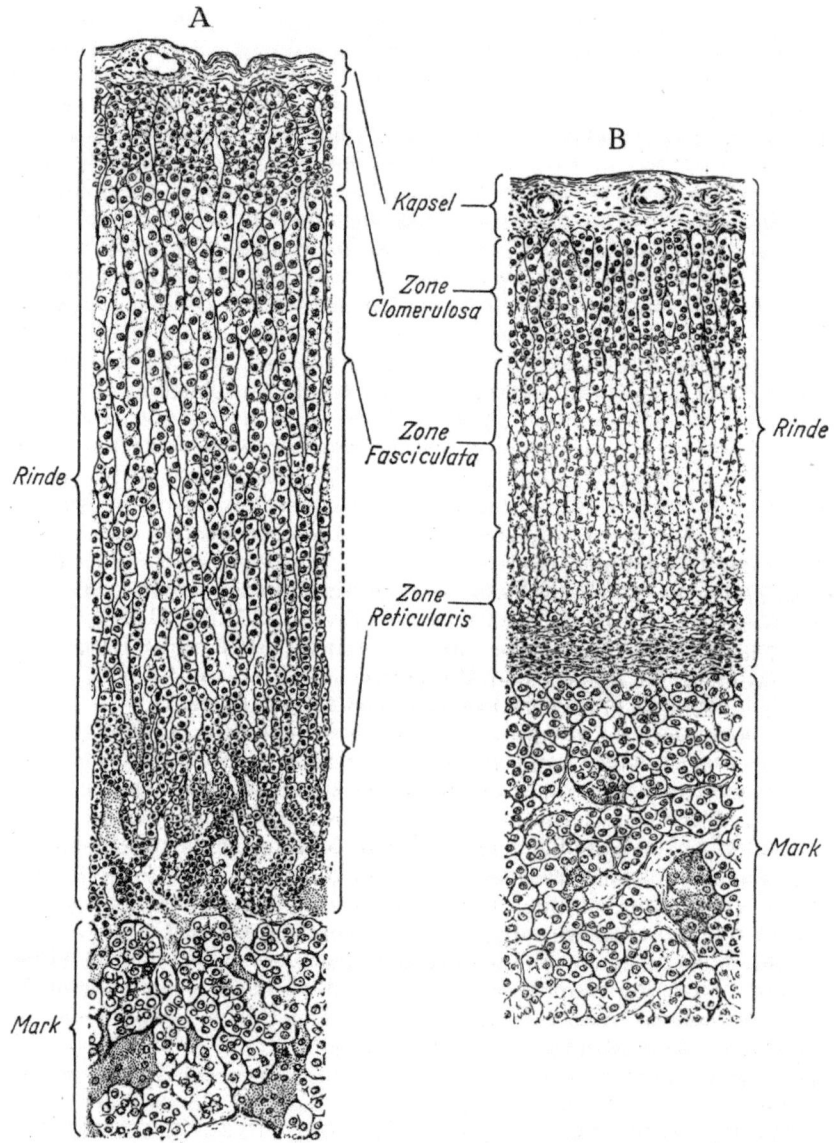

Abb. 16. Schnitt durch die Nebenniere einer normalen (A) und einer hypophysenlosen Ratte (B). (Nach TURNER.)

recht beträchtliche Mengen von Corticosteroiden vorhanden sind, nämlich durchschnittlich 57γ pro 100 ccm Schweiß (NICHOLS und MILLER).

Die *Tätigkeit der Nebennieren wird durch das im Hypophysenvorderlappen gebildete Corticotropin reguliert* (s. S. 113). Fehlt das Hormon, so atrophiert die Rinde, vor allem die Zona fasciculata, innerhalb kurzer Zeit; das Mark bleibt dagegen unbeeinflußt (s. Abb. 16). Die nach Hypophysektomie auftretenden Ausfallserscheinungen, speziell jene im Bereich des Kohlenhydratstoffwechsels, sind zu einem großen Teil sekundär durch den Fortfall der Nebennierenrindenhormone bedingt. Dies trifft auch auf die Symptome zu, die man bei Kranken mit Unterfunktion der Hypophyse (Hypopituitarismus) beobachtet. Umgekehrt beeinflußt aber auch die Nebennierenrinde die Hypophyse. Nach doppelseitiger Entfernung der Nebennieren sinkt der Corticotropingehalt des Vorderlappens auf ungefähr $^1/_5$ des Normalwertes ab (CHENG und SAYERS). Die Zahl der basophilen Zellen im Vorderlappen nimmt ab; die Zellen werden kleiner und verlieren ihre Granula. Auch die eosinophilen Zellen weisen manchmal Degenerationszeichen auf (SHUMACKER und FIROR). Dieselben Veränderungen finden sich bei Addisonkranken. Andererseits ist bei Vermehrung der basophilen Zellen, beim sogenannten basophilen Adenom oft eine starke Hypertrophie der Nebennierenrinde mit einer entsprechend erhöhten Aktivität vorhanden.

Auf die engen Beziehungen zwischen Nebennierenrinde und Keimdrüsen wurde bereits eingegangen (s. S. 47). Kastration bewirkt bei männlichen Tieren konstant eine Hypertrophie der Zona reticularis und der Zona fasciculata (HALL und KORENCHEVSKY). Sie kann durch Zufuhr des männlichen Sexualhormons verhindert werden. Bei weiblichen Tieren zeigt sich nach Kastration in Abhängigkeit vom Alter entweder eine Abnahme oder eine Zunahme des Nebennierengewichts (HASHIMOTO). Androgene rufen bei männlichen und weiblichen Tieren entweder eine Atrophie der Nebennieren hervor oder sie sind wirkungslos. Bei hypophysenlosen Ratten scheinen sie die Atrophie der Rinde verzögern zu können (LEONARD). Oestrogene sollen, besonders in kleinen Dosen, eine Hypertrophie bewirken (BOURNE und ZUCKERMAN). Da dies nicht der Fall ist, wenn die Hypophyse fehlt, dürfte dieser Effekt dadurch zustande kommen, daß die Oestrogene die Hypophyse zu einer Mehrbildung von Corticotropin veranlassen. Gestagene verursachen, wie bereits erwähnt, in hoher Dosierung eine sehr ausgeprägte Rindenatrophie (CLAUSE).

Die Beziehungen zwischen Schilddrüse und Nebennieren konnten bisher noch nicht völlig geklärt werden. Nach Thyreoidektomie ist die Reaktionsfähigkeit der Rinde herabgesetzt, sogar gegenüber Corticotropin; sie neigt zur Atrophie (ROSEN und MARINE; FREEDMAN und GORDON). Verabfolgung von Rindenextrakten ruft keine Veränderungen der Schilddrüsentätigkeit hervor. Die Hypertrophie der Nebennierenrinde, die man nach Injektion von Thyroxin beobachtet, kommt über die Hypophyse zustande, ist also sekundär bedingt; sie fehlt bei hypophysektomierten Tieren (INGLE und HIGGINS; SWANN). Die Nebennierenrinde und die Epithelkörperchen beeinflussen sich gegenseitig nicht.

Sehr enge Beziehungen bestehen dagegen zwischen Nebennieren und Thymus. Nach Epinephrektomie kommt es zu einer Hypertrophie der Thymusdrüse und der übrigen lymphatischen Gewebe. Eine solche ist auch bei der Addisonschen Krankheit sowie beim Waterhouse-Friderichsenschen Syndrom (doppelseitige massive Nebennierenblutung) vorhanden. Im Blut ist die Zahl der Lymphocyten vermehrt.

Umgekehrt findet sich bei Hypertrophie der Nebennierenrinde, wie sie z. B. nach intensiver körperlicher Arbeit (ANDERSEN) oder bei besonderen Anforderungen an die Abwehrkräfte des Organismus auftritt (SELYE), eine oft sehr weitgehende Atrophie der Thymusdrüse und der Lymphdrüsen. Eine Involution des lymphatischen Gewebes läßt sich auch durch Zufuhr von Corticotropin, das ja eine vermehrte Ausschüttung von Rindenhormonen verursacht, sowie durch Injektion der Corticosteroide selbst hervorrufen. Von diesen sind besonders aktiv Corticosteron und Cortison, während Desoxycorticosteron nur wenig wirksam ist (WELLS und KENDALL; INGLE). Die Atrophie des Lymphgewebes ist mit einer Abnahme der Zahl der Lymphocyten verbunden; es tritt eine Lymphopenie auf. Die Auflösung der Lymphocyten geht mit einer Vermehrung der Serumglobuline und einer vermehrten Ausscheidung von Harnsäure einher. Die Gesamtzahl der Granulocyten nimmt zu. Überaus charakteristisch ist die starke Abnahme der Eosinophilen im Blut nach Injektion von Rindenextrakten, 17-Oxycorticosteron und Corticotropin. So ruft z. B. die Injektion von 20 mg 17-Oxycorticosteron eine Abnahme der Eosinophilen um 65%, eine Abnahme der Lymphocyten um 40% und eine Zunahme der Gesamtgranulocytenzahl um 180% hervor. 11-Dehydrocorticosteron und Desoxycorticosteron sind in dieser Hinsicht unwirksam (FORSHAM und Mitarbeiter; HILLS und Mitarbeiter).

Das rote Blutbild wird ebenfalls von den Corticosteroiden beeinflußt. Sind sie in ungenügender Menge vorhanden, so sinkt die Erythrocytenzahl, es kommt zu einer Anämie. Vermehrte Bildung der Rindenhormone, wie man sie z. B. bei Morbus Cushing findet, hat eine Polycythämie zur Folge.

Bestimmungsmethoden und Einheiten.

Zur Bestimmung der Aktivität der Nebennierenrindenhormone ist eine ganze Anzahl von Methoden angegeben worden. Man kann sich hier schon deshalb nicht mit einem Verfahren begnügen, weil die einzelnen Rindenhormone ja verschiedene Vorgänge im Körper regulieren (s. Tab. 9). Besondere Aufmerksamkeit muß bei allen diesen Testen der Art der Ernährung geschenkt werden, da speziell der Kochsalz- und Kohlenhydratgehalt der Nahrung den Hormonbedarf der Tiere stark beeinflußt.

Bei den sogenannten *Überlebenszeit-Testen* werden den Versuchstieren die Nebennieren entfernt und dann die geringste Menge eines Präparates ermittelt, welche die Tiere am Leben bzw. das Wachstum jüngerer Tiere aufrechtzuerhalten vermag. PFIFFNER, SWINGLE und VARS wählten als Versuchstier den Hund, HARTMAN und THORN, CARTLAND und KUIZENGA und andere die Ratte. Als *Hundeeinheit* wird die kleinste tägliche Hormondosis pro Kilogramm Körpergewicht bezeichnet, durch die das Gewicht konstant und der Reststickstoff des Blutes 7 Tage lang auf normaler Höhe gehalten wird.

Eine *Ratteneinheit nach* TSCHOPP ist in der Menge eines Präparates enthalten, die pro Tag notwendig ist, damit 50% von 40 bis 50 g schweren epinephrektomierten Ratten den 15. Versuchstag überleben.

Beim *Everse-de Fremery-Test* dient die Behebung der Adynamie nebennierenloser Tiere als Kriterium der Aktivität eines Stoffes (EVERSE und DE FREMERY). Der M. gastrocnemius epinephrektomierter Ratten wird elektrisch gereizt und die Zeit bis zu der sehr schnell eintretenden Ermüdung gemessen. Durch Verabfolgung von Rindenhormon läßt sich eine Besserung bzw. Beseitigung dieser Muskelermüdbarkeit erzielen. Eine Einheit ist hier die kleinste Menge eines Stoffes, die, an 4 aufeinanderfolgenden Tagen verabfolgt, wirksam ist. Nach den Angaben von REICHSTEIN und SHOPPEE entspricht eine *Everse-de Fremery-Einheit* etwa 50 bis 100 Hunde-Einheiten. Ein anderer Arbeitstest ist der *Ingle-Test*, bei dem der M. gastrocnemius nebennierenloser, in leichter Narkose befindlicher Ratten belastet und bis zur Erschöpfung faradisch gereizt wird. Die kleinste Menge eines Präparates, welches dieselbe Wirkung wie 2mal 0,2 mg 17-Oxy-11-dehydrocorticosteron besitzt, wird als *Ingle-Einheit* bezeichnet.

Verfahren, denen Anomalien im Kohlenhydratstoffwechsel nebennierenloser Tiere zugrunde liegen, sind eine ganze Reihe angegeben worden. Beim *Glykogenspeicherungstest*, von dem verschiedene Modifikationen existieren (LONG, KATZIN

Tabelle 9.
Die Aktivität der sechs Corticosteroide und der amorphen Fraktion bei Anwendung verschiedener Teste (modifiziert nach Reichstein und Shoppee); ++++ = *stark wirksam,* + = *schwach wirksam.*

	Überlebens-Test an der Ratte	Überlebens-Test am Hund	Natrium-Retentions-Test	Everse-de Fremery-Test	Ingle-Test	Diabetogener Test	Anti-Insulin-Test
Desoxycorticosteron	++++	+++	++++	++++	±	0	0
17-Oxy-11-desoxy-corticosteron	++	?	++	++	±	?	0
Corticosteron ..	++	++	vermehrte Ausscheidung	++	+++	++	++
11-Dehydrocorticosteron	++	++	?	?	+++	++	?
17-Oxy-corticosteron	+	+	vermehrte Ausscheidung	+	++++	?	+++
17-Oxy-11-dehydrocorticosteron	+	+		+	++++	++	+++
Amorphe Fraktion	++++	++++	+	+++	+	±	?

und FRY; REINECKE und KENDALL; OLSEN und Mitarbeiter), werden epinephrektomierten Ratten 24 Stunden lang fasten gelassen. Dies führt zu einem fast völligen Verschwinden des Glykogens aus der Leber. Durch Verabfolgung von Rindenhormon kann der Glykogenschwund verhindert werden. Eine *Glykogen-Einheit* ist in der Menge eines Präparates enthalten, welche dieselbe Aktivität besitzt wie 1 γ Corticosteron, zugeführt in 4 Dosen mit 2stündigen Intervallen.

Zwei andere Methoden ermöglichen die Benützung intakter Tiere. Bei dem einen Verfahren (INGLE) erhalten die Ratten eine kohlenhydratreiche Kost; Zufuhr kohlenhydratstoffwechselwirksamer Steroide bewirkt Glykogenspeicherung, Hyperglykämie und Glukosurie, deren Ausmaß von der Menge des zugeführten Rindenhormons abhängt *(Diabetogener Test)*. Der *Anti-Insulin-Test* (JENSEN und GRATTAN) beruht auf der Beobachtung, daß mit Rindenhormon behandelte Mäuse auf Injektion von kleinen Insulindosen nicht mit Krämpfen reagieren. Wie beim Glykogen-Speicherungs-Test ist auch bei diesem Verfahren das Desoxycorticosteron praktisch wirkungslos, während die Glukocorticoide hoch aktiv sind.

Eine andere Methode, der *Kälte-Test* von SELYE und SCHENKER, beruht auf der Möglichkeit, nebennierenlose Ratten bei tiefer Temperatur mit Hilfe von Rindenhormonen am Leben zu erhalten. 24 Stunden nach der Epinephrektomie kommen die Tiere in einen Kühlschrank (2° bis 5° C) und erhalten nach 0, 3, 4 und 6 Stunden die zu untersuchende Substanz subcutan injiziert. Die Dosis kann auch auf einmal gegeben werden. Eine *Kälte-Einheit* ist die kleinste Menge eines Stoffes, die imstande ist, 6 von 9 Ratten am Leben zu erhalten.

Zur Prüfung der Wirksamkeit von Rindenhormonen, die den Elektrolytstoffwechsel regulieren, ist von HARTMAN, LEWIS und THATCHER der *Natriumretentions-Test* am Hund angegeben worden. Er beruht auf dem Befund, daß bestimmte Rindenhormone die Rückresorption von Natrium aus den Tubuli der Nieren erhöhen. Eine *Natriumretentions-Einheit* ist gleich $^1/_{10}$ jener Menge eines

Präparates, die dieselbe Steigerung der Natriumretention bewirkt wie 0,7 mg Desoxycorticosteron, und zwar beim gleichen Versuchstier.

Weit empfindlicher als das HARTMANsche Verfahren ist ein von SPENCER kürzlich angegebenes, bei dem als Versuchstiere epinephrektomierte Mäuse dienen. Auch hier wird aus dem Ausmaß der Natriumretention auf die Menge der Mineralocorticoide geschlossen. SPENCER konnte noch 1,5 bis 12 γ Desoxycorticosteron genau bestimmen.

Von den zahlreichen anderen biologischen Methoden seien hier nur noch der *Wasserintoxikations-Test* (EVERSOLE, GAUNT und KENDALL) sowie jene Verfahren erwähnt, denen die erhöhte Empfindlichkeit nebennierenloser Ratten gegenüber Medikamenten und Toxinen zugrunde liegt (PARKINS, SWINGLE, TAYLOR und HAYS; SELYE, DOSNE, BASSETT und WHITTAKER).

In den letzten Jahren werden immer häufiger auch *chemische Methoden* zur quantitativen Bestimmung der Corticosteroide, besonders im Harn, herangezogen. TALBOT und Mitarbeiter, HEARD und SOBEL sowie STAUDINGER und SCHMEISSER haben kolorimetrische Verfahren beschrieben, die auf dem Reduktionsvermögen der in der Seitenkette aller Rindenhormone vorhandenen Ketogruppe beruhen. Gewöhnlich wird Molybdänphosphorsäure angewandt, die zu Molybdänblau reduziert wird, das ein Absorptionsmaximum bei 650 bis 660 mμ hat. Bei einem anderen Verfahren wird die Seitenkette zu Formaldehyd oxydiert, dessen Menge anschließend bestimmt wird (ROMANOFF, PLAGER und PINCUS; DAUGHADAY und Mitarbeiter). Alle diese Methoden sind nicht streng spezifisch, wie schon aus der Tatsache hervorgeht, daß die mit ihnen ermittelten Werte bedeutend höher liegen als die mit biologischen Methoden gefundenen. Es ist eine ganze Anzahl von Störfaktoren vorhanden. So stört z. B. die Anwesenheit von bestimmten Arzneimitteln (Barbitursäurederivate, Herzglykoside, Pyrazolonabkömmlinge usw.) ganz erheblich.

Die niedrigsten Werte ergibt das *Staudinger-Schmeißersche Verfahren*, das wohl das zur Zeit exakteste sein dürfte. Es werden hier zwei Bestimmungen vorgenommen, und zwar eine nach spezifischer Zerstörung der Seitenkette $CO-CH_2 \cdot OH$ mit Alkali und eine zweite ohne diese Maßnahme. Aus der Differenz beider Werte errechnet sich die Rindenhormonmenge. Mit Hilfe der von DAUGHADAY und Mitarbeitern angegebenen Methode der Verteilung der Corticosteroide zwischen Wasser und Benzol ist es sogar möglich, die Glukocorticoide und die Mineralocorticoide getrennt zu bestimmen; die erstgenannten Steroide reichern sich in der wäßrigen Phase an, die letztgenannten im Benzol (WEISSBECKER und STAUDINGER).

PORTER und SILBER haben eine quantitative Methode beschrieben, die spezifisch für Cortison und andere 17,21-Dioxy-20-ketosteroide, z. B. 17-Oxy-11-desoxycorticosteron, sein soll. Sie beruht auf der Gelbfärbung, die Lösungen der genannten Steroide ergeben, wenn man Phenylhydrazin und Schwefelsäure hinzufügt.

In letzter Zeit ist es gelungen, die Hormone der Nebennierenrinde auch mit Hilfe der *Filterpapier-Chromatographie* zu bestimmen (ZAFFARONI, BURTON und KEUTMANN; HOFMANN und STAUDINGER). Als Lösungsmittel dienen dabei die Systeme Benzol-Formamid oder Toluol-Propylenglykol. Zur Feststellung der Standorte der Hormone wird eine alkalische Silbernitratlösung benutzt oder eine Lösung von Triphenyltetrazoliumchlorid, das von Rindenhormonen in alkalischem Milieu zur tiefroten Formazanverbindung reduziert wird. Mit dieser Methode lassen sich noch 10 bis 15 γ eines Rindenhormons annähernd quantitativ ermitteln. Besonders leicht kann das Cortison von den übrigen Rindensteroiden differenziert werden, da nur es mit einer Jod enthaltenden Kaliumjodidlösung in Mengen bis zu 15 γ herab eine intensive Blaufärbung gibt.

6. Die Tyrosinabkömmlinge.

a) Thyroxin.

Chemie.

Thyroxin, das 1915 von KENDALL in krystallisierter Form aus der Schilddrüse gewonnen und 1926 von HARINGTON in seiner Struktur aufgeklärt wurde, ist chemisch ein 3,5,3',5'-Tetrajodthyronin [$C_{15}H_{11}O_4NJ_4$; Mol.-Gew. 776,93]. Das Hormon krystallisiert in Rosetten, die bei 235 bis 236° unter Zersetzung schmelzen. Die spezifische Drehung beträgt in Natronlauge und Alkohol $[\alpha]_D^{21} = -3,2°$. Thyroxin ist löslich in Alkalien sowie in saurem und alkalischem 90%igem Alkohol; es ist unlöslich in Wasser und organischen Lösungsmitteln.

Nach der 1927 erstmals von HARINGTON und BARGER vollzogenen Synthese wird der Monomethyläther des Hydrochinons mit 3,4,5-Trijodnitrobenzol kondensiert. Das Kondensationsprodukt wird reduziert und diazotiert. Nach Einführung einer CN-Gruppe wird das Nitril zum Aldehyd reduziert. Durch die ERLENMEYERsche Synthese mittels Hippursäure gelangt man bei gleichzeitiger Entmethylierung zum Dijod-thyronin, das dann durch Jodierung in Tetrajodthyronin, d. h. Thyroxin übergeführt wird. Wie bei allen Synthesen erhält man den Razemkörper. Zur Herstellung der optisch aktiven Komponenten wird Formyldijod-thyronin hergestellt, das mit l- und d-α-Phenyläthylamin gespalten wird. Durch Abtrennung der Formylgruppe und Jodierung der d- und l-Komponenten werden dann das d- und l-Thyroxin gewonnen.

Neben dem Thyroxin findet sich in der Schilddrüse ein jodhaltiger Eiweißkörper, das 1899 von OSWALD isolierte *Thyreoglobulin*. Es enthält Thyroxin und *3,5-Dijodtyrosin*, und zwar entfallen 6 Moleküle Dijodtyrosin auf ein Molekül Thyroxin. Thyreoglobulin besitzt qualitativ dieselben biologischen Wirkungen wie Thyroxin. Das Molekulargewicht beträgt, je nachdem man bei der Berechnung das Sedimentationsgleichgewicht oder die Sedimentations- und Diffusionskonstanten zugrunde legt, 650000 bzw. 700000. Der isoelektrische Punkt des nativen Schweinethyreoglobulins liegt bei p_H 4,6. Der Eiweißkörper ist in Wasser schwer löslich, löst sich jedoch in verdünnten Neutralsalzlösungen und in verdünnten Alkalien.

Zur Gewinnung des Thyreoglobulins extrahiert man Schilddrüsen mit 0,9%iger Kochsalzlösung und fällt aus dem Extrakt das Protein durch Halbsättigung mit Ammonsulfat aus. Zur Reinigung wird das Thyreoglobulin wiederholt in verdünntem Alkali gelöst und mit verdünnter Essigsäure gefällt.

Physiologie.

Das von der Schilddrüse gebildete *l-Thyroxin reguliert die Intensität des Stoffwechsels im gesamten Organismus*. Es bestimmt das Ausmaß des Eiweiß-, Kohlenhydrat- und Fettumsatzes und damit die Höhe des Grundumsatzes. Als Grundumsatz bezeichnet man jene Kalorienmenge, die der Organismus bei völliger körperlicher und seelischer Ruhe und normaler Umgebungstemperatur in nüchternem Zustand (12 bis 16stündiges Fasten) innerhalb von 24 Stunden benötigt. Die Größe des Grundumsatzes ist abhängig vom Alter, Geschlecht, Größe und Körpergewicht bzw. Körperoberfläche. Abweichungen nach oben oder unten werden in Prozenten (+ oder —) ausgedrückt.

Die Wirkung des Schilddrüsenhormons erklärt zwanglos fast alle Symptome, die bei einem Mangel oder einer vermehrten Bildung des Hormons auftreten. Wird *zu wenig* oder bei Fehlen der Schilddrüse *gar kein Thyroxin produziert*, so ist die Stoffwechselintensität herabgesetzt, was in einem gegenüber der Norm mehr oder weniger stark verminderten Grundumsatz zum Ausdruck kommt. Die Wärmeregulation ist gestört; die Körpertemperatur liegt an der unteren Grenze der Norm, die Hauttemperatur darunter. Infolge des geringeren Sauerstoffbedarfs der Gewebe und des geringeren Anfalls von Stoffwechselschlacken wird der Kreislauf nur wenig beansprucht. Daher sind Minutenvolumen, Herzfrequenz, zirkulierende Blutmenge und Blutströmungsgeschwindigkeit herabgesetzt. Die Atemfrequenz ist verlangsamt. In der Haut kommt es zur Ausbildung eines sulzigen Ödems, das für die Unterfunktion der Schilddrüse (*Hypothyreose*) des Menschen so charakteristisch ist und Anlaß zur Prägung der Bezeichnung *Myxödem* für diese Krankheit gegeben hat. Weitere Symptome sind Hemmung der Diurese, Abnahme der Stickstoffausscheidung und eine starke Zunahme der Adeninausscheidung (FLÖSSNER und Mitarbeiter) mit dem Harn sowie eine Erhöhung des Cholesterinspiegels im Blut. Der Vitamin A-Spiegel des Blutes ist vermindert, da die in der Leber vor sich gehende Umwandlung des Carotins in Vitamin A gestört ist. Der erhöhte Carotinspiegel, er kann das 3—5fache des normalen betragen, ist die Ursache für die bei Myxödematösen häufige Gelbfärbung der Haut. Der Cytochrom C-Gehalt in Leber, Herz, Niere und Muskel nimmt ab; die Verringerung im Muskel kann bis zu 50% betragen (DRABKIN).

Mangel an Thyroxin in jugendlichem Alter hat ein Zurückbleiben im Wachstum zur Folge, das allerdings nicht so ausgesprochen ist wie nach Entfernung der Hypophyse (s. Abbildung 17).

Hyperfunktion der Schilddrüse (Hyperthyreose, Thyreotoxikose, Basedowsche Krankheit) sowie Zufuhr von Thyroxin, Thyreoglobulin oder Schilddrüsenpräparaten bewirken eine Steigerung der Stoffwechselprozesse. Das Ausmaß derselben ist abhängig von der Menge des in den Kreislauf gelangenden Hormons. Man hat Erhöhungen des Grundumsatzes von 100% und mehr beobachtet. Die Intensivierung des Stoffwechsels führt zu einer Abnahme des Körpergewichts, die auch durch vermehrte Nahrungsaufnahme nicht aufgehalten werden kann. Die Gewichtsabnahme

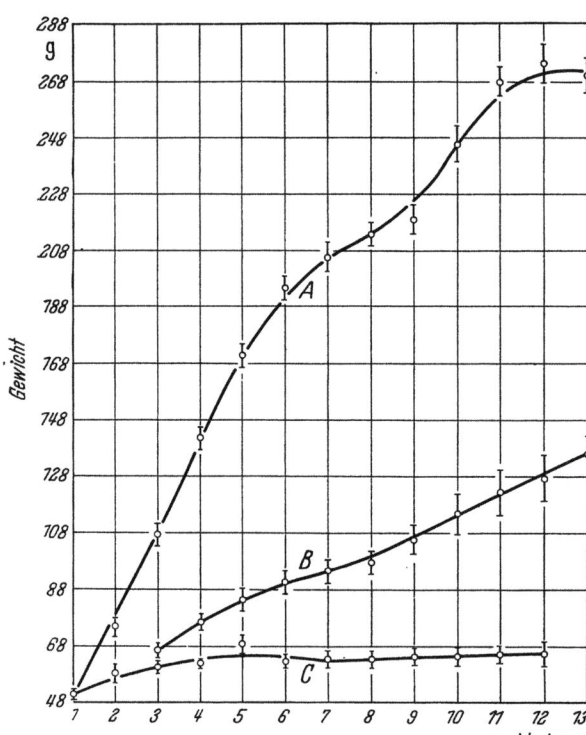

Abb. 17. Die Wirkung der Hypophysen- und Schilddrüsenentfernung auf das Wachstum der Ratte. Jede Kurve gibt das Durchschnittsgewicht von 20 Tieren wieder. A = normale Tiere; B = schilddrüsenlose Tiere; C = hypophysenlose Tiere. (Nach TURNER.)

beruht, besonders am Anfang, nicht nur auf einer „Einschmelzung" von Körpersubstanz, sondern auch auf Wasserverlusten. Thyroxin fördert die Diurese und steigert die Wasserabgabe durch die Haut und die Lungen. So beruhen die bei Entfettungskuren mittels Schilddrüsenpräparaten erzielten anfänglichen „Erfolge" zum größten Teil auf einer Wasserausschwemmung, enthält doch gerade das Fettgewebe sehr viel Wasser.

Zuerst werden die Kohlenhydrate angegriffen. Die Leber verliert unter dem Einfluß des Schilddrüsenhormons den größten Teil ihrer Glykogenvorräte, und zwar auch dann, wenn reichlich Kohlenhydrate zugeführt werden; das Muskelglykogen wird hingegen nur wenig angegriffen. Auch der Fettumsatz ist erhöht, ebenso der Eiweißstoffwechsel, wie die vermehrte Ausscheidung von Stickstoff mit dem Harn beweist; die Stickstoffbilanz ist negativ. Auch die Menge des Kreatins im Harn ist stark erhöht. Der Cholesterinspiegel des Blutes sinkt meist unter das normale Niveau. Wie bei der Hypothyreose ist der Vitamin A-Gehalt des Blutes vermindert, allerdings hier aus einem ganz anderen Grund, nämlich infolge des erhöhten „Verbrauchs" an Vitamin A. Der Vitamin C-Bedarf zeigt ebenfalls eine beträchtliche Steigerung. Der Cytochrom C-Gehalt von Leber, Herz, Niere und Muskel nimmt zu (DRABKIN).

Die enge Kopplung zwischen Kreislauf, Atmung und Stoffwechselintensität macht es verständlich, daß jede Steigerung des Stoffwechsels mit einer Steigerung der Herz- und Atemtätigkeit verbunden ist. Durch Erhöhung des Schlagvolumens, der Herzfrequenz, der Umlaufgeschwindigkeit und der Menge des zirkulierenden Blutes bei gleichzeitiger Erhöhung des Atemvolumens versucht der Organismus den gesteigerten Sauerstoffbedarf seiner Gewebe zu befriedigen. Die Steigerung der Verbrennungsvorgänge ist von einer vermehrten Wärmebildung begleitet, die zu einer Erhöhung der Körpertemperatur führt. Der Organismus bemüht sich, sie durch Wärmeabstrahlung und Wasserverdunstung von der Haut aus auf normaler Höhe zu halten. Diese Umstände erklären die erhöhte Hauttemperatur und das Schwitzen bei der Hyperthyreose.

Noch weitgehend ungeklärt sind die Beziehungen des Schilddrüsenhormons zum Nervensystem. Sowohl beim jugendlichen als auch beim erwachsenen Organismus führt das Fehlen dieses Hormons nicht nur zu einer körperlichen Trägheit, sondern auch zu einem beträchtlichen Nachlassen der geistigen Fähigkeiten und Aktivität; es kann zu einer mehr oder weniger ausgesprochenen Verblödung kommen. Umgekehrt findet man bei Hyperthyreosen körperliche und geistige Unruhe, Reizbarkeit, Nervosität und manchmal sogar Aufregungs- und Verwirrtheitszustände. Die periphere Reflexerregbarkeit ist erhöht.

Die Unterschiede in der Tätigkeit der Hirnrinde bei Unter- und Überfunktion der Schilddrüse spiegeln sich sehr deutlich im Elektroencephalogramm wider. Das Elektroencephalogramm weist bei Hypothyreose weniger, bei Hyperthyreose mehr α-Wellen auf als das des Normalen. Durch Zufuhr von Thyroxin läßt sich das Elektroencephalogramm eines Myxödematösen normalisieren. Von großem Interesse ist die Beobachtung von ROSS und SCHWAB, die fanden, daß zwischen der Anzahl der α-Wellen und dem Grad der Grundumsatzerhöhung bzw. -erniedrigung gewisse Beziehungen bestehen.

Erwartungsgemäß übt Thyroxin einen bedeutenden Einfluß auf die Aktivität von Fermenten aus. Zufuhr des Hormons führt zu einer Abnahme des Gehaltes der Leber an alkalischer Phosphatase (KOCHAKIAN und BARTLETT) und an Milchsäuredehydrogenase (VESTLING und KNOEPFLEMACHER) und des Serums an Pseudocholinesterase (HAWKINS und Mitarbeiter). Die Aktivität der Muskelhexokinase und der Bernsteinsäureoxydase nimmt zu (SMITH und WILLIAMS-ASHMAN), ebenso die der d-Aminosäurenoxydase (CAGAN, GRAY und JENSEN) und der Cytochromoxydase (TIPTON und Mitarbeiter) in der Rattenleber. In vitro hemmt Thyroxin die Kreatinphosphokinase, die die Reaktion Kreatinphosphorsäure + Adenosindiphosphorsäure → Kreatin + Adenosintriphosphorsäure katalysiert (ASKONAS). Nach Thyreoidektomie sinkt der Gehalt der Leber an Aminosäurenoxydase, während er in der Niere zunimmt (CAGAN, GRAY und JENSEN).

Bei niederen Wirbeltieren, nämlich den Wechselwarmblütern, ist Thyroxin nicht nur für das Wachstum, sondern auch für die *Differenzierung der Gewebe* von Wichtigkeit. Wird Kaulquappen Schilddrüsenhormon zugeführt, so kommt es zu einer vorzeitigen Metamorphose und es entsteht ein Miniaturfrosch. Entfernt man Kaulquappen die Schilddrüse, tritt keine Metamorphose ein und es entwickelt sich eine Riesenkaulquappe. Mit Hilfe von Thyroxin ist es möglich, Tiere über die ihnen von der Natur gesetzten Grenzen hinaus zu entwickeln. Dies ist z. B. beim Axolotl der Fall, einem typischen Wasserbewohner mit gut ausgebildeten Kiemen, Ruderschwanz und nur in der Anlage vorhandenen Lungen. Nach Thyroxinzufuhr bilden sich die Kiemen zurück, die Lungen entfalten sich und der Ruderschwanz verwandelt sich in einen Rundschwanz. Allmählich entsteht so aus einem Wassertier ein Landtier, das ertrinkt, wenn es keine Möglichkeit hat, an Land zu gehen.

Auffällig ist die geringe Empfindlichkeit von Vögeln gegenüber Thyroxin. Sie vertragen große Mengen des Hormons, das bei ihnen eine wichtige Rolle für den Typus des Gefieders und für die Fortpflanzungsvorgänge besitzt (BLIVAISS). Nach Thyreoidektomie entwickeln sich die Keimdrüsen nur unvollständig, so daß ein Hypogonadismus entsteht; die Eierproduktion ist verringert.

Schließlich sei noch die Bedeutung der Schilddrüse für das *Zustandekommen des Winterschlafs* mancher Tiere (Igel, Fledermaus, Hamster usw.) erwähnt. Durch verminderte Thyroxinbildung wird hier der Stoffwechsel aller Organe auf ein Mindestmaß herabgesetzt.

Die nach Ausfall der Schilddrüsenfunktion auftretenden Erscheinungen lassen sich durch perorale Zufuhr von Schilddrüsentrocken- oder -extraktpräparaten, von Thyreoglobulin, Thyroxinpeptiden oder Thyroxin beheben. Während bei parenteraler Verabreichung kein nennenswerter Wirkungsunterschied zwischen den drei letztgenannten Verbindungen vorhanden ist, besteht ein solcher, wenn sie peroral gegeben werden. Thyreoglobulin und Thyroxinpeptide übertreffen hier das Thyroxin an Wirksamkeit bei weitem (s. Abb. 18). Dieser Unterschied beruht vor allem darauf, daß Thyreoglobulin und die Thyroxinpeptide von der Darmwand viel leichter resorbiert werden als Thyroxin (BARNES und BUENO). Löst man Thyroxin in Alkalien und führt es in einem größeren Volumen Flüssigkeit zu, läßt sich eine bedeutende Wirkungssteigerung erzielen (THOMPSON und Mitarbeiter).

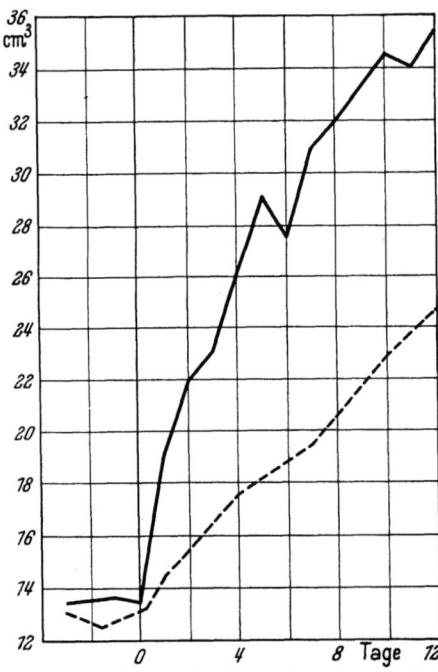

Abb. 18. Sauerstoffverbrauch in ccm/min/kg bei Ratten nach 2,6 mg Jod/kg als Thyreoglobulin (———) und 2,6 mg Jod/kg als Thyroxin (- - - -).

Im übrigen ist die Wirkung des Schilddrüsenhormons, wie bereits erwähnt (s. S. 7), von der Art der Ernährung abhängig (E. ABDERHALDEN und WERT-

HEIMER). Auf der anderen Seite beeinflußt das Thyroxin die Wirkung von Medikamenten. So ist beispielsweise die Menge des zur Narkose benötigten Äthers direkt proportional der Menge des im Blut kreisenden Thyroxins. Thyreoidektomie vermindert, Thyroxinzufuhr erhöht den Ätherbedarf.

Das Schilddrüsenhormon unterscheidet sich von allen anderen Hormonen durch das langsame Einsetzen seiner Wirkung. Selbst bei intravenöser Injektion können Stunden und Tage vergehen, bevor sich eine solche bemerkbar macht. Dafür bleibt dann die Wirkung nach Erreichen eines Maximums viele Tage, ja Wochen bestehen. Nach Thyreoidektomie oder bei Hypothyreosen, z. B. beim Myxödem, findet sich eine erhöhte Ansprechbarkeit auf Thyroxin.

Jede längere Verabfolgung von Thyroxin ruft eine Atrophie der körpereigenen Schilddrüse hervor, so daß ein hypothyreotischer Zustand resultiert. Dies beruht darauf, daß die Hypophyse die Bildung des die Tätigkeit der Schilddrüse regulierenden Thyreotropins einstellt. ADAMS und JENSEN haben gezeigt, daß z. B. der Thyreotropingehalt des Hypophysenvorderlappens der Maus um mehr als 90% sinkt, wenn laufend Thyroxin injiziert wird.

Die *Konstitutionsspezifität des l-Thyroxins* ist relativ groß, wie zahlreiche Untersuchungen gezeigt haben (E. ABDERHALDEN und WERTHEIMER; HARINGTON und MCCAERNEY; LERMAN und HARINGTON, u. a.). d-Thyroxin besitzt eine 4 bis 8mal geringere biologische Wirkung. Jeder Eingriff am Molekül wie Ersatz des Jods durch andere Halogene, Verminderung der Zahl der Jodatome, Ersatz der Sauerstoffbrücke durch eine Thiobrücke usw. führt zu einem starken Abfall der Aktivität. Manche der dargestellten Thyroxinderivate besitzen gegenüber dem Thyroxin eine antagonistische, einige sogar gleichzeitig eine thyroxinähnliche und eine Antithyroxinwirkung (FRIEDEN und WINZLER; WOOLLEY).

An dieser Stelle seien die interessanten Versuche von MUTZENBECHER erwähnt, der nachweisen konnte, daß sich aus *jodiertem Kasein* nach Hydrolyse Thyroxin und Dijodtyrosin isolieren lassen. Bewahrt man Dijodtyrosin bei 37° in alkalischer Lösung (0,2 n Natronlauge) auf, so bilden sich geringe Mengen von Thyroxin. Diese Befunde sind von zahlreichen Autoren bestätigt worden. Jodkasein findet heute in der Vieh- und Geflügelzucht Anwendung, um die Milch- und Eierproduktion zu steigern. Es wird hier den Schilddrüsenpräparaten vorgezogen, weil jodierte Eiweißkörper den Kreislauf weniger belasten (MEYER und DANOW).

Der *Angriffspunkt des Schilddrüsenhormons* liegt in den Zellen selbst. Dies beweist in erster Linie der Befund, daß überlebendes Leber-, Nieren-, Muskel- und Herzgewebe sowie andere Organe von mit Thyroxin vorbehandelten Tieren in vitro einen erhöhten Sauerstoffverbrauch aufweisen, während der Sauerstoffverbrauch thyreoidektomierter Tiere vermindert ist (DYE). Es gelingt jedoch nicht, die Atmung von überlebenden Geweben oder von Gewebskulturen durch Zusatz von Thyroxin zu steigern (CANZANELLI und Mitarbeiter). Daraus folgt, daß in vitro irgendein in vivo vorhandener Faktor fehlt, der für die Thyroxinwirkung von Bedeutung ist. Eigenartigerweise soll es mit Thyreoglobulin möglich sein, den Sauerstoffverbrauch in vitro zu erhöhen.

Über den *Stoffwechsel des Thyroxins*, speziell seine Biosynthese, ist man relativ gut unterrichtet. Er ist auf das engste mit dem Stoffwechsel des Jods verknüpft, dessen Weg durch den Körper man heute mit Hilfe von radioaktivem Jod (J^{131}) genau verfolgen kann (HERTZ und Mitarbeiter; HAMILTON und SOLEY; POCHIN). Radioaktives Jod verhält sich chemisch und biologisch genau so wie das „natürliche" Element. In geringen Mengen zugeführt, ist es vollkommen unschädlich.

Peroral verabreichtes Kalium- oder Natriumjodid mit radioaktivem Jod wird von der Darmwand schnell — innerhalb der ersten Stunde etwa zu 80% — und fast vollständig resorbiert. Ins Blut gelangt, wird das Jod von der Schilddrüse gespeichert, wie sich mit einem über der Drüse angebrachten GEIGERschen Zählrohr feststellen läßt. Die Fähigkeit der Schilddrüse, Jod zu konzentrieren, übertrifft die der anderen Organe um etwa das 80fache. Sie läßt sich auch in vitro nachweisen; bereits nach wenigen Stunden sind 12% des zugesetzten Jods im Gewebe in Form von Thyroxin und 70% in Form von Dijodtyrosin vorhanden (MORTON und CHAIKOFF). Das Speicherungsvermögen ist im übrigen vom jeweiligen Funktionszustand der Drüse abhängig. Bei Hyperthyreosen oder unter Thyreotropineinfluß ist es stark erhöht, bei Hypothyreosen dagegen fast null (s. Abb. 19).

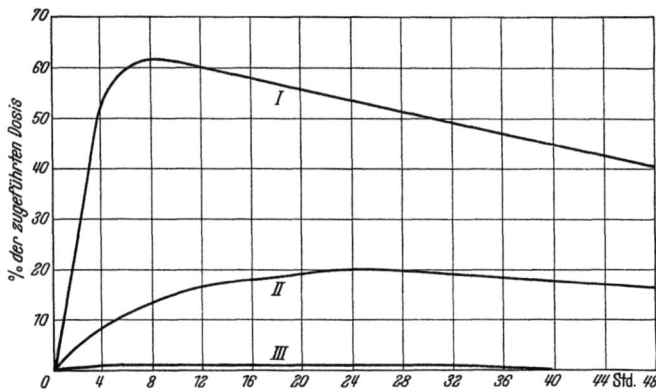

Abb. 19. Die Jodspeicherung in der Schilddrüse nach Zufuhr von radioaktivem Jod bei Hyperthyreose (I), beim Normalen (II) und bei Hypothyreose (III).

Analog zu der „Nieren-Clearance" von im Blut befindlichen Stoffen kann man in bezug auf das Jod auch von einer „Schilddrüsen-Clearance" sprechen. Die normale „Schilddrüsen-Clearance" beträgt im Durchschnitt etwa 25 ccm Blut pro Minute, während sie sich bei Hyperthyreosen auf weit über 100, bei Hypothyreosen auf etwa 3 ccm beläuft. Unter dem Einfluß von Corticotropin, Cortison, 11-Dehydrocorticosteron, Desoxycorticosteron, Oestradiol und Oestriol kommt es zu einer Verminderung, nach Zufuhr von Testosteron, Progesteron und Oestron zu einer Zunahme des Jodspeicherungsvermögens der Schilddrüse (MONEY und Mitarbeiter).

Von der Gesamtmenge des in der Schilddrüse frisch gespeicherten Jods werden normalerweise pro Tag ungefähr 6% wieder an das Blut abgegeben, zum größten Teil wohl in Form von Thyroxin. Nach 4 bis 5 Wochen ist das letzte radioaktive Jod aus der Drüse verschwunden. Ganz anders liegen die Verhältnisse bei der Basedow-Schilddrüse, die pro Tag etwa 20% des Jods in Hormonform wieder abgibt, so daß sie nach 5 Tagen bereits wieder frei von radioaktivem Jod ist.

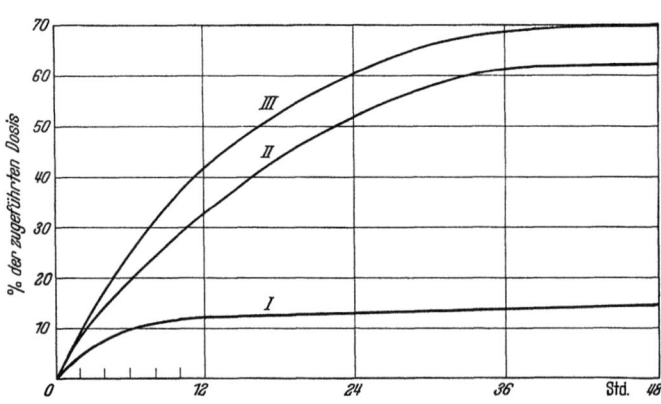

Abb. 20. Die Jodausscheidung mit dem Harn nach Zufuhr von radioaktivem Jod bei Hyperthyreose (I), beim Normalen (II) und bei Hypothyreose (III).

Werden größere Mengen radioaktiven Jods zugeführt, so zerstören die von ihm ausgesandten β-Strahlen die Zellen der Schilddrüse; man hat von einer „*medikamentösen Thyreoidektomie*" oder einer „*Radio-Thyreoid-Ecrexis*" gesprochen. Von dieser Möglichkeit einer Ausschaltung der Hormonproduktion macht man bei der Thyreotoxikose, vor allem aber bei der Behandlung bösartiger Schilddrüsengeschwülste Gebrauch. Auch die meist im Skelettsystem sitzenden Metastasen des Schilddrüsenkrebses speichern das Jod und werden daher vernichtet, während alle übrigen Gewebe des Körpers unbeeinflußt bleiben.

Im Blut läßt sich intravenös zugeführtes radioaktives Jod bei euthyreoiden, d. h. schilddrüsengesunden Menschen, etwa 8 bis 12 Stunden nachweisen. Es ist nicht nur im Plasma, sondern auch in den roten Blutkörperchen vorhanden. Bei Hyperfunktion ist es in der Regel infolge der erhöhten Affinität der Schilddrüse zum Jod schon nach 1 bis 2 Stunden verschwunden. Aber bereits 8 Stunden später zeigt sich hier ein abermaliges Ansteigen der Jodmenge im Blut, das durch die Abgabe von neu gebildetem Thyroxin bedingt ist, zu dessen Aufbau das radioaktive Jod Verwendung gefunden hat.

Ein Teil des peroral oder intravenös zugeführten Jods wird sofort mit dem Harn ausgeschieden, wobei sich je nach der Aktivität der Schilddrüse charakteristische Ausscheidungskurven ergeben (s. Abb. 20). Ein weiterer, keineswegs zu vernach-

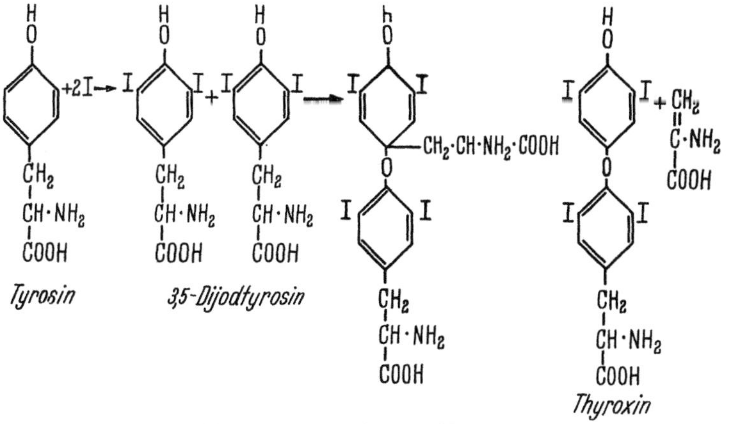

Abb. 21. Die Biosynthese des Thyroxins.

lässigender Teil wird mit dem Magensaft, dem Speichel und dem Schweiß, ein sehr geringer mit der Atemluft ausgeschieden.

Das in Abhängigkeit vom jeweiligen Funktionszustand der Schilddrüse so stark variierende Verhalten des Jods im Organismus ist diagnostisch von großer Bedeutung geworden. Durch Bestimmung des Ausmaßes der Jodspeicherung in der Schilddrüse, die sehr leicht durchzuführen ist, läßt sich eine Dysfunktion derselben exakter feststellen als mit Hilfe der Grundumsatzbestimmung. Dies trifft besonders für beginnende oder sehr leichte Fälle von Hyperthyreose mit geringen Umsatzsteigerungen zu, finden sich solche doch auch bei vegetativ-stigmatisierten oder aufgeregten Patienten sowie bei Fieber.

Wie die *Synthese des Schilddrüsenhormons*, die nur einige Stunden in Anspruch nimmt, im einzelnen verlaufen dürfte, zeigt Abb. 21. Zunächst wird die Aminosäure Tyrosin zu 3,5-Dijodtyrosin jodiert, wobei als Zwischenverbindung Monojodtyrosin auftritt, dessen Vorkommen in der Schilddrüse erst kürzlich nachgewiesen werden konnte (FINK und FINK). Zur Jodierung muß das anorganische Jodid erst zu Jod oxydiert werden, eine Reaktion, die wohl durch ein Ferment vom Peroxydasetyp vollzogen wird. Das hier in Frage stehende Enzym hat man als Perjodase bezeichnet. Aus zwei Molekülen 3,5-Dijodtyrosin, das übrigens gegenüber dem Thyroxin eine schwache antagonistische Wirkung aufweist, entsteht nun unter Abspaltung von Aminopropionsäure ein Molekül Thyroxin (HARINGTON). Durch Kupplung von Thyroxin und Dijodtyrosin mit Aminosäuren und Peptiden entsteht dann das hochmolekulare Thyreoglobulin, die Speicherform des Schilddrüsenhormons. Das Thyreoglobulin wird in das Innere der Follikel sezerniert und bleibt hier zunächst liegen. Wird Schilddrüsenhormon benötigt, so hydrolysiert ein im Kolloid befindliches proteolytisches Ferment, das wahrscheinlich vom Thyreotropin aktiviert wird, das Thyreoglobulinmolekül; das dadurch freiwerdende Thyroxin tritt in die Blutbahn über (DE ROBERTIS). Das Thyreoglobulinmolekül selbst ist offenbar zu groß, als daß es die Kapillarwände durchwandern kann.

Die noch bis vor wenigen Jahren vorhandene Unklarheit über die *Natur des im Blut befindlichen Schilddrüsenhormons* besteht heute nicht mehr. Vor allem die Untersuchungen von CHAIKOFF und Mitarbeitern mit ihrer Butanol-Extraktionsmethode des Blutplasmas (TAUROG und CHAIKOFF) sowie die mit der Filterpapier-Chromatographie durchgeführten Untersuchungen von LAIDLAW und von TAUROG und Mitarbeitern haben ergeben, daß das Schilddrüsenhormon im Blut in Form von Thyroxin kreist. Es ist locker an die Albumin- und α-Globulinfraktion gebunden und dürfte die Hauptmenge des sogenannten *proteingebundenen Jods* im Plasma, des *PBI* (protein bound iodine) der Amerikaner, darstellen. Seine Menge spiegelt den Funktionszustand der Schilddrüsen wider, so daß seine Bestimmung zu einem wichtigen diagnostischen Hilfsmittel bei fraglichen Schilddrüsenerkrankungen geworden ist (STARR und Mitarbeiter). Beim euthyreoiden Menschen beträgt der Gehalt des Plasmas an proteingebundenem Jod 3,5 bis 8 γ-%, bei Hyperthyreosen oder nach Aktivierung der Schilddrüse mit Thyreotropin 8 bis 30 γ-% und bei Hypothyreosen unter 3 γ-%. Die früher häufig durchgeführte Bestimmung des Gesamtjodgehaltes des Blutes gibt kein getreues Bild vom jeweiligen Funktionszustand der Schilddrüse, da er von mannigfachen Faktoren (z. B. Jodgehalt der Nahrung, Alter des Patienten) beeinflußt wird.

Der *Bedarf des Menschen an Thyroxin* wird pro Tag auf etwa 200 bis 300 γ geschätzt. Bei der Ratte haben GRIESBACH, KENNEDY und PURVES einen täglichen Bedarf von 1,5 γ Thyroxin pro 100 g Körpergewicht errechnet. Nach MAQSOOD produziert das Kaninchen im Alter von 4 Wochen täglich 8,4, im Alter von 48 Wochen 21,9 γ Thyroxin. Die sezernierte Thyroxinmenge scheint danach mit steigendem Alter zuzunehmen. Berücksichtigt man jedoch das Körpergewicht, so zeigt sich, daß die Menge mit zunehmendem Alter abnimmt. Im Sommer wird weniger Thyroxin gebildet als im Winter. Kastration hat eine 30%ige Abnahme der Hormonproduktion zur Folge.

Die *Ausscheidung des Thyroxins* scheint hauptsächlich über die Leber durch die Galle zu erfolgen, wie GROSS und LEBLOND in Versuchen mit Thyroxin, gezeigt haben, das in 3'- und 5'-Stellung radioaktives Jod enthielt. Wurden einige mg des Hormons, das übrigens dieselbe biologische Aktivität aufweist wie natürliches Thyroxin, Ratten injiziert, so waren 2 Stunden später etwa 2% desselben im Blut und 50% im Darm, in der Leber und im Pancreas vorhanden. Auch in den Nieren, Lungen, Keimdrüsen und Nebennieren ließen sich größere Thyroxinmengen nachweisen. Nach 24 Stunden wurden 80% des Hormons in den Faeces und 11% in Form von anorganischem Jod im Harn aufgefunden. Nach Unterbindung des Gallenganges fand sich eine Anhäufung von Thyroxin in der Leber und im Plasma, während im Darm nur sehr geringe Mengen vorhanden waren.

Die Tätigkeit der Schilddrüse wird durch verschiedene chemische Verbindungen gehemmt, so daß eine Hypothyreose mit allen ihren Folgen entsteht. Stoffe, die diese Wirkung besitzen, werden als *antithyreoidale* oder schilddrüsenhemmende Stoffe oder besser als *Thyreoinhibitoren* bezeichnet. Da sie gleichzeitig eine Vergrößerung der Schilddrüse, also das Auftreten eines Kropfes, bewirken, spricht man auch von *strumigenen Stoffen*.

Die Existenz derartiger Verbindungen, die heute eine wichtige Rolle in der Behandlung hyperthyreotischer Zustände spielen, wurde erstmals 1928 von CHESNEY und Mitarbeitern nachgewiesen, die bei ausschließlich mit Kohl gefütterten Kaninchen die Entwicklung von Kröpfen beobachteten. Die Feststellung, daß *Methylcyanid* (Acetonitril = $CH_3 \cdot C \equiv N$), *Sulfaguanidin* und bestimmte andere *Sulfonamidabkömmlinge* sowie das eine Zeitlang zur Behandlung des Hochdruckes beim Menschen angewandte Rhodanid ($NaN=C=S$) ebenfalls Kropfbildung und myxödematöse Erscheinungen hervorruft, ließ vermuten, daß die Gruppe —C≡N oder die Gruppe —N=C=S für die strumigene Wirkung von Bedeutung ist. In der Tat gelang es dann 1942 KENNEDY im *Thioharnstoff* (I) einen starken Thyreoinhibitor zu finden. Bei der planmäßigen Untersuchung einer großen Anzahl von Derivaten des Thioharnstoffes stellte ASTWOOD fest, daß

I II III IV

Thyreoinhibitoren.

Thiourazil (2-Thio-6-oxy-pyrimidin; II) wirksamer und dabei weniger toxisch ist als Thioharnstoff. Vom Thiourazil, das von ASTWOOD in die Therapie der Hyperthyreosen eingeführt wurde, leiten sich die Mehrzahl der heute therapeutisch benutzten Thyreoinhibitoren ab. Ein andersartiger, aber ebenfalls die Gruppe NCS aufweisende Verbindung mit schilddrüsenhemmender Wirkung ist das *2-Aminothiazol* (III), dessen strumigene Wirksamkeit von dem französischen Fabrikarzt JEANTET zufällig bei der Untersuchung von Arbeitern entdeckt wurde, die mit der Fabrikation dieses Stoffes beschäftigt waren. Kürzlich ist es auch endlich geglückt, die Natur des im Kohl vorhandenen Thyreoinhibitors aufzuklären (ASTWOOD und Mitarbeiter). Es handelt sich um ein *l-5-Vinyl-2-thio-oxazolidon* (IV). Diese Verbindung kommt auch in der gelben und weißen Rübe und im Raps vor.

Die Zufuhr von Thyreoinhibitoren bewirkt das Auftreten einer Hyperplasie der Schilddrüse, Schwund des Kolloids und eine beträchtliche Zunahme ihrer Vaskularisation; die Zellen der Follikel vergrößern sich, ihre Zahl nimmt zu. Diese Veränderungen zeigen sich zuerst in den zentralen Abschnitten, und zwar beginnen sie bereits 36 bis 48 Stunden nach Zufuhr des strumigenen Agens. Die peripheren Drüsenabschnitte werden erst später betroffen. Parallel hierzu läuft eine zunehmende Unfähigkeit der Zellen, Thyroxin zu synthetisieren.

Eine Verbindung, die als starker Thyreoinhibitor wirkt, jedoch nur geringe strumigene Eigenschaften aufweist, ist das 5-Jod-2-thiourazil, d. h. Thiourazil, das in 5-Stellung ein Jodatom enthält (GASSNER und Mitarbeiter).

Der *Wirkungsmechanismus der Thyreoinhibitoren* ist heute weitgehend aufgeklärt. Sie hemmen die Bildung des Thyroxins, und zwar verhindern jene vom Typ des Thiourazils die Jodierung des Tyrosins zu 3,5-Dijodtyrosin; das Thiocyanat verhindert die Fixierung des Jods in der Drüse. Als Folge des verminderten Thyroxinspiegels im Blut produziert der Hypophysenvorderlappen vermehrt Thyreotropin, das die hyperplastischen Veränderungen in der Schilddrüse mit dem histologischen Bild einer scheinbaren Überfunktion hervorruft. Die Richtigkeit dieser Ansicht wird dadurch bewiesen, daß die Schilddrüsenveränderungen nach Verabreichung von Thyreoinhibitoren ausbleiben, wenn die Hypophyse fehlt, oder wenn beim intakten Tier gleichzeitig Schilddrüsenhormon zugeführt wird, wodurch ein Absinken des Thyroxinspiegels im Blut vermieden wird. Einen Einfluß auf das Wirksamwerden des Thyroxins an seinen peripheren Erfolgsorganen besitzen die Thyreoinhibitoren nicht.

Durch Zufuhr größerer Joddosen kann die blockierende Wirkung des Thiocyanats überwunden werden, nicht jedoch die des Thiourazils und seiner Derivate.

Die *Regulierung der Schilddrüsentätigkeit* erfolgt durch das Thyreotropin des Hypophysenvorderlappens (s. S. 119). Fehlt dieses, so nimmt die Schilddrüse nur noch sehr wenig Jod auf; die Thyroxinbildung liegt darnieder und es zeigen sich dieselben Folgen wie nach Schilddrüsenentfernung. Dazu kommen dann noch jene Symptome, die durch das Fehlen der anderen Hypophysenhormone verursacht sind. So ist beispielsweise das Zurückbleiben jugendlicher Organismen nach Hypophysektomie viel ausgesprochener als nach Thyreoidektomie, da im ersten Fall ja nicht nur das Thyroxin, sondern gleichzeitig auch das Wachstumshormon, das Somatotropin, fehlt.

Morphologisch zeigt sich nach Entfernung der Schilddrüse in der Hypophyse eine Verminderung der Eosinophilen und eine Vermehrung der Basophilen. Es kommt zum Auftreten von Zellen mit Vakuolen und körnig zerfallendem Protoplasma, den sogenannten *Thyreoidektomiezellen*.

Über den *Einfluß des vegetativen Nervensystems auf die Schilddrüsenfunktion* liegen zahlreiche, einander widersprechende Angaben vor. Es scheint aber heute mit Sicherheit festzustehen, daß die Thyroxinsynthese und -abgabe an das Blut nicht direkten nervösen Einflüssen unterliegt. Hierfür spricht unter anderem die Beobachtung, daß Kulturen von Schilddrüsengewebe und an verschiedene Stellen des Körpers transplantiertes Schilddrüsengewebe in derselben Weise auf Thyreotropin reagieren, wie eine Schilddrüse in vivo mit ihren intakten Nervenverbindungen (ANDERSON und ALT; WILLIAMS). Auch bei sympathektomierten Tieren verhält sich die Schilddrüse gegenüber Thyreotropin vollkommen normal. Wenn überhaupt, dann üben die Nerven einen indirekten Einfluß auf die Schilddrüsentätigkeit aus, indem sie die Durchblutung der Drüse durch Verengerung oder Erweiterung der Gefäße verändern.

Außer zur Hypophyse hat die Schilddrüse hauptsächlich zum Ovar Beziehungen. Hypo- und Hyperfunktion der Schilddrüse sind häufig von ovariellen Störungen begleitet. Es kann sich dabei einmal um eine direkte Wirkung des Thyroxins handeln, indem dieses beispielsweise bestimmte Gewebe für die Wirkung der Sexualhormone sensibilisiert, oder zweitens um einen indirekten, über die Hypophyse laufenden Effekt.

Im Anschluß an die Besprechung des Thyroxins seien noch ganz kurz die sogenannten *Thermothyrine* von MANSFELD erwähnt, zwei Hormone, die wie das Thyroxin in der Schilddrüse gebildet werden, jedoch die entgegengesetzte Wirkung besitzen (vgl. die Übersicht von BERDE). Sie setzen die Intensität der Stoffwechselvorgänge herab. MANSFELD unterscheidet ein „*Kühlhormon*" (Thermothyrin A), das während des ganzen Jahres, und ein „*Sommerhormon*" (Thermothyrin B), das nur in der warmen Jahreszeit gebildet wird. Diese beiden Faktoren sollen den Organismus vor einer Überwärmung schützen. Die Thermothyrinwirkung läßt sich leicht nachweisen. Setzt man ein Tier längere Zeit hindurch großer Wärme aus und injiziert dann sein Blut einem bei normaler Temperatur gehaltenen Tier, so sinkt dessen Grundumsatz innerhalb kurzer Zeit um 30 bis 40% ab. Bei den Thermothyrinen, die noch einer intensiven Bearbeitung bedürfen, handelt es sich offenbar um chemisch einfache Verbindungen.

Bestimmungsmethoden und Einheiten.

Das genaueste aber auch umständlichste Verfahren zur quantitativen Bestimmung des Schilddrüsenhormons ist die *Gaswechselmethode*, die auf seiner grundumsatzsteigernden Wirkung beruht. Zwischen dem Umfang der Stoffwechselsteigerung und dem Logarithmus der Menge des zugeführten Hormons besteht eine lineare Beziehung, wie erst kürzlich wieder die Untersuchungen von DRESSLER und HÖLLING am Meerschweinchen gezeigt haben. Als Versuchstiere können auch Kaninchen, Ratten oder Mäuse benutzt werden.

Das einfachste Verfahren ist die *Gewichtsmethode*. Bei dieser werden Meerschweinchen mit einer Kost von bestimmter Zusammensetzung ernährt. Sobald die Tiere sich an diese gewöhnt haben, wird die zu prüfende Substanz verabreicht. Besitzt sie Thyroxinwirkung, beginnt nach wenigen Tagen das Körpergewicht kontinuierlich abzunehmen. Die Abnahme geht in der ersten Versuchswoche der zugeführten Hormondosis ungefähr parallel. Bei der Glykogenmethode dient als Kriterium der Wirksamkeit eines Präparates die Abnahme des Leberglykogens, deren Ausmaß von der Hormondosis abhängig ist. Eine relativ häufig angewandte Methode ist der *Acetonitril-Test* nach REID HUNT. Diesem Verfahren liegt die Beobachtung zugrunde, daß Thyroxin die Widerstandsfähigkeit der Maus gegenüber gewissen Giften, darunter auch Acetonitril ($CH_3 \cdot CN$), erhöht. Da der Grad der Resistenzsteigerung innerhalb gewisser Grenzen von der Menge des verabreichten Thyroxins bestimmt wird, sind quantitative Bestimmungen des Schilddrüsenhormons möglich.

Als weiteres Verfahren sei der *Metamorphose-Test*, auch *Gudernatsch-Test* genannt, erwähnt, der auf der Beschleunigung der Metamorphose von Kaulquappen durch das Hormon der Schilddrüse beruht. Der zu untersuchende Stoff wird dem Aquariumwasser zugesetzt. Weist er Thyroxinwirkung auf, so metamorphosieren die Kaulquappen um so schneller, je höher die Hormonkonzentration ist (ROMEIS). Mit diesem Verfahren ist Thyroxin noch in millionenfacher Verdünnung nachweisbar. An Stelle von Kaulquappen kann der Axolotl als Testobjekt benutzt werden.

Auch Patienten mit Unterfunktion der Schilddrüse können zur Eichung thyroxinhaltiger Präparate herangezogen werden.

Schließlich sei noch kurz auf eine kürzlich von PERRY angegebene Methode eingegangen, die darauf beruht, daß von außen zugeführtes Thyroxin die Abgabe von Jod aus der Schilddrüse hemmt. Schon Thyroxinmengen von 10 γ sind bei der Ratte stark wirksam. Unterhalb dieser Dosis besteht eine feste Beziehung zwischen Dosis und Grad der Hemmung. Um die Jodabgabe messen zu können, werden die Versuchstiere mit radioaktivem Jod vorbehandelt.

Eine internationale Einheit für das Schilddrüsenhormon existiert nicht. Von den zahlreichen Einheiten, die im Laufe der Zeit angegeben wurden, seien hier die Meerschweinchen-, die Thyreoidea-, die Axolotl- und die Stoffwechsel-Einheit erwähnt. Eine *Stoffwechsel-Einheit* ist nach DRESSLER und HÖLLING in jener Menge eines Präparates enthalten, die dieselbe Wirkung auf den Grundumsatz ausübt wie 6,7 γ Thyroxin subcutan oder 16,0 γ Thyroxin per os. Diejenige Menge eines Stoffes, die beim Meerschweinchen unter bestimmten Versuchsbedingungen am 7. Tag eine Gewichtsabnahme von 10% bei 75% der Tiere hervorruft, wird als *Meerschweinchen-Einheit* bezeichnet. Eine *Thyreoidea-Einheit* ist in jener Substanzmenge enthalten, die bei 3wöchiger peroraler Verabfolgung die Kohlensäureproduktion einer 20 g schweren Maus um 15% steigert. Eine *Axolotl-Einheit* schließlich ist die kleinste Menge eines Präparates, die täglich an Axolotl verabfolgt werden muß, um innerhalb von 4 Wochen eine vollständige Metamorphose zu erzielen. Die Präparatmenge, die hierbei der Wirkung von 1γ Thyroxin äquivalent ist, entspricht einer *Hormon-Einheit*.

Die chemischen Methoden zur Bestimmung des Schilddrüsenhormons beruhen alle auf der Ermittlung des Jodgehaltes von Geweben und Körperflüssigkeiten. Wenn es auch möglich ist, das anorganische Jod zu eliminieren, gibt doch die Menge des organisch gebundenen Jods keine Auskunft darüber, ob Thyroxin, Thyreoglobulin, Di- oder Monojodtyrosin vorliegt. Aus diesem Grunde ist die Brauchbarkeit dieser Methode umstritten und das als internationales Standardpräparat vorgeschlagene Schilddrüsenpulver mit 0,2 % Jod nicht allgemein anerkannt. Das chemische Verfahren kann auf keinen Fall den biologischen Test ersetzen.

b) Adrenalin.
(Suprarenin, Epinephrin, Epirenin, Paranephrin)

Chemie.

l-Adrenalin, das 1901 von TAKAMINE sowie ALDRICH in krystallisierter Form aus dem Nebennierenmark isoliert und 1904 von STOLZ synthetisiert wurde, ist chemisch ein 3,4-Dioxyphenyl-äthanolmethylamin oder, anders ausgedrückt, ein Methylamino-äthanolbrenzkatechin ($C_9H_{13}O_3N$; Mol.-Gew. 183). Es krystallisiert in Sphärokrystallen, die bei 211 bis 212° unter Zersetzung schmelzen. Die spezifische Drehung beträgt $[\alpha]_D^{20} = -50{,}72°$. Adrenalin ist gut löslich in Alkalien und Säuren, kaum löslich in Wasser und Alkohol, unlöslich in Äther, Benzol, Chloroform und Schwefelkohlenstoff.

Das Hormon ist sehr empfindlich gegen Licht und Sauerstoff. Fügt man Ascorbinsäure, Cystein oder Glutathion zu wäßrigen Adrenalinlösungen hinzu, so läßt sich die Oxydation des Hormons verhindern (E. ABDERHALDEN). Bei der Oxydation bildet sich zunächst das kurzlebige Adrenalin-chinon, aus dem dann das *Adrenochrom* hervorgeht (GREEN und RICHTER), eine rotgefärbte, in Wasser gut lösliche Verbindung, die nach MARQUARDT in höherer Dosierung den Blutzucker senkt und in der Leber Glykogenolyse bewirkt.

In saurer Lösung ist Adrenalin verhältnismäßig stabil. Seine Salze, z. B. das Hydrochlorid, sind beständiger als die freie Base. In alkalischer Lösung zeigt Adrenalin im Ultraviolettlicht eine starke Fluoreszenz. Mit Eisenchlorid gibt es eine Grünfärbung, mit Kaliumbichromat eine Braunfärbung. Die letztgenannte Farbreaktion hat den Anlaß dazu gegeben, das Nebennierenmark sowie gewisse Paraganglien als chromaffine Gewebe zu bezeichnen.

Zur Synthese des Adrenalins ist eine große Anzahl von Methoden angegeben worden. STOLZ kondensierte Brenzkatechin mit Monochloressigsäurechlorid und setzte das Reaktionsprodukt dann mit Methylamin um. Das hierbei entstehende Adrenalon wurde mit Aluminiumamalgam zu Adrenalin reduziert. Bei einer 1931 von KINDLER und PESCHKE beschriebenen Synthese wird vom Veratrumcyanhydrin ausgegangen. Zur Spaltung des synthetischen dl-Adrenalins in die beiden optisch aktiven Komponenten bedient man sich der fraktionierten Krystallisation der Bitartrate des Razemates aus absolutem Methanol (FLÄCHER). In diesem ist l-Adrenalin-tartrat nur schwer, d-Adrenalin-tartrat dagegen verhältnismäßig gut löslich. Aus den Tartraten lassen sich durch Behandlung mit Ammoniak die freien Basen gewinnen.

Physiologie.

l-Adrenalin wird von den Markzellen der Nebennieren gebildet, aus denen es in krystallisierter Form dargestellt werden kann. In der Natur kommt nur die l-Form vor. Die biologische Wirksamkeit von d-Adrenalin ist etwa 15mal geringer als die des l-Adrenalins (E. ABDERHALDEN und MÜLLER).

Zufuhr von *Adrenalin ruft dieselben Erscheinungen hervor wie Reizung des Sympathicus.* Das Hormon bewirkt eine kurzfristige Erhöhung des Blutdruckes, vergrößert das Minutenvolumen und beschleunigt die Herzschlagfolge. Eigenartig ist die Beobachtung, daß sehr kleine Adrenalindosen bei Fleischfressern ein Sinken des Blutdruckes bewirken. Auf die Tachykardie kann eine Bradykardie folgen, die auf reflektorischem Wege ausgelöst wird (Erregung des Vaguszentrums in der Medulla oblongata). Die adrenalinbedingte Tachykardie bleibt daher bestehen, wenn die Nn. vagi durchschnitten oder mit Hilfe von Atropin ausgeschaltet werden.

Adrenalin erweitert die Pupille und die Lidspalte, hemmt die Magen-Darmbewegungen, bringt die Bronchialmuskulatur zur Erschlaffung, ruft eine Kontraktion der Milz hervor, kontrahiert bei Tieren die Nickhaut und fördert, allerdings nur in geringem Umfang, die Tätigkeit der exokrinen Drüsen. Der Uterus wird je nach der Tiergattung in sehr verschiedener Weise beeinflußt. Bei graviden und nicht graviden Meerschweinchen, Ratten und Mäusen ruft Adrenalin eine Erschlaffung, bei Kaninchen eine Kontraktion des Uterus hervor. Der gravide Uterus von Hund und Katze wird kontrahiert, der nicht gravide erschlafft. Nach Vorbehandlung mit Progesteron bewirkt Adrenalin auch beim nicht graviden Katzenuterus Kontraktionen. Beim Kaltblüter verursacht es eine Kontraktion der Chromatophoren, hat also hier die entgegengesetzte Wirkung wie das Pigmenthormon. Es steigert ferner den Grundumsatz; 0,5 ccm einer $1^0/_{00}$igen Adrenalinlösung erhöhen den Grundumsatz beim Menschen um 20 bis 40%. Bei der Ratte kann es zu Grundumsatzsteigerungen bis zu 200% kommen (E. ABDERHALDEN und GELLHORN).

Sehr ausgesprochen ist die Wirkung des Adrenalins auf den Kohlenhydratstoffwechsel. Unter seinem Einfluß werden die Glykogenvorräte der Leber zu Traubenzucker abgebaut. Es kommt zu einer Erhöhung des Blutzuckerspiegels (*Adrenalinhyperglykämie*), die von einer Glukosurie gefolgt sein kann. Das Ausmaß der Hyperglykämie ist abhängig von der Dosis des Hormons, der Tierart, der Höhe des Glykogengehaltes der Leber und schließlich von der Art der Ernährung (E. ABDERHALDEN und WERTHEIMER). Adrenalin greift direkt an der Leberzelle an, wie unter anderem der Befund beweist, daß seine Wirkung auch noch nach Denervierung der Leber vorhanden ist. Nach Hepatektomie kommt keine Adrenalinhyperglykämie mehr zustande.

Die nach mechanischen Läsionen im Bereich des Bodens des vierten Ventrikels (*Zuckerstich* von CLAUDE BERNARD) auftretende Hyperglykämie und Glukosurie ist durch eine Ausschüttung von Adrenalin bedingt. Von den zentral gelegenen Zuckerzentren läuft der Reiz über den Splanchnikus zum Nebennierenmark. Auch Affekte (Zorn, Angst, Freude) bewirken ein plötzliches Einströmen größerer Mengen von Adrenalin in das Blut; das Hormon verursacht das Großwerden der Pupillen, die Pulsbeschleunigung, das Sträuben der Haare, es bewirkt eine Hyperglykämie, die sogar eine Glukosurie z. B. eine „Examensglukosurie", zur Folge haben kann. Der von der Großhirnrinde ausgehende Reiz dürfte über den Hypothalamus laufen, dessen Reizung, wie HOUSSAY und MOLINELLI gezeigt haben, zu einer vermehrten Adrenalinabgabe führt.

Über die *physiologischen Aufgaben des Adrenalins* im Organismus lassen sich wenig exakte Aussagen machen. Lange Zeit hat man angenommen, daß Adrenalin identisch mit dem Sympathicusstoff, dem sogenannten *Sympathin*, sei, das bei der Reizung sympathischer Nerven frei wird und in maßgebender Weise an der Weiterleitung bzw. Übertragung von Reizen im Bereich des Sympathicus beteiligt ist. Diese Hypothese hat sich nur zum Teil als richtig erwiesen. Das Adrenalin in seiner Funktion als Neurohormon ist in jüngster Zeit durch das Noradrenalin (siehe dieses) entthront worden.

Eine gewisse Rolle spielt das Adrenalin neben dem Noradrenalin unter normalen Verhältnissen wahrscheinlich bei der *Regulierung der Blutverteilung im Körper*. Bekanntlich ist das Volumen des Gefäßsystems weit größer als die in ihm enthaltene Blutmenge. Ein Gefülltsein der Gefäße und damit das Vorhandensein eines bestimmten Blutdruckes ist nur dadurch möglich, daß weite Gefäßgebiete nicht ständig durchblutet, sondern stillgelegt sind. Diesem zeitweiligen Ausschalten von ganzen Kapillarbezirken dienen vor allem die arteriovenösen Anastomosen, durch die das Blut unter Umgehung der zwischen den Arterien und Venen befindlichen Kapillaren direkt von der Arterie in die zugehörige Vene gelangen kann. Nur die Organe, die in Tätigkeit sind, und somit einen erhöhten Bedarf an Blut haben, werden jeweils voll durchblutet. Besonders eingehend untersucht ist in dieser Hinsicht der quergestreifte Muskel. Der arbeitende Muskel enthält 8mal mehr offene Kapillaren als der im Ruhezustand befindliche. Während Adrenalin die Blutgefäße des ruhenden Muskels verengt, sprechen diejenigen des arbeitenden Muskels nicht auf Adrenalin an (REIN). Die Änderung der Wirksamkeit des Hormons beruht wahrscheinlich auf einer Änderung des p_H-Wertes, der hauptsächlich durch die Milchsäurebildung im arbeitenden Muskel bedingt ist. Wichtig ist, daß die Regulierung der Blutverteilung bereits durch Adrenalinmengen geschieht, die auf den Blutdruck und den Blutzuckergehalt keinen oder nur einen geringen Einfluß haben. Der Angriffspunkt des Hormones ist offenbar die Gefäßwand selbst, da Sympathektomie seine Wirkungsstärke nicht nennenswert beeinflußt.

Als Antagonist der Insulinwirkung auf den Blutzucker ist Adrenalin vielleicht auch an der Aufrechterhaltung eines konstanten Blutzuckerspiegels beteiligt.

Eine interessante und — weil sehr einleuchtend — geradezu bestechende Theorie über die Funktion des Adrenalins ist von CANNON aufgestellt worden; sie hat zahlreiche Anhänger gefunden. Nach dieser Theorie hat es die Aufgabe, den Organismus zur Erfüllung besonderer Leistungen zu befähigen, zu Leistungen, die über das normale Maß hinausgehen, wie z. B. bei der Flucht, beim Kampf mit einem Gegner, bei der Jagd nach einer Beute usw. CANNON spricht sehr plastisch von einer *Notfallsfunktion* (emergency function) des Adrenalins.

In der Tat schafft Adrenalin durch die maximale Stimulierung des gesamten sympathischen Nervensystems — man hat Adrenalin daher auch als Peitsche des Sympathicus bezeichnet — optimale Bedingungen für eine gesteigerte Muskeltätigkeit: es mobilisiert, wie bereits erwähnt, die Glykogenvorräte der Leber, wodurch den Muskeln vermehrt Energiematerial zugeführt wird, es erhöht die Leistung des Kreislaufes durch Vergrößerung des Minutenvolumens und durch Beschleunigung der Herzschlagfolge sowie durch Vermehrung der Blutmenge (Entleerung der Blutspeicher der Milz) und verbessert den Gasaustausch in den Lungen, indem es die Bronchien erweitert.

Die Richtigkeit der CANNONschen Anschauungen schien dadurch bewiesen, daß Tiere, denen das Nebennierenmark operativ entfernt worden war, nur dann

Ausfallserscheinungen zeigten, wenn man von ihnen besondere körperliche Leistungen verlangte.

Die Theorie der Notfallsfunktion des Adrenalins ist neuerdings ins Wanken geraten. Skeptisch mußte eigentlich von jeher schon die Beobachtung stimmen, daß es nach der Markentfernung nicht zu einer kompensatorischen Hypertrophie des übrigen chromaffinen Gewebes kommt. Der Organismus scheint danach gar nicht das unbedingte Bedürfnis zu haben, die in Fortfall geratenen Adrenalinreserven des Markes zu ersetzen. Eine Nachprüfung des Verhaltens von Tieren, die kein Nebennierenmark mehr besitzen, hat gezeigt, daß diese sich auch bei körperlichen Anstrengungen ganz wie normale Tiere verhalten. Bei diesen Versuchen wurde so vorgegangen, daß man die Nebennieren ganz entfernte und die fehlenden Rindenhormone dann in Form von Rindenextrakten zuführte oder indem man Rindengewebe implantierte (TURNER). Das Unvermögen der nebennierenmarklosen Tiere der früheren Untersucher zu körperlicher Arbeit dürfte darauf beruht haben, daß beim „Herauskratzen" des Marks aus den Nebennieren die Rinde geschädigt wurde, so daß eine relative Nebennierenrindeninsuffizienz resultierte.

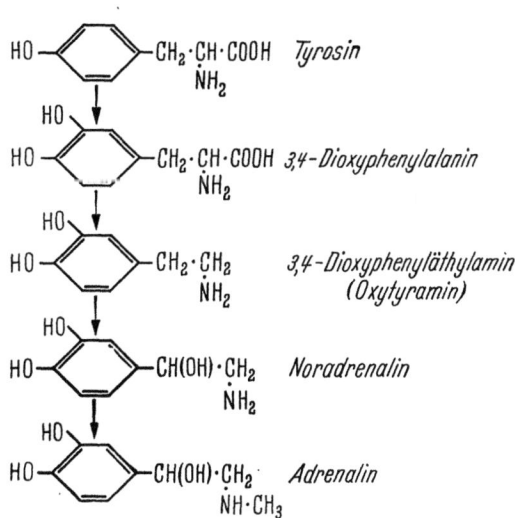

Abb. 22. Die Biosynthese des Adrenalins.

Über die Rolle des Adrenalins bei der Abgabe des Corticotropins und damit indirekt auch bei der Abgabe der Nebennierenrindenhormone an das Blut wird später berichtet (S. 117).

Den wahrscheinlichen Weg der *Biosynthese des Adrenalins* zeigt Abb. 22. Die Ausgangsverbindung ist die Aminosäure Tyrosin, die der Organismus selbst herzustellen vermag; so hat man beispielsweise ihre Entstehung aus Phenylalanin sicher nachweisen können. Ferner haben GURIN und DELLUVA gezeigt, daß Ratten, denen dl-Phenylalanin mit einem radioaktiven C-Atom in der Seitenkette verabreicht wird, Adrenalin bilden, das in der Seitenkette ein radioaktives C-Atom aufweist. An dieser Stelle seien auch die Versuche von SCHULER und WIEDEMANN erwähnt, die fanden, daß sich beim Zusammenbringen von Nebennierenbrei und Tyramin ein adrenalinartiger Körper bildet.

Das Tyrosin wird zunächst in 3,5-Dioxyphenylalanin, kurz Dopa genannt, übergeführt. Das Ferment, das diesen Prozeß vollzieht, die Tyrosinase, ist bisher nur in Pflanzen und niederen Tieren, nicht aber bei normalen höheren Organismen, aufgefunden worden. Der Befund von MEDES, daß der Harn von Personen mit Tyrosinosis Dopa enthält, und daß in bestimmten, pigmentreichen Geschwülsten, den Melanomen, Tyrosinase nachweisbar ist, spricht jedoch dafür, daß dieser Fermenttyp auch bei Wirbeltieren vorkommt und nur noch nicht entdeckt worden ist. Die Decarboxylierung des 3,5-Dioxyphenylalanins zu 3,5-Dioxyphenyläthylamin, dem sogenannten Oxytyramin, geschieht durch ein Dopadecarboxylase genanntes Ferment, das vor allem in der Niere und der Leber vorkommt (HOLTZ und Mitarbeiter) und an dessen Aufbau das Vitamin B_6 (Pyridoxin) in Form des Pyridoxals beteiligt ist. Da die Dopadecarboxylase in der Nebenniere fehlt

(BLASCHKO), muß angenommen werden, daß Oxytyramin außerhalb dieser Drüse gebildet wird. Vielleicht ist das von GADDUM und GOODWIN beschriebene „Lebersympathin" mit dieser Zwischenstufe der Adrenalinsynthese identisch. Das Oxytyramin, das übrigens selbst eine blutdrucksteigernde Wirkung besitzt, wird dann zu dem Hormon Noradrenalin oxydiert, aus dem durch Einführung einer Methylgruppe in die Aminogruppe Adrenalin entsteht. Dieser Methylierungsprozeß läßt sich in vitro mit Hilfe von Nebennierenbrei vollziehen (BÜLBRING); wesentlich ist dabei die Anwesenheit von Adenosintriphosphat und Cholin. Durchströmt man überlebende Nebennieren mit Noradrenalin, so findet ebenfalls eine Umwandlung in Adrenalin statt (BÜLBRING und BURN). Versuche mit Methionin, dessen Methylgruppe radioaktiven Kohlenstoff enthält, haben gezeigt, daß diese Aminosäure als Methyldonator fungieren kann (MACKENZIE und Mitarbeiter). Auch das so reichlich in der Nebenniere vorhandene Cholin dürfte diese Aufgabe haben.

Was das *Vorkommen von Adrenalin* im Organismus anbetrifft, so findet es sich in Mengen von mehreren Milligramm in den Nebennieren. Wie die auf den Angaben von EULER und Mitarbeitern sowie SCHULER und HEINRICH basierende Tabelle 10 zeigt, sind bei den verschiedenen Tierarten recht erhebliche Unterschiede vorhanden. Im peripheren Blut sind nach LEHMANN und MICHAELIS, die mit der Fluoreszenzmethode arbeiteten, etwa 2,5 γ Adrenalin pro ccm Plasma nachweisbar. GHOSH und Mitarbeiter fanden mit ihrer chemischen Methode pro ccm Blut beim Menschen 10,8—16,0, beim Affen 9,1—10,1, beim Kaninchen 9,8, beim Meerschweinchen 10,6—14,0 und bei der Ratte 7,6—10,0 γ Adrenalin.

Tabelle 10.

Tierart	1-Adrenalin in mg pro g Nebenniere
Rind	1,8 —3,3
Hund	1,0
Katze	0,2 —1,2
Kaninchen	0,8 —1,7
Meerschweinchen	0,2 —0,5
Ratte	1,0 —1,2
Schaf	0,75—1,50

Die *Wirkungsdauer des Adrenalins ist eine relativ kurze.* Das Hormon wird offenbar sehr schnell zerstört; in welchem Organ die Inaktivierung stattfindet, ist nicht genau bekannt. Die Beobachtung, daß es bei peroraler Zufuhr weit weniger wirksam ist als bei parenteraler, spricht dafür, daß die Leber hierbei von Bedeutung ist. Sie ist es jedoch zweifellos nicht allein, da auch bei hepatektomierten Tieren die Inaktivierung des Adrenalins mit fast derselben Geschwindigkeit erfolgt wie bei normalen. Ein kleiner Teil des Hormons wird mit dem Harn ausgeschieden, und zwar pro Tag etwa 14 γ (EULER und HELLNER).

Eine *längere Wirkungsdauer als Adrenalin besitzen diesem chemisch verwandte Verbindungen,* wie z. B. das *Sympatol* und das *Corbasil* (β-Methyl-noradrenalin) sowie das Alkaloid *Ephedrin.* Diese in der Therapie häufig angewandten Verbindungen unterscheiden sich vom Adrenalin auch dadurch, daß sich ihre Wirkung in der Hauptsache auf den Kreislauf beschränkt, während die Stoffwechselwirkungen nur gering sind. Sympatol, Corbasil, Ephedrin und alle anderen Verbindungen, die dieselben Erscheinungen hervorrufen, wie sie nach Reizung des Sympathicus auftreten, werden unter der Bezeichnung *Sympathicomimetica* zusammengefaßt; Verbindungen, die den Sympathicus hemmen, werden *Sympathicolytica,* Verbindungen, die die Wirkungen des Adrenalins aufheben, *Adrenolytica* genannt.

Bestimmungsmethoden.

Zur quantitativen Bestimmung des Adrenalins steht eine ganze Anzahl von pharmakologischen Methoden zur Verfügung, die sich durch eine hohe Spezifität und große Empfindlichkeit auszeichnen. Die Auswertung von Präparaten mit unbekanntem Adrenalingehalt geschieht durch Vergleich mit der Wirkung von Adrenalinlösungen bekannter Konzentration.

Bei der häufig angewandten *Blutdruckmethode* dient als Kriterium der Adrenalinwirkung die Blutdrucksteigerung am narkotisierten oder besser decerebrierten bzw. dekapitierten Tier. Besonders geeignet ist hier als Versuchstier die Katze. Es lassen sich noch 0,5 bis 5 γ Adrenalin, pro Kilogramm Körpergewicht gegeben, nachweisen. Äußerst empfindlich ist die *Kaninchenohrmethode* von KRAKOW und PISSEMSKI, die in der Modifikation von SCHLOSSMANN die Bestimmung des Adrenalins noch in milliardenfacher Verdünnung ermöglicht. Man durchspült bei diesen Verfahren ein isoliertes überlebendes Kaninchenohr mit Ringerlösung. Zu dieser zugesetztes Adrenalin bewirkt eine Kontraktion der Ohrgefäße. Bei der *Laewen-Trendelenburgschen Froschmethode* werden die hinteren Extremitäten eines Frosches von der Aorta aus mit Ringerlösung von konstantem Druck durchströmt. Adrenalinzusatz führt zu einer Gefäßkontraktion, die sich in einer Abnahme der Tropfenzahl äußert. Wohl das empfindlichste Verfahren ist der *Test am Froschherz*, das durch Aconitin hypodynam gemacht ist. Es gestattet nach SCHLOSSMANN noch die Erfassung von Adrenalin in einer Konzentration von $1:10^{11}$ und nach Zusatz von Serum sogar in einer Konzentration von $1:10^{18}$.

Nur erwähnt seien hier die Teste am überlebenden Dünndarm, die Pupillenreaktion des isolierten Froschauges, der Test an der isolierten Samenblase des Meerschweinchens, der Test am isolierten Uterus sowie der Test an der Nickhaut der Katze nach vorheriger Sensibilisierung mit Cocain oder Entfernung des Ganglion cervicale craniale.

Die *chemischen Methoden*, von denen ebenfalls eine Vielzahl angegeben worden ist, befriedigen fast alle nicht. Einmal sind sie im Vergleich zu den biologischen Methoden relativ unempfindlich und zweitens sind sie ausnahmslos nicht streng spezifisch, d. h. auch andere Verbindungen als Adrenalin reagieren in derselben Weise wie dieses. Es handelt sich in der Hauptsache um Farbreaktionen. So erhält man bei der Oxydation des Adrenalins mit den verschiedensten Mitteln eine rotgefärbte Verbindung. Das empfindlichste kolorimetrische Verfahren ist wohl das von WHITEHORN beschriebene, das auf der Blaufärbung beruht, die Adrenalin mit Arsenmolybdat in Gegenwart von Sulfit gibt. SHAW hat diese Methode später vor allem hinsichtlich Einfachheit und Empfindlichkeit noch verbessert; mit ihr lassen sich noch 0,04 γ Adrenalin bestimmen.

Ein soeben von GOSH und Mitarbeitern beschriebenes Verfahren zeichnet sich vor allem durch seine Spezifität aus. Es beruht auf der Blaufärbung, die Adrenalinlösungen mit dem Folinschen Reagenz geben. Ascorbinsäure reagiert mit diesem Reagenz bedeutend schwächer, Harnsäure, Cystein und Glutathion nur sehr schwach. Durch Zusatz von 10 prozentiger Natriumbicarbonatlösung werden Ascorbinsäure und Cystein vollständig, Glutathion zum Teil zerstört, während Adrenalin unbeeinflußt bleibt. Versetzt man die Testlösung nach dem Bicarbonatzusatz mit 5 prozentiger Natronlauge, wird das Hormon zerstört; Harnsäure, Ergothionin und das noch vorhandene Glutathion werden dagegen nicht angegriffen. Aus der Differenz der Kolorimeterablesungen des Ansatzes mit alleinigem Zusatz von Bicarbonat und des Ansatzes mit Zusatz von Bicarbonat plus Natronlauge läßt sich die Adrenalinmenge exakt ermitteln.

Gute Ergebnisse liefert auch die *Fluoreszenzmethode von* GADDUM und SCHILD, der die Fluoreszenz zugrunde liegt, die das Hormon in alkalischer Lösung bei Ultraviolettbestrahlung zeigt. Die Anwendung dieses Verfahrens hat sich als besonders empfehlenswert erwiesen, wenn es sich um die Bestimmung von Adrenalin bei Anwesenheit verwandter Amine handelt. Selbst Noradrenalin stört nicht, da dieses nur eine relativ schwache Fluoreszenz aufweist, die außerdem viel langsamer in Erscheinung tritt als die des Adrenalins.

Ein mehr physikalisches Verfahren, dem die Ultraviolettabsorption zugrunde liegt, haben HANDOVSKY und REUSS 1929 angegeben. Trotz ihrer Spezifität und Empfindlichkeit hat diese Methode jedoch keine Verbreitung gefunden.

c) Noradrenalin.
(Arterenol, Norepinephrin)

Chemie.

Noradrenalin ist chemisch ein Aminoäthanol-brenzkatechin ($C_8H_{11}O_3N$; Mol.-Gew. 169,2). Das in der Natur vorkommende l-Noradrenalin hat eine spezifische Drehung von $[\alpha]_D^{25} = -37,3$; sein Schmelzpunkt liegt bei 216,5 bis 218°.

Das Hormon ist in Wasser schwer, in Alkohol und Äther wenig, in verdünnten Säuren und Alkalien gut löslich. Das Hydrochlorid, das bei 146° schmilzt, ist dagegen in Wasser gut, in Alkohol nur schwer löslich. Es wird leicht an Tierkohle, Fullererde, Aluminiumhydroxyd und andere Adsorbentien adsorbiert, läßt sich aber relativ schwer wieder eluieren.

Noradrenalin ist gegenüber Sauerstoff empfindlich, wenn auch nicht in demselben hohen Maß wie Adrenalin. Durch den Luftsauerstoff wird es allmählich zu rotgefärbten Verbindungen oxydiert, die dann in melaninartige Körper übergehen. In alkalischer Lösung wird das Hormon sehr schnell oxydiert und inaktiviert. Die für Adrenalin charakteristische grüne Fluoreszenz in alkalischer Lösung bei Ultraviolettbestrahlung ist beim Noradrenalin nur sehr schwach ausgeprägt. In saurer Lösung ($p_H = 3,5$) ist das Hormon relativ stabil.

Die erste Synthese des Noradrenalins wurde schon 1904 von STOLZ vollzogen, der übrigens gestorben ist, ohne zu wissen, daß er damit neben dem Adrenalin auch das zweite Hormon des Nebennierenmarks als erster synthetisch hergestellt hatte. Nach LANGENBECK und FISCHER werden Brenzkatechin, Chloracetylchlorid und Phosphoroxychlorid in Benzol unter ständigem Einleiten von Schwefeldioxyd auf dem Wasserbad erhitzt. Das dabei entstehende ω-Chloracetobrenzkatechin wird im Wasserstoffstrom mit Ammoniakwasser versetzt. Es bildet sich ω-Aminoacetobrenzkatechin, das in das Hydrochlorid übergeführt wird. Durch katalytische Hydrierung erhält man dl-Noradrenalin. Der Razemkörper läßt sich mit Hilfe der d-Weinsäure in die beiden optischen Komponenten zerlegen. Aus einer wäßrigen oder methylalkoholischen Lösung krystallisiert nur das l-Noradrenalin-d-bitartrat aus, während das d-Noradrenalin-d-bitartrat in Lösung bleibt. Durch Behandlung mit Ammoniak lassen sich leicht die freien Basen erhalten.

Physiologie.

Das l-Noradrenalin wird in den Zellen des Nebennierenmarkes gebildet, aus dem man es in krystallisierter Form gewonnen hat. Der wahrscheinliche Gang seiner Biosynthese aus Tyrosin wurde bereits beim Adrenalin besprochen (s. S. 83).

Da Tiere, denen die Nebennieren entfernt wurden, noch Noradrenalin bilden, muß angenommen werden, daß auch das übrige chromaffine Gewebe imstande ist, diese Verbindung zu synthetisieren. Die Niere scheint zumindest der Partialsynthese des Hormons fähig zu sein, wie die Beobachtung von BEYER und Mitarbeitern zeigt, daß Extrakte aus Meerschweinchennieren 3,4-Dioxyphenylserin zu Noradrenalin decarboxylieren.

l-Noradrenalin, das sich vom l-Adrenalin ja nur dadurch unterscheidet, daß seine Aminogruppe keine Methylgruppe aufweist, ähnelt in seinen Wirkungen teilweise dem Adrenalin; es gehört wie dieses in die Gruppe der Sympathicomimetica. Auf der anderen Seite bestehen aber recht bedeutsame Unterschiede in der pharmakologischen und physiologischen Wirkung der beiden Verbindungen (s. Abb. 23).

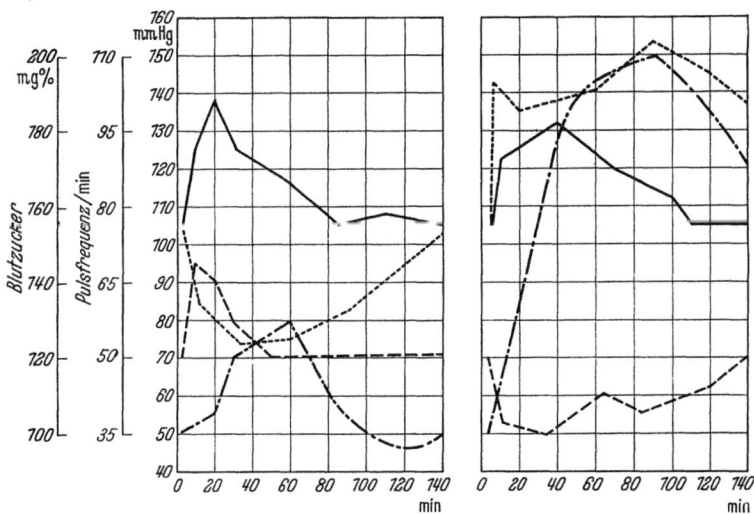

Abb. 23. Verhalten des systolischen (———) und diastolischen Blutdruckes (— — —), der Pulsfrequenz (- - - -) und des Blutzuckerspiegels (—·—·—) beim Menschen nach subkutaner Injektion gleicher Mengen Noradrenalin (links) und Adrenalin (rechts).

Wie beim Adrenalin ist auch beim Noradrenalin die in der Natur vorkommende l-Form wirksamer als die d-Form. Die blutdrucksteigernde Wirkung des l-Noradrenalins ist z. B. 40mal größer als die des d-Noradrenalins.

Noradrenalin erhöht den Blutdruck, indem es die Gefäße verengert; eine Ausnahme machen nur die Kranzgefäße des Herzens, die erweitert werden. Es übertrifft die blutdrucksteigernde Wirkung des Adrenalins etwa um das 3fache, wobei allerdings zu berücksichtigen ist, daß diese Relation keineswegs konstant ist, sondern von mannigfachen äußeren Umständen (Tiergattung, Art der Narkose, Höhe des Blutdruckes bei Versuchsbeginn usw.) abhängt. Unter bestimmten Versuchsbedingungen zeigen sich neben den quantitativen Unterschieden auf den Blutdruck auch solche qualitativer Art, von denen einige hier erwähnt seien. Cocain verstärkt die Blutdruckwirkung des Noradrenalins mehr als die des Adrenalins (TAINTER, EULER). Mutterkornalkaloide oder andere Sympathicolytica wie *Yohimbin, Corynanthin, Dibenamin* (N, N-Dibenzyl-β-chloräthylamin) und gewisse Imidazolinabkömmlinge, z. B. *Priscol* (2-Benzyl-4,5-imidazolin) kehren die Adrenalinwirkung um, d. h. das Hormon wirkt unter dem Einfluß dieser Stoffe depressorisch statt pressorisch, während die blutdrucksteigernde Wirkung des Noradrenalins unter denselben Bedingungen nur eine Abschwächung erfährt.

Subcutane Injektion von 0,5 bis 1 mg Adrenalin erhöht beim Menschen den systolischen Blutdruck; der diastolische fällt eher ab, so daß es zu einer Vergrößerung der Blutdruckamplitude kommt. Noradrenalin steigert dagegen sowohl den systolischen wie den diastolischen Blutdruck. Dauerinfusion von 4 γ Adrenalin pro Minute und Kilogramm Körpergewicht hat eine ausgesprochene Blutdrucksenkung, Dauerinfusion der gleichen Menge Noradrenalin eine beträchtliche Blutdruckerhöhung zur Folge; Patienten mit Hypertonie reagieren besonders stark auf das letztgenannte Hormon (GOLDENBERG und Mitarbeiter). Die Durchblutung der Muskulatur wird durch Adrenalin erhöht, durch Noradrenalin kaum beeinflußt oder vermindert (BARCROFT und KONZETT, BARNELL). Während sehr kleine Adrenalinmengen den Blutdruck herabsetzen, wirkt Noradrenalin auch in γ-Werten stets blutdruckerhöhend (s. Abb. 24).

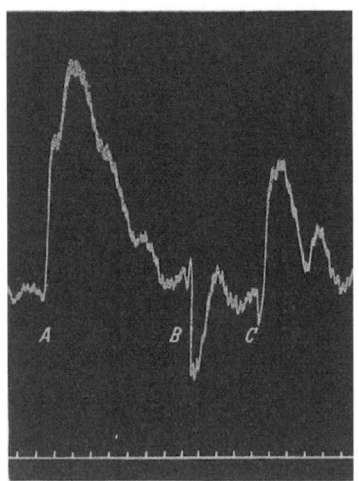

Abb. 24. Verhalten des Blutdruckes der Katze nach Injektion von 3 γ l-Noradrenalin (A), 3 γ l-Adrenalin (B) und eines Extraktes aus der Aortenwand (C). (Nach SCHMITTERLÖW.)

Sehr auffallend ist der Unterschied in der Wirkung der beiden Hormone auf das Herz. Adrenalin ruft eine Tachykardie hervor, Noradrenalin umgekehrt eine Bradykardie. Die Bradykardie ist reflektorisch bedingt: die Blutdrucksteigerung bewirkt eine Reizung der Pressorreceptoren in der Wand des Sinus caroticus, die auf dem Weg über den Vagus zu einer Hemmung der Herztätigkeit führt.

Noradrenalin verursacht im Gegensatz zum Adrenalin keine Vergrößerung des Minutenvolumens des Herzens (GOLDENBERG und Mitarbeiter). Der Blutdruckanstieg nach Adrenalininjektion beruht vor allem auf der Erhöhung des Minutenvolumens und erst in zweiter Linie auf der Gefäßverengerung. Der Noradrenalinhochdruck wird hingegen nur durch die Konstriktion der Blutgefäße bewirkt, ist also ein reiner Widerstandshochdruck (GATZEK und Mitarbeiter; KRONEBERG und ROENICKE). Der Okklusionsreflex des Sinus caroticus wird bei Blutdrucksteigerung durch Adrenalin abgeschwächt, durch Noradrenalin, übrigens auch durch Vasopressin, in schwachen bis mittleren Dosen gesteigert (MIESCHER, BEIN und MEIER).

Gegenüber der glatten Muskulatur verhält sich Noradrenalin ebenso wie Adrenalin, nur ist seine Wirkung bedeutend schwächer. Es hemmt also die Darmbewegungen, kontrahiert bzw. erschlafft den Uterus, wirkt auf die Pupillen erweiternd usw. An der Milz ruft Adrenalin eine stärkere Kontraktion hervor als Noradrenalin, wie die Untersuchungen von SCHÜMANN gezeigt haben. Die Differenz ist bei größeren Dosen deutlicher als bei kleinen, wo sie sogar ganz fehlen kann.

Im Gegensatz zum Adrenalin bewirkt Noradrenalin keinen Abfall der Zahl der Eosinophilen im Blut.

Wie Versuche an Kaninchen, Ratten und Mäusen gezeigt haben, ist l-Noradrenalin 3 bis 5mal weniger toxisch als l-Adrenalin.

Was die *Stoffwechselwirkungen des Noradrenalins* anbetrifft, so fällt vor allem die im Vergleich zum Adrenalin nur geringe Wirkung auf den Blutzucker auf. Um dieselbe Blutzuckererhöhung herbeizuführen wie mit Adrenalin, bedarf es etwa 10 bis 20mal größerer Dosen. Ebenso ist der Einfluß des Noradrenalins auf den

Grundumsatz minimal, während ihn 1 mg Adrenalin beim Menschen um etwa 20% erhöht.

Schließlich sei noch die unterschiedliche Wirkung der beiden Hormone auf die Histaminämie des Menschen erwähnt. Die nach intravenöser Adrenalininjektion auftretende Zunahme des Histamingehaltes im Plasma kommt nach Zufuhr von Noradrenalin nicht zustande (BAUR und STAUB). Beim Kaninchen bewirken dagegen beide Wirkstoffe einen Anstieg des Histaminspiegels, ein Hinweis darauf, daß gerade bei diesen Hormonen die am Tier erhaltenen Ergebnisse nicht ohne weiteres auf den Menschen übertragen werden dürfen.

Welches sind die *physiologischen Funktionen des Noradrenalins*? Eine, wenn nicht sogar die Hauptaufgabe besteht darin, Nervenreize im Bereich des Sympathicus weiterzuleiten bzw. zu übertragen. Nerven, bei deren Reizung Noradrenalin frei wird, werden daher als *noradrenergische Nerven* den *cholinergischen Nerven* gegenübergestellt, bei deren Reizung Acetylcholin in Freiheit gesetzt wird. HOLTZ bevorzugt, vom Arterenol abgeleitet, die Bezeichnung *arterenergische Nerven*. Manche Beobachtungen, wie z. B. die von BACQ und FISCHER an menschlichen Coronarien, sprechen dafür, daß bei bestimmten sympathischen Nervenfasern neben dem Noradrenalin auch dem Adrenalin eine bestimmte Bedeutung zukommt. Diesem Umstand trägt EULER dadurch Rechnung, daß er von einem *Sympathin N* und einem *Sympathin A* spricht, wenn die beiden Hormone in ihrer Funktion als Überträger von Nervenreizen betrachtet werden. Da man heute weiß, daß Sympathin N mit dem Noradrenalin und Sympathin A mit dem Adrenalin identisch ist, hat die Bezeichnung Sympathin eigentlich keine Daseinsberechtigung mehr, es sei denn, man verwendet sie für Gemische beider Hormone; solche liegen ja offenbar meist vor.

Neben seiner Funktion als Neurohormon spielt das Noradrenalin zweifellos eine *wichtige Rolle bei der Regulierung des Blutdruckes* und *der Verteilung des Blutes*, und zwar vor allem dann, wenn an den Organismus keine besonderen Anforderungen gestellt werden. Es übt auf das Gefäßsystem eine statisch-tonisierende Wirkung aus. In diesem Zusammenhang sind die Ergebnisse von Untersuchungen interessant, die MEIER und BEIN mitgeteilt haben. Adrenalin bewirkt bei Hunden und Katzen in kleinen Dosen eine Vasodilatation und damit eine vermehrte Blutdurchströmung der hinteren Extremitäten. Nach Entfernung der Nebennieren wirkt Adrenalin umgekehrt vasokonstriktorisch. Werden nun kleinste Mengen Noradrenalin infundiert, Mengen, die für sich allein gegeben unwirksam sind, so übt Adrenalin wieder eine vasodilatatorische Wirkung aus. Auch die veränderte Gefäßreaktion nebennierenloser Tiere gegenüber Histamin wird durch Noradrenalin wieder normalisiert. Nach diesen Befunden stellt also Noradrenalin die Reaktionsbedingungen her, unter denen Adrenalin seine Gefäßwirkungen entfaltet.

Man darf wohl mit Recht annehmen, daß das Nebennierenmark sowie gewisse chromaffine Gewebe ständig Noradrenalin an die Blutbahn abgeben, so daß eine ständige Berieselung der Gewebe mit diesem Wirkstoff stattfindet. Vom Ausmaß derselben dürfte auch der jeweilige Tonus des sympathischen Nervensystems, der „Sympathicotonus", abhängig sein.

Die Menge des Noradrenalins in den Nebennieren ist bei den einzelnen Tierarten verschieden, wie Tabelle 11 zeigt. Bei den hier angegebenen Werten muß berücksichtigt werden, daß das Nebennierenmark nur etwa 10 bis 20% des Gesamtgewichtes der Nebennieren ausmacht, daß also der Noradrenalingehalt des Marks entsprechend höher ist. Groß sind auch die Unterschiede im Mengenverhältnis Noradrenalin : Adrenalin, wie vor allem die Untersuchungen von SCHULER und HEINRICH, EULER und Mitarbeitern sowie HOLTZ und Mitarbeitern gezeigt haben. Von der Summe der beiden Hormone entfallen z. B. auf Noradrenalin beim Menschen 27%, bei der Ratte 11% und beim Hund 41%; die Nebennieren des Kaninchens enthalten praktisch nur Adrenalin. Die im Handel befindlichen „Adrenalin"-Präparate, die aus Nebennierenextrakten gewonnen werden, weisen einen hohen Prozentsatz Noradrenalin auf. Als reine Adrenalinpräparate können nur solche angesehen werden, die synthetisches Adrenalin enthalten.

Tabelle 11.

Tierart	l-Noradrenalin (als Hydrochlorid in mg pro g Nebenniere)
Katze	0—0,9
Hund	0,7
Kaninchen	0,3 —1,1
Ratte	0,07—0,18
Meerschweinchen	0,05—0,14

Sehr große Noradrenalinmengen sind in Geschwülsten des Nebennierenmarks, in den sogenannten *Phäochromocytomen* vorhanden. HOLTON fand beispielsweise bei einem Fall pro Gramm Tumor 5,5 mg Noradrenalin und nur 0,37 mg Adrenalin.

Außer in der Nebenniere wurde Noradrenalin noch in folgenden Organen nachgewiesen: Herz, Skelettmuskel, Leber, Milz, Lunge, Niere, Gehirn, Uterus, Keimdrüsen, Lymphdrüsen, Darm, Wand der Blutgefäße und Nerven; im Knochenmark und in der Placenta fehlt es. Der Hormongehalt dieser Gewebe liegt zwischen 0,04 und 0,8 γ pro Gramm. Eine Ausnahme machen nur die Milz mit 1,5 bis 4,7 γ sowie gewisse sympathische Nervenfasern (periarterielle Milznerven, Splanchnicus, thoracolumbaler Teil des Grenzstrangs) mit 2,5 bis 18,5 γ Noradrenalin pro Gramm. In degenerierenden Nerven nimmt der Hormongehalt ab.

Bemerkenswert ist der Befund von HOLTZ und Mitarbeitern, daß im Herzmuskel der Warmblüter die Menge des Noradrenalins die des Adrenalins meist überwiegt; so enthält der Herzmuskel des Menschen 46 bis 89% Noradrenalin gegenüber 11 bis 54% Adrenalin. Im Herz des Frosches konnte dagegen nur Adrenalin nachgewiesen werden.

Der Noradrenalingehalt des menschlichen Blutes beträgt nach EULER 1 bis 2 γ-%.

Nach Erfüllung seiner Aufgaben wird das Noradrenalin zum Teil mit dem Harn ausgeschieden. Hier haben übrigens HOLTZ, CREDNER und KRONEBERG diese Verbindung 1944 erstmals als körpereigenen Wirkstoff nachgewiesen. Sie ist der Hauptbestandteil des als Urosympathin bezeichneten sympathicomimetischen Prinzips des Menschen- und Tierharnes. Ein kleiner Teil des im Harn vorhandenen Noradrenalins liegt in gebundener Form vor. Die tägliche Ausscheidung beträgt normalerweise im Durchschnitt 27 γ (EULER und HELLNER). Vergleichsweise sei erwähnt, daß pro Tag durchschnittlich 14 γ Adrenalin mit dem Harn ausgeschieden werden.

Bei Fällen mit essentieller Hypertonie findet man erhöhte Noradrenalinwerte im Harn. Ganz gewaltige Noradrenalinmengen scheiden Patienten mit Phäochromocytomen aus. So fanden ENGEL und EULER bei einem derartigen Fall im Tagesharn 1240 γ Noradrenalin.

Bestimmungsmethoden.

Zur quantitativen Bestimmung des Noradrenalins stehen verschiedene biologische und chemische Methoden zur Verfügung. Bei beiden Gruppen stört die Anwesenheit von Adrenalin. Bei den biologischen Verfahren stören auch Tyramin, Oxytyramin, Histamin und Cholin. Alle diese Verbindungen müssen daher eliminiert werden. Von den biologischen Methoden haben sich vor allem zwei bewährt, denen das *Verhalten des Blutdrucks bei der Katze* und das *Verhalten des Hühner-*

caecums zugrunde liegt (EULER). Mit ihrer Hilfe läßt sich Noradrenalin z. B. im Blutplasma noch in Konzentration von 10^{-7} bestimmen.

Chemische Methoden sind mehrere angegeben worden, so von RAAB und neuerdings von EULER und HAMBERG. Das EULERsche *Verfahren* beruht auf der Beobachtung, daß eine 3 Minuten lange Behandlung mit Jod bei $p_H = 6{,}0$ alles Adrenalin und Noradrenalin in Adrenochrom bzw. Noradrenochrom überführt, während eine 1½ Minuten lange Behandlung bei $p_H = 4{,}0$ alles Adrenalin in Adrenochrom, aber nur etwa 10% Noradrenalin in Noradrenochrom umwandelt. In der Praxis geht man so vor, daß man beide Reaktionen vornimmt und jedesmal die Farbintensität photometrisch bestimmt. Aus der Differenz der hierbei erhaltenen Werte läßt sich dann die Menge des Noradrenalins errechnen.

Zum Nachweis sehr kleiner Noradrenalinmengen sowie zur Differenzierung von Noradrenalin und Adrenalin hat sich die *Filterpapier-Chromatographie* bewährt (JAMES; EULER und HAMBERG). Die Wanderungsgeschwindigkeit des Adrenalins ist größer als die des Noradrenalins. Ferner geben beide Hormone eine unterschiedliche Farbreaktion mit Ferricyanid. Adrenalin gibt eine rosa, Noradrenalin eine mehr purpurne Färbung.

7. Die Proteohormone.

a) Insulin.
(Inselhormon, Inselzellhormon).

Chemie.

Insulin ist ein Eiweißkörper, der relativ leicht in Form von Rhomben oder langen Prismen krystallisiert. Die Krystalle enthalten 0,15 bis 0,5% Zink. Es ist jedoch auch möglich, wie FISHER und SCOTT gezeigt haben, vollkommen metallfreies, hochaktives Insulin in Krystallform zu gewinnen. Bisher hat man krystallisiertes Insulin aus der Bauchspeicheldrüse des Menschen, Rindes, Schweines, Schafes und Bisons sowie aus dem Inselapparat von Fischen isoliert. Die aus so verschiedenen Quellen gewonnenen Insuline verhalten sich hinsichtlich ihrer Aktivität, Eigenschaften und chemischen Zusammensetzung sowie immunologisch (WASSERMAN und MIRSKY) gleich; sie sind mit anderen Worten miteinander identisch.

Auffallend ist der hohe Schwefelgehalt des Inselhormons; er beträgt 3,2% und ist fast vollständig in Form von Cystin vorhanden. Als Protein gibt Insulin die üblichen Eiweißreaktionen. Die Reaktionen auf Tryptophan, SH-Gruppen und Kohlenhydrate fallen negativ aus. Trypsin und Pepsin zerstören das Hormon, während Polypeptidasen wirkungslos sind. Von den im Insulin enthaltenen Aminosäuren sind 92% bekannt (s. Tab. 12).

Tabelle 12.
Aminosäurengehalt des Insulins.

Tyrosin	12%	Glutaminsäure	17,5%
Cystin	12%	Leucin	13,5%
Arginin	3%	Threonin	2,6%
Histidin	4%	Serin	3,6%
Lysin	2%	Phenylalanin	7,0%
Prolin	10%	Alanin	4,7%

Das Hormon ist wasserlöslich. Bemerkenswert ist, daß es auch in 60- bis 80%igem Alkohol noch vollständig löslich ist.

Der isoelektrische Punkt liegt bei $p_H = 5{,}30$ bis 5,35, das Molekulargewicht beträgt 36000. Das Insulinmolekül zerfällt in Lösungen, deren p_H über 7,0 oder unter 4,5 liegt, relativ leicht in 3 gleich große Teile mit einem Molekulargewicht von je

12000. Diese Submoleküle legen sich bei Einstellung des isoelektrischen Punktes wieder aneinander. Für das Gesamtmolekül errechnen sich 292 ± 10 Peptidbindungen. Aus dem Vorhandensein von 12 freien α-Aminogruppen und ebenso vielen freien Carboxylgruppen kann man schließen, daß das Insulin aus 12 Peptidketten besteht; jedes Submolekül enthält also 4 aus etwa 24 Aminosäuren bestehende Peptidketten, die durch 6 Disulfidgruppen zusammengehalten werden. Die Untersuchungen von SANGER haben gezeigt, daß in den 4 Ketten als endständige Aminosäure mit freier Aminogruppe zweimal Glykokoll und zweimal Phenylalanin vorkommt. Die endständige Aminosäure mit freier Carboxylgruppe scheint nach LENS bei allen 4 Ketten das Alanin zu sein. Durch Isolierung der Polypeptide Glycyl-isoleucyl-valyl-glutaminyl-glutaminsäure, Phenylalanyl-valyl-asparaginyl-glutaminsäure und Lysyl-threonyl-prolyl-alanin hat man auch bereits erste Einblicke in die Reihenfolge der Aminosäuren in den Peptidketten erhalten.

Die Disulfid-Gruppen sind für die Aktivität des Hormons von größter Bedeutung. Jeder Eingriff an den SS-Gruppen führt zu einer meist irreversiblen Inaktivierung. Schon die Hydrierung von ein oder zwei dieser Bindungen bewirkt ein Absinken der Wirksamkeit auf die Hälfte (WHITE und STERN). Die Reduktion kann mit Thiolen, d. h. Stoffen mit Sulfhydrylgruppen (Cystein, SH-Glutathion usw.) vorgenommen werden. Acetylierung ruft gleichfalls eine starke Aktivitätsverminderung hervor, die jedoch durch Behandlung mit schwacher Alkalilösung teilweise rückgängig gemacht werden kann. Auch durch Zusatz von verdünnter Natronlauge, z. B. von n/30 Natronlauge bei 36° während einer Stunde tritt, offenbar infolge Sprengung von SS-Bindungen, eine Inaktivierung ein. Nach Veresterung aller freien Carboxylgruppen mit Methanol zeigt das Insulin keine Aktivität mehr. Werden nur $^2/_3$ der Carboxylgruppen verestert, so bleibt die Aktivität voll erhalten (MOMMAERTS und NEURATH). Auch die Guanidingruppen des Arginins, die Hydroxylgruppen des Tyrosins und ein Teil der basischen Gruppen des Histidins sind für die physiologische Wirkung des Insulins von Wichtigkeit.

Darstellung. Zur Gewinnung von Insulin wird das von Fett befreite, zerkleinerte Pancreas vom Rind oder Schwein mit angesäuertem Alkohol oder Aceton extrahiert. Nach Filtration und Entfernung des Alkohols im Vakuum bei 25° wird das Insulin aus einer wäßrigen Lösung durch Einstellen seines isoelektrischen Punktes, durch Fällung mit Ammonsulfat (Halbsättigung), Kochsalz (25%ig) oder Alkohol (93%ig) oder durch Adsorption isoliert. Das Hormon wird durch mehrfache Wiederholung der Fällung gereinigt (HOUSSAY und DEULOFEU; SCOTT).

Die Darstellung von krystallisiertem Insulin ist auf verschiedene Weise möglich. Man löst das Hormon z. B. in verdünnter Essigsäure und gibt dann Bruzin und Pyridin hinzu. Nach Entfernung der hierbei entstehenden Fällung wird mit Ammoniak auf pH = 5,6 eingestellt. Schon nach kurzer Zeit beginnt die Auskristallisation des Insulins. An Stelle von Bruzin kann auch Saponin oder Digitonin benutzt werden. Die Krystallisation wird bedeutend erleichtert, wenn man bestimmte Metallionen (Zink, Nickel, Kadmium, Kobalt) zusetzt. Nach SCOTT gelingt es mit Sicherheit, Insulinkrystalle zu gewinnen, wenn man eine Insulinlösung mit Hilfe eines Phosphatpuffers auf ein pH von 6,2 einstellt und dann ein Zinksalz und Aceton hinzufügt.

Physiologie.

Das Insulin, das in den β-Zellen der LANGERHANSschen Inseln gebildet wird, stellt die wichtigste der hormonalen Komponenten dar, die den *Kohlenhydratstoffwechsel* regulieren. Unter seinem Einfluß wird der Traubenzucker in der Leber und im Muskel zu Glykogen aufgebaut. Es setzt den Umfang der Zuckerbildung aus Aminosäuren herab und ist in maßgebender Weise am Umsatz der Kohlenhydrate in der Muskulatur beteiligt. Ferner reguliert es die Kohlenhydratverteilung im Organismus, und zwar fördert es die Glykogenablagerung in den Muskeln (BRIDGE). Verabfolgt man einem Kaninchen beispielsweise eine größere Menge Traubenzucker, so sieht man, daß 62% davon in der Leber und die restlichen 38% in der Muskulatur in Form von Glykogen gespeichert werden. Bei gleichzeitiger Zufuhr von Traubenzucker und Insulin wird mit steigenden Hormondosen das Verhältnis zugunsten des Muskels verschoben. Es werden z. B. bei einer bestimmten Dosierung 87% in den Skelettmuskeln und nur noch 13% in der Leber deponiert. Selbstverständlich wurde bei diesen Versuchen darauf geachtet, daß keine Hypoglykämie entstand, die zu einer Ausschüttung von Adrenalin und damit zu einer Glykogenolyse in der Leber geführt hätte.

In welcher Weise das Insulin in den Kohlenhydratstoffwechsel im einzelnen eingreift, ist noch nicht geklärt; immerhin besitzt man heute einige Anhaltspunkte. SOSKIN, LEVINE und HECHTER haben gefunden, daß Insulinverabfolgung eine Abnahme des anorganischen Phosphates im Blut bewirkt. Nach KAPLAN und GREENBERG wandert das Phosphat unter dem Insulineinfluß aus dem Blut in die Leber, in der es zu einer Vermehrung von Adenosintriphosphat kommt. WEISSBERGER, der die Befunde SOSKINS mit Hilfe von radioaktiven Phosphor enthaltendem Phosphat bestätigen konnte, stellte darüber hinaus fest, daß das Insulin offenbar eine Zunahme des Gehaltes des Blutes an Hexose-monophosphat bewirkt.

Aus diesen Befunden kann geschlossen werden, daß das Insulin irgendwie an der Steuerung der Phosphorylierungsprozesse beteiligt ist, die ja im Kohlenhydratstoffwechsel eine so große Rolle spielen. Am naheliegendsten ist wohl die Annahme, daß das Hormon die Bildung der Glukose-6-phosphorsäure fördert, indem es die Wirkung des hierbei tätigen Fermentes, der Hexokinase, beeinflußt. Eine starke Stütze hat diese Annahme durch die Ergebnisse von Versuchen erfahren, die von PRICE, CORI und COLOWICK angestellt worden sind. Setzt man zu Extrakten aus Organen, z. B. aus dem Muskel oder dem Gehirn, Glukose und Adenosintriphosphat hinzu, so bildet die in den Extrakten vorhandene Hexokinase Glukose-6-phosphorsäure und Adenosindiphosphat. Dieser Prozeß wird gehemmt, wenn man einen Hypophysenvorderlappenextrakt zusetzt oder wenn die Extrakte aus Organen von Ratten stammen, die mit Hypophysenvorderlappenextrakten vorbehandelt wurden. Zugabe von Insulin vermag die Hemmungswirkung der Hypophysenextrakte wiederaufzuheben. Insulin selbst beeinflußt die Hexokinaseaktivität nicht. Im Hinblick auf diese Befunde war zu erwarten, daß in den Geweben diabetischer Tiere als Folge des Fehlens von Insulin die Hexokinase stark gehemmt ist. Dies war in der Tat der Fall. Durch Insulinbehandlung der diabetischen Tiere konnte eine Normalisierung der Verhältnisse herbeigeführt werden. In Ergänzung und Erweiterung ihrer Befunde haben PRICE, SLEIN, COLOWICK und CORI später mitgeteilt, daß Nebennierenrindenextrakte die Hemmungswirkung der in vitro zugesetzten oder vorher injizierten Hypophysenvorderlappenextrakte gegenüber der Hexokinase verstärken. Nebennierenrindenextrakte selbst üben keinen Einfluß auf die Fermentaktivität aus.

Nachuntersucher haben die Befunde CORIS zum Teil bestätigen können, zum Teil sind sie zu abweichenden Ergebnissen gekommen. Es ist noch viel intensive Forschungsarbeit notwendig, bevor man hier ganz klar sieht. Fest steht aber schon jetzt, daß es nicht die einzige Funktion des Insulins ist, die hypophysenbedingte Hemmung der Hexokinase aufzuheben. Wäre dies der Fall, dann müßte Insulin z. B. beim hypophysenlosen Tier wirkungslos bleiben; in Wirklichkeit sind aber gerade hypophysenlose Tiere ganz besonders empfindlich gegenüber Insulin.

Fehlt das Insulin vollkommen, z. B. nach Pancreatektomie, oder wird es nur in ungenügender Menge gebildet, so tritt die sogenannte Zuckerkrankheit, der *Diabetes mellitus* auf. Der Blutzuckerspiegel steigt stark an (Hyperglykämie); überschreitet seine Höhe die Nierenschwelle, so wird der Traubenzucker mit dem Harn ausgeschieden (Glukosurie). Da der zuckerkranke Organismus nicht in der

Lage ist, Kohlenhydrate in Form von Glykogen zu speichern, d. h. die Glykogenese gestört ist, und durch den fortgesetzten Verlust von Traubenzucker mit dem Harn bald ein Mangel an Kohlenhydraten eintritt, werden unter dem Einfluß von Hormonen des Hypophysenvorderlappens und der Nebennierenrinde bestimmte Aminosäuren in Glukose übergeführt (Glukoneogenese). Dieser Vorgang läßt sich leicht nachweisen, indem man z. B. einen Patienten mit Diabetes mellitus durch Verabfolgung einer bestimmten Kost „zuckerfrei" macht und ihm dann zusätzlich verschiedene Aminosäuren zuführt. Bei Darreichung von Alanin, Serin, Cystin, Valin, Arginin, Glutaminsäure usw., den sogenannten glukoplastischen Aminosäuren, kommt es zur Ausscheidung von Zucker im Harn.

Beim Diabetiker ist jedoch nicht nur der Zuckerstoffwechsel auf das schwerste beeinträchtigt, sondern indirekt auch der Fettstoffwechsel. Der diabetische Organismus versucht seinen Energiebedarf durch vermehrte „Verbrennung" von Fetten zu decken. Die Fettdepots werden mobilisiert und das Fett wird zur Leber transportiert; das Blutplasma von Zuckerkranken zeigt daher häufig ein milchiges Aussehen (Lipämie). Die Fettsäuren werden nicht in normaler Weise zu Kohlensäure und Wasser abgebaut; dies ist offenbar nur bei normalem Ablauf des Kohlenhydratstoffwechsels möglich. Man hat davon gesprochen, daß die Fette im Feuer der Kohlenhydrate verbrennen. Beim Diabetiker bleibt der Fettsäureabbau auf der Stufe β-Oxybuttersäure, Acetessigsäure, Aceton stehen. Diese Verbindungen, die unter dem Begriff der *Aceton-* oder *Ketonkörper* zusammengefaßt werden, kommen in sehr geringer Menge auch im normalen Organismus vor. Beim Diabetes mellitus sind sie jedoch mengenmäßig stark vermehrt (Ketosis). Ihr Auftreten führt zu erheblichen Störungen; als Säuren drohen sie das p_H des Blutes und der Gewebe nach der sauren Seite zu verschieben (Acidosis), was mit dem Leben nicht vereinbar ist. Der Körper verfügt über verschiedene Einrichtungen, drohende p_H-Verschiebungen zu kompensieren. Die wichtigste ist die Alkalireserve des Blutes; unter dieser versteht man die Kubikzentimeteranzahl Kohlensäure von 40 mm Spannung, die von 100 ccm Serum gebunden wird. Sie schwankt beim normalen Menschen zwischen 40 und 60; beim Zuckerkranken liegt sie bedeutend tiefer. Die neutralisierten Ketonkörper werden durch die Nieren ausgeschieden (Ketonurie). Infolge dieses ständigen Verlustes an Alkali vermag der Organismus schon nach kurzer Zeit nicht mehr alle Säuren zu binden, so daß eine wirkliche Acidose eintritt. Man hat von einer „Säurevergiftung" des Körpers gesprochen, die zur Bewußtlosigkeit, zum Coma diabeticum führt, aus dem es vor Einführung der Insulintherapie in der Regel kein Erwachen mehr gab.

Auf experimentellem Wege läßt sich ein Diabetes mellitus nicht nur durch Entfernung der Bauchspeicheldrüse, d. h. durch Entfernung des hormonproduzierenden Apparates, sondern auch auf chemischem bzw. hormonalem Wege hervorrufen. Führt man einem Tier (Säugetier, Vögel, Amphibien) Alloxan zu, so werden die sogenannten β-Zellen der LANGERHANSschen Inseln zerstört (JACOBS; DUNN und Mitarbeiter). Die α-Zellen werden dagegen nicht durch Alloxan angegriffen. In den ersten Stunden nach der Alloxanverabreichung kommt es infolge Störung der Insulinabgabe zu einer Hyperglykämie. Bald darauf schlägt diese in eine schwere Hypoglykämie um, die in einem hohen Prozentsatz der Fälle zu einem tödlich endenden hypoglykämischen Schock führt. Dies ist die Folge des gleichzeitigen Freiwerdens großer Insulinmengen aus den unter der Alloxaneinwirkung zerfallenden β-Zellen. Übersteht das Versuchstier die hypoglykämische Phase, so kommt es nach „Verbrauch" des Insulins erneut zu einer Hyperglykämie. Gleichzeitig stellen sich auch alle anderen Symptome der Zuckerkrankheit ein. Man spricht von einem *Alloxandiabetes*.

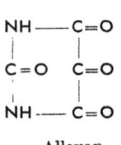
Alloxan

Die Möglichkeit, mit Alloxan selektiv die das Insulin bildenden β-Zellen des Inselapparates zu zerstören und damit einen echten Diabetes mellitus hervorzurufen, ist von großer Bedeutung für die weiteren Forschungen auf dem Gebiete der Zuckerkrankheit.

1930 machten HOUSSAY und BIASOTTI die Entdeckung, daß der Diabetes pancreasloser Hunde bedeutend milder verläuft, wenn die Hypophyse entfernt wird. Während ein Hund ohne Bauchspeicheldrüse, dem kein Insulin verabfolgt wird, innerhalb von 3 Wochen zugrunde geht, lebt ein Hund ohne Pancreas und ohne Hypophyse — man nennt ein derartiges Tier *Houssay-Hund* — 6 bis 9 Monate lang ohne Insulinzufuhr. Daraus konnte geschlossen werden, daß im Hypophysenvorderlappen ein Faktor vorhanden sein muß, der den Diabetes mellitus verstärkt. HOUSSAY nannte ihn das *diabetogene Prinzip*. Später wurde von YOUNG festgestellt, daß man durch temporäre Verabfolgung von Hypophysenvorderlappenextrakten eine Hyperglykämie und Glukosurie hervorrufen kann (*Young-Hund*).

Untersuchungen von überlebendem Pancreasgewebe haben gezeigt, daß die Vorderlappenextrakte sowohl die Insulinbildung wie auch die Insulinwirkung hemmen (ANDERSON und LONG; HOUSSAY und Mitarbeiter). Erst nach längerer Zufuhr der Extrakte kommt es zu einer auch morphologisch nachweisbaren Schädigung der β-Zellen, die schließlich zu einem permanenten Diabetes führt (*hypophysärer Diabetes*); dieser besteht auch fort, wenn keine Hypophysenextrakte mehr zugeführt werden. Wird gleichzeitig mit dem Extrakt Insulin verabfolgt, so tritt kein Diabetes auf. Im Gegensatz hierzu läßt sich der Alloxandiabetes durch Insulin nicht verhindern. Eigenartig ist, daß der hypophysäre Diabetes im Anfangsstadium insulinresistent ist, d. h. daß nur sehr hohe Insulindosen den erhöhten Blutzuckerspiegel herabzusetzen vermögen. Eine solche Resistenz gegenüber dem Inselhormon tritt übrigens auch manchmal im Verlauf einer Insulinbehandlung auf. Es ist nicht unwahrscheinlich, daß bei diesen Diabetesformen die Hypophyse ursächlich eine Rolle spielt (YOUNG).

Schließlich sei noch erwähnt, daß es durch fortgesetzte Zufuhr großer Insulinmengen möglich ist, die hormonproduzierenden Zellen zur Atrophie und Degeneration zu bringen. Wird beispielsweise einem Hund mit partieller Pancreatektomie 30—40 Wochen lang regelmäßig Protamin-Zink-Insulin injiziert, so resultiert nach Absetzen des Hormons ein permanenter Diabetes (MIRSKY und Mitarbeiter).

Alle Folgen des Ausfalls der Insulinproduktion lassen sich durch Zufuhr des Hormons von außen beheben. Sie muß auf parenteralem Wege geschehen, da Insulin als Proteohormon bei peroraler Applikation von den Verdauungsfermenten zerstört wird. Bei richtiger Dosierung kommt es zu einer Normalisierung des Blutzuckerspiegels, die Glukosurie und Ketonurie verschwinden, ebenso die Acidosis. Die Glykogenvorräte in der Leber und im Muskel steigen an, die Fettverbrennung und die Überführung von Aminosäuren in Kohlenhydrate sinken auf ihr normales Ausmaß.

Auffallend ist, daß der Insulinbedarf bei vollkommenem Fehlen des Pancreas (totale Pancreatektomie beim Pancreascarcinom des Menschen; totale Pancreasentfernung bei Versuchstieren) weit geringer ist als bei einem Zuckerkranken, dessen Inselapparat nur insuffizient ist oder bei einem Tier, bei dem nur 90—95% des Bauchspeicheldrüsengewebes entfernt wurden (DRAGSTEDT, ALLEN und SMITH; RICKETTS, BRUNSCHWIG und KNOWLTON).

Da die Insulinwirkung nur einige Stunden anhält, muß das Hormon bei schweren Diabetesfällen täglich mehrmals subcutan injiziert werden. Es war daher ein großer Fortschritt, als es HAGEDORN 1936 durch Kombination von Insulin mit Protamin und Zink gelang, ein Präparat mit stark verlängerter Wirkungsdauer zu gewinnen *(Protamin-Zink-Insulin)*. Abb. 25 zeigt einen Vergleich der

Wirkungsdauer von reinem Insulin, Protamin-Zink-Insulin und Globin-Insulin. Versuche durch Implantation von Insulin-Tabletten oder -Krystallen in ähnlicher Weise wie dies bei den Steroidhormonen möglich ist, eine protrahierte, sich über Wochen und Monate erstreckende Wirkung zu erzielen, haben zu keinem brauchbaren Ergebnis geführt (YOUNG).

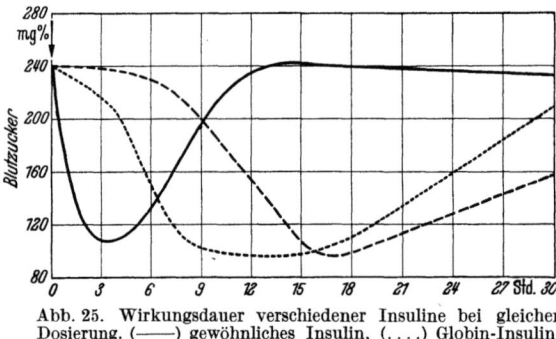

Abb. 25. Wirkungsdauer verschiedener Insuline bei gleicher Dosierung. (———) gewöhnliches Insulin, (....) Globin-Insulin, (- - - -) Protamin-Zink-Insulin.

Wird Insulin einem normalen Individuum subcutan injiziert, so kommt es zu einem Absinken des Blutzuckerspiegels. Unterschreitet dabei der Blutzuckerwert eine gewisse Grenze, dann treten schwere Krankheitserscheinungen auf. Beim Tier stehen Krämpfe im Vordergrund; beim Menschen kommt es nach gewissen prodromalen Symptomen (Müdigkeit, Schwitzen, Hungergefühl, Unruhe, Übelkeit, Schwächegefühl) zum Auftreten von Schläfrigkeit, Angstgefühl, Zittern, Palpitationen und Störungen von seiten der Psyche (Verwirrtheit, Dysarthrie, Delirien). Man bezeichnet diesen Zustand als hypoglykämischen Schock. Die Schläfrigkeit geht allmählich in Bewußtlosigkeit über (Coma hypoglycaemicum). Wenn nicht eingegriffen wird, tritt der Tod ein. Durch Traubenzuckerzufuhr ist eine schnelle Normalisierung der Verhältnisse möglich. Es ist ein überaus eindrucksvolles Erlebnis, wenn der in tiefer Bewußtlosigkeit liegende Kranke schon während der intravenösen Injektion der Glukoselösung langsam erwacht und verwundert fragt, wo er sich befinde.

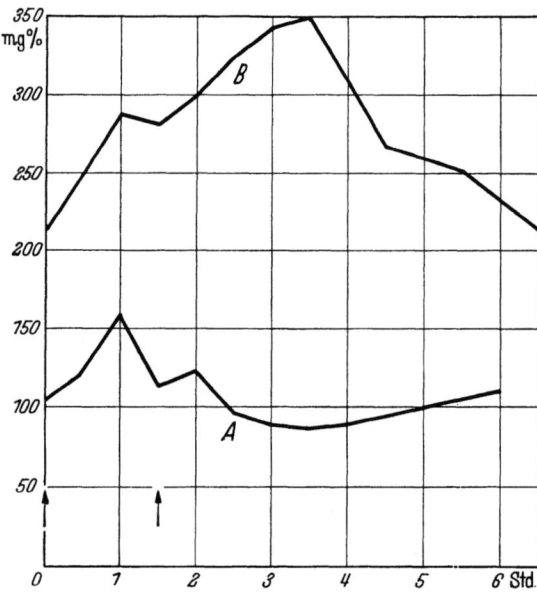

Abb. 26. STAUB-TRAUGOTT-Effekt. A = Blutzuckerkurve eines Gesunden, B = Blutzuckerkurve eines Diabetikers nach zweimaliger peroraler Verabfolgung von je 50 g Traubenzucker (↑).

Eine stark erhöhte Empfindlichkeit gegenüber Insulin besteht in jenen Fällen, bei denen die Gegenregulationen in Mitleidenschaft gezogen sind, z. B. bei der Addisonschen Krankheit und beim Panhypopituitarismus.

Jede Blutzuckererhöhung, wie sie z. B. durch eine kohlenhydratreiche Mahlzeit oder durch parenterale Zufuhr von Traubenzucker zustande kommt, führt zu einer Mobilisierung von Insulin, durch die der Blutzuckerspiegel wieder auf seine normale Höhe zurückgeführt wird; dabei wird offenbar ein Überschuß an Insulin abgegeben, so daß der Blutzucker für kurze Zeit unter seinen Normalwert sinkt (hypoglykämische Nachschwankung). Wird in der Phase des Absinkens des Blutzuckers ein zweites Mal Glukose zugeführt, das heißt eine Doppelbelastung vorgenommen, so erfolgt entweder kein erneuter oder nur ein sehr geringer Anstieg des Blutzuckers, da genügend Insulin zu seiner „Verarbeitung" zur Verfügung steht (STAUB-TRAUGOTT-Effekt; s. Abb. 26).

Das *Verhalten der Blutzuckerkurve* nach einfacher oder doppelter Belastung des Organismus mit Traubenzucker gibt ein gutes Bild von der Funktionstüchtigkeit des Inselapparates. Bei Insuffizienz der LANGERHANSschen Inseln steigt der Blutzucker nach Glukosezufuhr auf sehr hohe Werte an, erreicht den Ausgangswert erst nach längerer Zeit wieder und zeigt bei Prüfung des STAUB-TRAUGOTT-Effektes einen zweiten mehr oder weniger ausgesprochenen Blutzuckeranstieg. Da diese Proben sehr häufig in der Klinik angewendet werden, und zwar keineswegs nur zur Untersuchung der Pancreasfunktion, sondern auch zur Prüfung der Funktion anderer Drüsen, sei nachdrücklich betont, daß der Kurvenverlauf weitgehend von der Art der vorangegangenen Ernährung abhängt. Nach sehr kohlenhydratarmer Kost kann man z. B. Belastungskurven erhalten, die denen von Diabetikern ähneln (s. Abb. 27). Ursache sind die geringen Insulinreserven, die sich in den Inselzellen bei kohlenhydratarmer Kost finden.

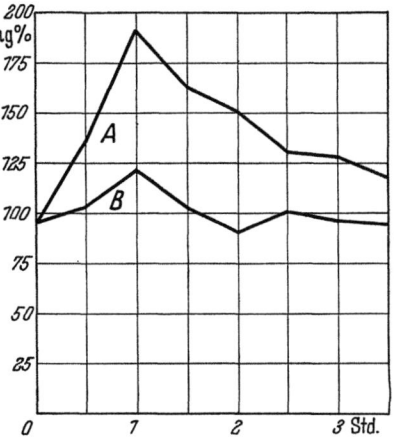

Abb. 27. Blutzuckerkurve nach Verabfolgung von 50 g Traubenzucker nach kohlenhydratreicher Kost (B) und nach fettreicher, kohlenhydratarmer Kost (A).

Insulin ist bisher nur aus dem Pancreas und den Stanniusschen Körperchen von Fischen dargestellt worden. Der *Insulingehalt der Bauchspeicheldrüse* ist abhängig von der Tierart, vom Alter und von der Art der Ernährung. So enthält ein Gramm Pancreasgewebe vom Rind bei einem weniger als 5 Monate alten Föten 33, bei einem 6 Monate alten Föten 23, bei einem einige Wochen alten Kalb 11, beim 2jährigen Rind 5 und beim 9 Jahre alten Tier 2 I. E. Insulin (FISHER und SCOTT). Inselzelltumoren, die Ursache des Hyperinsulinismus genannten Krankheitsbildes, können bis zu 85 I. E. Insulin pro Gramm aufweisen.

Verabfolgung einer kohlenhydratarmen Kost oder Hunger bewirkt, wie z. B. BEST, HAIST und RIDOUT an der Ratte gezeigt haben, eine Abnahme des Insulingehalts. Während in der Bauchspeicheldrüse bei Verabfolgung von gemischter Kost pro Gramm 2,10 Einheiten Insulin vorhanden sind, sind es nach 7tägiger Zufuhr einer Fettdiät nur 1,21 Einheiten. 7tägiges Hungern bewirkt eine Abnahme der Insulinmenge um etwa die Hälfte, wobei allerdings berücksichtigt werden muß, daß das Körpergewicht innerhalb dieser Zeit um etwa 23% absinkt. Wird den Hungertieren eine gemischte Kost zugeführt, so erreicht der Insulingehalt des Pancreas nach 6 Tagen wieder seinen Normalwert.

Das Vorkommen von Insulin im Blut hat man dadurch nachweisen können, daß man den Blutkreislauf eines gesunden Tieres mit dem eines pancreatektomierten Tieres verbunden hat. Der Blutzucker des zuckerkranken Tieres erfährt hierdurch eine Senkung. LA BARRE hat gezeigt, daß das Pancreasvenenblut dabei eine stärkere Wirkung aufweist als das Carotidenblut.

Über die Ausscheidung des Insulins mit dem Harn liegen widersprechende Angaben vor.

Die *Regulierung der Insulinabgabe* erfolgt, wie heute von den meisten Autoren angenommen wird, durch die Höhe des Blutzuckers. Hierfür spricht die schon von

MINKOWSKI gemachte Beobachtung, daß transplantiertes Pancreasgewebe ohne jede Nervenverbindung in der Lage ist, den Blutzucker auf normaler Höhe zu halten. Der Angriffspunkt des Zuckers ist im Inselapparat selbst zu suchen. Für die Ansicht, daß bei einem plötzlich erhöhten Bedarf an Insulin der Nervus vagus oder im Hypothalamus gelegene Vaguszentren eine Rolle spielen, liegen keinerlei Beweise vor. Ebensowenig ist das Vorhandensein eines pancreotropen oder insulinotropen Hormons im Hypophysenvorderlappen bewiesen.

Die Hypothese, daß die Menge des an die Blutbahn abgegebenen Insulins von der jeweiligen Höhe des Blutzuckers abhängt, ist neuerdings angegriffen worden, vor allem von SOSKIN. Nach SOSKIN sondern die Inselzellen ständig eine ganz bestimmte optimale Hormonmenge ab, die ausreicht, um den Blutzucker auch bei wechselndem Zufluß an Glukose auf normaler Höhe zu halten. Ja, selbst der Verlauf der Blutzuckerkurve nach Belastung mit Glukose soll unabhängig von einer vermehrten Insulinausschüttung sein, wie SOSKIN durch folgenden Versuch gezeigt hat: Er führte einem pancreaslosen Tier laufend so viel Insulin zu, daß der Blutzuckerspiegel konstant auf normaler Höhe gehalten wurde. Wurde dem Tier nun Glukose injiziert, so verlief die Blutzuckerkurve so wie bei einem normalen Tier; sogar die hypoglykämische Nachschwankung war vorhanden. Daraus scheint hervorzugehen, daß die Leber genügt, um den Blutzucker bei plötzlicher Erhöhung wieder einzuregulieren, indem sie z. B. den Umfang der Glykogenolyse vermindert und die Neubildung von Glukose aus Aminosäuren abstoppt. Die Sekretion von Extrainsulin wird von SOSKIN als eine Art Sicherheitsfaktor angesehen, der die Wirksamkeit des hepatischen Regulationsmechanismus erhöht, der unter normalen physiologischen Bedingungen jedoch kaum von größerer Bedeutung ist.

Im Anschluß an das Insulin sei das *Glukagon* erwähnt, ein ebenfalls in den Langerhansschen Inseln gebildeter Stoff, der den Kohlenhydratstoffwechsel beeinflußt.

Schon kurz nach der Entdeckung des Insulins machte MURLIN die Beobachtung, daß der Insulinhypoglykämie regelmäßig eine mehr oder weniger ausgesprochene Erhöhung des Blutzuckerspiegels vorangeht. Mit dieser „paradoxen Insulinwirkung" haben sich später vor allem BÜRGER und Mitarbeiter befaßt. Sie konnten nachweisen, daß es sich hier um die Wirkung eines besonderen Faktors handelt, der eine Glykogenolyse in der Leber verursacht. Dieser Stoff erhielt den Namen Glukagon.

Das Glukagon ist offenbar ein Eiweißkörper, der von Insulin sehr leicht und sehr fest absorbiert wird. Er ist nicht dialysierbar, wird durch Trypsin zerstört und kann mit Trichloressigsäure und Pikrinsäure quantitativ aus Lösungen ausgefällt werden. In verdünntem Alkohol bis zu Konzentrationen von 75% ist Glukagon löslich. Während Insulin durch Cystein inaktiviert wird und gegenüber Alkalien empfindlich ist, wird die Aktivität des Glukagons durch Cystein nicht beeinflußt; gegen Alkalien ist es relativ beständig. Im Gegensatz zum Insulin kann man Glukagon aus Lösungen mit Kochsalz nur zu einem kleinen Teil ausfällen; die Hauptmenge bleibt gelöst. Auf diese Weise ist es möglich, Glukagonpräparate zu gewinnen, die frei von Insulin sind (GAEDE, FERNER und KASTRUP). Abbildung 28 zeigt das Ausmaß der Hyperglykämie bei verschiedenen Lebewesen nach intravenöser Injektion eines hochgereinigten Glukagonpräparates. Das Ausmaß des Blutzuckeranstieges ist vom Glykogengehalt der Leber abhängig. Ist dieser nur gering, ist auch die Glukagonwirkung wenig ausgesprochen.

Als Bildungsstätte des blutzuckersteigernden Prinzips des Pancreas wurden schon frühzeitig die α-Zellen der Langerhansschen Inseln angesehen. Bewiesen wurde diese Annahme von SUTHERLAND und DUVE sowie von GAEDE, FERNER und KASTRUP. Die erstgenannten gewannen aus dem Pancreas alloxandiabetischer Kaninchen Extrakte, die nur Hyperglykämie verursachten. GAEDE und Mitarbeiter zerstörten beim Hund das die Verdauungsfermente bildende Gewebe durch Unterbindung des Pancreasganges; einige Monate später wurden die insulinproduzierenden β-Zellen mit Hilfe von Alloxan ausgeschaltet. Die histologische Untersuchung des stark geschrumpften Pancreas ergab das Vorhandensein von Bindegewebe mit vereinzelten Resten atrophischer Drüsenläppchen. β-Zellen fehlten praktisch vollkommen, hingegen waren noch zahlreiche α-Zellen vorhanden. Mit verdünntem salzsaurem Alkohol hergestellte Extrakte besaßen nur eine hyperglykämische Wirkung.

Bestimmungsmethoden.

Wie für alle Proteohormone, stehen auch für die Standardisierung von Insulin nur biologische Methoden zur Verfügung. Bei diesen wird die Wirkung des zu prüfenden Präparates mit jener eines bekannten Insulin-Standard-Präparates verglichen. Als Kriterium der Wirksamkeit insulinhaltiger Präpa-

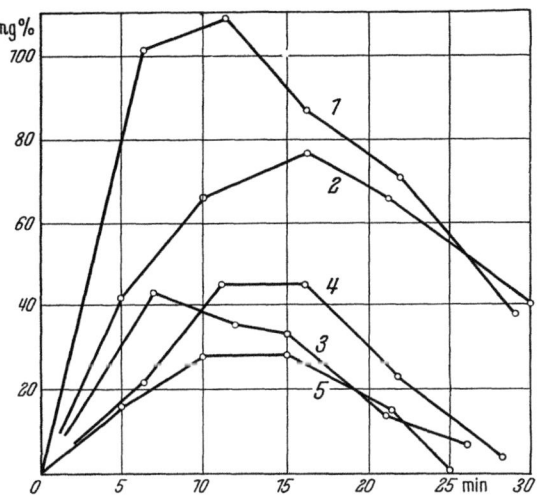

Abb. 28. Blutzuckeranstieg in mg-% nach intravenöser Injektion von 0,05 mg Glukagon bei Katze (1), Hund (2), Kaninchen (3), Huhn (4) und Mensch (5). (Nach LOUBE, CAMPBELL u. MIRSKY.)

rate dient erstens die *krampferregende Wirkung des Insulins bei der Maus* und zweitens seine *blutzuckersenkende Wirkung beim Kaninchen.*

Bei dem erstgenannten Verfahren wird die zu prüfende Substanz den bei 38° C gehaltenen Mäusen intraperitoneal injiziert. Für eine Bestimmung müssen mindestens 100 Tiere verwendet werden. Als Einheit wird die kleinste Dosis bezeichnet, die bei wenigstens 50% der Mäuse Krämpfe hervorruft. Eine hochempfindliche Modifikation dieser Methode wurde 1941 von GELLHORN, FELDMAN und ALLEN beschrieben, bei der Mäuse benutzt werden, die ihrer Hypophyse und ihres Nebennierenmarkes beraubt sind. Bei diesen Tieren genügen bereits 0,001 I. E. Insulin pro 100 g Körpergewicht, um Krämpfe und Coma hervorzurufen.

Für den Blutzuckerversuch werden 2 kg schwere Kaninchen benutzt, denen das Hormon subcutan verabfolgt wird. Die Tiere müssen 24 Stunden nüchtern gewesen sein; der Blutzucker wird 1½, 3 und 5 Stunden nach der Injektion bestimmt. Eine *Toronto-Einheit* ist in jener kleinsten Menge eines Präparates enthalten, die den Blutzucker eines Kaninchens innerhalb von 3 bis 5 Stunden auf 45 mg% herabsetzt. Eine *klinische Insulin-Einheit* entspricht ⅓ der Toronto-Einheit.

Die erwähnten Einheiten werden heute kaum noch verwendet. Sie sind durch die Internationale Einheit ersetzt worden, und zwar entspricht eine *Internationale Einheit* Insulin der Wirkung von 1/22 mg eines krystallisierten Zink-Insulin-Präparates, das im National Institute for Medical Research in London aufbewahrt wird.

b) Parathormon.
(Parathýrin).

Chemie.

Das *Parathormon* konnte bisher noch nicht als einheitlicher Eiweißkörper isoliert werden. Fest steht, daß es sich um ein reines, keine Kohlenhydrate enthaltendes Protein handelt, das die üblichen Eiweißreaktionen gibt. Für den isoelektrischen Punkt werden Werte von $p_H = 4{,}8$ bis $5{,}8$ angegeben.

In Wasser, 80%igem Alkohol und 50%igem warmem Glyzerin ist das Parathormon löslich. Es ist unlöslich in absolutem Äthyl- und Methylalkohol, Äther, Benzol, Tetrachlorkohlenstoff und Pyridin. Aus den Versuchsergebnissen, die bei der Behandlung mit Reduktions- und Oxydationsmitteln sowie mit Formaldehyd und Keten (Acetylierung) erhalten wurden, geht hervor, daß das Hormon keine SH-Gruppen besitzt, und daß die freien Aminogruppen wesentlich für seine Aktivität sind.

Darstellung. Ross und Wood haben 1942 eine Methode zur Gewinnung von Parathormonpräparaten beschrieben, die etwa 2—3mal aktiver waren als die Präparate von Collip und Clark, denen man die Darstellung der ersten gereinigten Extrakte aus den Epithelkörperchen im Jahre 1925 verdankt. Einen weiteren Fortschritt bedeutet das 1947 von L'Heureux, Tepperman und Wilhelmi veröffentlichte Verfahren. Die Genannten gehen von gefrorenen Drüsen aus, die zunächst mehrmals durch einen Fleischwolf getrieben werden. Der Gewebsbrei wird erneut mit Kohlensäureschnee zum Gefrieren gebracht und abermals fein zerkleinert. Nach Verdampfen der Kohlensäure entfernt man durch Behandeln mit Aceton und Chloroform das Fett. Man erhält auf diese Weise ein Trockenpulver, das seine Aktivität in der Kälte für mehrere Monate behält. Das Pulver wird bei 40° in 0,2 n-Salzsäure suspendiert (10 ccm/g Pulver). Unter ständigem Rühren wird 5 Minuten lang auf 70—80° erwärmt und anschließend noch 2 Stunden unter Abkühlenlassen extrahiert. Nun wird zentrifugiert und der Bodensatz mit aq. dest. gewaschen. Die vereinigten überstehenden Flüssigkeiten werden filtriert und das klare oder leicht opaleszierende Filtrat mit der 4fachen Menge Aceton versetzt. Der dabei auftretende Niederschlag wird nach zweistündigem Stehen in der Kälte durch Zentrifugieren isoliert, mit 80%igem Aceton gewaschen und dann verworfen. Die Aceton-Wasser-Gemische werden vereinigt und mit 2 n-Natriumhydroxyd gegen Lackmus neutralisiert. Die Acetonkonzentration wird nun auf 86—90% erhöht. Dabei bildet sich ein Niederschlag, der isoliert und nach Waschen mit Aceton im Vakuumexsikkator getrocknet wird. Das so gewonnene Parathormonpräparat enthält pro mg Stickstoff 200—300 U.S.P.-Einheiten; aus diesem Wert errechnen sich etwa 10000 Einheiten oder mehr pro 100 g frischer Epithelkörperchen.

Das Präparat ist nicht einheitlich; elektrophoretisch lassen sich mindestens zwei Komponenten nachweisen.

Physiologie.

Das Hormon der Epithelkörperchen *reguliert den Calcium- und Phosphatstoffwechsel* des Körpers. Etwa 99% dieser beiden Elemente sind in den Knochen und Zähnen vorhanden. Diese, vor allem die Knochen, spielen daher eine sehr bedeutsame Rolle im Calcium- und Phosphathaushalt. Ständig wird Knochensubstanz resorbiert und gleichzeitig wieder aufgebaut. Zwischen diesen beiden Vorgängen besteht unter normalen Verhältnissen ein genau ausgewogenes Gleichgewicht. Der Abbau wird von bestimmten Zellen, den sogenannten Osteoklasten, vollzogen, der Knochenaufbau durch die Osteoblasten. An jenen Stellen, wo es zur Verkalkung des neugebildeten osteoiden Gewebes kommt, findet sich eine Anhäufung von Calcium-, Phosphat- und Bicarbonat-Ionen sowie von alkalischer Phosphatase, die wahrscheinlich von den Osteoblasten gebildet wird. Die Phosphatase spaltet aus organischen Verbindungen Phosphorsäure ab. Unter diesen dürfte die Glukose-1-phosphorsäure eine besondere Rolle spielen. Sie wird aus dem Glykogen gebildet, das in reichlicher Menge in dem in Verkalkung begriffenen Knorpel vorhanden ist. Auch die zur Umwandlung von Glykogen in Glukose-1-phosphorsäure erforderliche Phosphorylase ist im Knorpel nachgewiesen worden (GUTMAN und GUTMAN).

Einen genauen Einblick in den Calcium- und Phosphathaushalt gewährt der Calcium-, Phosphat- und Phosphatasegehalt des Blutplasmas sowie die Höhe der Calciumausscheidung mit dem Harn. Der normale Calciumgehalt des Plasma liegt zwischen 9 und 11 mg%; der normale Phosphatgehalt beim Erwachsenen beträgt 2,7 bis 3,7 mg%, bei Kindern 1 bis 2 mg% mehr. Das Calcium kommt im Plasma in drei verschiedenen Formen vor: 1. als Calcium-Ion, 2. als nicht-ionisiertes, aber dialysierbares Calciumsalz (Calciumzitrat, kolloides tertiäres Calciumphosphat?) und 3. an Eiweiß gebunden. Die drei Formen stehen mengenmäßig in einem bestimmten Verhältnis zueinander; aus dem Proteingehalt und Gesamtcalciumgehalt des Blutplasmas läßt sich daher die Menge des ionisierten Calciums berechnen (MCLEAN und HASTINGS). Von Änderungen des Calciumgehalts werden alle drei Fraktionen proportional betroffen, wie z. B. SMITH und STERNBERGER gezeigt haben.

Die Menge an alkalischer Phosphatase beläuft sich im Plasma beim Erwachsenen auf 3 bis 5, beim Kind auf bis zu 10 Bodansky-Einheiten. Jede Vermehrung der Osteoblastentätigkeit, wie sie kompensatorisch bei vermehrtem Knochenabbau auftritt, führt zu einer Erhöhung der Phosphatasemenge im Blut. Aus einem erhöhten Phosphatasespiegel kann daher, wenn keine Leberkrankheit vorliegt, mit ziemlicher Sicherheit auf das Vorhandensein eines vermehrten Knochenabbaus geschlossen werden.

Wird das Parathormon in ungenügender Menge gebildet oder fehlt es, wie z. B. nach Parathyreoidektomie, so kommt es bei Mensch und Tier zu tiefgehenden Veränderungen im Calcium- und Phosphathaushalt. Als erstes nimmt die Phosphatausscheidung mit dem Harn ab. Die Folge hiervon ist ein Ansteigen der Phosphatmenge im Blut. Zu gleicher Zeit fällt der Calciumspiegel des Blutes und damit sinkt auch die Calciumausscheidung mit dem Harn. Das Steigen der Phosphat- und die gleichzeitige Abnahme der Calciummenge im Plasma ist überaus charakteristisch: beide Ionen zeigen bei Änderungen ihrer Menge stets ein gegensätzliches Verhalten. Wesentlich ist, daß der Calciumspiegel steigt bzw. sinkt, weil der Phosphatspiegel sinkt bzw. steigt, und nicht umgekehrt!

Zufuhr von Parathormon führt, wie Versuche mit radioaktiven Phosphor (P^{32}) enthaltendem Phosphat gezeigt haben, schon nach einer Stunde zu einer Zunahme der Phosphatausscheidung mit dem Harn (TWEEDY und CAMPBELL; TWEEDY, CHILCOTE und PATRAS). Der Phosphatgehalt des Blutes sinkt. Um ihn zu normalisieren, wird Knochensubstanz abgebaut. Dabei wird auch Calcium frei, so daß die Menge desselben im Plasma stark zunimmt. Dasselbe gilt für die Calciumausscheidung durch die Nieren. Auch die Ausscheidung des Calciums mit der Galle erfährt eine Zunahme, wie Tierversuche ergeben haben. Die Entkalkung der Knochen kann so weitgehend sein, daß es zu Spontanbrüchen kommt.

In manchen Organen, vor allem in den Lungen, den Wänden der Blutgefäße und den Nieren, lagern sich Calciumsalze ab. In den Nieren kann diese Ablagerung einen derartigen Umfang annehmen, daß es zur Anurie und damit zur Urämie kommt. Häufig bilden sich Nieren- und Blasensteine, die übrigens beim Menschen häufig das erste Anzeichen einer Überfunktion der Epithelkörperchen sind.

Die Folgeerscheinungen der Hyperfunktion der Epithelkörperchen werden als *Hyperparathreoidismus* bezeichnet, die der Hypofunktion als *Hypoparathyreoidismus*. Den Zustand der normalen Funktion der Drüse bezeichnet man als *Isoparathyreoidismus*.

Das auffallendste Symptom beim Hypoparathyreoidismus ist die *Tetanie*, d. h. das Auftreten von Krämpfen. Sie wird durch das Absinken des Calciumspiegels im

Blut und in den Geweben verursacht, das zu einer Steigerung der Erregbarkeit der motorischen, aber auch der sensiblen und vegetativen Nerven führt. Bei einem nur relativen Mangel an Parathormon sinkt der Calciumspiegel zwar ab, aber nicht so weit, daß es zu Krämpfen kommt. Die erhöhte elektrische und mechanische Erregbarkeit der Nerven ist jedoch deutlich nachweisbar (*Erb*'sches Phänomen, *Chvostek*'sches Phänomen, *Trousseau*'sches Zeichen, *Schlesinger*'sches Zeichen usw.). Man spricht hier von einer latenten Tetanie, die bei einem gesteigerten Bedarf an Calcium, wie er z. B. in den letzten Monaten der Schwangerschaft oder während der Laktation besteht, jederzeit in die manifeste Form übergehen kann. Bei längerem Bestehen eines Hypoparathyreoidismus entwickeln sich Katarakte.

Die Folgen der Unterfunktion oder des Fehlens der Epithelkörperchen können durch Injektion von Parathormon oder Calciumsalzen oder Verabfolgung einer sehr calciumreichen, z. B. vegetabilischen Kost weitgehend verhindert werden. Von großem Interesse ist der Befund, daß parathyreoidektomierte Ratten einen besonders starken Appetit auf Calciumsalze haben (RICHTER und Mitarbeiter). Bietet man normalen Ratten Wasser sowie 2% Calciumlactat enthaltendes Wasser an, so trinken sie fast ausschließlich das reine Wasser. Nach der Parathyreoidektomie findet sich ein umgekehrtes Ver-

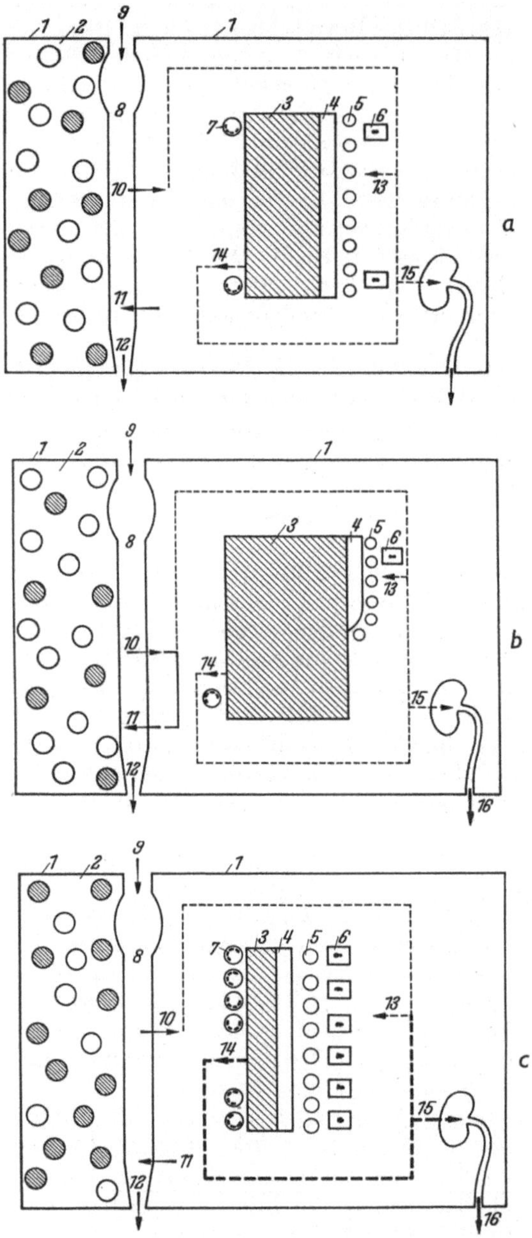

Abb. 29. Der Calciumstoffwechsel beim Iso-, Hypo- und Hyperparathyreoidismus. (Modifizierte Schemata nach ALBRIGHT.) *a Isoparathyreoidismus*. 1 Körpergrenze, 2 Blutplasma mit Phosphat- (O) und Calcium-Ionen (●), 3 Knochen, 4 Osteoides Gewebe, 5 Anhäufung von Phosphat, Calcium, Carbonat und Phosphatase, 6 Osteoblasten, 7 Osteoklasten, 8 Magen-Darmkanal, 9 Calciumaufnahme mit der Nahrung, 10 Calciumresorption im Darm, 11 Calciumausscheidung in den Darm, 12 Calciumausscheidung mit den Faeces, 13 Calciumablagerung im osteoiden Gewebe, 14 Calciumresorption aus den Knochen, 15 Calciumausscheidung durch die Nieren, 16 Calciumausscheidung mit dem Harn.
b Hypoparathyreoidismus. Der Calciumgehalt des Plasmas ist vermindert, der Phosphatgehalt vermehrt. Die Knochenresorption ist herabgesetzt, die Knochenmasse vermehrt, die Zahl der Osteoblasten vermindert. Abnahme der Calciumausscheidung mit dem Harn.
c Hyperparathyreoidismus. Der Calciumgehalt des Plasmas ist vermehrt, der Phosphatgehalt vermindert, die Calciumresorption aus den Knochen stark vermehrt, die Zahl der Osteoklasten erhöht, kompensatorische Vermehrung der Zahl der Osteoblasten, stark vermehrte Ausscheidung von Calcium mit dem Harn.

halten: Die Ratten trinken sehr viel von dem Calciumlactathaltigen Wasser und nur wenig reines Wasser. Wird der Calciumgehalt des Futters erhöht, wenden sich die Ratten wieder mehr dem reinen Wasser zu. Auf der andern Seite vermeiden Tiere, die ihrer Epithelkörperchen beraubt sind, die Aufnahme von Phosphat, selbst wenn sie hierdurch gezwungen werden, zu hungern (RICHTER und Mitarbeiter).

Die *Wirkungsdauer des Parathormons*, das als Proteohormon nur bei parenteraler Zufuhr wirksam ist, ist eine relativ kurze. 6 bis 20 Stunden nach der Injektion erreicht der Calciumgehalt des Blutes einen Maximalwert, dessen Größe von der Höhe der Dosis abhängig ist. Nach etwa 24 Stunden ist der Calciumspiegel wieder auf seine ursprüngliche Höhe zurückgekehrt. Beim Hypoparathyreoidismus ist das Parathormon bedeutend stärker wirksam als beim intakten Mensch und Tier.

Werden hohe Dosen Parathormon wiederholt in Zeitabständen von mehreren Stunden injiziert, kommt es beim Tier zum Auftreten eines schweren Krankheitsbildes. Der Calciumgehalt steigt auf extrem hohe Werte an; der Phosphatgehalt nimmt ebenfalls beträchtlich zu. Auch der Reststickstoff im Blut steigt stark an. Die Ausscheidung von Calcium, Phosphat und Stickstoff mit dem Harn ist erhöht. Unter Erbrechen, Durchfällen, Darmblutungen, zunehmender Atonie der Muskulatur, Eindickung des Blutes und Acidose tritt innerhalb weniger Tage der Tod im Coma ein.

Von großem Interesse und praktischer Bedeutung ist der Befund, daß ein Sterinabkömmling dieselben Wirkungen auf den Calcium- und Phosphatstoffwechsel ausübt wie das Parathormon. Es ist dies das von HOLTZ 1933 durch Bestrahlung von Ergosterin gewonnene Dihydro-tachysterin, das unter der Bezeichnung A. T. 10 (antitetanisches Präparat Nr. 10) in die Therapie eingeführt wurde. Dihydrotachysterin, das nur eine sehr geringe antirachitische Wirkung aufweist — sie beträgt etwa 0,5 % von der des Vitamins D_2 — ist bei peroraler Zufuhr voll wirksam. Es unterscheidet sich ferner vom Parathormon dadurch, daß seine Wirkung erst nach mehreren Stunden bzw. Tagen einsetzt

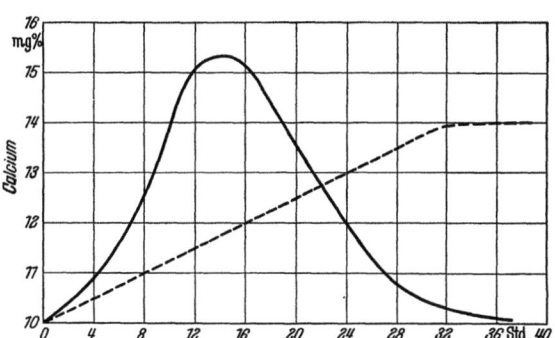

Abb. 30. Die Wirkung von parenteral injiziertem Parathormon (———) und von peroral verabreichtem Dihydrotachysterin (A. T. 10) (— — —) auf den Calciumspiegel des Blutes.

und sehr lange anhält (s. Abb. 30). Da es überdies billiger ist als das Hormon, findet es bei der Behandlung des Hypoparathyreoidismus ausgedehnte Anwendung. Das Endprodukt bei der Ultraviolettbestrahlung des Ergosterins, das Calciferol (Vitamin D_2) besitzt übrigens ebenfalls, wenn auch nur in sehr hohen Dosen, eine antitetanische Wirkung. Über den Wirkungsmechanismus der beiden Sterine ist nichts bekannt. Fest steht nur, daß ihre Wirkung nicht in einer Anregung der Epithelkörperchen besteht, da beide Verbindungen auch bei parathyreoidektomierten Tieren voll wirksam sind.

Über den *Angriffspunkt des Parathormons* besteht noch keine vollkommene Klarheit. Diskutiert werden zur Zeit zwei Theorien, die der Kürze halber als „Knochentheorie" und als „Nierentheorie" bezeichnet seien. Die zuerst aufgestellte und vor allem von THOMSON und COLLIP sowie JAFFE vertretene *Knochentheorie* besagt, daß das Parathormon unmittelbar am Knochen angreift. Bei Dysfunktion der Epithelkörperchen sind danach die in Erscheinung tretenden

Knochenveränderungen das Primäre, die Veränderungen des Calcium- und Phosphatgehaltes im Blut und Harn dagegen das Sekundäre.

Nach der *Nierentheorie*, als deren Hauptrepräsentanten ALBRIGHT und REIFENSTEIN anzusehen sind, begünstigt das Parathormon die Ausscheidung des Phosphates durch die Nieren, wahrscheinlich indem es, wie HARRISON und HARRISON am Hund gezeigt haben, die Rückresorption von Phosphat aus den Nierentubuli herabsetzt. Bei Mangel an Parathormon ist die Phosphatausscheidung ungenügend; der Phosphatgehalt des Blutes steigt an. Die Folge ist ein verminderter Knochenabbau, das heißt, es kommt zum Auftreten einer Hypocalcämie. Das umgekehrte Verhalten findet sich beim Hyperparathreoidismus. Unter dem Einfluß eines Überschusses an Parathormon wird vermehrt Phosphat durch die Nieren ausgeschieden; der Phosphatspiegel des Blutes sinkt ab und als Folge hiervon wird in vermehrtem Maße Calciumphosphat aus den Knochen herausgelöst. Dadurch steigt der Calciumgehalt des Plasmas an. Nach der Nierentheorie ist also bei Störungen der Epithelkörperchenfunktion das Primäre die Veränderung der Phosphatausscheidung durch die Nieren; die Knochenprozesse sind sekundärer Natur.

Für und gegen jede dieser beiden Hypothesen lassen sich eine Reihe von experimentellen und klinischen Beobachtungen beibringen, von denen einige angeführt seien. Das Bestehen enger Beziehungen zwischen Epithelkörperchen und Nieren ergibt sich aus dem Befund, daß die Dysfunktion des einen Organs häufig Funktionsstörungen des andern nach sich zieht. Beim primären Hyperparathyreoidismus findet man in mehr als der Hälfte der Fälle Nierenschädigungen (ALBRIGHT, BAIRD, COPE und BLOOMBERG). Auf der anderen Seite verursachen Nierenkrankheiten nicht selten eine Hyperplasie der Epithelkörperchen und führen so zu einem sekundären Hyperparathyreoidismus. Dieser kann als ein Versuch des Organismus gedeutet werden, den erhöhten Bedarf an Parathormon, den geschädigte Nieren offenbar haben, zu befriedigen. So wird beispielsweise bei Menschen mit schwerer Nephritis ein Durchschnittsgewicht der Epithelkörperchen von 244 mg gefunden, während es sich beim gesunden Erwachsenen nur auf 117 mg beläuft (PAPPENHEIMER und WILENS). Es muß jedoch betont werden, daß es in diesen Fällen nicht mit Sicherheit feststeht, ob die Niere hier wirklich das primär erkrankte Organ ist. Vermag doch, wie CHOWN, LEE und TEAL an der Ratte gezeigt haben, monatelange Verabfolgung von Parathormon eine chronische Nephritis hervorzurufen! Daß aber eine Niereninsuffizienz sekundär das Auftreten einer Epithelkörperchenhyperplasie bewirken kann, haben Versuche von PAPPENHEIMER ergeben. Dieser rief eine solche bei Ratten durch die totale Entfernung der einen Niere und partielle Entfernung der andern Niere hervor und sah als Folge hiervon eine Zunahme des Epithelkörperchengewichts. Knochenveränderungen traten erst dann auf, als der Calciumgehalt der Nahrung herabgesetzt wurde.

Für die Knochentheorie spricht, daß das Parathormon auch nach Entfernung der Nieren eine Erhöhung des Calciumspiegels bewirkt, d. h. zu einer Entkalkung der Knochen führt (ELLSWORTH und FUTCHER; INGALLS, DONALDSON und ALBRIGHT; STOERK u. a.). Dieser Effekt ist unabhängig von der Acidose, die die Nephrektomie verursacht und von jener Acidose, die durch die Acidität der Epithelkörperchenextrakte bedingt ist.

Alle diese Beobachtungen lassen es kaum noch zweifelhaft erscheinen, daß das Parathormon sowohl die Phosphatausscheidung durch die Nieren kontrolliert, als auch die Osteoklastentätigkeit reguliert. Man wird daher wahrscheinlich schon in Kürze zu einer kombinierten Nieren-Knochen-Theorie kommen.

Der Mechanismus der *Regulation der Tätigkeit der Epithelkörperchen* ist heute weitgehend geklärt. Früher ist wiederholt berichtet worden, daß Injektion von

Hypophysenvorderlappenextrakten eine Zunahme der Mitosezahl in den Epithelkörperchen oder sogar eine Hypertrophie derselben bewirkt; der Calciumspiegel zeigte einen leichten Anstieg. Umgekehrt wurden bei hypophysektomierten Tieren in einem verhältnismäßig hohen Prozentsatz der Fälle degenerative Veränderungen in den Drüsen gesehen. Eine sorgfältige Nachprüfung aller dieser Befunde in neuerer Zeit konnte sie jedoch nicht bestätigen (BAKER; CAMPBELL und TURNER; CARNES, OSBOLD und STOERK; SNYDER und TWEEDY u. a.). Da man auch klinisch bei Hypofunktion der Hypophyse keine Funktionsstörungen der Parathyreoideae nachweisen konnte (ALBRIGHT), muß es als unwahrscheinlich angesehen werden, daß ein parathyreotropes Hypophysenhormon existiert.

Über einen nervösen Regulationsmechanismus ist nichts bekannt. Dagegen steht ziemlich sicher fest, daß die Steuerung der Parathormonbildung durch den Calciumgehalt des Blutes geschieht. Durchströmt man z. B. die Epithelkörperchen mit calciumfreiem Blut, so läßt sich im abfließenden venösen Blut Parathormon nachweisen. Dies ist nicht der Fall, wenn die Durchströmung mit Normalblut vorgenommen wird. Ruft man durch intravenöse Injektion größerer Mengen von Natriumoxalat (40 mg/kg Körpergewicht) beim Hund eine Hypocalcämie hervor, dann ist nach 1½ bis 3 Stunden wieder der normale Calciumwert erreicht. Bei parathyreoidektomierten Tieren zeigt dagegen der gesunkene Calciumspiegel des Blutes selbst nach 9 Stunden nur eine ganz geringfügige Tendenz zum Ansteigen (PATT und Mitarbeiter; Abb. 31).

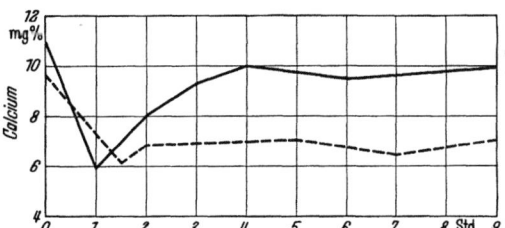

Abb. 31. Serumcalcium-Spiegel nach intravenöser Injektion von Natriumoxalat. (———) normaler Hund, (— — —) parathyreoidektomierter Hund. (Nach PATT, WALLERSTEIN und LUCKHARDT.)

Nach den Untersuchungen von STOERK und CARNES besteht zwischen der Höhe des Calciumspiegels des Plasmas und der Größe der Epithelkörperchen eine feste Beziehung. Bei einem Calciumgehalt des Serums von 11,9 mg% beträgt das Volumen der Drüsen bei der Ratte 0,173 mm³, bei einem solchen von 9,6 mg% 0,371 mm³ und bei einem solchen von 7,3 mg% 0,551 mm³. Die jeweilige Höhe des Calciumspiegels wurde durch einen wechselnden Gehalt der Nahrung an Calcium „eingestellt" (CARNES, PAPPENHEIMER und STOERK; MARINE; DE ROBERTIS). Auch diese Befunde sprechen für eine Regulation der Epithelkörperchentätigkeit durch die Höhe des Calciumspiegels im Plasma.

Vermehrt ein niedriger Calciumgehalt des Blutes die Größe der Parathyreoideae, so findet sich umgekehrt eine Involution oder sogar Atrophie bei Hypercalcämie (CARNES, PAPPENHEIMER und STOERK). Eine Hypercalcämie kann durch Verfütterung einer sehr calciumreichen und phosphatarmen Kost oder durch Zufuhr hoher Vitamin-D-Dosen hervorgerufen werden. Jene Atrophie, die nach wiederholten Injektionen von Parathormon auftritt — das Epithelkörperchenvolumen kann um 50% und mehr absinken — beruht wohl nur zum Teil auf einer Erhöhung des Calciumspiegels. In der Hauptsache dürfte es sich hier um eine Inaktivitätsatrophie handeln, wie man sie ja auch bei andern endokrinen Drüsen bei Zufuhr des von ihnen gebildeten Hormons beobachtet.

In das Kapitel der durch einen Calciummangel verursachten Hypertrophie der Epithelkörperchen gehört auch jene, die während der Schwangerschaft und während der Laktation auftritt, zwei Zeitabschnitte, in denen an den Calciumhaushalt besonders hohe Anforderungen gestellt werden; der Calciumgehalt des Blutes liegt an der unteren Grenze der Norm, und hin und wieder tritt eine latente oder sogar manifeste Tetanie auf (Schwangerschafts- bzw. Laktationstetanie). Von großem Interesse ist der Befund, daß die Höhe des Blutcalciumspiegels der Mutter offenbar Einfluß auf die Größe der Epithelkörperchen beim Foeten hat. Eine reichliche Calciumaufnahme bewirkt, wie Rattenversuche gezeigt haben, eine Hemmung, eine ungenügende Calciumzufuhr eine Steigerung des Epithelkörperchenwachstums der Foeten (SINCLAIR). In diesem Zusammenhang sei erwähnt, daß das Vorkommen von Hypoparathyreoidismus beim Neugeborenen keineswegs selten ist. Es ist wiederholt über Krämpfe bei neugeborenen Kindern infolge Unterfunktion der Epithelkörperchen berichtet worden. Bei einem von FRIDERICHSEN beschriebenen Fall war die Ursache der Atrophie der foetalen Epithelkörperchen das Bestehen eines Hyperparathyreoidismus bei der Mutter.

Bestimmungsmethoden und Einheiten.

Als Kriterium für die Wirksamkeit von Parathormonpräparaten dient das Verhalten des Blutcalciumspiegels des Hundes. Diese Methode wurde schon 1925/26 von COLLIP angegeben. Gewöhnlich werden Tiere von 10 bis 15 kg Gewicht benutzt, die eine ganz bestimmte Kost erhalten. Die Verwendung parathyreoidektomierter Hunde scheint keine Vorteile zu bieten (THOMSON und COLLIP). Da die Empfindlichkeit der Hunde nicht unerhebliche individuelle Unterschiede aufweist, müssen pro Versuch mindestens 10 Tiere eingesetzt werden. Junge Hunde sind empfindlicher als alte.

Als eine *U. S. P.-Einheit* bezeichnet man $1/_{100}$ jener Menge eines Präparates, die bei subcutaner Zufuhr den Calciumspiegel des Blutes innerhalb von 16 bis 18 Stunden um 1 mg erhöht. Eine *Collip-Einheit*, die etwa 5mal größer ist als die U. S. P.-Einheit, ist in $1/_{100}$ jener Menge eines Stoffes enthalten, die bei subcutaner Verabfolgung den Blutcalciumspiegel von 20 kg schweren Hunden in 16 bis 18 Stunden um 5 mg erhöht. Eine *Hanson-Einheit* ist in $1/_{100}$ der Präparatenmenge enthalten, die bei parathyreoidektomierten Hunden den Calciumgehalt des Serums innerhalb von 6 Stunden um 1 mg steigert.

Die Verwendung von Ratten (TRUSZKOWSKI, BLAUTH-OPIÉNSKA und IWANOWSKA) oder Kaninchen (HAMILTON und SCHWARTZ) an Stelle von Hunden hat sich nicht bewährt. Auch Verfahren, denen die Steigerung der Calciumausscheidung mit dem Harn (DYER) oder das Auftreten bestimmter Knochenveränderungen nach Zufuhr von Parathormon zugrunde liegen, bieten keinen Vorteil.

Dagegen scheint eine kürzlich von TEPPERMAN, L'HEUREUX und WILHELMI beschriebene Methode, bei der nicht der Calcium-, sondern der Phosphatspiegel des Serums bestimmt wird, berufen zu sein, die kostspieligen und umständlichen Hundeversuche zu ersetzen. Als Versuchstiere dienen 150 bis 250 g schwere Ratten. Bei diesen ruft subcutane Injektion von Parathormon innerhalb von 3 Stunden eine deutliche Abnahme des Phosphatspiegels im Serum hervor. Zwischen ihrem Ausmaß und dem Logarithmus der Hormonmenge besteht eine lineare Beziehung, und zwar in dem Bereich von 12,5 bis 100 U. S. P.-Einheiten.

c) Die Hormone des Hypophysenvorderlappens.

Aus dem Hypophysenvorderlappen hat man bisher 6 Hormone in reiner, z. T. in krystallisierter Form isoliert, nämlich das *Luteinisierungshormon*, das *Follikelreifungshormon*, das *Prolactin*, das *Somatotropin*, das *Corticotropin* und das *Thyreotropin*. Chemisch lassen sich diese Hormone in zwei Gruppen einteilen: in die einfachen Proteine (Somatotropin, Prolactin, Corticotropin) und in die zuckerhaltigen Glykoproteide (Thyreotropin, Follikelreifungshormon und Luteinisierungshormon). Auch vom biologischen Standpunkt aus kann man zwei Hormongruppen unterscheiden. Die Angehörigen der einen beeinflussen die Keimdrüsen; zu ihnen gehören das Follikelreifungshormon, das Luteinisierungshormon und das Prolactin. Die andere Gruppe umfaßt die Hormone, die auf direktem oder indirektem Wege den Stoffwechsel beeinflussen: Somatotropin, Thyreotropin und Corticotropin.

Außer diesen Inkreten sind noch etwa 20 andere Wirkstoffe beschrieben worden, die vom Hypophysenvorderlappen gebildet werden sollen. Ihre Existenz ist jedoch mehr als zweifelhaft. Die große Anzahl dieser hypothetischen Stoffe rührt daher, daß man einfach für jede Wirkung, die man nach Verabfolgung eines Hypophysenvorderlappenextraktes beobachtete, ein besonderes Hormon verantwortlich machte. Wurde z. B. eine Senkung des Blutfettspiegels festgestellt, so wurde dies als Beweis für das Vorkommen eines Fettstoffwechselhormons in der Hypophyse angesehen. Heute kann mit Recht angenommen werden, daß die Mehrzahl dieser Wirkungen, sofern sie nicht überhaupt sekundärer Natur sind, durch die obengenannten sechs Hormone ausgelöst werden. So greifen z. B. das Corticotropin indirekt über die Nebennierenrinde sowie das Somatotropin direkt in den Eiweißstoffwechsel ein; damit ist die Annahme eines besonderen Eiweißstoffwechselhormons überflüssig geworden. Diese beiden Hormone besitzen auch glykostatische Wirkungen, so daß die Annahme eines besonderen glykostatischen Faktors dahinfällt. Dasselbe gilt für das sogenannte diabetogene Prinzip von HOUSSAY und BIASOTTI, dessen Identität mit Corticotropin bzw. Somatotropin wohl als sicher angesehen werden darf.

Das Vorhandensein eines medullotropen, parathyreotropen, pancreotropen und thymotropen Hormons, eines mammogenen, antiluteogenen, renotropen und kontrainsulären Hormons, eines glykotropen (antiinsulären), glykostatischen, vasopressorischen und ketogenen Faktors, eines Lipoitrins und zahlreicher Stoffwechselhormone kann heute als nicht bewiesen oder widerlegt angesehen werden.

a) Somatotropin.

(Wachstumshormon, Somatotropes Hormon, Chondrotropin,
STH = somatotrophic hormone)

Chemie.

Tabelle 13. *Aminosäurengehalt des Somatotropins.*

	%
Amid-N	1,2
Arginin	9,1
Asparaginsäure	9,0
Cystin	2,25
Glutaminsäure	13,0
Glykokoll	3,8
Histidin	2,65
Isoleucin	4,0
Leucin	12,1
Lysin	7,1
Methionin	2,9
Phenylalanin	7,9
Threonin	9,0
Tryptophan	0,84
Tyrosin	4,3
Valin	3,9

Das *Somatotropin* ist ein reiner Eiweißkörper mit einem Stickstoffgehalt von 15,65%. Das Molekulargewicht beträgt 44250 (auf Grund des osmotischen Druckes berechnet) bzw. 47300 (auf Grund der analytischen Daten errechnet); der isoelektrische Punkt liegt bei PH = 6,85. Die Diffusionskonstante beläuft sich auf $D^!_{20} = 7,15 \times 10^{-7}$.

Von den Aminosäuren sind 93% bekannt (s. Tabelle 13).

Bei den noch fehlenden Aminosäuren handelt es sich wahrscheinlich um Alanin, Serin, Prolin und Oxyprolin.

Ein Molekül Somatotropin dürfte 369 Aminosäuren enthalten, nämlich: 25 Arginin-, 32 Asparaginsäure-, 42 Glutaminsäure-, 24 Glykokoll-, 8 Histidin-, 14 Isoleucin-, 44 Leucin-, 23 Lysin-, 9 Methionin-, 23 Phenylalanin-, 36 Threonin-, 2 Tryptophan-, 11 Tyrosin- und 16 Valinmoleküle sowie 60 Moleküle bisher noch nicht identifizierter Aminosäuren.

Der gesamte Schwefelgehalt (1,30%) entfällt auf Methionin und Cystin. Wie schon der isoelektrische Punkt zeigt, ist die Zahl der sauren (46) und die Zahl der basischen Gruppen (58) pro Molekül ungefähr gleich groß.

Durch Jodieren und Acetylieren wird die Aktivität des Somatotropins stark herabgesetzt, während sie durch Behandlung mit Cystein nicht beeinflußt wird. Daraus geht hervor, daß sowohl die Tyrosin- als auch die freien Aminogruppen von Wichtigkeit für die biologische Aktivität des Hormons sind. Dagegen scheinen die SS-Gruppen, im Gegensatz zum Insulin, keine bedeutende Rolle zu spielen oder sie sind gegenüber der Cystein-Behandlung resistent.

Das im Wasser unlösliche Hormon wird durch Kochen sowie durch Einwirkung von Trypsin oder Pepsin zerstört. Gegenüber Alkali ist es weniger empfindlich als gegenüber Säuren.

Darstellung. Nach WILHELMI, FISHMAN und RUSSELL werden frische Rinderhypophysen mit Kohlendioyd gefroren und fein gepulvert. Der von Kohlendioxyd befreite Drüsenbrei wird in verdünnter Calciumhydroxydlösung von $p_H = 11,5$ supsendiert und 24 Stunden lang gerührt (für 300 bis 350 g gefrorene Drüsen werden 2 Liter Calciumhydroxydlösung angewandt). Während des Rührens wird das p_H kontrolliert und durch Zugabe von festem Calciumhydroxyd stets auf $p_H = 11,5$ gehalten. Anschließend wird durch Einleiten von Kohlensäure das p_H auf 8,5 bis 8,7 eingestellt. Nun wird zentrifugiert und die überstehende opaleszierende, rosa Flüssigkeit unter heftigem Rühren mit einem Gemisch von gleichen Teilen 95%igem Äthanol und Wasser tropfenweise versetzt. Pro Stunde werden 60 ccm zulaufen gelassen bis die Alkoholkonzentration einen Wert von 12% erreicht hat. Ein sich bildender Niederschlag wird abzentrifugiert (Fraktion A). Nun wird weiter das Alkohol-Wasser-Gemisch zugesetzt bis die Alkoholkonzentration 24% beträgt. Es entsteht erneut ein Niederschlag, der abzentrifugiert wird (Fraktion B). Die überstehende Lösung wird mit Hilfe von 4 n-HCl auf p_H von 6,8 eingestellt. Der dabei entstehende Niederschlag wird abzentrifugiert (Fraktion C). Die Fraktionen A, B und C, die getrocknet werden, enthalten fast alles Somatotropin. Man stellt nun 0,5%ige Lösungen dieser Fraktionen in 0,1 n-KCL-Lösung her und stellt diese mit n-KOH auf ein p_H von 11,0 ein; unlösliche Bestandteile werden durch Zentrifugieren entfernt. Das p_H der Lösung wird nun mit 4 n-HCl auf 5,0 eingestellt. Ein entstehender Niederschlag N_1 wird entfernt. Die überstehende fast wasserklare Lösung wird mit 1 n-KOH auf p_H 8,5 bis 8,7 gebracht und dann tropfenweise das obenerwähnte Alkohol-Wasser-Gemisch (30 ccm pro Stunde) unter heftigem Rühren so lange zugesetzt, bis der Alkoholgehalt 5% beträgt. Der sich hierbei bildende Niederschlag N_2 wird durch Zentrifugieren isoliert. Zu der wasserklaren Lösung wird weiter Äthanol-Wasser zugetropft, bis die Konzentration an Alkohol 20% beträgt. Schon während des Zutropfens entsteht ein krystalliner Niederschlag, der reines Somatotropin darstellt. Aus den beiden Niederschlägen N_1 und N_2 lassen sich noch weitere Mengen von Somatotropin gewinnen. Aus 1000 g frischer Hypophysen werden etwa 3 g Krystalle erhalten.

Physiologie.

Das Somatotropin oder Wachstumshormon, das von den eosinophilen Zellen des Hypophysenvorderlappens gebildet wird, ist, wie schon der Name sagt, für das *normale Wachstum unentbehrlich*. Fehlt das Hormon (Hypophysektomie oder angeborenes Fehlen der eosinophilen Zellen in der Hypophyse, wie z. B. bei der Zwergmaus) oder wird es in ungenügender Menge gebildet, bleiben die Tiere in der Entwicklung stark zurück (s. Abb. 32). Die Wachstumshemmung ist viel ausgesprochener als jene, die man nach Thyreoidektomie beobachtet (s. Abb. 33). Beim hypophysär bedingten Zwergwuchs bleiben die Proportionen zwischen den verschiedenen Körperteilen bestehen, was bei anderen Zwergwuchsformen, etwa beim chondrodystrophischen Zwerg nicht der Fall ist. Man bezeichnet Menschen und Tiere mit hypophysärem Zwergwuchs daher auch als proportionierte Zwerge.

Wird das Somatotropin vor Abschluß des normalen Wachstums vermehrt produziert, kommt es zum Riesenwuchs (Gigantismus). Findet die Überproduktion erst nach Beendigung des Wachstums statt, dann kommt es vorzugsweise zu einer Vergrößerung der „Körperspitzen" (Hände, Füße, Nase, Kinn). Dieses Krankheitsbild wird als Akromegalie bezeichnet.

Oestrogene und Androgene hemmen in höherer Dosierung die Bildung des Somatotropins. Man macht hiervon bei der Behandlung der Akromegalie Gebrauch. Bei jugendlichen Organismen läßt sich mit Hilfe der Sexualhormone Zwergwuchs erzeugen (s. S. 24).

Durch Zufuhr von Somatotropin kann das Wachstum hypophysenloser Tiere normalisiert, jenes normaler Tiere über die Norm hinaus gesteigert werden. Man hat durch langdauernde Verabfolgung des Hormons Ratten mit einem Gewicht von 700 bis 800 g züchten können.

Das Wachstumshormon wirkt im Gegensatz zu den anderen tropen Hormonen des Hypophysenvorderlappens nicht über eine zweite endokrine Drüse, sondern es greift selbst direkt an der Peripherie an. Ein sehr wichtiger Angriffspunkt ist die *Epiphysenfuge des Knochens*, wo Somatotropin die Knorpel- und Knochenbildung anregt. Dies hat FREUD zur Prägung des Namens *Chondrotropin* für das Wachstumshormon veranlaßt. Selbst wenn ein Jahr und mehr nach der Hypophysektomie vergangen ist, vermag das Hormon noch die Osteoblasten zu mobilisieren und zu aktivieren, so daß das Wachstum wieder in Gang kommt.

Weiter übt Somatotropin bei normalen und hypophysektomierten Tieren eine tiefgreifende *Wirkung auf den Eiweißstoffwechsel* aus. Es bewirkt eine Abnahme der Stickstoffausscheidung mit dem Harn, d. h. es führt zu einer Stickstoffretention im Organismus. Die Menge des Reststickstoffs im Blut nimmt ab; 70% dieser Abnahme entfallen auf die Aminosäuren und den Harnstoff (TEEL und WATKINS; FRAENKEL-CONRAT und Mitarbeiter u. a.). Die Wirkung des

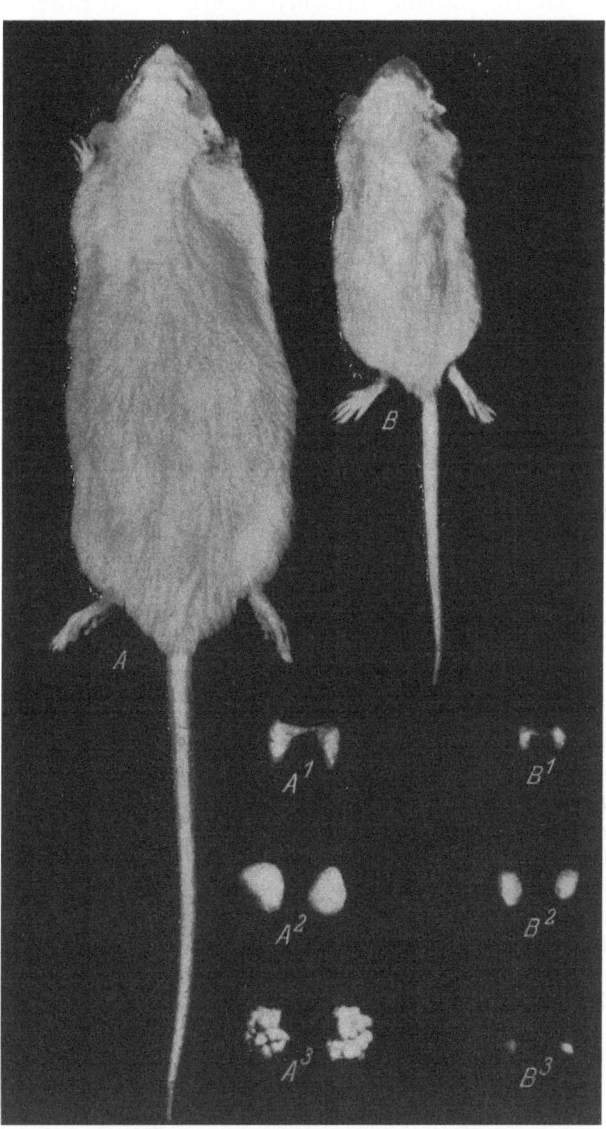

Abb. 32. Die Wirkung der Hypophysenentfernung auf das Wachstum. A normale Ratte (Gewicht 264 g); B gleichaltrige hypophysenlose Ratte (Gewicht 80 g). Alter der Tiere 144 Tage. A^1, A^2, A^3 und B^1, B^2, B^3 sind die zu der Ratte A bzw. B gehörenden Schilddrüsen, Nebennieren und Ovarien. (Nach TURNER.)

Somatotropins läßt sich bereits 2 Stunden nach seiner Injektion nachweisen; sie hält etwa 12 Stunden an.

Diese Befunde sprechen dafür, daß im Organismus unter dem Einfluß des Somatotropins eine vermehrte Synthese von Eiweiß stattfindet. FRIEDBERG und GREENBERG haben diese in sehr eindrucksvoller Weise mit Hilfe von Methionin bewiesen, das radioaktiven Schwefel enthielt. Sie verabfolgten diese Aminosäure normalen Mäusen und hypophysektomierten Ratten und ermittelten nach einer bestimmten Zeitspanne den Methioningehalt der Proteine des Skelettmuskels. Dabei zeigte sich, daß das Eiweiß der mit Somatotropin behandelten Tiere etwa 70% mehr Methionin enthält als das der Kontrollen.

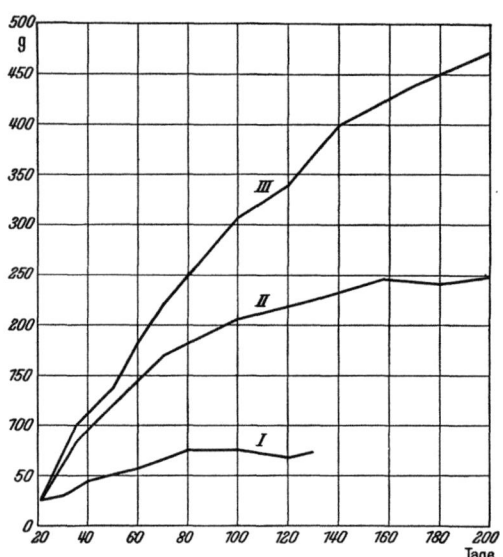

Abb. 33. Einfluß des Somatotropins auf das Wachstum. Gewicht von hypophysektomierten (I), normalen (II) und mit Hypophysenvorderlappen-Extrakt behandelten Ratten (III).

Aus der Größe der Stickstoffretention läßt sich die Menge des neugebildeten Eiweißes berechnen. Die errechneten Werte stimmen gut mit den bei der quantitativen Eiweißbestimmung der betreffenden Versuchstiere gefundenen Werten überein.

Die nach einem Trauma zu beobachtende Erhöhung der Stickstoffausscheidung kann durch Somatotropin deutlich herabgesetzt werden. So haben BENNETT und Mitarbeiter bei Ratten mit doppelseitigen Oberschenkelfrakturen die tägliche Stickstoffausscheidung von 81 mg durch intraperitoneale Injektion von 1 mg Wachstumshormon pro die auf 56 mg senken können.

Die Wirkung des Somatotropins auf den Eiweißstoffwechsel ist unabhängig von der Funktion der Nebennieren, der Schilddrüse und des Pancreas, wie Versuche an Hunden ergeben haben, denen die genannten Drüsen entfernt worden waren.

Bestimmungen des Eiweiß-, Fett-, Wasser- und Aschegehaltes von Tieren, die mit Somatotropin behandelt wurden, zeigen, daß es neben einer Zunahme der Eiweißmenge auch zu einer Vermehrung des Wassergehaltes kommt; der Fettgehalt nimmt dagegen beträchtlich ab (s. Tab. 14).

Tabelle 14. *Eiweiß-, Fett-, Wasser- und Aschengehalt von normalen Ratten und Ratten, die 437 Tage lang mit Somatotropin behandelt wurden.*
(Nach LI und EVANS).

	Kontrolltiere	mit Somatotropin behandelte Tiere
Gewichtszunahme in g	57	289
Eiweißgehalt in g-%	15,0	18,0
Fettgehalt in g-%	19,8	10,5
Wassergehalt in g-%	58,2	65,3
Aschengehalt in g-%	5,7	4,8

Diese Veränderungen sind besonders ausgesprochen in der Haut, deren Fettgehalt im Vergleich zur Norm um mehr als 100% differiert. Die Zusammensetzung des unter dem Einfluß des Wachstumshormons gebildeten Gewebes erinnert an die der embryonalen Gewebe, die sich ja gegenüber denen des erwachsenen Organismus durch einen höheren Wassergehalt und geringeren Fettgehalt auszeichnen.

Infolge der vermehrten Fettverbrennung sinkt der respiratorische Quotient. Das Fett wird zur Leber transportiert, deren Fettgehalt bis auf das Doppelte des Normalwertes ansteigen kann (WEIL und ROSS). Die adipokinetische Wirkung des Somatotropins ist bereits 2 Stunden nach seiner Verabreichung nachweisbar.

Auch in den *Kohlenhydratstoffwechsel* greift das Somatotropin ein. Es übt einen glykostatischen Effekt aus, der sich vor allem auf das Muskelglykogen, weniger auf das Leberglykogen erstreckt. So vermag das Hormon bei hypophysektomierten Tieren den Muskelglykogengehalt auf annähernd normaler Höhe zu halten, während dies beim Leberglykogen nur mit Hilfe von Corticotropin möglich ist. In höherer Dosierung ruft Somatotropin bei Hunden, Katzen und Fröschen einen typischen Diabetes hervor (HOUSSAY und ANDERSON). Der Diabetes bleibt bestehen, wenn mit der Hormonzufuhr aufgehört wird. Dieser sogenannte Somatotropin-Diabetes ist im Gegensatz zu dem mit Corticotropin erzeugten mit Insulin gut zu beherrschen.

Schon lange ist bekannt, daß Hypophysenextrakte den Phosphatgehalt des Blutes erhöhen und den Umfang der Phosphat- und Sulfatausscheidung mit dem Harn senken (TEEL und WATKINS; GAEBLER und PRICE). REIFENSTEIN und Mitarbeiter haben festgestellt, daß der Blutphosphatspiegel bei Akromegalie erhöht ist. Nach Hypophysektomie fällt der Phosphatspiegel ab. Nachdem das Somatotropin in reiner Form zur Verfügung stand, konnte gezeigt werden, daß es dieses Hormon des Hypophysenvorderlappens ist, das an der Regulierung des Phosphathaushaltes mit beteiligt ist (LI und Mitarbeiter). In kleinen Dosen normalisiert es den gesunkenen Phosphatgehalt hypophysektomierter Tiere, in großen steigert es ihn über den Normalwert hinaus.

Erwartungsgemäß beeinflußt Somatotropin auch die Menge der alkalischen Phosphatase, die ja auf das engste mit dem Phosphatstoffwechsel und den gesamten Auf- und Abbauvorgängen im Skelettsystem verknüpft ist und die wahrscheinlich auch Beziehungen zum Eiweißstoffwechsel besitzt. Das Hormon normalisiert den gesunkenen Phosphatasespiegel bei hypophysenlosen Ratten bereits in Mengen von 0,1 mg und vermag ihn in höherer Dosierung bei diesen und intakten Tieren über das normale Maß hinaus zu steigern (LI und Mitarbeiter). Es besitzt also die umgekehrte Wirkung wie Corticotropin, das den Phosphatasespiegel senkt, wie denn überhaupt Somatotropin und das durch Vermittlung der Nebennierenrinde wirkende Corticotropin in mancher Hinsicht Antagonisten sind (s. Tab. 15).

Der Gehalt der Niere an Glutaminase wird durch das Wachstumshormon nicht beeinflußt, ebensowenig der Umfang der Desaminierung des Glutamins in der Leber in Anwesenheit von Brenztraubensäure (BARTLETT und GAEBLER).

Ein direkter Einfluß des Somatotropins auf die übrigen endokrinen Drüsen ist nicht bekannt. Dagegen bestehen Beziehungen zur Leber und zur Thymusdrüse.

Tabelle 15.

	Somatotropin	Corticotropin
Wachstum	Förderung	Hemmung
Eiweißstoffwechsel	Vermehrung der Synthese von Proteinen	Steigerung des Abbaus von Proteinen
Stickstoffbilanz	positiv	negativ
Phosphatasegehalt des Blutes	Steigerung	Senkung
Aminosäurengehalt des Blutes	Senkung	Steigerung
Thymusdrüse	Vermehrung des Gewichts	Involution
respiratorischer Quotient	Senkung	Steigerung
Galaktopoese	Förderung	Hemmung

Die Leber normaler Tiere erfährt durch Somatotropin eine Gewichtszunahme, so daß der Quotient Lebergewicht/Körpergewicht eine Änderung erfährt, wie Versuche an Ratten gezeigt haben. Der Eiweißgehalt derartiger Lebern ist erhöht. Eigenartig ist der Befund, daß bei mit Somatotropin behandelten, hypophysektomierten Tieren das Leberwachstum mit dem Wachstum der anderen Organe und Gewebe des Körpers nicht Schritt hält.

Das Gewicht der *Thymusdrüse* nimmt bei normalen und hypophysektomierten Tieren unter dem Einfluß des Wachstumshormons bedeutend zu. Einer somatotropinbedingten Körpergewichtszunahme von 30% steht eine Zunahme des Thymusgewichtes von 100% gegenüber.

Von besonderem Interesse ist das Verhalten der Nucleinsäuren unter dem Einfluß von Somatotropin. Größere Mengen dieser Verbindungen sind ja überall dort vorhanden, wo Wachstumsprozesse stattfinden. In der Tat kommt es bei hypophysektomierten Ratten nach Verabreichung von Wachstumshormon zu einer Zunahme des gesunkenen Ribonucleinsäuregehaltes in der Leber; die Menge der Desoxyribonucleinsäure bleibt dagegen unbeeinflußt. In der Thymusdrüse läßt sich die nach Hypophysenentfernung stark herabgesetzte Synthese von Nucleinsäuren mit Somatotropin wieder normalisieren.

Schließlich sei noch erwähnt, daß das Hormon nach den Untersuchungen von COTES und Mitarbeitern auch eine Wirkung auf die *Galaktopoese* besitzt. Eine einmalige subcutane Injektion von 30 mg ruft bei der Kuh eine beträchtliche Steigerung der Milchsekretion hervor. Corticotropin hemmt dagegen die Milchproduktion.

Bestimmungsmethoden und Einheiten.

Zur Auswertung des Somatotropins stehen die sogenannten Wachstumsmethoden und der Tibiaknorpeltest zur Verfügung. Bei den *Wachstumsverfahren* werden entweder fünf bis 5 Monate alte weibliche Ratten, die an Gewicht nicht mehr wesentlich zunehmen (EVANS und SIMPSON), oder hypophysektomierte weibliche, 28 bis 30 Tage alte Ratten (EVANS und Mitarbeiter; MARX, SIMPSON und EVANS) als Versuchstiere benutzt. Der Test am intakten Tier erfordert mehr Hormon und längere Zeit als das Verfahren mit hypophysenlosen Ratten. Als Einheit wird die kleinste tägliche Dosis bezeichnet, die bei hypophysektomierten Ratten nach zehn Tagen eine Gewichtszunahme von 10 g hervorruft.

An Spezifität und Schnelligkeit der Durchführung ist der heute hauptsächlich angewandte *Tibiaknorpeltest* den anderen Methoden überlegen (EVANS und Mitarbeiter; MARX, SIMPSON und EVANS). Er ist ferner dreimal empfindlicher als die Wachstumsmethode an der hypophysektomierten Ratte. Dem Verfahren liegt die Beobachtung zugrunde, daß es bei der hypophysenlosen Ratte zu einer Verringerung der Breite der Epiphysenfuge kommt. Zu den Versuchen werden 26 bis 28 Tage alte weibliche Ratten verwendet, denen ab 12. oder 13. Tag nach der Operation 4 Tage lang die zu prüfende Substanz intraperitoneal injiziert wird. 24 Stunden nach der letzten Injektion werden die Tiere getötet und die rechte Tibia in Formalin fixiert. Die aufgeschnittene Tibia wird mit Silbernitrat und Natriumthiosulfat behandelt. Dann wird unter dem Mikroskop die Breite des unverkalkten Epiphysenknorpels gemessen. Zwischen ihr und dem Logarithmus der zugeführten Hormondosis besteht eine lineare Beziehung.

β) Corticotropin.

(Adrenocorticotropes Hormon, Corticotropes Hormon, Adrenocorticotropin, Adrenotropin, ACTH = **a**dreno**c**orticotrophic **h**ormone)

Chemie.

Das *Corticotropin* ist ein reiner Eiweißkörper mit einem Stickstoffgehalt von 15,65% und einem Schwefelgehalt von 2,30%. Die Sedimentationskonstante beträgt $S_{20} = 2,08 \times 10^{-13}$, die Diffusionskonstante $D_{20} = 10,4 \times 10^{-7}$ Das Molekulargewicht beläuft sich auf 20000. Der isoelektrische Punkt des Corticotropins aus Schafshypophysen liegt bei $p_H = 4,65$, der des Corticotropins aus Schweinehypophysen bei $p_H = 4,7$ bis 4,8. Obgleich die beiden Proteine sonst in allen Eigenschaften übereinstimmen, scheinen doch gewisse Differenzen im elektrochemischen Verhalten zu bestehen.

Bei $p_H = 4,1$ zerfällt das Corticotropinmolekül in mehrere Komponenten, die sich nach Einstellung des p_H auf den isoelektrischen Punkt wieder zu einem einheitlichen Molekül zusammenlagern.

Von den Aminosäuren wurden bisher das Methionin (1,93%) und das Cystein (7,19%) bestimmt. Die Tryptophanmenge dürfte etwa 1,0, die Tyrosinmenge 4,5% betragen. Freie SH-Gruppen fehlen.

Corticotropin ist gut wasserlöslich. Auch in 60 bis 70%igem Aceton oder Alkohol ist es noch relativ gut löslich. In 2,5%iger Trichloressigsäurelösung, 5%iger Bleiacetatlösung und 20%iger Sulfosalicylsäure fällt das Hormon aus.

Auffallend ist die Hitzebeständigkeit des Corticotropins. 120 Minuten langes Kochen bei $p_H = 7,5$ oder 60 Minuten langes Kochen in 0,1 molarer Salzsäure beeinflußt die Aktivität nicht. Kochen in 0,1 molarer Natronlauge führt dagegen zur Inaktivierung.

Acetylierung und Jodierung bewirken eine Aktivitätsabnahme. Behandlung mit Formaldehyd sowie mit den Fermenten Trypsin, Chymotrypsin und Papain haben eine vollständige Inaktivierung zur Folge.

Von größtem Interesse ist die Beobachtung, daß man durch vorsichtige Hydrolyse des Corticotropins mit Pepsin Polypeptide erhält, die noch die volle Hormonwirkung besitzen (LI und Mitarbeiter). GESCHWIND und Mitarbeiter lösten Corticotropin in Wasser und fällten mit Trichloressigsäure. Dabei blieb ein Polypeptid in Lösung, das, am Stickstoffgehalt gemessen, 6 bis 10mal aktiver war als das Ausgangsmaterial. Auch durch einfache Dialyse bei $p_H = 3,0$ oder 9,0 gelang es, derartige Peptide zu gewinnen, so daß GESCHWIND die Ansicht äußert, daß ein aktives Peptid existiert, das an ein Protein adsorbiert ist. Und schließlich seien noch die Untersuchungen der beiden MORRIS angeführt, die bei der fraktionierten Ultrafiltration und Ionophorese von Hypophysenextrakten ein Polypeptid erhielten, dessen Aktivität ungefähr 10mal größer war als die von reinem Corticotropin. Sie bezeichnen das Peptid im Gegensatz zum ACTH als ACTP (**a**dreno**c**orti**c**otrophic **p**eptide). Auf Grund dieser Befunde kann es heute keinem Zweifel mehr unterliegen, daß das Proteohormon des Hypophysenvorderlappens, das die Tätigkeit der Nebennierenrinde reguliert, chemisch ein Polypeptid ist. Es besteht aus 7 bis 9 Aminosäuren. Sein Molekulargewicht beträgt nach den Untersuchungen von LI und PEDERSEN 1200 oder weniger als 1200.

Darstellung. SAYERS, WHITE und LONG gehen bei der Gewinnung von Corticotropin vom sogenannten Rohprolactin aus (s. S. 125), das aus Schweinehypophysen dargestellt wird. 5 g desselben werden in 50 ccm Wasser von $p_H = 9,0$ gelöst. Man senkt das p_H durch Zugabe von $^1/_{10}$ n-Salzsäure sukzessive auf 8,0, 6,6 und 5,4. Die dabei auftretenden Niederschläge werden verworfen. Die Lösung wird nun mit Ammonsulfat bis zu einer Sättigung von ungefähr 0,07 versetzt. Ein Präzipitat, das sich beim Stehen im Eisschrank über Nacht bildet, wird entfernt und das Hormon nun durch Zugabe von 4 Liter Aceton ausgefällt. Man löst den Niederschlag mit Hilfe von $^1/_{10}$ n-Natronlauge in 133 ccm Wasser und fügt die Hälfte dieses Volumens an konzentriertem Ammoniumhydroxyd hinzu. Nach 7stündigem Stehen erfolgt Zugabe von 1800 ccm Aceton. Der Niederschlag wird in 75 ccm Wasser gelöst und die Lösung bis zur Salzfreiheit dialysiert. Nach Filtration wird auf $p_H = 5{,}4$ eingestellt. Nach Entfernung einer Ausflockung bringt man das p_H auf 4,7. Dabei fällt das Corticotropin aus, das mit Aceton gewaschen und im Vakuumexsikkator getrocknet wird. Die Ausbeute beträgt etwa 400 mg reines Hormon.

Umständlicher ist ein von LI, EVANS und SIMPSON beschriebenes Verfahren, bei dem von Schafshypophysen ausgegangen wird. Es liefert ebenfalls ein homogenes Corticotropinpräparat, doch ist die Ausbeute geringer. Wohl am rationellsten ist eine von REISS und HALKERSTON kürzlich beschriebene Methode, die die Gewinnung von 15 bis 20 g eines ziemlich reinen Corticotropinpräparates aus 1 kg gefrorener Schweinehypophysen ermöglicht.

Physiologie.

Corticotropin, das von den basophilen Zellen des Hypophysenvorderlappens gebildet wird, *reguliert die Tätigkeit der Nebennierenrinde.* Fehlt Corticotropin, z. B. nach Hypophysektomie, ist die Nebennierenrinde aktionsunfähig; sie atrophiert innerhalb kurzer Zeit. Durch Zufuhr des Hormons läßt sich die Atrophie verhindern oder rückgängig machen (SIMPSON, EVANS und LI). Fehlen die Nebennieren, so ist die Verabfolgung des Hormons vollkommen wirkungslos.

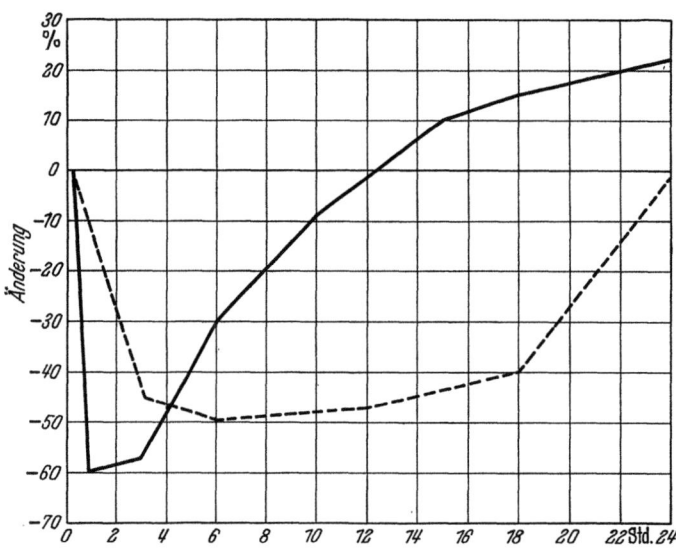

Abb. 34. Verhalten des Ascorbinsäure- (———) und des Cholesteringehaltes (- - - -) der Nebennieren bei der Ratte nach Injektion von 5 mg Corticotropin pro 100 g Körpergewicht.

Beim intakten Organismus bewirkt Injektion von Corticotropin eine starke Aktivierung der Nebennierenrinde. Sie äußert sich in einer schon nach wenigen Minuten nachweisbaren Abnahme ihres Ascorbinsäure- und Cholesteringehaltes (s. Abb. 34). Nach 20 Minuten ist die Menge der Ascorbinsäure, die ja in der Nebenniere in einer besonders hohen Konzentration vorhanden ist und offenbar bei der Synthese der Corticosteroide eine wichtige Rolle spielt, bei der Ratte um etwa 30% gesunken. Diese Wirkung des Corticotropins läßt sich auch in vitro demonstrieren. Setzt man Vitamin C und Corticotropin zu überlebendem Rindengewebe, nimmt der Ascorbinsäuregehalt bedeutend mehr ab und der Sauerstoffverbrauch bedeutend mehr zu als in Kontrollansätzen, die nur Rindengewebe plus Ascorbinsäure enthalten (FERSTL, HEPPICH und SCHMID; TEPPERMAN und DE WITT). Die Menge der sudanophilen Substanzen der Rinde zeigt ebenfalls unter der Einwirkung von Corticotropin eine Verringerung.

Bereits nach 3 Stunden läßt sich eine deutliche Gewichtszunahme der Nebennieren feststellen. Sie wird durch eine Hypertrophie ihrer Rindenschicht verursacht, die sich fast ausschließlich auf die die Glukocorticoide produzierende

Zona fasciculata erstreckt. Da nach Hypophysektomie fast nur diese Schicht atrophiert, hat man geschlossen, daß Corticotropin in erster Linie, ja vielleicht sogar ausschließlich, die Synthese und Abgabe der Glukocorticoide steuert. Hierfür sprechen auch die Erscheinungen, die nach der Zufuhr des Vorderlappenhormons auftreten und die durchaus jenen gleichen, wie man sie nach Verabreichung von Glukocorticoiden (s. S. 60) sieht. Im Blut zeigt sich eine starke Eosinopenie und Lymphopenie, während die Zahl der Granulocyten zunimmt (s. S. 53). Die Menge der Eosinophilen im Knochenmark wird nicht beeinflußt (ROSENTHAL und Mitarbeiter). Thymusdrüse und andere Lymphgewebe atrophieren. Die Harnsäureausscheidung mit dem Harn nimmt beträchtlich zu, ebenso die des Stickstoffs infolge der vermehrten Überführung von Eiweiß in Glukose bzw. Glykogen. Im Blut der Nebennierenvene ist der Gehalt an Glukocorticoiden erhöht (s. S. 63). Dasselbe trifft für den Harn zu, in dem sich gleichzeitig eine beträchtliche Erhöhung der 17-Ketosteroidmenge findet. Der Phosphatasegehalt des Blutes sinkt (LI und Mitarbeiter).

Alle vorstehend geschilderten Veränderungen treten auch dann auf, wenn Corticotropin nicht von außen zugeführt wird, sondern von der eigenen Hypophyse in einer das normale Maß überschreitenden Menge sezerniert wird. Dies ist, wie bereits früher auseinandergesetzt, dann der Fall, wenn erhöhte Anforderungen an den Organismus gestellt werden, also bei Hitze- und Kälteeinwirkungen, Infektionen, Verletzungen, Verbrennungen, Operationen usw. Innerhalb gewisser Grenzen bestehen dabei feste Beziehungen zwischen dem Ausmaß der „Belastung" des Körpers und dem Umfang der Ascorbinsäure- und Cholesterinabnahme in den Nebennieren (DOUGHERTY und WHITE).

Größere Bedeutung wurde eine Zeitlang der corticotropinbedingten Lymphopenie und Involution der lymphatischen Gewebe im Abwehrkampf des Organismus gegen Infektionserreger zugemessen (WHITE und DOUGHERTY). Man glaubte, daß aus den zerfallenden Lymphocyten große Mengen von Antikörpern oder zumindest der Grundsubstanzen derselben (β- und γ-Globulin) frei werden (KASS; HARRIS und Mitarbeiter); der Immuntiter des Blutplasmas sollte unter der Einwirkung von Corticotropin stärker ansteigen als ohne Hormonzufuhr. Nachprüfungen dieser Versuche haben gezeigt, daß hier offenbar doch keine Zusammenhänge bestehen. So produzieren z. B. epinephrektomierte Tiere ebensoviele Antikörper wie normale (MURPHY und STURM u. a.). Die Resistenz des intakten Organismus mit Hilfe von Corticotropin über die Norm hinaus zu erhöhen, ist nicht möglich. Im Gegenteil, man hat beobachtet, daß es zu einer beträchtlichen Herabsetzung der Resistenz kommt, die unter Umständen verhängnisvoll werden kann.

Fehlen oder ungenügende Bildung von Corticotropin hat dagegen eindeutig eine Abnahme der Widerstandskraft gegenüber Belastungen aller Art zur Folge; die Nebennierenrinde ist unter diesen Umständen nicht fähig zu „reagieren" und den gesteigerten Bedarf an Corticosteroiden zu decken (TONUTTI u. a.).

Hält die „Belastung" längere Zeit an oder injiziert man wiederholt Corticotropin, so paßt sich die Rinde den erhöhten Anforderungen an ihre Leistungsfähigkeit an. Es kommt zu einer ausgesprochenen Hypertrophie und zu einer den Normalwert überschreitenden Erhöhung des Vitamin C- und Cholesteringehaltes.

Über die Reaktionen des gesunden und kranken Menschen auf die Zufuhr von Corticotropin ist man durch zahlreiche Untersuchungen gut unterrichtet. Injiziert man z. B. einem gesunden Erwachsenen im Verlauf von 24 Stunden jede vierte Stunde 25 mg des Hormons intramuskulär, zeigen sich folgende Erscheinungen; Die Menge des Harns ist an den beiden folgenden Tagen vermindert, sein spezifisches Gewicht erhöht. Die Kochsalzausscheidung nimmt sowohl mit dem Harn als auch mit dem Schweiß beträchtlich ab; die Kaliumausscheidung ist zunächst vermehrt, dann leicht herabgesetzt. Erhöht ist der Gehalt des Harns an Harnsäure, Stickstoff, 17-Ketosteroiden und Corticosteroiden (s. Abb. 35). Die negative Stickstoffbilanz kann sich auf mehrere Gramm belaufen. Es kommt zu einer kurzfristigen Hyperglykämie mit Glukosurie. Das Blutbild zeigt Granulocytose, Lymphopenie und Eosinopenie. Weitere Folgeerscheinungen sind eine Herabsetzung der Fähigkeit der Schilddrüse zur Jodspeicherung und eine Vermehrung des Uropepsins im Harn. Die Wirkung auf die Uropepsinausscheidung fehlt bei Kranken mit perniciöser Anämie und nach Magenresektion.

Die *Beeinflussung des Kohlenhydratstoffwechsels* ist recht beträchtlich. Mehrtägige Verabfolgung von 50 bis 100 mg Corticotropin pro Tag verursacht beim Gesunden eine tägliche Zuckerausscheidung bis zu 50 g. Die Glukosurie beruht vor allem auf einer verminderten Rückresorption des Traubenzuckers in den Nierenkanälchen, zu der später fördernd noch eine Hyperglykämie tritt. Bei Belastungsproben mit Glukose werden Kurven erhalten, wie sie für den Diabetes mellitus charakteristisch sind (s. S. 96). Die Störung ist mit Insulin nur schwer zu beeinflussen, während dies bei dem mit einem anderen Hypophysenvorderlappenhormon, dem Somatotropin, hervorgerufenen Diabetes relativ gut möglich ist. Von großem Interesse ist der Befund, daß es gelingt, durch Zufuhr von reduziertem Glutathion ein temporäres Sistieren der Glukosurie und eine Herabsetzung der Hyperglykämie herbeizuführen. Zwischen Glukosurie und Glutathionspiegel des Blutes besteht ganz offensichtlich eine in ihrer Bedeutung noch unklare Beziehung, da sich ein Parallelgehen zwischen dem Absinken der Glutathionmenge im Blut und der Zuckerausscheidung feststellen läßt.

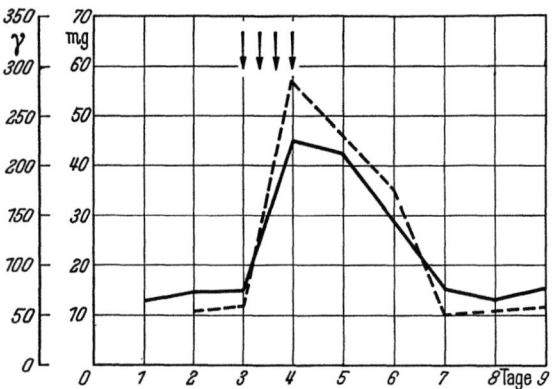

Abb. 35. Wirkung von Corticotropin auf die Ketosteroid- und Corticosteroidausscheidung beim gesunden Menschen. ↓ = Injektion von je 60 mg Corticotropin; ——— = 17-Ketosteroide in mg/24 Std.; ---- = Corticosteroide in γ/24 Std.

Welches ist nun die unmittelbare Ursache, die zu einer vermehrten Bildung und Abgabe von Corticotropin in der Hypophyse führt? Es gibt hier drei Theorien. Nach der einen ist der Mechanismus derselbe wie bei den Gonadotropinen und dem Thyreotropin, d. h. die Menge des sezernierten Corticotropins hängt vom Corticosteroidgehalt des Blutes ab. Steigt derselbe über ein gewisses Niveau, so wird weniger Corticotropin produziert; sinkt er unter den Normalwert ab, gibt der Vorderlappen vermehrt Corticotropin ab. Dieses veranlaßt dann die Nebennierenrinde zu einer Steigerung der Synthese ihrer Hormone, bis der Corticosteroidspiegel des Blutes wieder die normale Höhe erreicht hat.

Für die Richtigkeit dieser „*Gleichgewichtstheorie*" spricht der Befund, daß jede länger dauernde Zufuhr von Corticosteroiden infolge der hierdurch hervorgerufenen Hemmung der Corticotropinbildung zu einer Atrophie der Nebennierenrinde führt, und daß sich diese Atrophie verhindern läßt, wenn man gleichzeitig mit den Rindenhormonen auch Corticotropin verabfolgt. Eine starke Stütze erfährt diese Theorie durch die Beobachtung, daß es möglich ist, die Corticotropinausschüttung bei „Belastungen" zu unterdrücken, wenn man von außen Corticosteroide zuführt und auf diese Weise ein Absinken des Corticosteroidspiegels im Blut verhindert. Je intensiver die Kälte oder Hitze, je größer die injizierte Histamin- oder Toxinmenge, desto mehr Rindenhormon wird benötigt, um diese Wirkung zu erzielen. Ob eine Corticotropinausschüttung stattgefunden hat, wird bei diesen Versuchen durch die Bestimmung des Ascorbinsäuregehaltes der Nebenniere festgestellt, dessen Absinken ja der empfindlichste Indikator für die Corticotropinwirkung ist.

Nach der zweiten Theorie, die man vielleicht als „*neurogene Theorie*" bezeichnen könnte, wird bei einem vermehrten Corticotropinbedarf ein im Hypothalamus gelegenes Zentrum auf dem Nervenwege hiervon benachrichtigt. Nach Zerstörung dieses Zentrums führen „Belastungen" nicht mehr zu der für die Corticotropinausschüttung so charakteristischen Eosinopenie im Blut. Die Weiterleitung der Nachricht zum Hypophysenvorderlappen geschieht offenbar nicht über die im Hypophysenstiel verlaufenden Nervenkabel, sondern auf humoralem Wege wie HUME gezeigt hat. Eine Corticotropinabgabe findet nämlich auch dann noch statt, wenn die Nervenverbindung zwischen Hypothalamus und Hypophyse durchschnitten ist. Durch Injektion eines Extraktes aus dem Hypothalamus läßt sich sowohl bei Tieren mit durchtrenntem Hypophysenstiel als auch beim intakten Tier eine Eosinopenie hervorrufen.

Die Bedeutung des Nervensystems für die Anpassung der Corticotropinsekretion an einen erhöhten Bedarf geht auch daraus hervor, daß die nach Traumata regelmäßig vermehrte Corticotropinbildung ausbleibt, wenn zuvor das Cervicalmark durchschnitten wird, d. h. die Nervenverbindung zwischen dem verletzten Bezirk und dem Hypothalamus unterbrochen ist.

Die dritte, die „*Adrenalintheorie*", besagt, daß jede erhöhte Anforderung an den Körper mit einer vermehrten Ausschüttung von Adrenalin einhergeht (vgl. Notfallsfunktion von CANNON, S. 82) und daß es dieses Hormon ist, das dann die Hypophyse entweder direkt, wahrscheinlicher jedoch indirekt über den Hypothalamus stimuliert (LONG). Hierfür spricht die Beobachtung, daß die Injektion von Adrenalin prompt ein Abfallen der Zahl der Eosinophilen im Blut zur Folge hat; diese Reaktion bleibt aus, wenn die Hypophyse fehlt. Das zweite Markhormon, das Noradrenalin, ist in dieser Hinsicht wirkungslos. In diesem Zusammenhang sei bemerkt, daß Adrenalin auch den Umfang der Thyreotropinabgabe aus dem Hypophysenvorderlappen steigert.

Nach der Ansicht SELYES spielt das chromaffine System allerdings keine Rolle bei der Mobilisierung des Corticotropins bei „Belastungen". In der Tat hat GORDON gezeigt, daß die Nebennierenrinde von Ratten, denen das Nebennierenmark entfernt worden war, auf Kälteeinwirkung und auf Injektion von Insulin oder Histamin noch mit einer deutlichen Abnahme des Ascorbinsäuregehaltes reagiert.

Welche dieser Theorien die zutreffende ist, läßt sich zur Zeit noch nicht sagen. Es ist durchaus möglich, daß ein für den Organismus so eminent wichtiger Vorgang wie die schnelle Abgabe von Corticotropin mehrfach gesichert ist, daß also sowohl die Höhe des Corticosteroidspiegels im Blut als auch das Nervensystem und die Stimulierung des Hypothalamus durch Adrenalin eine Rolle spielen.

Mit dem Adrenalin hat man ein bequemes Mittel in der Hand, um die Funktionstüchtigkeit der Nebennierenrinde zu prüfen. Man injiziert bei diesem sogenannten *Adrenalin-Test* (s. Abb. 36) dem Patienten 0,25 bis 0,30 mg Adrenalin subcutan und zählt nach 3 bis 4 Stunden die Eosinophilen im Blut (RECANT und Mitarbeiter). Hat deren Zahl um mehr als 50% abgenommen, arbeitet das System Hypothalamus — Hypophysenvorderlappen — Nebennierenrinde normal. Fällt der Test dagegen negativ aus, d. h. findet sich keine oder nur eine geringe Abnahme der Eosinophilen, so kann die Störung entweder hypothalamisch-hypophysär bedingt sein, oder sie kann in der Nebenniere liegen. Im erstgenannten Fall wird kein Corticotropin abgegeben, im zweiten trifft das mobilisierte Hormon auf eine funktionsuntüchtige Nebennierenrinde. Eine klare Entscheidung läßt sich hier mit Hilfe des *Corticotropin-Testes*, auch *Thorn-Test* genannt (s. Abb. 37), herbeiführen. Man injiziert intramuskulär 25 mg Corticotropin und verfolgt das Verhalten der Eosinophilen. Sinken sie um 50% und mehr, kann angenommen werden, daß die Nebennierenrinde normal arbeitet; ist die Eosinopenie geringer als 50% oder fehlt sie ganz, so liegt eine Rindeninsuffizienz vor (Addisonsche Krankheit).

An Stelle des Verhaltens der Eosinophilen kann man als Indikator der Rindenfunktion auch das Verhalten des Quotienten Harnsäure/Kreatinin im Harn wählen. Bei normaler Funktion der Nebennierenrinde steigt dieser Quotient innerhalb von 4 Stunden nach der Injektion von Corticotropin um mindestens 50%.

Außer dem Adrenalin steigern auch Thyroxin, die Oestrogene und Insulin die Abgabe von Corticotropin. Eine Hemmung der Corticotropinproduktion bewirken außer den Corticosteroiden noch Testosteron und Progesteron. GOLLA und REISS haben das Corticotropin im Blutserum, WILLIAMSON im Harn nachgewiesen.

Intravenös injiziertes Corticotropin verschwindet sehr schnell aus der Blutbahn; schon nach 5 Minuten sind nur noch etwa 50% der zugeführten Menge nachweisbar. Ein Teil des Hormons konzentriert sich in den Nieren und der Nebennierenrinde, während das Mark frei bleibt (SONENBERG und Mitarbeiter; RICHARDS und SAYERS). In der Leber läßt sich kein Corticotropin nachweisen.

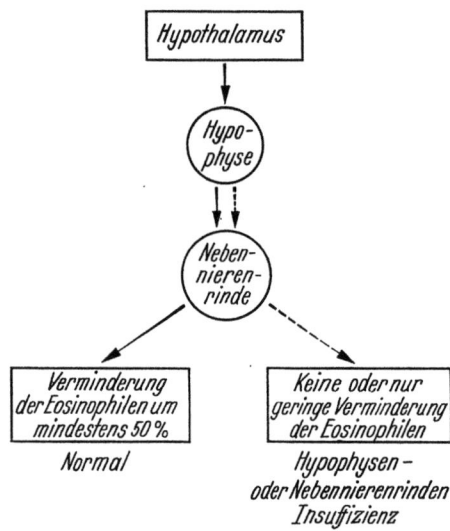

Abb. 36. Adrenalin-Test; subcutane Injektion von 0,25 mg Adrenalin.

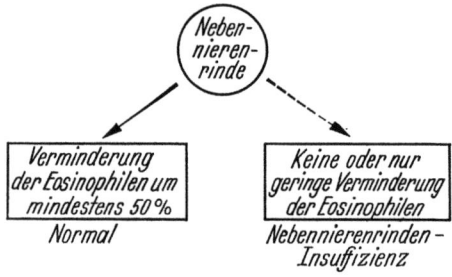

Abb. 37. Corticotropin-Test; intramuskuläre Injektion von 25 mg Corticotropin.

Bestimmungsmethoden und Einheiten.

Zur Bestimmung des Corticotropins sind die Gewichtszunahme der Nebennieren sowie das Auftreten gewisser histologischer und biochemischer Veränderungen in der Nebennierenrinde nach Verabfolgung dieses Hormons angegeben worden. Da eine ganze Anzahl von Stoffen (Morphium, Peptone, Proteine, Ammoniak usw.; vgl. TEPPERMAN, ENGEL und LONG) durch Mobilisierung von körpereigenem Corticotropin eine Hyperplasie der Nebennierenrinde bewirken, können nur hypophysektomierte Tiere zur Auswertung herangezogen werden.

Beim sogenannten *Erhaltungstest* von SIMPSON, EVANS und LI wird 40 Tage alten männlichen hypophysektomierten Ratten 14 Tage lang das zu untersuchende Präparat intraperitoneal injiziert. Die kleinste Menge desselben, die imstande ist, das Gewicht der Nebennierenrinde auf normaler Höhe (26 mg) zu halten, wird als

Erhaltungs-Einheit (Maintenance-Einheit) bezeichnet. Sie entspricht ungefähr 0,2 mg reinem Corticotropin. Durch Unterteilung der täglichen Dosis läßt sich die Empfindlichkeit des Tests steigern.

Dem ebenfalls von SIMPSON, EVANS und LI angegebenen *Regenerationstest* liegt die Fähigkeit des Corticotropins zugrunde, den Lipoidschwund der Nebenniere nach Entfernung der Hypophyse rückgängig zu machen. Als Versuchstiere dienen weibliche 26 bis 28 Tage alte Ratten, denen 14 Tage nach der Hypophysenentfernung das Hormon an 4 aufeinanderfolgenden Tagen intraperitoneal zugeführt wird. 96 Stunden nach der ersten Injektion werden die Tiere getötet, die Nebennieren mit Formalin fixiert und mit Sudan-Orange gefärbt. Die kleinste Menge eines Stoffes, die eine deutlich erkennbare Wiederherstellung der normalen Lipoidverteilung in der Rinde bewirkt, wird als eine Einheit bezeichnet. Sie entspricht nach LI und EVANS etwa 0,01 bis 0,025 mg reinem Corticotropin aus Schafshypophysen.

Eine sehr empfindliche und schnell durchführbare Methode ist die von SAYERS, SAYERS und WOODBURRY angegebene *Ascorbinsäuremethode*. Sie beruht auf der Eigenschaft des Corticotropins, den Vitamin-C-Gehalt der Nebennieren vorübergehend stark zu senken. Hypophysenlosen weiblichen Ratten wird die linke Nebenniere vor und die rechte eine Stunde nach der Hormoninjektion entfernt. Die Ascorbinsäurebestimmung in beiden Drüsen ergibt eine Differenz, deren Größe von der Höhe der angewandten Corticotropinmenge abhängig ist. Im Dosisbereich von 0,15 bis 2,5 γ Corticotropin besteht eine lineare Beziehung zwischen Ascorbinsäureabnahme und Logarithmus der Hormondosis. Diese Mikromethode gestattet die quantitative Erfassung von Corticotropin im Blut und Harn (COOKE, GRAETZER und REISS). Eine *Laborotoriums-Einheit* ist nach REISS und HALKERSTON in jener Menge eines Präparates enthalten, die den Ascorbinsäuregehalt der Nebennieren hypophysektomierter Ratten um 20% senkt. Diese Wirkung besitzt ungefähr 1 γ Corticotropin.

Eine allgemein anerkannte internationale Einheit für das Corticotropin ist noch nicht festgesetzt worden.

γ) Thyreotropin.
(Thyreotropes Hormon, TTH = thyreotrophic hormone,
TSH = thyroid stimulating hormone)

Chemie.

Das *Thyreotropin* konnte bisher noch nicht als einheitlicher Eiweißkörper dargestellt werden. Es ist offenbar ein Glykoproteid. Die meisten Präparate enthalten etwa 13% Stickstoff, 3,5% Hexose und 2,5% Glukosamin. Der Schwefelgehalt beträgt 1 bis 1,2%. Das Hormon ist gut löslich in Wasser und wird durch Pikrinsäure, Phosphorwolframsäure und Quecksilberchlorid gefällt, nicht jedoch durch Sulfosalicylsäure. Das Molekulargewicht wird auf ungefähr 10000 geschätzt. Acetylierung und Behandlung mit Cystein, Trypsin oder Pepsin bewirken Inaktivierung. Papain beeinflußt die Hormonaktivität nicht.

Darstellung. Nach einem von CIERSZKO angegebenen Verfahren werden 1 kg gefrorene Rinderhypophysen fein zerkleinert und mit 5 Liter 2%iger Kochsalzlösung bei $p_H = 7,4$ bis 7,8 extrahiert. Nach 4 Stunden wird zentrifugiert und die überstehende Flüssigkeit mit 2 n-Salzsäure auf ein p_H von 4,1 eingestellt. Nach Entfernung des Präzipitates wird zu der Lösung dasselbe Volumen Aceton hinzugegeben. Ein dabei entstehender Niederschlag wird entfernt und zur überstehenden Flüssigkeit nochmals dasselbe Volumen Aceton zugegeben. Der Niederschlag wird isoliert und wiederholt mit 75%igem Aceton gewaschen. Nach Trocknung des Niederschlages mit Aceton, Äther und im Vakuumexsikkator erhält man 5 bis 6 g Trockenpulver, das man nun mit einer Gesamtmenge von 250 ccm Wasser extrahiert. Der

Extrakt wird nach Filtration mit n-Natronlauge auf p_H = 9,0 eingestellt. Ein sich bildender Niederschlag wird entfernt und die Lösung nach Einstellung auf ein p_H von 7,0 so lange mit 5%iger Bleiacetatlösung versetzt, bis die Fällung vollständig ist. Nach etwa 1 Stunde entfernt man das Präzipitat durch Zentrifugieren, bringt die überstehende Flüssigkeit auf ein p_H von 5,0 bis 5,4 und fügt so viel 20%ige Trichloressigsäurelösung hinzu, bis eine Säurekonzentration von 8% erreicht ist. Es entsteht ein Niederschlag, der nach einstündigem Stehen abzentrifugiert wird. Die klare Lösung wird dialysiert, bis keine Trichloressigsäure mehr nachweisbar ist. Sie wird nun getrocknet. Man erhält etwa 400 bis 500 mg eines Thyreotropinpräparates, das frei von Somatotropin, Prolactin, Follikelreifungs- und Gelbkörperreifungshormon ist und homogen sein soll.

Physiologie.

Das sehr wahrscheinlich in den basophilen Zellen (GASCHE) des Hypophysenvorderlappens gebildete Thyreotropin *reguliert die Tätigkeit der Schilddrüse.* An thyreoidektomierte Tiere verabfolgtes Thyreotropin ist wirkungslos. Das Hormon wirkt direkt auf die Schilddrüse, wie die Beobachtung zeigt, daß transplantiertes, also keinerlei Nervenverbindungen aufweisendes Schilddrüsengewebe in genau derselben Weise auf Thyreotropin reagiert wie die körpereigene Drüse. EITEL, KREBS und LOESER haben mit Hilfe von Gewebskulturen nachgewiesen, daß das Hormon auch in vitro noch voll wirksam ist. Es bewirkt bereits 30 Minuten nach dem Zusatz eine Vermehrung des Kolloids (JUNQUEIRA).

Fehlt das Thyreotropin, z. B. nach Hypophysektomie, oder wird es in ungenügender Menge gebildet (Hypopituitarismus), so stellt die Schilddrüse ihre Tätigkeit ein; sie atrophiert. Es tritt eine Hypothyreose mit allen ihren Folgen auf (s. S. 70). Durch Zufuhr von Thyreotropin, sei es in Form von Injektionen des reinen Hormons oder durch Implantation eines Hypophysenvorderlappens, lassen sich die Ausfallserscheinungen vollständig beheben.

Injektion von Thyreotropin ruft eine schon nach wenigen Stunden feststellbare Vergrößerung der Schilddrüse hervor und steigert ihre Durchblutung. Eine 6 tägige Behandlung mit kleinen Hormondosen erhöht beispielsweise das Gewicht der Meerschweinchenschilddrüse um das 3 fache. Erst 3 Wochen nach der letzten Injektion hat die Thyreoidea ihr ursprüngliches Gewicht ungefähr wieder erreicht. Histologisch zeigt die Drüse das Bild höchster Aktivität: das Kolloid ist an Menge stark vermindert, die die Follikel begrenzenden Zellen sind vergrößert, und ihre Zahl ist vermehrt (s. Abb. 38). Es kommt zu einer Ausschüttung von Thyroxin in die Blutbahn. Dies geschieht offenbar dadurch, daß das Thyreotropin ein im Lumen der Follikel befindliches proteolytisches Ferment aktiviert, das aus der Speicherform des Schilddrüsenhormons, dem hochmolekularen Eiweißkörper Thyreoglobulin, durch Hydrolyse Thyroxin oder ein niedrigmolekulares Thyroxinpeptid freimacht (DE ROBERTIS). Unmittelbar darauf setzt eine Neubildung von Thyreoglobulin ein, das aus den Follikelzellen in das Follikelinnere abgegeben wird (s. Abb. 39). Die Wirkung des Thyreotropins auf das Kolloid läßt sich schon 15 Minuten nach der Zufuhr des Hormons nachweisen. Die Aktivität des proteolytischen Fermentes ist bei Patienten mit Thyreotoxikose stark erhöht, bei Patienten mit Hypothyreose dagegen erniedrigt.

Unter dem Thyreotropineinfluß ändert sich in der Schilddrüse auch die Aktivität bzw. Konzentration einer Anzahl anderer Fermente, die zum Teil mit der vermehrten Synthese von Thyroxin bzw. Thyreoglobulin in Zusammenhang stehen dürften. So kommt es zu einer Aktivierung des Cytochrom-Cytochromoxydase-Systems sowie zu einer Vermehrung des Gehalts an Peroxydase und an saurer Phosphatase (DEMPSEY und SINGER; DE ROBERTIS' und GRASSO; SCHACHNER und Mitarbeiter). Der Sauerstoffverbrauch des Schilddrüsengewebes nimmt bis zu 60% zu (DE ROBERTIS).

Weitere durch Thyreotropin bedingte Veränderungen in der Schilddrüse sind Abnahme der Menge des Dijodtyrosins, Zunahme des Thyroxins und vermehrte Aufnahme von anorganischem Jod aus dem Blut. Im Blutplasma nimmt gleich-

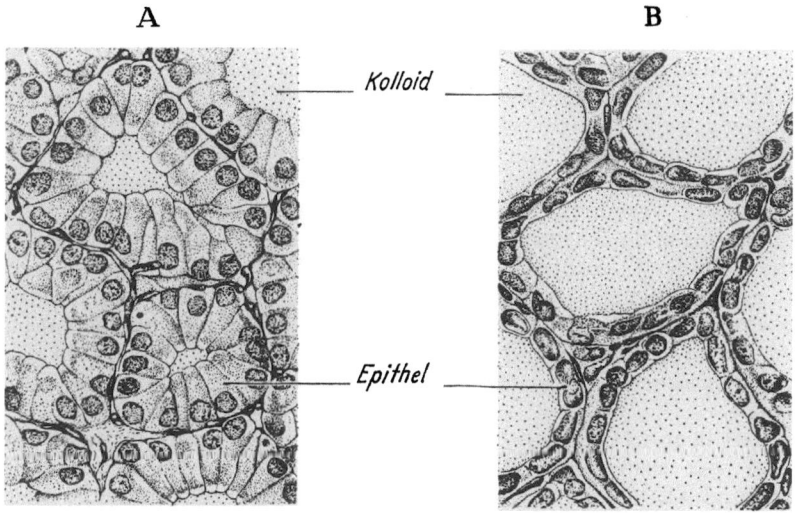

Abb. 38. A = Schilddrüse einer normalen Ratte nach Injektion von Thyreotropin; B = Schilddrüse einer Ratte 6 Monate nach Entfernung der Hypophyse. (Nach TURNER.)

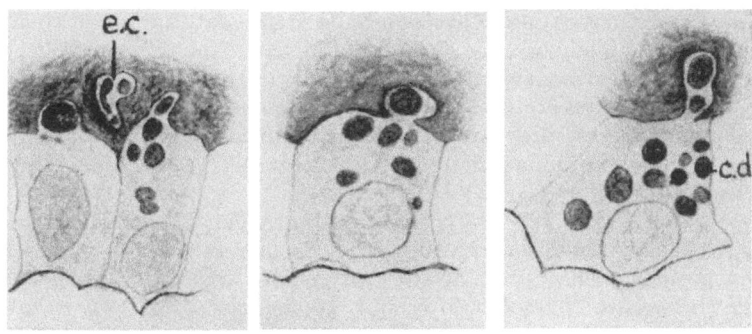

Abb. 39. Die Wirkung von 1—3 Einheiten Thyreotropin auf die Follikelzellen der Schilddrüse. Links 30 Min., Mitte und rechts 60 Min. nach der Thyreotropininjektion; e. c. in das Follikelvolumen sezernierte, c. d. in den Zellen frisch gebildete „Kolloidtropfen". (Nach DE ROBERTIS.)

zeitig der Gehalt an proteingebundenem Jod, d. h. an Thyroxin stark zu, während die Menge des anorganischen Jods abnimmt.

Verabfolgt man größere Mengen Thyreotropin an intakte oder hypophysenlose Tiere, so treten dieselben Erscheinungen auf wie man sie bei Hyperthyreose oder nach Injektion von Thyroxin sieht, also Steigerung des Grundumsatzes, Vermehrung der Kreislauftätigkeit, Erhöhung der Körpertemperatur, Verminderung des Leberglykogengehalts, starke Gewichtsabnahme, gesteigerte Stickstoffausscheidung mit dem Harn usw. In beiden Fällen handelt es sich um eine Thyroxinwirkung, nur wird in dem einen Fall das Thyroxin von außen zugeführt, in dem anderen dagegen im Körper selbst produziert. Bemerkenswert ist der Befund, daß die Grundumsatzerhöhung früher eintritt und viel ausgesprochener ist als nach Thyroxinverabfolgung. Während sich mit Thyroxin nur selten experimentell ein Exophthalmus hervorrufen läßt, ist dies mit Thyreotropin sehr leicht möglich; es kommt zu einer Wasseransammlung im retrobulbären Gewebe. Die Stärke des Exophthalmus ist innerhalb gewisser Grenzen proportional der zugeführten Hormonmenge.

Nach Erfüllung seiner Aufgabe wird das Thyreotropin inaktiviert. Dieser Prozeß findet in der Schilddrüse selbst statt, wie Versuche mit überlebendem Schilddrüsengewebe und Gewebskulturen gezeigt haben (RAWSON). Die Kaninchenschilddrüse inaktiviert 12, die menschliche Schilddrüse 5 Junkmann-Schoeller-Einheiten des Hormons. Bei der kropfig veränderten Drüse ist das Inaktivierungsvermögen stark vermindert, bei der Basedow-Schilddrüse erhöht. Nach dem Zusammenbringen des Thyreotropins mit Schilddrüsengewebe verliert das Hormon auch die Fähigkeit, Exophthalmus hervorzurufen. Setzt man dem Kulturmedium größere Mengen eines Jodsalzes zu, so ist der Umfang der Inaktivierung herabgesetzt. Außer der Schilddrüse sind, wenn auch in weit geringerem Umfang, nur noch die Thymusdrüse und Lymphknoten imstande, Thyreotropin zu inaktivieren. Alle anderen Organe (Leber, Niere, Milz, endokrine Drüsen usw.) sind wirkungslos.

Auch Jod in statu nascendi bewirkt eine Inaktivierung des thyreotropen Hormons, und zwar vermag 1 γ Jod eine Junkmann-Schoeller-Einheit zu inaktivieren (WRIGHT und TRIKOJUS). Es handelt sich dabei wahrscheinlich um einen Oxydationsprozeß. Manche Autoren nehmen an, daß die Hemmung der Schilddrüsentätigkeit nach größeren Jodgaben auf diesem Phänomen beruht. Da Jod nach den Untersuchungen von DE ROBERTIS und NOWINSKI die Aktivität jenes Fermentes hemmt, das Thyroxin aus dem Thyreoglobulin freimacht, kann der Hemmungswirkung größerer Jodmengen aber auch dieser Mechanismus zugrunde liegen.

Das durch Schilddrüsengewebe oder Jod inaktivierte Thyreotropin läßt sich mit Hilfe von Ascorbinsäure und anderen reduzierend wirkenden Verbindungen weitgehend reaktivieren; dies ist eigenartigerweise auch mit gewissen Thyreoinhibitoren möglich, wie Thiourazil und 5-Aminothiazol (RAWSON und Mitarbeiter; ALBERT und Mitarbeiter).

Der *Thyreotropingehalt des Blutplasmas* beträgt beim Menschen ungefähr 0,5 Junkmann-Schoeller-Einheiten pro 100 ccm. Die mit dem Harn ausgeschiedene Hormonmenge ist ebenso groß. Nach Thyreoidektomie ist der Gehalt des Blutes und Harnes an Thyreotropin erhöht. Im Hungerzustand ist er erniedrigt (D'ANGELO). Dieser Befund zeigt, daß die Verminderung der Jodaufnahme durch die Schilddrüse und die Abnahme des Grundumsatzes beim Hungern darauf beruhen, daß die Thyreotropinbildung in der Hypophyse herabgesetzt ist.

Wie zwischen den Keimdrüsen und den hypophysären Gonadotropinen und zwischen der Nebennierenrinde und dem Corticotropin besteht auch zwischen der Schilddrüse und dem Thyreotropin eine enge wechselseitige Beziehung. Jedes Absinken des Thyroxinspiegels im Blut unter ein bestimmtes Niveau verursacht eine vermehrte Abgabe von thyreotropem Hormon und damit eine vermehrte Bildung und Abgabe von Thyroxin in der Schilddrüse; jedes Steigen der Thyroxinmenge im Blut über eine bestimmte Grenze bewirkt eine Herabsetzung der Thyreotropinabgabe an das Blut und damit eine Verminderung der Thyroxinsynthese und -ausschüttung. Die Hemmungswirkung des Schilddrüsenhormons ist eine direkte; sie findet sich in vollem Umfang auch nach Durchtrennung der im Hypophysenstiel verlaufenden Nervenverbindung mit dem Hypothalamus (UOTILA).

Die engen Beziehungen zwischen Schilddrüse und Hypophyse machen es verständlich, daß eine Schilddrüsenstörung primär, d. h. durch eine in ihr selbst gelegene Störung bedingt sein kann, aber auch sekundär, d. h. durch eine hypophysäre Störung (Bildung von zuviel oder zuwenig Thyreotropin). Fast immer ist die Dysfunktion der Schilddrüse mit einer Funktionsstörung der Hypophyse verbunden (R. ABDERHALDEN).

Das Ausmaß der Thyreotropinbildung und -abgabe an das Blut wird nicht nur von der Höhe des Thyroxinspiegels im Blut bestimmt, sondern auch vom Hypothalamus aus beeinflußt, und zwar auf nervösem Wege. Jedes Ereignis, das eine Intensivierung der Stoffwechselprozesse notwendig macht, meldet dies auf dem Nervenwege bestimmten hypothalamischen Zentren. Diese veranlassen dann den Hypophysenvorderlappen zu einer vermehrten Ausschüttung von Thyreotropin das nun seinerseits eine Steigerung der Thyroxinsynthese und -abgabe verursacht. Setzt man beispielsweise eine Ratte der Kälte aus, so muß sie, um ihre Körpertemperatur aufrechterhalten zu können, vermehrt Wärme produzieren. Es kommt zu einer starken Aktivierung der Schilddrüsentätigkeit, die bei längerer Kälteeinwirkung sogar zu einer Hyperplasie der Drüse führt. Wird der Hypophysenstiel durchschnitten und damit die Verbindung zwischen Hirnanhang und Hypothalamus unterbrochen, so bleibt diese Reaktion aus (UOTILA).

Eine vermehrte Thyreotropinausschüttung findet sich auch nach Injektion von Adrenalin. Das Nebennierenmarkhormon hat also auf das Thyreotropin dieselbe Wirkung wie auf das Corticotropin (s. S. 117). Hier wie da dürfte es sich nicht um eine direkte, sondern um eine durch den Hypothalamus vermittelte, indirekte Wirkung auf den Hypophysenvorderlappen handeln.

Bestimmungsmethoden und Einheiten.

Wie bei den Standardisierungsmethoden für die Gonadotropine kann man auch beim Thyreotropin zwischen den indirekten und den direkten Bestimmungsmethoden unterscheiden. Den indirekten liegen die Erscheinungen zugrunde, die durch die aktivierte Schilddrüse ausgelöst werden, z. B. die Erhöhung des Grundumsatzes, die Abnahme des Leberglykogengehaltes, die Steigerung der Resistenz der Maus gegenüber Acetonitril usw. Diese Methoden sind heute zugunsten der genaueren, direkten Verfahren verlassen worden. Als Wirkungskriterien dienen bei diesen die Zunahme des Schilddrüsengewichtes oder die histologischen Veränderungen der Schilddrüse nach Zufuhr des thyreotropen Hormons.

Bei der sogenannten *Gewichtsmethode* (ROWLANDS und PARKES) wird 200 g schweren Meerschweinchen das thyreotrope Hormon an fünf aufeinanderfolgenden Tagen parenteral zugeführt. Eine Einheit ist die kleinste Menge eines Präparates, die das Schilddrüsengewicht innerhalb dieser Zeit ungefähr verdoppelt. Beim Hühnchen-Test (SMELSER; BERGMAN und TURNER), ebenfalls einer Gewichtsmethode, wird einen Tag alten weißen Leghorn-Kücken die zu prüfende Substanz an vier aufeinanderfolgenden Tagen subcutan injiziert. Die Gesamtdosis, die bei 20 Kücken eine Zunahme des Schilddrüsengewichts um 50% bewirkt, wird als Einheit bezeichnet. Die Größe der Einheit ist abhängig von der Herkunft der Kücken (BATES, RIDDLE und LAHR).

Heute werden hauptsächlich *die histologischen Verfahren* angewendet, die weit empfindlicher sind als die vorgenannten Methoden (LOEB und BASSETT; JUNKMANN und SCHOELLER; HEYL und LAQUEUR; ARON). Sie erfordern bedeutend weniger Zeit und geringere Hormonmengen zu ihrer Durchführung. DE ROBERTIS und DEL CONTE haben eine Schnellmethode angegeben, bei der das Ergebnis schon 30 Minuten nach der Verabfolgung des Thyreotropins abgelesen werden kann. Eine *Junkmann-Schoeller-Einheit* ist in der Menge eines Thyreotropinpräparates enthalten, die bei einem von zwei Meerschweinchen eine ganz bestimmte Veränderung des mikroskopischen Bildes der Schilddrüse hervorruft. HEYL und LAQUEUR unterscheiden 6 Aktivitätsstadien der Schilddrüse, die sie mit den Buchstaben p — u bezeichnen. Die „*Grenzdosis*" (border-line dosis) ist die kleinste Menge eines Präparates, die nach intraperitonealer Injektion an zwei aufeinanderfolgenden Tagen innerhalb von 8 Stunden bei $^2/_3$ der Versuchstiere (Meerschweinchen von 150 bis 200 g Gewicht)das Stadium s hervorruft. Eine *Meerschweinchen-Einheit* (Cavia-Einheit, Heyl-Laqueur-Einheit) ist gleich $^1/_4$ der Grenzdosis. Diese Einheit entspricht etwa der Junkmann-Schoeller-Einheit.

Mit der hochempfindlichen Methode von DE ROBERTIS lassen sich noch 0,0002 Junkmann-Schoeller-Einheiten nachweisen. Ebenfalls sehr empfindlich sind Verfahren, die sich der hypophysektomierten weiblichen Ratte bedienen (ANDERSON und COLLIP; CHOW und Mitarbeiter).

Eine offiziell anerkannte Internationale Einheit existiert nicht; einige Forscher bezeichnen als Internationale Einheit des Thyreotropins die Menge eines Präparates, die dieselbe Wirkung aufweist wie 0,25 mg eines Thyreotropin-Standardpräparates aus Rinderhypophysen.

♂) Prolactin.

(Laktationshormon, Laktogenes Hormon, Galaktin, Mammotropin, Luteotropin, Luetotropes Hormon, PH = **p**rolactin **h**ormone, LTH = **l**uteotrophic **h**ormone).

Chemie.

Prolactin ist ein reiner Eiweißkörper mit einem Stickstoffgehalt von 16,49%, der in krystallisierter Form gewonnen werden kann. Der isoelektrische Punkt liegt bei $p_H = 5{,}65$ bis $5{,}73$. Die Sedimentationskonstante beläuft sich auf $S_{20} = 2{,}65 \times 10^{-13}$, die Diffusionskonstante auf $D_{20} = 7{,}5 \times 10^{-7}$. Aus diesen Werten ergibt sich ein Molekulargewicht von 32000, während sich auf Grund des osmotischen Druckes ein solches von 26500 errechnet. Der Wert von 32000 dürfte der richtigere sein. Die spezifische Drehung des Hormons beträgt — 40,5°.

Prolactin ist löslich in leicht saurem Methyl- und Äthylalkohol. In Wasser ist es nur sehr wenig löslich (0,102 g pro Liter bei 7 bis 8°). Hinsichtlich der Löslichkeit bestehen gewisse Unterschiede zwischen Ochsen- und Schweineprolactin, die ebenso wie der unterschiedliche Tyrosingehalt darauf hindeuten, daß beide Prolactine nicht völlig identisch sind.

Über den Gehalt an Aminosäuren orientiert die nebenstehende Tabelle 16.

Das Amid-N beträgt 1,40%, der Schwefelgehalt, der ganz auf Cystin und Methionin entfällt, 1,79%. SH-Gruppen sind nicht nachweisbar.

Durch Jodieren und Acetylieren verliert Prolactin seine Aktivität. Daraus kann geschlossen werden, daß Tyrosin und die freien Aminogruppen wesentlich für die Wirkung sind. Cystein und Thioglykolsäure inaktivieren das Hormon nur, wenn sie in relativ hoher Konzentration angewandt werden. Gegenüber Erhitzen ist Prolactin verhältnismäßig stabil. So soll nach LYONS 20 Minuten langes Kochen einer 1%igen Lösung bei $p_H = 7{,}6$ keinen Verlust der Aktivität herbeiführen. Pepsin und Trypsin zerstören das Hormon.

Tabelle 16.
Aminosäurengehalt des Prolactins.

	%
Cystin	3,11
Methionin	4,31
Tyrosin	
Ochse	5,73
Schaf	4,53
Tryptophan	1,30
Arginin	8,31
Glutaminsäure	12,30

Darstellung. 1 kg fein zerkleinerte Rinderhypophysen werden nach WHITE, BONSNES und LONG mit 4 Liter Aceton, dem 100 ccm einer 35%igen Salzsäure zugesetzt sind, extrahiert. Zum Filtrat dieses Extraktes werden 6 Liter Aceton hinzugefügt und das Gemisch über Nacht in Eisschrank stehen gelassen. Der entstandene Niederschlag wird durch Zentrifugieren isoliert und dann viermal mit je 50 ccm destilliertem Wasser extrahiert. Zu den vereinigten Auszügen fügt man die neunfache Menge Aceton hinzu. Das ausgefallene Rohprolactin wird mehrmals mit Aceton gewaschen und dann im Vakuumexsikkator getrocknet. Die Ausbeute beträgt 1,2 bis 1,9 g; 1 mg dieses Präparates enthält 10 bis 15 I. E. Mit Hilfe von 0,1 n-Natronlauge stellt man eine 1%ige Lösung des Rohprolactins her, deren $p_H = 8,0$ beträgt. Durch Zugabe von 0,1 n-Salzsäure wird anschließend auf ein p_H von 6,6 eingestellt. Nachdem das dabei ausfallende Corticotropin und andere Proteine entfernt worden sind, wird die Lösung auf ein p_H von 5,4 gebracht. Bei diesem p_H flockt das Prolactin aus. Es wird dadurch weiter gereinigt, daß der Prozeß des Lösens in schwach alkalischer Lösung, der Fällung von Balaststoffen bei $p_H = 6,0$ und der Fällung des Prolactins bei $p_H = 5,4$ mehrmals wiederholt wird. Der Zusatz von Ammonsulfat (5 ccm einer gesättigten Lösung pro 100 ccm der Hormonlösung bei der ersten Fällung, 2,5 ccm bei der späteren) bei diesen Operationen ist empfehlenswert. Der zuletzt erhaltene Niederschlag wird, eventuell nach vorheriger Entfernung des Ammonsulfates durch Dialyse, mit Aceton gewaschen und getrocknet. Aus 1 g Rohprolactin erhält man ungefähr 100 mg Reinprolactin, dessen Aktivität pro mg 30 bis 35 I. E. beträgt. Aus diesem Präparat kann das Hormon entweder aus Essigsäure/Pyridin oder einer wäßrigen Lösung ($p_H = 5,4$)/Aceton in Krystallform gewonnen werden. Bei dem letztgenannten Verfahren kann man auch vom Rohprolactin ausgehen.

Ähnliche Methoden zur Reindarstellung von Prolactin haben LI, SIMPSON und EVANS sowie LI, LYONS und EVANS beschrieben.

Physiologie.

Prolactin wird in den eosinophilen Zellen des Hypophysenvorderlappens gebildet. Es bringt die Laktation in Gang und hält sie aufrecht. Das Hormon ist ferner unentbehrlich für die Entwicklung des Mutterinstinktes, d. h. für die Bereitschaft und den Drang, die Jungen zu säugen.

Der *Angriffspunkt des Prolactins* ist die durch das Follikelhormon und das Gelbkörperhormon zur Milchsekretion vorbereitete Milchdrüse (s. S. 20). Fehlt diese Vorbereitung, so vermag Prolactin keine Laktation auszulösen. Die Ursachen einer A- oder Hypogalaktie können daher sehr mannigfach sein. Einmal kann der Umbau der Milchdrüse ungenügend sein, wobei sowohl Oestradiol als auch Progesteron ursächlich in Frage kommen, zweitens kann zwar die Milchdrüse zur Laktation bereit sein, aber es ist nicht genügend Prolactin vorhanden und drittens können alle beide Faktoren beteiligt sein (R. ABDERHALDEN).

Die Bildung und Abgabe des Laktationshormons wird während der Schwangerschaft von den großen, im Blut kreisenden Follikelhormonmengen gehemmt. Daher findet trotz einer zur Milchsekretion bereiten Brustdrüse kein Einschießen der Milch statt. Dies ist erst der Fall, wenn der Follikelhormongehalt des Blutes bei der Geburt steil abfällt. Führt man im Wochenbett höhere Dosen eines Oestrogens zu, z. B. einige Tage lang 5 bis 10 mg Oestradiol-dipropionat, so gelingt es, die Milchsekretion zum Stillstand zu bringen. Denselben Erfolg kann man mit Testosteron erzielen, das genau wie die Oestrogene die Prolactinbildung im Hypophysenvorderlappen unterdrückt. Von dieser Möglichkeit, die Laktation abzustoppen, macht man Gebrauch, wenn diese unerwünscht ist, wie z. B. beim Tode des Neugeborenen oder einer schweren Krankheit der Mutter. Wird die Hypophyse bei trächtigen Tieren vor der Geburt entfernt, so kommt die Laktation gar nicht erst in Gang. Hypophysektomie während der Stillzeit hat ein Aufhören der Milchabsonderung zur Folge. Nach Zufuhr von Prolactin tritt die Laktation wieder auf.

Während das Prolactin beim Säugetier nur dann wirken kann, wenn die Milchdrüse durch die weiblichen Sexualhormone einen weitgehenden Umbau erfahren hat, ruft es bei der normalen und bei der kastrierten Taube auch außerhalb der Brutperiode ein starkes Wachstum der Kropfdrüse mit nachfolgender Absonderung der zur Ernährung der Jungen dienenden Kropfmilch hervor, und zwar sowohl bei weiblichen wie auch bei männlichen Tieren. Unter dem Einfluß des Hormons nimmt das Gewicht der Kropfschleimhaut innerhalb von 4 bis 5 Tagen um das 10 bis 15fache zu. Angriffspunkt ist hier wie bei der Brustdrüse des Säugers das Erfolgsorgan selbst. Dies wird dadurch bewiesen, daß auch die lokale Anwendung von Prolactin eine Hypertrophie der Schleimhaut hervorruft. Wird es in die unmittelbare Umgebung des Kropfes injiziert, benötigt man zur Erzielung desselben Effektes nur einen Bruchteil jener Hormonmenge, die bei intramuskulärer Injektion notwendig ist.

Neben der Regulation der Milchbildung und Milchsekretion scheint das Prolactin für die *Bildung des Progesterons im gelben Körper von Bedeutung zu sein* (ASTWOOD; EVANS und Mitarbeiter), wie der folgende Versuch zeigt. Entfernt man beim Tier unmittelbar nach der Ovulation und Corpus luteum-Bildung die Hypophyse, so kommt es nicht zur Entwicklung eines Deciduoms. Dies ist jedoch der Fall, wenn Prolactin injiziert wird. Nach KUPPERMAN, FRIED und HAIR soll das Hormon, das wegen seiner Mitbeteiligung an der Regulation der Gelbkörperfunktion in letzter Zeit immer häufiger als *Luteotropin* bezeichnet wird, imstande sein, den habituellen Abort zu verhindern. Ein Einfluß auf die Länge des Zyklus, die Menstruation und die Morphologie des Endometriums besteht nicht. Für die Hodenfunktion ist das Hormon nicht wichtig. Nach CHAMPY und COUJARD-CHAMPY soll es auf die Spermatogenese hemmend wirken.

Prolactin kommt im Hypophysenvorderlappen aller bisher untersuchten Wirbeltiere vor. Seine Menge wechselt von Tierart zu Tierart und ist vom Alter abhängig. Den höchsten Prolactingehalt weist der Hypophysenvorderlappen des erwachsenen Meerschweinchens auf. Außer in der Hypophyse konnte das Hormon im Blut, im Harn und in der Milch stillender Frauen nachgewiesen werden. Da es in ungefähr gleicher Menge auch in der Hypophyse des Mannes und der männlichen Tiere vorhanden ist, dürfte es nicht nur für die Laktation und die Steuerung der Tätigkeit des gelben Körpers von Wichtigkeit sein, sondern noch andere, bisher unbekannte Aufgaben erfüllen.

Bestimmungsmethoden und Einheiten.

Zur Bestimmung des Prolactins stehen zwei Gruppen von Methoden zur Verfügung. Der Test am Kropf der Taube und der Test an der Brustdrüse des Meerschweinchens und des Kaninchens. Die letztgenannten Verfahren, die für quantitative Zwecke wenig geeignet sind, werden heute kaum mehr angewandt, so daß wir uns nur mit dem Taubenkropftest befassen müssen. Von diesem besteht eine ganze Anzahl von Modifikationen.

Bei der *Gewichtsmethode* von RIDDLE, BATES und DYKSHORN erhalten 6 bis 10 Wochen alte Tauben von gleichem Körpergewicht an 4 aufeinanderfolgenden Tagen das zu untersuchende Präparat intramuskulär injiziert. 96 Stunden nach der ersten Injektion wird das Kropfgewicht ermittelt. Zwischen diesem und dem Logarithmus der zugeführten Hormondosis besteht eine lineare Funktion. Die Reaktion der Kropfdrüse ist abhängig von der Jahreszeit (BATES und RIDDLE) und von der jeweiligen Taubenrasse (BATES, RIDDLE und LAHR).

Der *Proliferationstest* von MCSHAN und TURNER ist empfindlicher als die Gewichtsmethode. Bei diesem Verfahren wird das Hormon an 4 aufeinanderfolgenden Tagen subcutan injiziert. Am 5. Tag wird die Taube getötet. Die geringste Menge eines Stoffes, die eben noch gerade eine deutliche Proliferation der Kropfdrüse hervorruft, wird als *Tauben-Einheit* bezeichnet. Eine hochempfindliche Modifikation dieser Methode wurde von LYONS und PAGE angegeben. Diese

Autoren injizieren die zu prüfende Substanz über der einen Kropfhälfte intracutan. Nach 4tägiger Behandlung werden die Tiere getötet und die Schleimhaut beider Kropfhälften miteinander verglichen. Die geringste Stimulierung wird als positiver Ausfall des Versuches gewertet. Die mit dieser Intracutan- oder Mikromethode ermittelte Einheit ist $= 1/_{10000}$ von der, die der Proliferationstest von McShan und Turner liefert. Zu beachten ist, daß das Quantum der Injektionsflüssigkeit Einfluß auf die Empfindlichkeit der Methode hat (Bates und Riddle).

Eine *Internationale Einheit* Prolactin ist in jener Menge eines Präparates vorhanden, die im Taubentest dieselbe Wirkung entfaltet wie 0,1 mg eines Prolactin-Standard-Präparates.

ε) **Follikelreifungshormon.**

(Thylakentrin, Gametokinetisches Hormon, Gametogenes Hormon, Gonadotropin I, Prolan A, FSH = **f**ollicle **s**timulating **h**ormone)

Chemie.

Das *Follikelreifungshormon*, ist, wie das Luteinisierungshormon, ein Glykoproteid. Es konnte bisher noch nicht als einheitlicher Eiweißkörper gewonnen werden, obgleich die reinsten Präparate keinerlei Beimischungen von anderen Hypophysenhormonen enthalten. Der Stickstoffgehalt beträgt 13,1%, der Mannosegehalt 4,5% und der Hexosamingehalt 4,4% (Gurin). Andere Autoren fanden 20% Glukose (McShan und Meyer). Der isoelektrische Punkt soll nach Chow bei $p_H = 4,8$ liegen.

Als einziges Hypophysenhormon ist das Follikelreifungshormon in halbgesättigter Ammoniumsulfatlösung löslich. Es ist ferner in 50%igem Aceton, 50%igem Dioxan und 70%igem Alkohol löslich. Im Gegensatz zum Luteinisierungshormon ist es gegenüber Trypsin relativ resistent; dagegen wird es durch Amylase und Pepsin zerstört. 30 Minuten langes Erwärmen auf 60° bei $p_H = 7$ bis 8 beeinflußt die Hormonaktivität nicht.

Darstellung. 1 kg zerkleinerte, frische Pferdehypophysen werden mit 5 Liter einer 2%igen Kochsalzlösung 24 Stunden lang in der Kälte bei $p_H = 4,2$ extrahiert. Der Extrakt wird nach Filtration bis zur Sättigung mit Ammonsulfat versetzt. Der ausgefallene Niederschlag wird dialysiert und die klare Lösung dann bei $p_H = 4,2$ mit Ammonsulfat halbgesättigt. Das Präzipitat wird entfernt und zur Lösung nun weiter Ammonsulfat hinzugefügt bis eine Sättigung von 0,9 erreicht ist. Das Präzipitat dialysiert man, bis es salzfrei ist. Dann gibt man zu der Lösung dasselbe Volumen einer molaren Acetatpufferlösung von $p_H = 4,41$ und das doppelte Volumen einer 41%igen Natriumsulfatlösung. Der Niederschlag, der sich hierbei bildet, enthält fast reines Gelbkörperreifungshormon. Das in Lösung gebliebene Follikelreifungshormon fällt man durch Zusatz von 40 g Ammonsulfat zu je 100 ccm des Filtrates aus. Der Niederschlag wird bis zur Salzfreiheit dialysiert. Die beiden letztgenannten Operationen werden so oft wiederholt, bis eine konzentrierte wäßrige Lösung des Hormons bei Zugabe von einem Volumen Acetatpuffer- und zwei Volumen Natriumsulfatlösung keine Trübung mehr zeigt. Ist dieses der Fall, wird die salzfrei gemachte Lösung getrocknet. Das so erhaltene Hormon ist frei von Luteinisierungshormon, ist jedoch nicht homogen.

Einem von McShan und Meyer beschriebenen Verfahren liegt die Beobachtung zugrunde, daß Trypsin das Luteinisierungshormon zerstört, nicht aber das Follikelreifungshormon. Die aus einem wäßrigem Extrakt aus getrockneten Hypophysen mit Aceton ausgefällten und dann aus dem Niederschlag wieder mit Wasser extrahierten gonadotropen Hormone werden 35 Stunden lang bei $p_H = 8,0$ mit Trypsin (40 mg pro g Drüsenausgangsmaterial) verdaut. Anschließend wird das Ferment durch 20 Minuten langes Erwärmen auf 75° inaktiviert. Die filtrierte Lösung wird gegen eine 0,1 molare Acetatpufferlösung mit $p_H = 4,0$ dialysiert. Nach abermaliger Filtration fällt man das Follikelreifungshormon durch Zugabe von Alkohol und trocknet den Niederschlag mit Alkohol und Aceton. Das Präparat ist frei von Luteinisierungshormon, Thyreotropin und Prolactin, enthält jedoch biologisch inaktive Verunreinigungen.

Physiologie.

Ließ sich schon beim Oestradiol und beim Progesteron eine getrennte Besprechung ihrer Physiologie nur schwer durchführen, so ist eine gesonderte Behandlung des Follikelreifungshormons und des Luteinisierungshormons angesichts ihrer engen funktionellen Verknüpfung unmöglich.

Das in den basophilen Zellen des Hypophysenvorderlappens gebildete Follikelreifungshormon und das in den eosinophilen Zellen gebildete Luteinisierungshormon veranlassen *zur Zeit der Pubertät den Hoden und das Ovar zur Aufnahme ihrer Tätigkeit*. Während der ganzen Zeit der Geschlechtsreife *steuern die beiden Gonadotropine die cyclischen Vorgänge in den Ovarien*, die dann ihrerseits die cyclischen Veränderungen an den Tuben, dem Endometrium und an der Vaginalschleimhaut auslösen. Auch für die normale Funktion der Hoden sind die beiden Vorderlappenhormone unentbehrlich.

Fehlen die gonadotropen Hormone, z. B. nach Hypophysektomie oder infolge krankhafter Prozesse im Vorderlappen bei noch nicht geschlechtsreifen oder bei erwachsenen Organismen, treten dieselben Folgeerscheinungen auf, wie sie nach der Kastration in jugendlichem bzw. geschlechtsreifem Alter beobachtet werden (s. S. 21). Eine ungenügende Bildung der Gonadotropine äußert sich in einer ungenügenden Funktion der Keimdrüsen. Hoden und Eierstöcke sind die einzigen Erfolgsorgane der Gonadotropine; fehlen die Keimdrüsen, ist die Zufuhr auch größter Gonadotropinmengen völlig wirkungslos.

Die spezifischen Wirkungen der gonadotropen Hormone lassen sich nur am hypophysenlosen Tier ermitteln, da beim intakten Tier die körpereigenen Vorderlappenhormone stören und die Wirkung des zugeführten Hormons modifizieren. Das Follikelreifungshormon ruft beim infantilen Weibchen Wachstum der Eierstocksfollikel hervor. Es ist jedoch nicht imstande, die Follikel zur vollen Reife zu bringen und die Bildung von Follikelhormon anzuregen (GREEP und Mitarbeiter). Dazu bedarf es der gleichzeitigen Anwesenheit von Luteinisierungshormon. Schon kleinste Mengen desselben genügen, um das Follikelreifungshormon voll wirksam werden zu lassen: es kommt zur Ausreifung der Follikel und zum Follikelsprung, zur Ovulation.

Beim männlichen hypophysenlosen Tier regt das Follikelreifungshormon die Spermatogenese an; die akzessorischen Geschlechtsdrüsen beeinflußt es jedoch nicht.

Das Luteinisierungshormon übt in erster Linie eine Wirkung auf die interstitiellen Zellen der Ovarien und der Hoden aus. Diese degenerieren nach Entfernung des Hypophysenvorderlappens; sie schrumpfen und das Chromatin der Zellkerne weist Verklumpungserscheinungen auf. Durch Zufuhr von Luteinisierungshormon ist es möglich, das interstitielle Gewebe morphologisch und funktionell wieder zu normalisieren.

Beim männlichen hypophysektomierten Tier findet sich nach Zufuhr von Luteinisierungshormon neben der Wiederherstellung der LEYDIGschen Zwischenzellen eine Gewichtszunahme von Hoden und Prostata sowie eine lebhafte Spermatogenese (SHEDLOVSKY und Mitarbeiter; SIMPSON, LI und EVANS). Diese Wirkungen des Hormons sind indirekter Natur. Sie werden in Wirklichkeit vom Testosteron verursacht, dessen Bildung in den vom Luteinisierungshormon stimulierten Zwischenzellen stattfindet. Dieser Befund macht es verständlich, daß es bei Ausfall der Hypophyse gelingt, die Spermatogenese mit Androgenen aufrechtzuerhalten.

Beim weiblichen intakten Tier bewirkt das Luteinisierungshormon eine Vermehrung des Luteingewebes.

Gemeinsam zugeführt, rufen die hypophysären Gonadotropine beim männlichen und weiblichen infantilen Tier eine vorzeitige Geschlechtsreife hervor. Beim Weibchen reifen die Follikel heran, es kommt zur Ovulation und Corpus luteum-Bildung.

Die gonadotropen Hormone sind offenbar auch am Zustandekommen des Descensus testis beteiligt, wie z. B. Versuche an Affen gezeigt haben. Werden junge Tiere mit Hypophysenvorderlappenextrakten oder Choriongonadotropin behandelt, so kommt es zu einem vorzeitigen Abstieg der Hoden. In diesem Zusammenhang sei erwähnt, daß man in manchen Fällen von Kryptorchismus beim Menschen mit Hilfe von Gonadotropinen einen Descensus der Hoden herbeiführen kann.

Bei Tieren, die nur zu bestimmten Jahreszeiten Brunst zeigen, produziert die Hypophyse nur zu diesen Zeiten größere Mengen von Gonadotropinen. Der wichtigste Faktor, der die periodische Bildung der beiden Hormone steuert, ist das Licht (BENOIT). Durchschneidet man die Sehnerven, so bleibt die Stimulierung des Hypophysenvorderlappens und damit auch die der Keimdrüsen aus; es tritt kein Brunststadium auf (HILL und PARKES).

Oestrogene hemmen die Bildung und Abgabe des Follikelreifungshormons und fördern jene des Luteinisierungshormons. Die Wirkung auf das letztgenannte Gonadotropin übt wahrscheinlich das Oestradiol bzw. Oestron nicht selbst aus, sondern ein Oxydationsprodukt derselben. UOTILA hat gezeigt, daß dieser Hemmungseffekt der Oestrogene ohne Vermittlung des Hypothalamus, d. h. durch eine direkte Wirkung auf den Hypophysenvorderlappen selbst zustande kommt; er ist auch dann vorhanden, wenn der Hypophysenstiel durchschnitten ist. Progesteron hemmt die Produktion des Luteinisierungshormons; ob es einen Einfluß auf das Follikelreifungshormon besitzt, ist nicht sicher bekannt.

Die *Regulierung der cyclischen Vorgänge am Ovar* dürfte sich im einzelnen wie folgt abspielen. Das Follikelreifungshormon in Verbindung mit kleinen Mengen Luteinisierungshormon veranlaßt das Heranreifen eines Follikels. Das von diesem produzierte Oestradiol hemmt in steigendem Maße die Abgabe des Follikelreifungshormons unter gleichzeitiger Förderung der Bildung von Luteinisierungshormon. Sobald die beiden Gonadotropine ein bestimmtes gegenseitiges Mengenverhältnis erreicht haben, kommt es zum Follikelsprung. Das vom Hypophysenvorderlappen jetzt reichlicher gebildete Luteinisierungshormon bewirkt die Bildung eines Corpus luteum aus den Resten des gesprungenen Follikels, das unter dem zusätzlichen Einfluß des Prolactins funktionstüchtig wird (ASTWOOD; EVANS und Mitarbeiter), d. h. Progesteron bildet. Das Gelbkörperhormon hemmt nun die Abgabe des Luteinisierungshormons und dürfte, was, wie gesagt, noch nicht bewiesen ist, die Bildung von Follikelreifungshormon steigern. Unter dem Einfluß desselben wächst schon während der zweiten Cyclushälfte ein neuer Follikel heran und der vorstehend geschilderte komplizierte Mechanismus spielt sich erneut ab, falls nicht eine Schwangerschaft eingetreten ist.

Bisher wurde meist angenommen, daß die *Ovulation* ein rein mechanischer Vorgang sei. Durch den allmählich immer stärker werdenden Druck der Follikelflüssigkeit sollte die Wand des Follikels zerreißen und das Ei von der herausstürzenden Flüssigkeit mitgerissen werden. Diese Theorie ist heute nicht mehr haltbar (HISAW). Es gelingt beispielsweise, bei hypophysektomierten Tieren durch Verabfolgung von Follikelreifungshormon Follikel von abnormer Größe und einem hohen Innendruck zu erzeugen, ohne daß es zum Follikelsprung kommt. Ein solcher findet jedoch statt, wenn man Follikel- und Luteinisierungshormon in einem ganz bestimmten Mengenverhältnis injiziert. Der Quotient Follikelreifungshormon/Luteinisierungshormon hat offenbar eine für jede Tierart charakteristische Größe. Er beträgt z. B. bei der Katze und beim Kaninchen 100:1, bei der Ratte etwa 10:1. Einzelheiten über den Wirkungsmechanismus der beiden

Gonadotropine beim Ovulationsvorgang sind noch nicht bekannt. Vielleicht aktivieren sie das im Follikelsaft vorhandene proteolytische Ferment, das dann die Wand des Follikels durch Hydrolyse der sie bildenden Eiweißkörper zur Auflösung bringt. Der Vermittlung von Nerven bedürfen die Gonadotropine bei ihrer Wirkung jedenfalls nicht, wie die Tatsache beweist, daß die Follikel transplantierter, also jeder Nervenverbindung beraubter Ovarien in derselben Weise auf die beiden Gonadotropine reagieren wie die körpereigenen Eierstöcke. Dagegen spielen Nerveneinflüsse bei Tieren, bei denen es, wie etwa beim Kaninchen, nur im Anschluß an den Coitus zur Ovulation kommt, eine ausschlaggebende Rolle für die Abgabe der diesen Vorgang steuernden Gonadotropine. Der auslösende Reiz läuft über den Hypothalamus. Elektrische Reizung von bestimmten Bezirken desselben führt zu einer Ausschüttung von Gonadotropinen aus dem Hypophysenvorderlappen und damit zur Ovulation. Wird der Hypophysenstiel durchschnitten, so bleibt der Follikelsprung nach der Copulation und nach elektrischer Reizung des Zwischenhirns aus.

Die *hypophysären Gonadotropine werden durch die Nieren ausgeschieden*; die Hauptmenge der im Harn vorhandenen Gonadotropine entfällt auf das Follikelreifungshormon. Die von den verschiedenen Autoren gefundenen Werte weichen ganz erheblich voneinander ab, was in erster Linie auf die unterschiedlichen Bestimmungsmethoden zurückzuführen ist. Die in Tabelle 17 wiedergegebenen Durchschnittswerte dürften wohl die am ehesten zutreffenden sein. Auffallend ist die hohe Gonadotropinausscheidung beim Mann. Der bei der geschlechtsreifen Frau nachweisbare Ausscheidungsgipfel in der Mitte des Cyclus fällt übrigens nicht mit dem Ovulationstermin zusammen; es ist daher auch nicht möglich, diesen durch Gonadotropinbestimmungen im Harn zu ermitteln. Fällt die „Oestrogenbremse" weg, wie dies nach der Kastration oder in der Menopause der Fall ist, so steigt die Gonadotropinbildung und -ausscheidung stark an. Dasselbe gilt auch für den kastrierten Mann nach Fortfall der „Androgenbremse". Bei Fällen von Hypogonadismus, die auf einer primären Keimdrüseninsuffizienz beruhen, ist die Menge der Gonadotropine vermehrt, während sie bei Patienten mit hypophysär bedingtem Hypogonadismus mehr oder weniger stark vermindert ist.

Tabelle 17.

	Gonadotropingehalt des 24-Stundenharnes in Mäuse-Einheiten
Kinder 11 bis 13 Jahre	2—3
Frauen erstes und letztes Drittel des Cyclus ...	4—8
mittleres Drittel des Cyclus	20—50
Menopause ...	50—300
Männer	20—40
Kastraten und Kastratinnen .	50—300

Bestimmungsmethoden und Einheiten.

Zur Bestimmung des Follikelreifungshormons ist eine ganze Anzahl von Verfahren angegeben worden, von denen hier die gebräuchlichsten erwähnt seien. Exakte Ergebnisse lassen sich nur mit hypophysektomierten Tieren erzielen, da bei intakten die eigenen hypophysären Gonadotropine stören.

Bei einer von EVANS, SIMPSON, TOLKSDORF und JENSEN beschriebenen Methode wird 26 bis 28 Tage alten weiblichen hypophysektomierten Ratten am 6. bis 8. Tag nach der Operation das zu untersuchende Präparat an 3 aufeinanderfolgenden Tagen subcutan injiziert. 72 Stunden nach der ersten Injektion werden die Tiere getötet und ihre Ovarien untersucht. Die kleinste Hormondosis, die das *Auftreten normaler Follikel* bewirkt, wird als eine Ratten-Einheit bezeichnet.

Auch die männliche Ratte kann zur Auswertung des Follikelreifungshormons herangezogen werden (GREEP, VAN DYKE und CHOW). Als Kriterium dient hier die *Gewichtszunahme der Hoden*, die proportional der zugeführten Hormondosis ist. Als Versuchstiere dienen 21 Tage alte hypophysenlose Ratten. 2 Tage nach der Operation injiziert man das Hormon 4 Tage lang täglich 1 mal. Am Tage nach der letzten Injektion werden die Tiere getötet und das Hodengewicht festgestellt. Da auch das Luteinisierungshormon eine Zunahme des Hodengewichts bewirkt, kann das Verfahren nicht angewandt werden, wenn dieses Hormon in den Präparaten mitenthalten ist.

Die indirekten Methoden, wie die Zunahme des Uterusgewichtes (LEWIN und TYNDALE), die Erzeugung von Oestrus beim infantilen Tier (WITSCHI) usw. liefern nur qualitativ, nicht aber quantitativ befriedigende Ergebnisse.

ζ) Luteinisierungshormon.

(Metakentrin, Gelbkörperreifungshormon, Gonadotropin II, Prolan B, LH = luteinizing hormone, ICSH = interstitial cell stimulating hormone)

Chemie.

Das *Luteinisierungshormon* ist ein Glykoproteid. Es enthält Mannose und Hexosamin. Das Hormon ist in reiner Form aus Schweine- und Schafshypophysen gewonnen worden. Dabei zeigte sich, daß beide Hormone qualitativ dieselbe Wirkung ausüben, daß sie sich aber in ihren chemischen und physikalisch-chemischen Eigenschaften recht erheblich voneinander unterscheiden, wie Tabelle 18 beweist.

Auch mit immunbiologischen Methoden läßt sich der Unterschied zwischen den beiden Luteinisierungshormonen demonstrieren. Injiziert man einem Kaninchen reines Luteinisierungshormon vom Schwein, so reagieren die entstehenden Antikörper nur mit dem Hormon aus der Schweinehypophyse, nicht aber mit jenem der Schafshypophyse (CHOW). Während beide Hormone das Wachstum der ventralen Prostata von hypophysektomierten Ratten in gleicher Weise anregen, ist das Schafs-Luteinisierungshormon beim Auslösen einer Ovulation und in der Fähigkeit, die interstitiellen Zellen im Ovar hypophysektomierter Ratten zu regenerieren, dem Schweine-Luteinisierungshormon überlegen.

Tabelle 18.

	Schaf	Schwein
Stickstoffgehalt	14,20%	14,93%
Molekulargewicht ..	40 000	100 000
Isoelektrischer Punkt, p_H	4,6	7,45
Sedimentationskonstante	$3,6 \times 10^{-13}$	$5,4 \times 10^{-13}$
Tyrosin	4,5%	
Tryptophan	1 %	3,8%
Mannose	4,5%	2,8%
Hexosamin	5,8%	2,2%

Acetylierung bewirkt Inaktivierung des Hormons; Cystein führt bei 2tägiger Einwirkung bei $p_H = 7,7$ zu einem starken Aktivitätsverlust. Im Gegensatz zum Follikelreifungshormon ist das Luteinisierungshormon in 2,5%iger Trichloressigsäure löslich, eine Eigenschaft, von der man bei der Trennung der beiden Gonadotropine Gebrauch macht. Trypsin zerstört das Hormon, während das Follikelreifungshormon nicht oder nur in geringem Umfang durch Trypsin angegriffen wird. Pepsin und Amylase setzen die Aktivität herab.

Darstellung. Nach der von LI, SIMPSON und EVANS angegebenen Methode werden 300 g Schafshypophysen, die mit Aceton getrocknet wurden, unter ständigem Rühren 2 Tage lang mit 4 Liter 40%igem Alkohol extrahiert. Die Extraktion wird mit 2 Liter 40%igem Alkohol wiederholt. Die vereinigten Extraktionsflüssigkeiten werden filtriert und zu dem Filtrat so lange 95%iger Alkohol hinzugesetzt, bis die Alkoholkonzentration 80 bis 85% beträgt. Mit Hilfe von Eisessig stellt man auf ein p_H von 5,5 ein. Der entstehende Niederschlag wird durch Zentrifugieren isoliert und mit absolutem Alkohol und Äther getrocknet. Von nun an werden alle Operationen bei 5° C ausgeführt. 50 g des Trockenpräparates werden mit 3 Liter destilliertem Wasser extrahiert. Der filtrierte Extrakt wird bei $p_H = 4{,}5$ mit demselben Volumen Aceton versetzt. Das Präzipitat, das sich bildet, wird in 1 Liter 1%iger Kochsalzlösung aufgenommen. Zum Filtrat gibt man festes Ammonsulfat bis zu einer Ammonsulfatsättigung von 0,5. Es entsteht ein Niederschlag, der das Luteinisierungshormon enthält, während das Follikelreifungshormon in Lösung bleibt. Der Ammonsulfatniederschlag wird in destilliertem Wasser gelöst und die Reinigung des Hormons durch fraktionierte Ammonsulfatfällungen fortgesetzt. Schließlich wird der bei einer Ammonsulfatsättigung von 0,37 bis 0,40 ausgeflockte Niederschlag abermals in Wasser gelöst und so lange mit 10%iger Trichloressigsäure versetzt, bis sich die Konzentration an dieser Säure auf 2,5% beläuft. Der dabei ausfallende Niederschlag wird in einer kleinen Menge einer leicht alkalischen Lösung gelöst und dialysiert. Durch Trocknen des Schlauchinhaltes wird das reine Luteinisierungshormon in Form eines Trockenpulvers erhalten.

CHOW und Mitarbeiter haben das Luteinisierungshormon in ähnlicher Weise aus Schweinehypophysen dargestellt. Sie gingen von frischen Drüsen aus, die bei 4° C mit 2%iger Kochsalzlösung extrahiert wurden. Aus diesem wurde durch fraktionierte Ammonsulfatfällung dann ein homogenes Hormonpräparat gewonnen.

Physiologie siehe Follikelreifungshormon S. 128.

Bestimmungsmethoden und Einheiten.

Bei den Methoden zur Standardisierung des Luteinisierungshormons muß man zwischen solchen unterscheiden, die sich des intakten Tieres und solchen, die sich des hypophysektomierten Tieres bedienen. Versuchstier ist stets die infantile männliche oder weibliche Ratte.

Bei der *Ovargewichtsmethode* nach FEVOLD werden 21 Tage alte weibliche Ratten 4 Tage lang mit Follikelreifungshormon vorbehandelt. Anschließend wird das Luteinisierungshormon während 5 Tagen 2mal täglich subcutan injiziert. Gleichzeitig wird dieselbe Menge Follikelreifungshormon zugeführt. Als Einheit wird die kleinste Menge Hormon definiert, die das Eierstocksgewicht um 100% erhöht und die Bildung von Gelbkörpern bewirkt. Wegen der Notwendigkeit, ein zweites Hormon zu verabfolgen, kann dieses Verfahren nur zur Wertbestimmung von reinem Luteinisierungshormon Verwendung finden.

Einem ebenfalls von FEVOLD beschriebenen Test liegt die *Zunahme des Samenblasengewichtes* bei der Ratte unter dem Einfluß des Luteinisierungshormons zugrunde. 22 Tage alte männliche Ratten erhalten an 4 bis 5 aufeinanderfolgenden Tagen 2mal den zu prüfenden Stoff parenteral zugeführt. 24 Stunden nach der letzten Injektion wird das Samenblasengewicht ermittelt. Eine Ratten-Einheit ist in jener Menge eines Präparates enthalten, die das Gewicht der Samenblasen im Vergleich zu jenem von unbehandelten Kontrolltieren verdoppelt.

Spezifischer als diese Verfahren ist ein von SIMPSON, EVANS und LI entwickeltes, das auf der *Regeneration des interstitiellen Gewebes* der Ovarien bei hypophysenlosen Ratten durch das Luteinisierungshormon beruht. 26 bis 28 Tage alten Ratten wird 6 bis 8 Tage nach der Hypophysektomie die Testsubstanz an 3 aufeinanderfolgenden Tagen intraperitoneal injiziert. Bei subcutaner Zufuhr ist das Verfahren etwa 5mal weniger empfindlich. 72 Stunden nach der ersten Injektion werden die Ovarien histologisch untersucht. Eine Einheit ist die kleinste Hormonmenge, die eben eine deutliche Regeneration der degenerierten interstitiellen Zellen bewirkt.

Schließlich sei noch das *Prostatagewichtsverfahren* von GREEP, VAN DYKE und CHOW erwähnt. Es beruht auf der Vergrößerung des ventralen Lappens der Prostata bei hypophysektomierten Ratten durch das Luteinisierungshormon.

21 Tage alte männliche Ratten erhalten 2 Tage nach der Hypophysenentfernung an 4 Tagen das Hormon subcutan injiziert. 24 Stunden nach der letzten Injektion wird das Gewicht des Ventrallappens der Prostata festgestellt. Die Hormonmenge, die das Gewicht desselben im Vergleich zu unbehandelten Ratten gleichen Alters um 100% erhöht, wird als eine Einheit bezeichnet. Durch intraperitoneale Verabfolgung kann die Empfindlichkeit der Methode, die besonders dadurch wertvoll ist, daß die Anwesenheit von Follikelreifungshormon nicht stört, erhöht werden (SIMPSON, EVANS und LI).

d) Die Hormone des Hypophysenhinterlappens.

Extrakte aus dem Hypophysenhinterlappen üben drei verschiedene Wirkungen aus: sie bewirken Kontraktion der Uterusmuskulatur (oxytocische Wirkung), erhöhen durch Gefäßkontraktion den Blutdruck und rufen eine Kontraktion der glatten Muskulatur im Bereich des Darmes, der Gallenblase und der Harnblase hervor (vasopressorische Wirkung) und hemmen die Diurese (antidiuretische Wirkung). Außer diesen Wirkungen sollen Hinterlappenextrakte eine Hemmung der Magensaftsekretion sowie eine Hyperglykämie hervorrufen, wie mehrfach berichtet worden ist. Neuere Untersuchungen mit gereinigten Präparaten haben jedoch gezeigt, daß der Hyperglykämieeffekt unspezifischer Natur ist; hochgereinigte Präparate üben keinen Einfluß auf den Kohlenhydratstoffwechsel aus. Die Verminderung der Magensaftsekretion nach Zufuhr von Hinterlappenextrakten dürfte dadurch zustande kommen, daß das Vasopressin die zu den Drüsenzellen führenden Kapillaren kontrahiert, so daß die Zufuhr der zur Sekretbereitung notwendigen Bestandteile erschwert ist (CUTTING und Mitarbeiter; LANGERON und Mitarbeiter).

Wie aus dem Abschnitt „Chemie" hervorgeht, besteht heute noch keine Klarheit darüber, ob die verschiedenen Wirkungen einem oder mehreren Hormonen — sie haben die Bezeichnungen *Adiuretin, Oxytocin* und *Vasopressin* erhalten — zuzuschreiben sind. Es gibt Befunde, die für die Richtigkeit der einen, und solche, die für die Richtigkeit der anderen Annahme sprechen. Vielleicht wird es möglich sein, durch Untersuchung der Hypophysenhinterlappen ganz verschiedener Tierarten zu einer Entscheidung zu kommen. Würde man nämlich dabei Hypophysen finden, in denen Vasopressin und Oxytocin nicht im Verhältnis 1 : 1 vorkommen, so spräche dies für die Existenz von zwei verschiedenen Hormonen. Solange diese Frage jedoch nicht geklärt ist, scheint es zweckmäßig, die verschiedenen Wirkungen ebenso vielen Hormonen zuzuschreiben und diese getrennt zu besprechen.

Die Hinterlappenhormone sind nur bei parenteraler Zufuhr wirksam. Nach intravenöser Injektion verschwinden sie sehr schnell aus dem Blut. Schon nach zwei Stunden läßt sich, wie z. B. JONES und SCHLAPP an der Katze gezeigt haben, kein Hormon mehr nachweisen. Die Abnahme der Menge des Oxytocins geht dabei jener des Vasopressins parallel. Bis zu 30% der injizierten Dosis der beiden Hormone werden mit dem Harn ausgeschieden.

Die Hormone werden in den Pituicyten genannten Zellen des Hinterlappens gebildet. Über den Weg, auf dem sie ihre Erfolgsorgane erreichen, gehen die Ansichten auseinander. Manche Autoren glauben, daß die Hormone durch den Hypophysenstiel zu bestimmten Zentren im Zwischenhirn wandern (*Neurokrinie*), andere, vor allem neuerdings wieder CAVINI, meinen, daß sie in den Liquor cerebrospinalis sezerniert werden (*Hydrencephalokrinie*) und eine dritte Gruppe von Forschern vertritt die Ansicht, daß sie wie alle andern Hormone direkt ins Blut abgegeben werden (*Hämokrinie*). Da die Neurohypophyse reichlich mit Blutgefäßen versorgt ist, dürfte der letztgenannte Sekretionsmodus am wahrscheinlichsten sein.

Die Regulierung der Tätigkeit des Hypophysenhinterlappens erfolgt von den hypothalamischen Zentren aus; die Reize laufen hauptsächlich über den Tractus supraoptico-hypophysicus.

Chemie.

Auf dem Gebiete der Chemie der Hypophysenhinterlappenhormone liegen die Verhältnisse unklarer denn je. VAN DYKE und Mitarbeiter haben 1942 aus dem Hinterlappen einen anscheinend homogenen Eiweißkörper in nicht krystallisierter Form isoliert, der gleichzeitig vasopressorische, oxytocische und adiuretische Wirkungen ausübt. 1 mg des Proteins enthält je 16,5 I. E. Vasopressin, Oxytocin und Adiuretin. Aus seinem Verhalten in der Ultrazentrifuge errechnet sich für das Hormon ein Molekulargewicht von 30000. Der isoelektrische Punkt liegt bei p_H = 4,8. Das Hormon enthält 4,9% Schwefel, der fast ausschließlich in Form von Cystin vorhanden ist. Cystein bewirkt wie beim Insulin eine Inaktivierung.

Zur Gewinnung des Proteins von VAN DYKE wird feinzerkleinertes Hypophysenhinterlappengewebe mit verdünnter Schwefelsäure (p_H = 4,25) extrahiert. Der Extrakt wird durch fraktionierte Fällungen mit Kochsalz bei verschiedenen p_H-Werten von Ballaststoffen befreit und das Hormon zuletzt aus einer Acetatpufferlösung ebenfalls mit Kochsalz gefällt. Diese Fällung aus Acetatpufferlösung wird so lange wiederholt, bis der Stickstoffgehalt des Präzipitates konstant bleibt. Aus 1 kg frischer Hinterlappen lassen sich 700 mg des Hormons gewinnen.

Lange bevor VAN DYKE seinen Eiweißkörper isolierte, haben KAMM und Mitarbeiter (1928) sowie STEHLE und FRASER (1935) mitgeteilt, daß es ihnen gelungen sei, aus dem Hypophysenhinterlappen Vasopressinpräparate, die fast frei von Oxytocin, und Oxytocinpräparate, die fast frei von Vasopressin waren, zu erhalten. 1941 haben IRWING, DYER und DU VIGNEAUD und 1942 POTTS und GALLAGHER ebenfalls die Isolierung derartiger Präparate beschrieben. Die Präparate von KAMM enthielten pro Milligramm 160 Einheiten Vasopressin und 500 Einheiten Oxytocin, die von GALLAGHER pro Milligramm 450 Einheiten Vasopressin und 700 Einheiten Oxytocin. Ein hochaktives Oxytocinpräparat, das vielleicht sogar das Reinhormon darstellt, haben LIVERMORE und DU VIGNEAUD 1949 mit Hilfe des *Craigschen Verfahrens der Gegenstromverteilung* (Counter-Current Distribution) gewonnen. Es wies eine Aktivität von 865 Einheiten pro Milligramm auf. Eine Trennung der Adiuretin- von der Vasopressinwirkung scheint nicht möglich zu sein. Die Annahme, daß die vasopressorische und adiuretische Wirkung durch ein und dasselbe Hormon bedingt ist, besteht daher wahrscheinlich zu recht.

Die reinsten bisher dargestellten Vasopressin- und Oxytocinpräparate bestehen offenbar nur aus Aminosäuren. Nach POTTS und GALLAGHER enthält Oxytocin 18,3% Cystin, 14,2% Tyrosin und weniger als 0,8% Arginin; die Prozentzahlen dieser Aminosäuren beim Vasopressin lauten 19,0, 11,9 und 12,3. Ein Milligramm des von LIVERMORE und DU VIGNEAUD isolierten Oxytocins enthält nach PIERCE und DU VIGNEAUD (in Milligramm ausgedrückt) 0,115 Leucin, 0,115 Isoleucin, 0,154 Tyrosin, 0,102 Prolin, 0,142 Glutaminsäure, 0,127 Asparaginsäure, 0,071 Glykokoll, 0,227 Cystin und 0,049 Ammoniak. Die genannten Aminosäuren sind in einem molaren Verhältnis von 1 : 1 vorhanden.

Es dürfte sich bei den Hinterlappenhormonen um Polypeptide handeln, deren Molekulargewicht auf 600 bis 2000 geschätzt wird. Beide Hormone sind dialysierbar. Sie sind nach COHN und Mitarbeitern amphoter; der isoelektrische Punkt des Vasopressins liegt bei p_H = 10,8, der des Oxytocins bei p_H = 8,5. Vasopressin wird leicht an Kohle adsorbiert, während das Oxytocin in der Mutterlauge bleibt. Trypsin zerstört die Hormone, Pepsin ist wirkungslos. Gewebsextrakte bewirken hingegen eine Inaktivierung, wahrscheinlich durch fermentative Aufspaltung der Inkrete mittels ihrer Polypeptidasen (LARSON). Tyrosinase inaktiviert das Oxytocin (GULLAND und MACRAE), woraus geschlossen werden kann, daß die Phenolgruppen des Tyrosins für die Aktivität des Hormons von Bedeutung sind. Cystein hat keinen Einfluß auf die Wirkung des isolierten Oxytocins und Vasopressins (SEALOCK und DU VIGNEAUD).

Bei der Darstellung der beiden Hormone geht man von Acetontrockenpulver aus Hypophysenhinterlappen aus. Es wird in der Regel mit 0,25 bis 0,5%iger Essigsäure extrahiert und die beiden Hormone dann durch fraktionierte Fällungen mit Ammonsulfat oder organischen Lösungsmitteln sowie durch Elektrophorese immer mehr angereichert und schließlich voneinander getrennt.

Physiologie.

Adiuretin. Adiuretin ist von wesentlicher Bedeutung für *die Regulierung des Wasserhaushaltes und der Kochsalzausscheidung.* Das Hormon hemmt beim Menschen und bei Tieren die Wasserausscheidung nach Verabfolgung von Flüssigkeiten, wobei es gleichgültig ist, auf welchem Wege sie zugeführt werden (s. Abb. 40). Gleichzeitig ist die Kochsalzausscheidung mit dem Harn erhöht, und zwar so erheblich, daß trotz der Oligurie in der Zeiteinheit mehr Kochsalz eliminiert wird als bei normaler Diurese. Die normale, spontane Diurese wird durch Adiuretin nur wenig beeinflußt. Schwer zu erklären ist die Beobachtung, daß das Hormon beim narkotisierten Tier umgekehrt die Diurese fördert.

Der *Angriffspunkt des Adiuretins* liegt in der Niere, wie vor allem die Untersuchungen von STARLING und VERNEY, VERNEY sowie COMPÈRE gezeigt haben. Die von allen Nervenverbindungen befreite Niere, ja selbst die isolierte überlebende Niere reagiert auf das Hormon in derselben Weise wie die intakte Niere in vivo. Das Hormon reguliert den Umfang der Wasser- und Kochsalzresorption in den Tubuli, d. h. es lenkt die Konzentrationsarbeit der Nieren. Unter seinem Einfluß ist die Rückresorption von Wasser vermehrt, während die des Kochsalzes vermindert ist. Daneben greift das Adiuretin auch extrarenal an, indem es das Wasserbindungsvermögen der Gewebe erhöht. In diesem Zusammenhang sei bemerkt, daß Injektion von Desoxycorticosteron den Kochsalz- und Wasserhaushalt in ganz ähnlicher Weise beeinflußt.

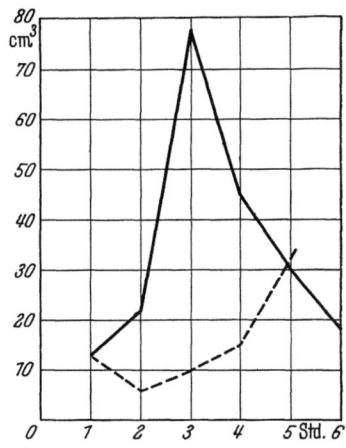

Abb. 40. Harnausscheidung beim Hund nach peroraler Zufuhr von 200 ccm Wasser (——— = Wasser allein, - - - - = Wasser + 0,5 ccm Hypophysenhinterlappenextrakt subcutan).

Fehlt das Adiuretin, so vermögen die Nieren keine Konzentrationsarbeit mehr zu leisten. Es kommt zur Ausscheidung einer sehr großen Harnmenge; beim Menschen können es 20 l und mehr pro Tag sein. Das spezifische Gewicht des Harnes ist gering; infolge seiner starken Verdünnung, sowie einer absoluten Verminderung der Harnfarbstoffe (s. S. 142) ist er fast ungefärbt. Die großen Wasserverluste verursachen einen starken Durst und müssen durch Zufuhr entsprechend großer Flüssigkeitsmengen wieder ersetzt werden. Wichtig ist, daß die Polyurie der Polydipsie stets vorangeht. Dieses Krankheitsbild wird als Diabetes insipidus bezeichnet. Von großem Interesse ist der Befund, daß sich experimentell diese Diabetesform nur dann erzeugen läßt, wenn man den Hypophysenvorderlappen intakt läßt. Entfernt man diesen bei einem Tier, das infolge Hinterlappenentfernung eine Polyurie aufweist, so verschwindet diese (O'CONNOR). Im Vorderlappen muß ein Stoff vorhanden sein, der eine dem Adiuretin entgegengesetzte Wirkung ausübt (WERMER); über seine Natur ist nichts bekannt. Für diese Annahme würde auch die Beobachtung sprechen, daß man bei Krankheiten, bei denen sich eine Zerstörung des Hypophysenvorderlappens findet, wie z. B. bei der SIMMONDSschen Kachexie, nicht selten eine mehr oder weniger ausgesprochene Verminderung der Harnmenge findet.

Die *Bildung und Abgabe des Adiuretins an das Blut wird vom Hypothalamus aus geregelt.* Nach VERNEY sind in den Wänden der Carotis interna sogenannte Osmorezeptoren vorhanden, die auf den osmotischen Druck des Blutes ansprechen und mit bestimmten hypothalamischen Zentren in Verbindung stehen. Seine Schwankungen nach oben oder unten bewirken, daß der Hypothalamus die Neurohypophyse zu einer Steigerung oder Herabsetzung der Adiuretinsekretion veranlaßt; eine Änderung des osmotischen Druckes um 1% verändert den Umfang der Diurese um 1000%. Die Reize laufen über den Tractus supraoptico-hypophysicus. Wird die Verbindung zwischen Nucleus supraopticus und Hypophyse unterbrochen oder werden bestimmte hypothalamische Zentren ausgeschaltet (Koagulation des Nucleus supraopticus genügt bereits), so hört die Adiuretinbildung auf und es tritt wie nach Entfernung der Neurohypophyse ein Diabetes insipidus auf (s. Abb. 41). Der Adiuretingehalt des Hinterlappens beträgt hierbei nur noch etwa 5% von dem des normalen.

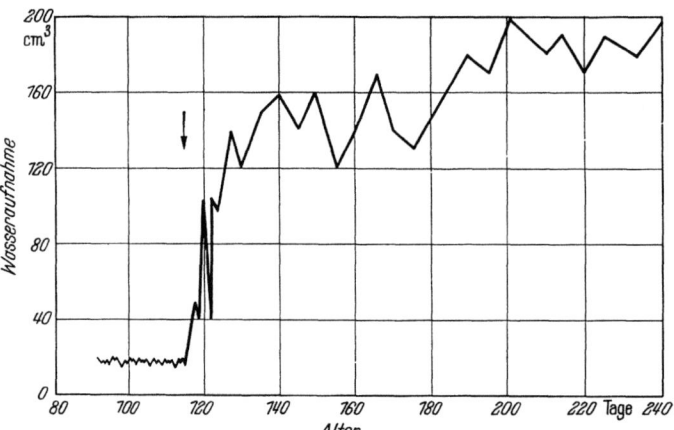

Abb. 41. Flüssigkeitsaufnahme einer Ratte, deren Hypothalamus lädiert (↓) wurde.

Die emotionelle Diuresehemmung ist durch die Ausschüttung von Adiuretin bedingt. Der Reiz läuft hier von der Großhirnrinde zum Hypothalamus und von dort zur Neurohypophyse. Fehlt letztere, so kommt keine Hemmung der Diurese durch Affekte mehr zustande (VERNEY).

Nach kürzlich veröffentlichten Untersuchungen von CROSS wird die während des Laktationsaktes bei Tieren zu beobachtende Abnahme der Diurese durch das Adiuretin verursacht. Die Oligurie geht mit einer vermehrten Kochsalzausscheidung einher, wie sie für die Adiuretinwirkung charakteristisch ist. Das Freiwerden des Hormons wird durch den Saugreiz bewirkt.

Untersuchungen über den Stoffwechsel des Adiuretins haben ergeben, daß manche Organe, vor allem aber die Leber, imstande sind, es zu inaktivieren (EVERSOLE, BIRNIE und GAUNT). Vielleicht hängen die bei Leberkrankheiten nicht seltenen Störungen im Wasserhaushalt mit Störungen der Adiuretininaktivierung in der Leber zusammen.

Mit Hilfe von Hypophysenhinterlappen-Präparaten lassen sich die Symptome des Diabetes insipidus weitgehend beseitigen. Die Zufuhr kann parenteral oder in Form eines Schnupfpulvers erfolgen. Durch Zusatz von Zinkchlorid ist es nach FÖLDES und STRAUSZ möglich, die antidiuretische Wirkung von Hinterlappenextrakten zu verlängern.

Im Harn von Menschen und Tieren hat man Stoffe gefunden, die die Diurese hemmen; es steht jedoch nicht sicher fest, ob diese mit dem von der Hypophyse gebildeten Adiuretin identisch sind. Ihre Menge ist bei Kranken mit Hypertonie und Tieren mit experimentellem Hochdruck vermehrt (ELLIS und GROLLMAN).

Oxytocin (Pitocin). Oxytocin bringt den *Uterus in vivo und in vitro zur Kontraktion*. Versuche an Kaninchen und Mäusen haben ergeben, daß die Uterusmuskulatur zur Zeit des Oestrus und am Ende der Trächtigkeitsperiode besonders empfindlich gegenüber Oxytocin ist, während sie in der Zeit der Lutealphase und zu Beginn der Trächtigkeit kaum auf das Hormon anspricht. Durch Injektion von Progesteron läßt sich die Empfindlichkeit des Uterus beim Kaninchen herabsetzen (ALLEN und REYNOLDS; ENGELHART und SCHRANK); nach Entfernung des Corpus luteum während der Gravidität steigt sie deutlich an. Diese Ergebnisse sprechen dafür, daß das Gelbkörperhormon die Ansprechbarkeit des Uterus auf Oxytocin vermindert. Oestrogene haben die entgegengesetzte Wirkung, allerdings nicht bei allen Tieren. Beim Kaninchen läßt sich sowohl der Uterus des normalen als auch des trächtigen Tieres mit Follikelhormon sensibilisieren (VAN BORKUM; DRUCKREY und BACHMANN).

Die beim Tier erhobenen Befunde gelten auch für den Menschen. Während der Proliferationsphase des Menstruationcyclus ist das Myometrium empfindlicher gegen die Oxytocinwirkung als während der Sekretionsphase. Im Frühstadium der Schwangerschaft reagiert der Uterus nicht auf Oxytocin, wohl aber im Spätstadium, wie unter anderen die Versuche RORSONS am überlebenden Uterus gezeigt haben.

Man hat angenommen, daß eine Teilfunktion des Gelbkörperhormons während der Schwangerschaft darin besteht, den Uterus vor der Wirkung des Oxytocins zu schützen. Für diese Hypothese würde auch die Beobachtung sprechen, daß es möglich ist, durch Zufuhr von hohen Progesterondosen die Gravidität zu verlängern und daß es bei Mangel an Gelbkörperhormon (feststellbar durch eine gegenüber der Norm herabgesetzte Pregnandiolmenge im Harn) zum Abort kommt. Durch Abnahme der Progesteronmenge gegen Ende der Schwangerschaft und die gleichzeitig erfolgende starke Zunahme der Menge des sensibilisierend wirkenden Follikelhormons im Blut wird das Oxytocin wirksam, es treten Wehen auf, die Geburt kommt in Gang. Nach Ansicht von BELL wird das Oxytocin außerdem zur Zeit der Geburt in vermehrtem Maße aus der Hypophyse ausgeschüttet.

In den letzten Jahren hat man noch eine neue Möglichkeit entdeckt, die der Organismus besitzt, um sich gegen die Oxytocinwirkung zu schützen, oder besser gesagt sie zu steuern. Es wurde im Blut Gravider ein Ferment gefunden, Pitocinase oder Oxytocinase genannt, das das Oxytocin inaktiviert (WERLE und Mitarbeiter).

Entfernt man die Hypophyse oder den Hypophysenhinterlappen, d. h. fehlt dem Körper das Oxytocin, so ist die Geburt infolge ungenügender Wehentätigkeit erschwert, wie Versuche an Katzen — bei Ratten scheinen die Verhältnisse anders zu liegen (SELYE und Mitarbeiter, SMITH) — gezeigt haben. Dasselbe ist der Fall, wenn man durch Läsion des Tractus supraoptico-hypophysicus eine Atrophie des Hypophysenhinterlappens herbeiführt (FISHER und Mitarbeiter). Schließlich sei noch bemerkt, daß sich nach Untersuchungen an Rattenhypophysen zur Zeit der Geburt eine Proliferation der Pituicyten, d. h. Zeichen einer erhöhten Aktivität des Hinterlappens feststellen lassen.

Aus der Gesamtheit der bisher vorliegenden Untersuchungen kann geschlossen werden, daß Oxytocin wahrscheinlich eine Rolle beim Geburtsvorgang durch Auslösung und Aufrechterhaltung der Wehen spielt. Aus dem Vorkommen des Hormons in der Hypophyse des Mannes geht hervor, daß es darüber hinaus offenbar noch andere Aufgaben im Organismus zu erfüllen hat, über die sich aber zur Zeit nichts aussagen läßt.

Vasopressin (Pitressin). Parenterale Zufuhr von Vasopressin ruft durch Verengerung der peripheren Blutgefäße eine *Erhöhung des Blutdruckes hervor*, die länger anhält als die durch Adrenalin verursachte. Die Wirkung ist abhängig von der Tierart und den Versuchsbedingungen. So bewirkt das Hormon beim mit Luminal narkotisierten Hund an Stelle einer Blutdruckerhöhung eine Blutdrucksenkung; verwendet man jedoch Chloreton als Narkoticum, vermehrt Vasopressin den Blutdruck (RAGINSKY, ROSS und STEHLE). Diese Unterschiede beruhen darauf, daß in der Chloretonnarkose vorwiegend die peripheren Gefäße, in der Luminalnarkose aber vorwiegend die Coronargefäße beeinflußt werden.

Schon frühzeitig wurde darauf hingewiesen, daß für die blutdrucksteigernde Wirkung des Vasopressins das Vorhandensein der Nebennieren von Bedeutung ist (ELLIOTT, KEPINOW). Später ist MARSOVSZKY auf Grund seiner Versuchsergebnisse an decerebrierten nebennierenlosen Katzen zu demselben Ergebnis gekommen. Vielleicht veranlaßt Vasopressin das Nebennierenmark zu einer Ausschüttung von Adrenalin. Bei Fehlen der Nebennieren ist Vasopressin jedenfalls bedeutend schwächer wirksam.

Ob das Vasopressin eine Rolle bei der physiologischen Regulierung des Blutdruckes spielt, ist zweifelhaft. Nach Entfernung des Hypophysenhinterlappens hat man jedenfalls keine nennenswerten Störungen im Verhalten des Blutdruckes beobachten können. Erwähnt sei noch, daß manche Kliniker der Auffassung sind, daß das Vasopressin in der Ätiologie der Eklampsie eine Rolle spielt.

Die kontrahierende Wirkung des Hormons auf die glatte Muskulatur des Darmes, der Gallenblase und der Harnblase ist verhältnismäßig wenig untersucht worden. Der Wirkungsmechanismus dieser Reaktionen ist unbekannt.

Bestimmungsmethoden und Einheiten.

Die quantitative *Bestimmung der Vasopressinwirkung* erfolgt am narkotisierten Hund (HAMILTON und ROWE), an der decerebrierten Katze (HOGBEN, SCHLAPP MACDONALD) oder an der narkotisierten Ratte (LANDGREBE, MACAULAY und WARING), deren Blutdruck laufend gemessen wird. Die auszutestenden Präparate werden intravenös injiziert. Die Rattenmethode hat den Vorteil, daß sie sehr empfindlich, billiger und bequemer durchzuführen ist als die beiden erstgenannten Verfahren und daß die Anwesenheit von Histamin nicht stört.

Oxytocin wird am überlebenden Uterus des jungfräulichen Meerschweinchens ausgewertet (BURN). Die Tiere sollen ein Gewicht von 250 bis 350 g besitzen. Uteri älterer oder schon gravid gewesener Meerschweinchen sind wegen ihrer Neigung zu Spontankontraktionen nicht brauchbar. Am besten ist es, Tiere eines bestimmten Stammes zu verwenden, da deren Uteri ungefähr dieselbe Empfindlichkeit gegenüber Oxytocin aufweisen. Einer anderen Methode liegt die Beobachtung zugrunde, daß Oxytocin beim narkotisierten Huhn den Blutdruck senkt (LANDGREBE, MACAULAY und WARING; COON).

Zur *Auswertung des Adiuretins* dienen Ratten, Mäuse und Kaninchen, ferner finden Hunde mit permanenter Blasenfistel Verwendung. Die Tiere erhalten mittels Schlundsonde eine bestimmte Menge Wasser zugeführt, während die auf Adiuretinwirkung zu prüfende Substanz subcutan oder intravenös injiziert wird. Aus dem Grad der Verzögerung der Diurese nach Zufuhr verschieden hoher Dosen der Testsubstanz und eines Standardpräparates wird die Aktivität des zu eichenden Präparates ermittelt (BURN).

Alle diese Methoden zur Bestimmung der Aktivität der Hinterlappenhormone weisen eine Fehlergrenze von etwa 10 bis 20% auf.

Eine *Internationale Einheit*, früher *Voegtlin-Einheit* genannt, Oxytocin, Vasopressin oder Adiuretin ist in jener Menge eines Präparates enthalten, die dieselbe oxytocische, vasopressorische oder antidiuretische Wirksamkeit besitzt, wie 0,5 mg eines bestimmten Standardpräparates (Acetontrockenpulver aus dem Hypophysenhinterlappen des Rindes).

e) Pigmenthormon.

(Chromatophorenhormon, Melanophorenhormon, Intermedin, B-Hormon)

Chemie.

Von der Reindarstellung des *Pigmenthormons* ist man einstweilen noch weit entfernt. Immerhin lassen sich einige Angaben über die Eigenschaften des Hormons machen, das, wie alle Wirkstoffe der Hypophyse, zu den Proteohormonen gehört. Das Molekulargewicht dürfte nicht mehr als 2000 betragen. Nach STEHLE enthalten Pigmenthormonpräparate etwa 5% Tryptophan. Diese Aminosäure fehlt im Vasopressin und Oxytocin. Das Hormon ist sehr stabil gegenüber Hitze. Selbst nach einstündigem Kochen tritt nur ein Wirkungsverlust von etwa 10% ein (KABELITZ). Im Gegensatz zu den Hormonen des Hypophysenhinterlappens ist das Pigmenthormon gegenüber Säuren und Alkalien relativ unempfindlich. Diese Eigenschaft wird zu seiner Trennung von Oxytocin, Vasopressin und Adiuretin herangezogen. Trypsin zerstört das Hormon, Pepsin ist unwirksam. Ultraviolettbestrahlung bewirkt Inaktivierung. Das Hormon läßt sich sehr leicht adsorbieren. Von Kohle wird es selbst aus eiweißhaltigen Lösungen in schwach saurem Milieu zu 97 bis 100% adsorbiert; auch an Kaolin ist es zu 100% adsorbierbar.

Die Angaben über Löslichkeit, Fällbarkeit und Dialysierbarkeit sind nicht einheitlich, was zweifellos darauf beruht, daß die verschiedenen Autoren mit Präparaten verschiedener Reinheit und Zusammensetzung gearbeitet haben. In Wasser ist das Pigmenthormon gut löslich, ebenso in ¼%iger Essigsäure und n/10 Natronlauge. Etwas weniger löst es sich in Äthylalkohol. In Methylalkohol ist es bedeutend weniger löslich; unlöslich ist es in Aceton und verschiedenen anderen organischen Lösungsmitteln. Mit Schwermetallsalzen, Phosphorwolframsäure und Pikrinsäure läßt sich das Pigmenthormon aus seinen Lösungen ausfällen, ebenso durch Sättigung der Lösung mit Ammonsulfat. Trichloressigsäure und Sulfosalicylsäure bewirken keine Fällung. Nach DREYER und CLARK wird das Pigmenthormon bei der Ultrafiltration zum größten Teil zurückgehalten, während die Hinterlappenhormone ins Filtrat übergehen. ZONDEK fand umgekehrt, daß das Pigmenthormon viel besser dialysierbar ist als die Hinterlappenhormone.

Darstellung. Zur Gewinnung von Pigmenthormonpräparaten sind verschiedene Methoden angegeben worden. Nach ZONDEK und KROHN kocht man ein Trockenpulver aus dem Hypophysenhinterlappen 3mal je 5 bis 10 Minuten lang mit ¼%iger Essigsäure aus. Die Lösung wird zur Trockne eingedampft und der Rückstand 3mal in der Hitze mit absolutem Alkohol extrahiert. Der alkoholische Extrakt wird nach Filtration eingedampft, der Rückstand im Wasser aufgenommen und mit so viel Natronlauge versetzt, daß eine 1%ige Lauge entsteht. Nach 24stündigem Stehen wird mit Salzsäure neutralisiert. Eine weitere Reinigung kann durch Fällung mit organischen Lösungsmitteln erfolgen. Andere Verfahren wurden von STEHLE sowie von JORES, der das Hormon an Kaolin adsorbiert, angegeben. Wohl die besten Präparate erhält man mit einer von LANDGREBE, REID und WARING angegebenen Methode. Ein mit verdünnter Säure hergestellter Extrakt aus einem Trockenpulver wird alkalisch gemacht und erhitzt. Anschließend wird das Hormon an Kohle adsorbiert, mit Essigsäure eluiert und durch Zusatz von Äther gefällt. Der Niederschlag enthält pro Milligramm bis zu 200 I. E. und ist praktisch frei von Oxytocin und Vasopressin. Als Trockenpulver ist dieses Präparat unbeschränkt haltbar, in Lösung bei Aufbewahrung in luftleeren Ampullen mehrere Monate.

Physiologie.

Verschiedene Fische, Amphilien und Reptilien besitzen die Fähigkeit, ihre Körperfarbe der jeweiligen Umgebung anzupassen; andere legen während der Fortpflanzungsperiode ein sogenanntes Hochzeitskleid an. Dieser Farbwechsel geschieht durch die Ausbreitung bestimmter, in der Haut gelegener pigmenthaltiger Zellen, den Chromatophoren, bzw. durch Auswandern der in diesen Zellen enthaltenen Farbstoffe. Nach der Art der jeweils vorhandenen Pigmente spricht man von Melanophoren, Erythrophoren, Xanthophoren, Guanophoren usw. Die Farbänderung vollzieht sich bei den Amphibien auf hormonalem Wege. Bei den Fischen und den Amphibien spielt neben dem hormonalen Regulationsmechanismus auch das Nervensystem eine wichtige Rolle; Reizung des Parasympathicus bewirkt eine Expansion, Reizung des Sympathicus eine Kontraktion der Chromatophoren (HERRING). Rein nervös wird der so außerordentlich schnell stattfindende Farbwechsel beim Chamäleon gesteuert (HOGBEN).

Das die *Änderung der Körperfarbe bewirkende Hormon* wird vom Mittellappen der Hypophyse und bei jenen Lebewesen, die keinen Mittellappen mehr aufweisen, von den Zellen des Hinterlappens gebildet. Gewebskulturen der Pars intermedia der Mäusehypophyse produzieren nur Pigmenthormon, nicht aber Oxytocin, Vasopressin oder Adiuretin (ANDERSON und HAYMAKER). Fehlt die Hypophyse, so ist keine Anpassung der Körperfarbe mehr an die Umgebung möglich (s. Abb. 42). Der Angriffspunkt des Hormons liegt in der Peripherie, wahrscheinlich in den Chromatophoren selbst wie z. B. die Beobachtung zeigt, daß das Hormon auf isolierte Froschhautstückchen und abgeschnittene Flossen der Elritze dieselbe Wirkung ausübt wie auf das intakte Tier.

Nach der Ansicht mancher Autoren gibt es wenigstens zwei verschiedene Chromatophorenhormone. Extrahiert man nämlich Hypophysen mit einer sauren Lösung, so erhält man einen Extrakt, der stärker auf die Erythrophoren der Elritze als auf die Melanophoren des Frosches wirkt. Die mit Natronlauge gewonnenen Extrakte ergeben dagegen beim Frosch eine stärkere Wirkung als beim Fisch. Kocht man Hypophysenextrakte einige Minuten lang mit n/10 Natronlauge, so resultiert eine beträchtliche Erhöhung der Melanophorenwirkung, während die Erythrophorenwirkung eher abgeschwächt wird. Es gibt noch eine Anzahl anderer Befunde, die für das Vorkommen eines Melanophorenhormons und eines Erythrophorenhormons, letzteres auch Intermedin genannt, sprechen (JORES; COLLIN und DROUET). Sichere Beweise für das Vorhandensein zweier oder mehrerer Pigmenthormone liegen jedoch nicht vor. Es scheint vielmehr, daß die gefundenen Unterschiede, soweit sie nicht durch die Eigenart der Testobjekte selbst bedingt sind, wahrscheinlich durch hemmende Substanzen verursacht sind, die in den Hypophysenextrakten vorkommen und vermutlich in Beziehung zu gewissen Hemmstoffen im Blut stehen (KABELITZ). Man sollte daher an Stelle der Namen Melanophorenhormon, Erythrophorenhormon und Intermedin nur die neutralen Bezeichnungen Chromatophorenhormon oder Pigmenthormon gebrauchen; die Amerikaner nennen den Wirkstoff B-Hormon.

Der *Reiz, der zur Ausschüttung des Pigmenthormons führt, ist das Licht*. Er läuft vom Auge über den Sehnerven zum Nucleus supraopticus und von diesem dann über die Nervenbahnen des Hypophysenstiels zur Hypophyse. Geblendete Tiere büßen daher die Fähigkeit zur Farbanpassung ein, ebenso hypophysenlose. Injiziert man hypophysektomierten Tieren, die eine konstante maximale „Aufhellung" zeigen, Pigmenthormon, so färben sie sich sofort dunkel, auch wenn sie sich auf einem hellen Untergrund befinden. Derselbe, allerdings etwas verzögert einsetzende Effekt läßt sich durch Implantation von Hypophysenstückchen erzielen. Nach RAHN und ROSENDALF gibt es aber auch Tiere, bei denen die Ausschüttung des Hormons nicht durch einen äußeren Reiz verursacht wird, sondern

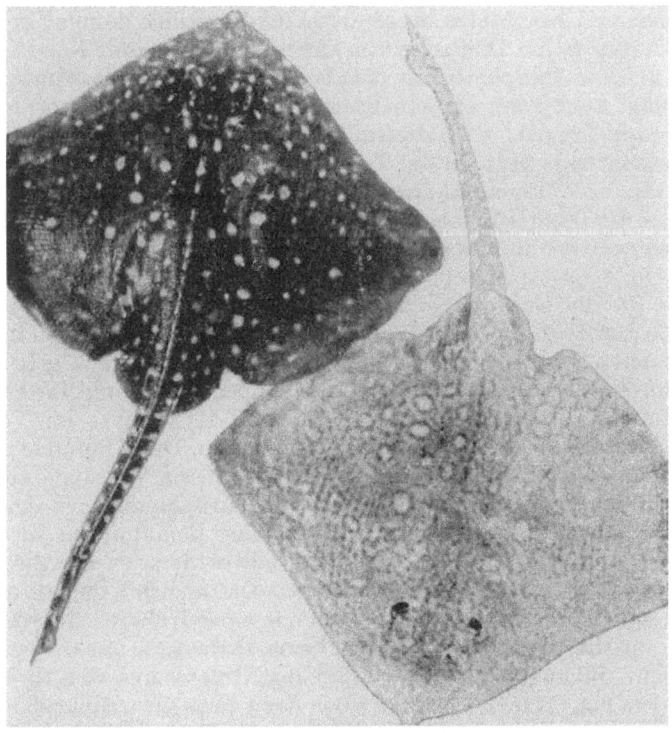

Abb. 42. In dunkler Umgebung gehaltene Engelhaie (Rhina squatina). Links normales, rechts hypophysektomiertes Tier. (Nach HOGBEN.)

bei denen das Hormon in einer Art 24-Stunden-Rhythmus sezerniert wird. So ist die Eidechse *Anolis* zur Nachtzeit grün, zur Tageszeit braun gefärbt, auch wenn sie ständig im Dunkeln gehalten wird.

Im Dunkeln nimmt der *Hormongehalt in der Hypophyse zu*, bei längerem Aufenthalt im Hellen dagegen ab. Die Pigmenthormonmenge einer Froschhypophyse reicht aus, um 50 Frösche zu „verdunkeln" (HOGBEN). Das Pigmenthormon ist im Blutserum dunkel adaptierter Frösche nachweisbar: wird das Serum eines solchen Tieres einem aufgehellten injiziert, färbt sich dieses dunkel. Im Harn kommt das Hormon nicht vor, und zwar auch dann nicht, wenn man es von außen in größerer Menge zuführt. Es wird nach Erfüllung seiner Aufgabe vom Organismus sehr schnell zerstört.

Eine dem Pigmenthormon entgegengesetzte Wirkung hat das Adrenalin: es bewirkt eine starke Kontraktion der Chromatophoren.

Das Chromatophorenhormon spielt offenbar auch eine Rolle bei der Bildung von Farbstoffen. Bei hypophysenlosen Tieren nimmt die Pigmentmenge ab, später verringert sich auch die Zahl der Melanophoren (MARX und andere). Wird eine Hypophyse implantiert, so erfolgt eine allmähliche Neubildung der Pigmente solange das Transplantat funktionstüchtig ist. In diesem Zusammenhang sind die Beobachtungen von VILTER von Interesse, daß man mit Pigmenthormon eine lokale Hyperpigmentation am Kaninchenohr hervorrufen kann, sowie die wiederholten Mitteilungen von FOURNIER und Mitarbeitern über die erfolgreiche Behandlung des Vitiligo mit intracutanen Injektionen von Pigmenthormon.

Von großer Bedeutung scheint das Hormon ferner für den Sehvorgang zu sein. Bei den Fischen und Amphibien, weniger bei den Reptilien, kommt es bei der Anpassung des Auges an die Dunkelheit zu einer Wanderung der Netzhautpigmente nach außen, d. h. zur Peripherie hin, die als Dunkelstellung bezeichnet wird. Diese Reaktion erfolgt auch noch am enucleierten Auge, so daß von vornherein angenommen werden konnte, daß diesem Phänomen kein nervöser Regulationsmechanismus zugrunde liegt. In der Tat konnte nachgewiesen werden, daß Hypophysenextrakte bzw. Pigmenthormonpräparate beim intakten Tier und beim isolierten Auge die Dunkelstellung herbeiführen (CHEN und LIN; JORES; MATUO). Schließlich sei noch erwähnt, daß das Pigmenthormon beim Frosch die Kapillaren erweitert.

Als Quelle für die Gewinnung von pigmenthormonhaltigen Präparaten dient in erster Linie die Hypophyse der Säugetiere, die erhebliche Mengen des Hormons enthält. So fanden ZONDEK und KROHN pro Gramm Frischgewebe in der Rinderhypophyse im Vorderlappen 3000, im Mittellappen 80000 und im Hinterlappen 12000 Phoxinus-Einheiten, in der menschlichen Hypophyse im Vorderlappen 9000 und im Hinterlappen 21000 Phoxinus-Einheiten. Diese Befunde muten überraschend an, da sich in der Haut der Säugetiere keine Vorgänge abspielen, die mit den durch das Pigmenthormon gesteuerten Farbphänomenen der Kaltblüter irgendwie verglichen werden können. Trotz aller Bemühungen in den letzten Jahrzehnten lassen sich zur Zeit noch *keine sicheren Aussagen über die Aufgaben des Chromatophorenhormons beim Warmblüter* machen. Die Ansicht, daß es sich bei dem Hormon um ein rudimentäres Überbleibsel aus einer früheren Entwicklungsstufe handelt, die für die höheren Lebewesen keine Bedeutung mehr besitzt, ist unwahrscheinlich, da anzunehmen ist, daß der Organismus eine so komplizierte Verbindung wie ein Proteohormon — noch dazu in solchen Mengen — nur dann synthetisiert, wenn er diesen Stoff wirklich benötigt.

Für die nächstliegende Vermutung, daß das Chromatophorenhormon am Pigmentstoffwechsel beteiligt ist, gibt es keinerlei Anhaltspunkte. Beziehungen zwischen dem Hormongehalt der Hypophyse und der Haar- und Hautfarbe sind nicht vorhanden (JORES). Die Hypophyse eines Negers soll dieselbe Hormonmenge enthalten wie die eines Weißen (ZONDEK). Dagegen steht das Pigmenthormon offenbar in *Beziehungen zu den Harnfarbstoffen,* wie vor allem die Untersuchungen von KABELITZ gezeigt haben. Injiziert man einem Menschen intramuskulär 3000 Phoxinus-Einheiten, so überschreitet die täglich zur Ausscheidung gelangende Urinfarbstoffmenge 2—4 Tage den Ausscheidungswert der Vor- und Nachversuchstage um 15—45%. In den folgenden Tagen ist die Farbstoffmenge des Harnes nicht vermindert, d. h. es hat sich nicht um eine vermehrte Ausscheidung gehandelt, die später wieder eingespart wird, sondern um eine echte, hormonal bedingte Mehrausscheidung an Harnfarbstoffen. Die beim Diabetes insipidus stark verminderte Harnfarbstoffmenge läßt sich durch Verabfolgung von Pigmenthormon, nicht jedoch durch Injektion anderer Hinterlappenhormone wieder normalisieren.

JORES, der sich besonders eingehend mit der Bedeutung des Pigmenthormons beim Warmblüter beschäftigt hat, hat festgestellt, daß die Adaptationszeit des menschlichen Auges durch Einträpfeln oder durch intravenöse Injektionen des Pigmenthormons verkürzt wird. Er hat ferner die Vermutung ausgesprochen, daß dieses Hormon beim höheren Tier Lichtreize auf das hormonale System überträgt; es würde damit in maßgebender Weise am normalen Ablauf der tagesperiodischen Vorgänge im Körper mitwirken. Es hat sich ja in letzter Zeit immer mehr herausgestellt, daß unsere Organe in einem gewissen Rhythmus arbeiten. Dies gilt vor allem für die Leber. Der Rhythmus weist keinerlei Beziehungen zur Nahrungsaufnahme sowie gewissen anderen äußeren Faktoren auf, ist aber offenbar abhängig vom Lichtwechsel.

Nach neueren Untersuchungen von RODEWALD verstärkt das Pigmenthormon die Wirkung des Oxytocins auf den Uterus, wahrscheinlich indem es ihn gegenüber dem wehenerregenden Hormon sensibilisiert. Oxytocindosen, die für sich allein beim Meerschweinchenuterus unwirksam sind, rufen in Gegenwart von Pigmenthormon kräftige Kontraktionen hervor.

Immer wieder hat man versucht, durch *Bestimmung der Pigmenthormonmenge im Blut und Harn* bei Gesunden und Kranken unter den verschiedensten Bedingungen Einblicke in den Aufgabenbereich des Hormons beim Menschen zu gewinnen. So wurde behauptet, daß bei Retinitis pigmentosa sowie während der Schwangerschaft der Hormongehalt des Blutes und Harnes vermehrt sei (DIETEL; KONSULOFF, u. a.). Da bei allen diesen Untersuchungen untaugliche Testobjekte, nämlich intakte Tiere, benutzt wurden, kommt ihnen nach dem heutigen Stand der Forschung keine Bedeutung mehr zu. Die Verwendung von hypophysektomierten Tieren als Versuchstiere hat vielmehr ergeben, daß im Blut des Menschen und Kaninchens kein Pigmenthormon nachweisbar ist, auch dann nicht, wenn größere Mengen desselben subcutan oder intramuskulär injiziert werden (LANDGREBE, REID und WARING). Nur nach intravenöser Injektion ist es für kurze Zeit im Blut vorhanden. Es wird wohl durch Fermente, die in verschiedenen Organen, besonders in der Leber vorkommen, zerstört (WERLE und SCHÄFER-GOILAV). Ebensowenig wie im Blut konnte das Pigmenthormon im Harn von Warmblütern aufgefunden werden (MUTCH und MCKAY). Erst nach intravenöser Verabreichung des Hormons war dies der Fall.

Bei der Suche nach dem Wirkungsort des Pigmenthormons ist es LANDGREBE, REID und WARING gelungen, aus der Leber des unbehandelten Kaninchens und Meerschweinchens einen Stoff zu isolieren, der auf Grund seiner Eigenschaften wahrscheinlich mit dem hypophysären Pigmenthormon identisch ist. Dieser Befund deutet darauf hin, daß das Hormon vielleicht an einem der zahlreichen Stoffwechselvorgänge beteiligt ist, die sich in der Leber abspielen. Für diese Möglichkeit spricht, daß die hyperglykämische Wirkung des Adrenalins durch das Pigmenthormon antagonistisch beeinflußt wird, wie vor allem LANDGREBE und WARING gezeigt haben. 0,1 mg Chromatophorenhormon hebt die Wirkung von 0,1 mg Adrenalin auf. Untersuchungen über andere Stoffwechselwirkungen des Hormons haben bisher zu keinen eindeutigen Ergebnissen geführt.

Über eine indirekte Beziehung des Pigmenthormons zum Krebs hat RODEWALD berichtet. Sie fand im Blut von Krebskranken fast immer Stoffe, die die Wirkung des Pigmenthormons hemmen, während derartige Hemmstoffe im Blut von gesunden Personen und von Patienten mit Infektionskrankheiten nur selten nachweisbar waren. Die Befunde RODEWALDS konnten jedoch von LAST und GEILING die mit einer verbesserten und empfindlicheren Methode arbeiteten, sowie von

WERLE und SCHÄFER-GOILAV nicht bestätigt werden. Die anfänglich gehegte Hoffnung, daß sich auf der Beobachtung von RODEWALD ein Verfahren zur Krebsdiagnostik aufbauen ließe (HINSBERG), hat sich nicht erfüllt.

Bestimmungsmethoden und Einheiten.

Die Auswertung von Pigmenthormonpräparaten geschieht am Kaltblüter. Als Versuchstiere dienen hauptsächlich der intakte und hypophysektomierte Frosch sowie die Elritze *(Phoxinus laevis)*. Am geeignetsten ist nach den Untersuchungen von LANDGREBE und WARING der südafrikanische Krallenfrosch *(Xenopus laevis)*, übrigens dieselbe Froschart, die neuerdings zur Schwangerschaftsdiagnose herangezogen wird. Man kann auch isolierte Hautstücke vom Frosch und abgetrennte Elritzenflossen benutzen, doch sind diese beiden Verfahren ungenau und mehr qualitativer Art. Das Prinzip all dieser Methoden besteht darin, die kleinste

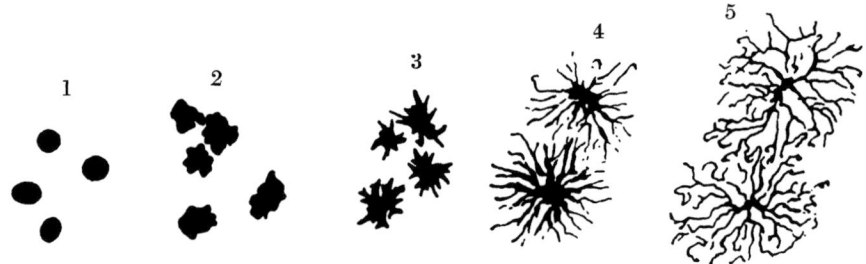

Abb. 43. Der Melanophoren-Index nach HOGBEN.

Menge wirksamer Substanz zu ermitteln, die eine Ausbreitung der Chromatophoren bewirkt. Der Grad der Dunkelfärbung wird mit dem Auge geschätzt oder in objektiver Weise photometrisch gemessen (HILL, PARKINSON und SOLANDT). Nach Möglichkeit sollte auch jeweils der Grad der Expansion der Chromatophoren festgestellt werden; er wird mit den Zahlen des von HOGBEN angegebenen Melanophoren-Indexes bezeichnet (s. Abb. 43). Seine Feststellung ist besonders bei vergleichenden Untersuchungen von Bedeutung, kann doch beispielsweise ein wenig aktives Präparat bei einem Tier mit vielen Chromatophoren schon durch eine geringe Expansionswirkung eine beträchtliche Dunkelfärbung hervorrufen, während dieselbe Hormonmenge bei einem Tier mit wenig Chromatophoren praktisch wirkungslos erscheint.

Bei der Untersuchung von Organextrakten und Körperflüssigkeiten auf ihren Pigmenthormongehalt dürfen nur hypophysektomierte Tiere verwendet werden, da in den Geweben, im Blut, Harn usw. meist Stoffe vorhanden sind, die in unspezifischer Weise eine Ausschüttung von körpereigenem Pigmenthormon aus der Hypophyse bewirken. Die zu prüfenden Substanzen werden in den dorsalen Lymphsack oder intraperitoneal injiziert. Benutzt man intakte Tiere, so müssen diese vor Versuchsbeginn durch Aufenthalt in einer hellen Umgebung „aufgehellt" werden.

Eine *Internationale Einheit* Pigmenthormon, die allerdings noch nicht allgemein anerkannt wird, ist in jener Menge eines Präparates enthalten, die dieselbe Aktivität aufweist wie 0,5 mg des internationalen Standardpräparates aus Hypophysenhinterlappen. Als *Frosch-Einheit* bezeichnet man die kleinste Hormonmenge, die innerhalb einer Stunde bei 2 von 3 Fröschen eine eben wahrnehmbare Dunkelfärbung der Rückenhaut hervorruft, als *Phoxinus-Einheit* (PhE) die kleinste Menge eines Präparates, die bei 3 von 5 Elritzen etwa eine halbe Stunde nach der Injektion an den Ansatzstellen der Flossen das Auftreten einer purpurroten Färbung bewirkt.

f) Choriongonadotropin.

(APL = **a**nterior **p**ituitary **l**ike-hormone, PU = **p**regnancy **u**rine-hormone, CG = **c**horionic **g**onadotropin)

Chemie.

Das *Choriongonadotropin*, das bisher noch nicht in reiner Form gewonnen werden konnte, ist ein Glykoproteid. Es enthält 10 bis 12% Galaktose und 5 bis 6% Hexosamin, d. h. die beiden Kohlenhydrate sind im Verhältnis 2 : 1 vorhanden. Das Molekulargewicht des Hormons beträgt 60000 bis 80000; der isoelektrische Punkt liegt bei $p_H = 3,25$.

Das Hormon ist löslich in Wasser, verdünnten wäßrigen Salzlösungen, verdünntem Alkohol und wäßrigem Aceton sowie in Glycerin und Äthylenglykol. Es wird durch Trichloressigsäure, Sulfosalicylsäure, Pikrinsäure und Flaviansäure nicht gefällt. Säuren und Alkalien zerstören das Hormon. Durch Kochen in wäßriger Lösung wird es inaktiviert, während Trockenpräparate ein Erhitzen auf 100° vertragen.

Trypsin zerstört das Choriongonadotropin, nicht dagegen Pepsin. Acetylierung führt zur Inaktivierung, ein Beweis dafür, daß die freien Aminogruppen für die biologische Aktivität von Wichtigkeit sind. Auch durch Behandlung mit Formaldehyd oder Jod bei einem p_H von 8,5 wird das Hormon inaktiviert. In wäßriger Lösung verliert es allmählich seine Aktivität infolge Oxydation. Durch Zusatz von reduzierend wirkenden Mitteln kann dieser Vorgang verhindert werden.

Darstellung. Zur Gewinnung von Choriongonadotropin geht man von Schwangerenharn aus, der vom 50. bis 90. Tag der Gravidität stammt. Nachdem der Harn mit Essigsäure auf ein p_H von 3,5 eingestellt worden ist, läßt man eine Lösung von Benzoesäure in Aceton zufließen; die ausfallende Benzoesäure adsorbiert das Hormon. Der Niederschlag wird isoliert, mit wäßriger, gesättigter Benzoesäurelösung gewaschen und anschließend mit Aceton behandelt, um die Benzoesäure zu entfernen. Man erhält auf diese Weise ein grauweißes Pulver, das man nach Gurin, Bachman und Wilson bei 0 bis 5° mit 50%igem Alkohol von $p_H = 6,0$ mehrmals extrahiert. Aus den vereinigten Extrakten wird das Hormon durch Zugabe von zwei Volumen Alkohol gefällt. Den Niederschlag extrahiert man mehrmals mit einer alkoholischen (50%) Acetatpufferlösung von $p_H = 4,8$. Die vereinigten Auszüge werden dann mit der gleichen Menge absolutem Alkohol versetzt. Der hierbei entstehende Niederschlag wird mit Alkohol gewaschen und mit Aceton getrocknet. Zur weiteren Reinigung löst man das Trockenpulver in Wasser, das mit Essigsäure auf ein p_H von 5,0 gebracht wird. Nun wird Chloroform zugesetzt und heftig geschüttelt. Nach Entfernung der wäßrigen Phase wäscht man die Chloroform-Wasser-Emulsion mehrmals mit Wasser. Die vereinigten klaren wäßrigen Phasen werden 24 Stunden lang dialysiert. Das im Schlauchinnern befindliche Choriongonadotropin wird anschließend durch Zugabe eines Überschusses von Aceton gefällt, mit absolutem Alkohol und Aceton gewaschen und im Vakuumexsikkator getrocknet. Auf diese Weise gewonnene Choriongonadotropinpräparate enthalten pro mg über 6000 I.E.

Katzman, Godfrid, Cain und Doisy verwenden an Stelle von Benzoesäure zur Adsorption Permutit. Zur Adsorption wird der Schwangerenharn mittels Eisessig auf ein p_H von 3,5 eingestellt und dann durch eine Permutitsäule „filtriert". Nach Waschen mit Wasser, 76%igem Alkohol und 76%igem, 10% Ammoniumacetat enthaltendem Alkohol wird das Hormon mit 38%igem, 10% Ammoniumacetat enthaltendem Alkohol eluiert. Aus dem Eluat wird dann durch Erhöhung der Alkoholkonzentration das Choriongonadotropin gefällt. Die reinsten der so gewonnenen Choriongonadotropinpräparate enthalten pro mg 8500 I.E.

Physiologie.

Das 1927 von Aschheim und Zondek im Harn schwangerer Frauen entdeckte Choriongonadotropin wird in den Langhansschen Zellen der Chorionzotten der Placenta gebildet. Zu welchem Zeitpunkt der Schwangerschaft das Hormon zuerst im Blut und Harn auftritt, steht nicht genau fest. Beobachtungen bei bestimmten Fällen sprechen dafür, daß seine Produktion wahrscheinlich in der Zeit zwischen dem 4. Tag vor und dem 8. Tag nach dem Ausbleiben der ersten Menstruation beginnt.

Die *Ausscheidung des Choriongonadotropins* erreicht zwischen dem 30. und 50. Tag der Gravidität ein Maximum (s. Abb. 44); von den verschiedenen Autoren

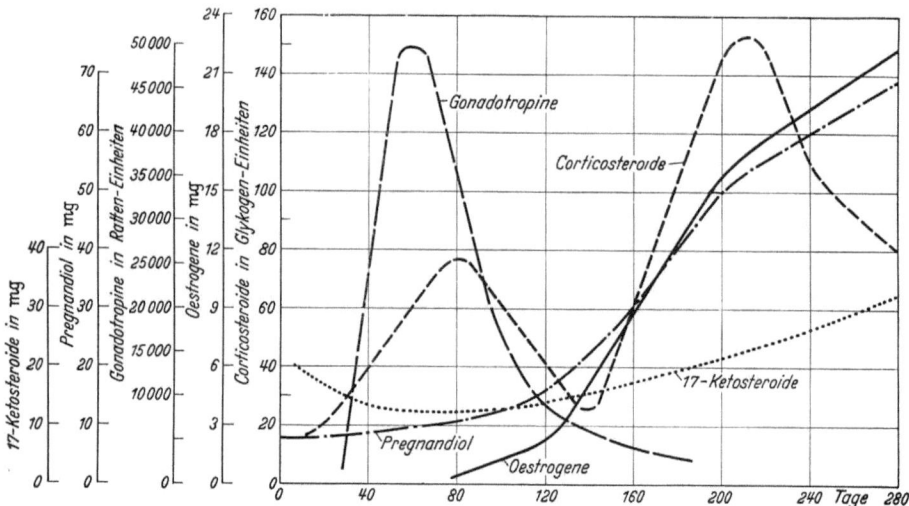

Abb. 44. Die Ausscheidung von Gonadotropin (— — —), Pregnandiol (—·—·—), Oestrogenen (———), Corticosteroiden (- - - -) und 17-Ketosteroiden (·······) mit dem Harn während der Schwangerschaft (24-Stunden-Werte).

sind Tageswerte von 30000 bis 1000000 Ratten-Einheiten angegeben worden. Nach etwa 10 Wochen beginnt der Hormongehalt des Blutes und Harns wieder abzunehmen. In den letzten 200 Tagen werden täglich nicht mehr als 5000 bis

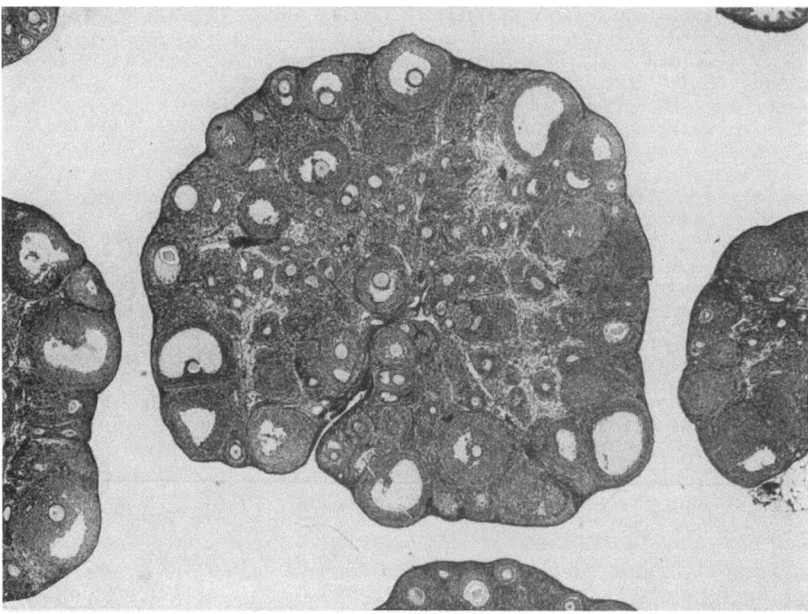

10000 Ratten-Einheiten ausgeschieden. Bei Mehrlingsschwangerschaften soll die Gonadotropinmenge erhöht sein (FOSCO), ebenso bei Schwangerschaftstoxikosen.

Nach der Geburt fällt der Choriongonadotropingehalt des Blutes und Harnes auf Null ab. Ist dies nicht der Fall oder nimmt die Ausscheidung des Hormons

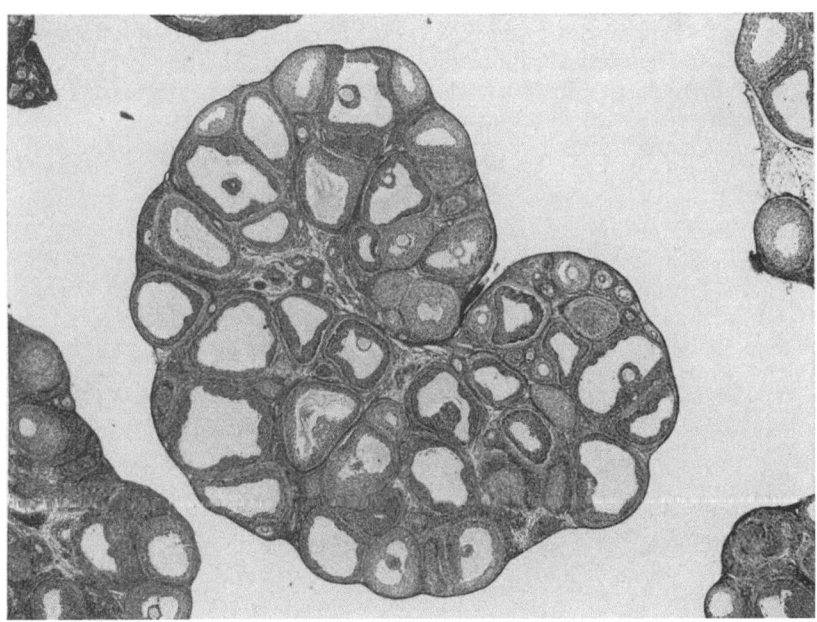

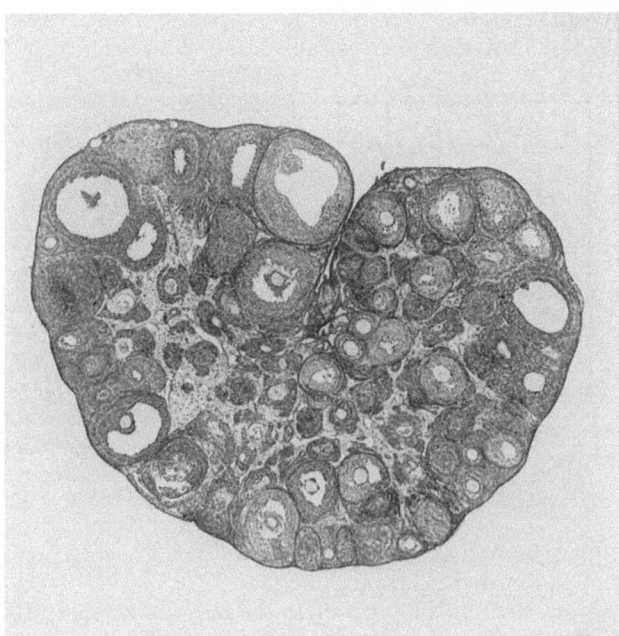

Abb. 45. Schnitt durch das Ovar einer infantilen Ratte. Links (s. S. 146 unten): Normales Tier. Oben: Nach 3tägiger Behandlung mit Schweinehypophysenextrakt; Vergrößerung des Ovars durch Wachstum der Follikel, die dem Reifestadium nahe sind. Unten: Nach 3tägiger Behandlung mit 32 I. E. Choriongonadotropin; keine Gewichtszunahme des Ovars, geringes Wachstum, aber Luteinisierung der Follikel. Vergrößerung 15 ×.

nach einem vorübergehenden Verschwinden wieder zu, so ist dies ein fast sicheres Zeichen dafür, daß Placentagewebe im Uterus zurückgeblieben und eine Blasenmole bzw. ein Chorionepitheliom im Entstehen begriffen ist. Bei diesen bösartigen Tumoren findet man im Blut und Harn abnorm große Mengen von Choriongonadotropin; Werte von mehreren Millionen Internationalen Einheiten sind keine Seltenheit (LAJOS und SZONTÁGH). Dasselbe ist der Fall beim Chorionepitheliom und gewissen teratoiden Geschwülsten des Mannes, die in der Regel im Hoden lokalisiert sind.

Man nimmt heute an, daß *das Choriongonadotropin die Aufgabe hat, das nach der Ovulation aus den Follikelresten entstandene Corpus luteum in ein Corpus luteum graviditatis umzuwandeln und dessen Funktion aufrechtzuerhalten.* Diese luteotrope Wirkung des Choriongonadotropins wird durch folgenden Versuch bewiesen. Injiziert man Frauen einige Tage vor dem Menstruationstermin 5000 bis 10000 I. E. pro die, so treten die Menses mit einer 12 bis 19 tägigen Verspätung auf. Die gleichzeitige Zunahme der Pregnandiolausscheidung mit dem Harn zeigt, daß unter dem Gonadotropineinfluß vermehrt Gelbkörperhormon gebildet wird, das Corpus luteum also in funktionstüchtigem Zustand erhaltenbleibt (BROWNE und VENNING). Das Endometrium weist eine deutliche Deciduabildung auf. Zufuhr von Choriongonadotropin während der Proliferationsphase hat keinen Einfluß auf den Menstruationstermin und die Beschaffenheit der Uterusschleimhaut.

Bei hypophysektomierten Tieren bewirkt Choriongonadotropin eine Vermehrung und Luteinisierung der Thecazellen; es kommt zur Bildung von Oestradiol. Das Follikelwachstum bleibt dagegen unbeeinflußt. Das Choriongonadotropin *ähnelt damit in seiner Wirkung weitgehend dem Luteinisierungshormon* des Hypophysenvorderlappens. In mancher Hinsicht bestehen aber auch Unterschiede in der Wirkung der beiden Hormone. So vermag das Placentahormon die Hypophyse zur vermehrten Bildung und Abgabe von Follikelreifungshormon anzuregen, wozu das Luteinisierungshormon kaum oder nicht imstande ist. Das hypophysäre Gonadotropin bewirkt bei noch nicht geschlechtsreifen Vögeln eine starke Größenzunahme der Hoden, während das placentare Gonadotropin in dieser Beziehung fast wirkungslos ist.

Beim infantilen kleinen Nager (Ratten, Mäuse, Kaninchen) ruft Choriongonadotropin eine vorzeitige Geschlechtsreife hervor. Es kommt zur Follikelreifung und Ovulation, Bildung von gelben Körpern und zum Auftreten von Oestrus. ZONDEK unterscheidet hierbei drei Stadien, die er als *Hypophysenvorderlappenreaktion (HVR) I, II* und *III* bezeichnet. Bei der HVR I finden sich eine starke Hyperämie des Ovars, Wachstum und Reifung von Follikeln, bei der HVR II die sogenannten Blutpunkte, die durch Blutungen in die

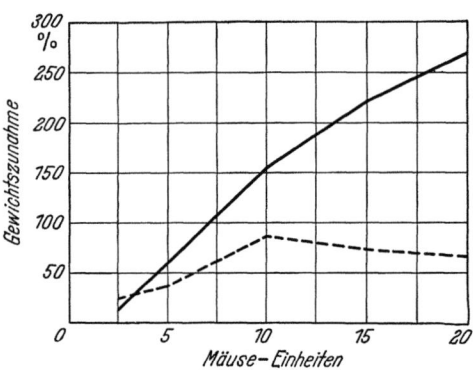

Abb. 46. Einfluß steigender Dosen von hypophysärem Gonadotropin (————) und Choriongonotropin (- - - -) auf das Ovargewicht der infantilen Ratte.

erweiterten Follikel entstehen, und bei der HVR III Corpora lutea. Häufig sind alle drei Reaktionen nebeneinander vorhanden.

Im Gegensatz zum Serumgonadotropin und den hypophysären Gonadotropinen bewirkt das placentare Gonadotropin auch bei hoher Dosierung nur eine relativ geringe Zunahme des Eierstockgewichtes (s. Abb. 46); sie ist nach COLLIP, HUF u. a. bedeutend ausgesprochener, wenn eine Behandlung mit Oestrogenen vorangegangen ist (Collip-Effekt).

Die Wirkung des Choriongonadotropins auf die Ovarien infantiler Tiere wird durch gleichzeitige Zufuhr von Follikelreifungshormon erheblich verstärkt. Die Zahl der heranreifenden Follikel ist größer; vor allem nimmt das Gewicht der Ovarien stärker zu. Dieser Effekt wird schon durch Hormondosen hervorgerufen, die für sich allein gegeben unwirksam sind (LEONARD). Beispielsweise beträgt die Ovar- und Uterusgewichtszunahme bei alleiniger Zufuhr von 5 γ Follikelreifungshormon oder von 50 γ Choriongonadotropin 2 bzw. 0 mg, bei kombinierter Verabfolgung beider Hormone dagegen 42 bzw. 120 mg. Eine kombinierte Wirkung beider Hormone findet sich auch bei den biologischen Schwangerschaftsreaktionen, enthält doch der Harn Schwangerer neben großen Mengen Choriongonadotropin stets auch geringe Mengen hypophysärer Gonadotropine.

Bei hypophysektomierten männlichen Tieren vermag Choriongonadotropin die Funktion der LEYDIGschen Zwischenzellen des Hodens aufrechtzuerhalten und damit das samenbildende Gewebe vor der Atrophie zu bewahren. Wird das Hormon infantilen männlichen Tieren injiziert, ruft es eine vorzeitige Geschlechtsreife hervor, indem es die Zwischenzellen zur Entwicklung bringt und zur Bildung von Testosteron veranlaßt.

Intravenös zugeführtes Choriongonadotropin verschwindet sehr schnell aus der Blutbahn. Schon nach einer Stunde sind nur noch 50% der injizierten Menge nachweisbar. Ungefähr 10% werden mit dem Harn ausgeschieden.

Bestimmungsmethoden und Einheiten.

Die Verfahren zur quantitativen Bestimmung des Choriongonadotropins entsprechen jenen, die zur Bestimmung des Luteinisierungshormons angewendet werden (s. S. 132).

Eine *Internationale Einheit* des Hormons ist in der Menge eines Präparates enthalten, die die gleiche Wirkung aufweist wie 0,1 mg des aus dem Harn schwangerer Frauen hergestellten internationalen Standardpräparates.

Neben den sehr umständlichen und eine große Erfahrung erfordernden Methoden zur exakten quantitativen Bestimmung der Gonadotropine gibt es noch eine ganze Anzahl von Verfahren, mit denen sich die Menge der gonadotropen Hormone annähernd bestimmen läßt. Diese Methoden, die in jedem klinischen Versuchslaboratorium durchgeführt werden können, dienen in der Hauptsache zur Diagnose der Schwangerschaft.

Die älteste und auch heute noch meist angewandte Schwangerschaftsreaktion ist die nach ihren Entdeckern benannte *Aschheim-Zondeksche Reaktion*. Infantilen Mäusen werden 2mal täglich an 3 aufeinanderfolgenden Tagen je 0,25 ccm Harn subcutan injiziert. An Stelle von Mäusen können auch infantile Ratten benutzt werden; hier wird die Einzeldosis auf 0,5 ccm erhöht. Nach 96 Stunden werden die Versuchstiere getötet. Enthalten die Ovarien Blutpunkte oder Corpora lutea, so wird die Reaktion als positiv bezeichnet, d. h. der Harn stammt von einer Schwangeren. Die Genauigkeit der Methode beträgt 98%.

Der *Ovulationstest* von FRIEDMAN zeichnet sich gegenüber der ASCHHEIM-ZONDEKschen Reaktion vor allem dadurch aus, daß er weniger Zeit beansprucht. Als Versuchstiere verwendet man geschlechtsreife, isoliert gehaltene weibliche Kaninchen, denen 10 ccm Morgenharn intravenös injiziert werden. 24 bis 48 Stunden darauf wird eine Laparotomie vorgenommen, um die Ovarien zu besichtigen. Sind frische Corpora lutea oder hämorrhagische Follikel vorhanden, gilt die FRIEDMANsche Reaktion als positiv, d. h. es liegt eine Schwangerschaft vor.

Bei dem von ZONDEK und Mitarbeitern beschriebenen *Hyperämie-* oder *24-Stunden-Test* werden 2 infantilen Ratten je 2 ccm Harn in einstündigem Abstand subcutan injiziert. Ist nach 24 Stunden in einem Ovar eine Hyperämie vorhanden, liegt Schwangerschaft vor. Nach KUPPERMAN und GREENBLATT läßt sich das Ergebnis schon nach 2 Stunden ablesen, wenn man den Harn intraperitoneal injiziert. Die Genauigkeit dieses 2-Stunden-Testes soll jedoch nur etwa 70% betragen gegenüber einer solchen von 100% beim 24-Stunden-Test.

In der letzten Zeit werden immer häufiger an Stelle von Ratten und Mäusen Kröten und Frösche als Versuchstiere verwendet. Schon 1930 hat HOGBEN den *Xenopus-Test* beschrieben, bei dem man dem südafrikanischen Krallenfrosch (Xenopus laevis) einen mit Aceton erzeugten Niederschlag aus dem Harn in den dorsalen Lymphsack injiziert. Stammt der Harn von einer Schwangeren, kommt es innerhalb von 6 bis 24 Stunden zur Ablage von Eiern. Wegen der schwierigen Haltung des Krallenfrosches hat das Verfahren jedoch nicht die Verbreitung gefunden, die es verdient hätte.

Die Schwierigkeit der Tierhaltung entfällt bei einem von GALLI MAININI 1948 mitgeteilten Verfahren. Bei diesem dienen als Testtiere die gewöhnliche Kröte bzw. der männliche Frosch, denen der zu untersuchende Harn in den dorsalen Lymphsack injiziert wird (*Galli Mainini-Test*). Enthält der Harn Choriongonadotropin, d. h. stammt er von einer Schwangeren, so lassen sich bereits wenige Stunden später in dem mittels einer Pipette entnommenen Kloakeninhalt Spermien nachweisen. Diese von zahlreichen Autoren als brauchbar gefundene Reaktion hat eine Genauigkeit von 99% und übertrifft an Einfachheit, Schnelligkeit der Durchführung und Billigkeit — die Tiere können mehrmals verwendet werden — alle anderen Schwangerschaftsreaktionen. Zu berücksichtigen ist die mit der Jahreszeit wechselnde Empfindlichkeit des Frosches gegenüber dem Choriongonadotropin (MEYER SAMSON).

Chemische Methoden der Schwangerschaftsdiagnose sind im Laufe der Zeit eine große Anzahl angegeben worden. Von diesen seien hier der KAPELLER-ADLER-Test genannt, der auf dem Nachweis einer erhöhten Histidinausscheidung, und der GUTERMAN-Test, der auf der vermehrten Pregnandiolausscheidung im Harn während der Gravidität beruht. Das erstgenannte Verfahren ist nicht streng spezifisch, das zweite ist in seiner praktischen Brauchbarkeit noch stark umstritten.

g) Serumgonadotropin.

(PMS = **p**regnant **m**are **s**erum-hormone)

Chemie.

Wie die anderen gonadotropen Hormone gehört auch das im Serum trächtiger Stuten vorkommende Gonadotropin, das sogenannte *Serumgonadotropin*, zu den Glykoproteiden. Es enthält 17,6% Galaktose und 8,4% Hexosamin. Das Molekulargewicht dürfte sich auf 30000 belaufen; der isoelektrische Punkt liegt zwischen $p_H = 2,60$ bis $2,65$.

Das Hormon ist in Wasser, verdünnten wäßrigen Salzlösungen, verdünntem Alkohol und wäßrigem Aceton löslich, in Lipoidlösungsmitteln unlöslich. Durch Säuren, Alkalien und Erhitzen wird es zerstört.

Das Serumgonadotropin wird durch Acetylierung inaktiviert; die freien Aminogruppen sind also für seine Aktivität von Bedeutung. Cystein und Cyanwasserstoff bewirken ebenfalls Inaktivierung. Proteolytische Fermente sowie Fermente vom Typ der Carbohydrasen (Ptyalin, Takadiastase) zerstören das Hormon.

Darstellung. Eine relativ einfache Methode zur Gewinnung gereinigter Serumgonadotropinpräparate haben Goss und COLE angegeben. Das Serum trächtiger Ponys oder Stuten wird bei verschiedenem p_H einer fraktionierten Fällung mit Aceton unterworfen. Die mit diesem Verfahren erhaltenen Präparate besitzen pro mg eine Aktivität von 1000 bis 7000 I.E.

Weit aktivere Präparate erhält man bei Anwendung eines von RIMINGTON und ROWLANDS beschriebenen Verfahrens. Serum trächtiger Stuten wird mit dem gleichen Volumen Wasser verdünnt und dann das Eiweiß durch Zusatz von 0,3 n-Metaphosphorsäure bis zu einem p_H von 3,6 ausgefällt. Zum Filtrat wird Natriumbenzoat zugesetzt; anschließend läßt man unter Eiskühlung Salzsäure zutropfen bis ein p_H von etwa 4,6 erreicht ist. Der dabei entstehende Niederschlag wird isoliert und aus ihm die Benzoesäure mit reinem Aceton, anorganische Beimengungen durch Waschen mit 80%igem Aceton entfernt. Das Präzipitat wird nun in Wasser unter Zugabe von n-Natronlauge gelöst; das p_H soll 7,0 betragen. Zu der stark opaleszierenden Flüssigkeit gibt man ungefähr das gleiche Volumen Alkohol und dann unter ständigem Rühren 5%ige Essigsäure in 50%igem Alkohol zu, bis ein p_H von 4,8 erreicht ist. Es entsteht ein Niederschlag, der wiederholt mit der Essigsäure-Alkohol-Wasser-Mischung gewaschen wird. Die Waschflüssigkeiten werden mit der Hauptflüssigkeit vereinigt und die Alkoholkonzentration durch Zugabe von Alkohol auf 66% erhöht. Der Niederschlag, der während 12stündigem Stehen im Eisschrank ausflockt, wird durch Zentrifugieren isoliert, mit Alkohol, Aceton und Äther gewaschen und dann im Vakuumexsikkator getrocknet. Mit dieser Methode gewonnene Serumgonadotropin-Präparate enthalten pro mg bis zu 12500 I.E.

Physiologie.

Der Bildungsort des 1930 von COLE und HART sowie von ZONDEK im Serum trächtiger Stuten entdeckten Gonadotropins, heute Serumgonadotropin genannt, ist nicht genau bekannt. Die Hypophyse scheidet hier von vornherein aus, da ihr Gonadotropingehalt bei trächtigen und nichtträchtigen Pferden ungefähr gleich groß ist. Manche Autoren glauben, daß das Hormon wie das Choriongonadotropin des Menschen in den Zellen der Chorionzotten synthetisiert wird (CATCHPOLE und LYONS). Andere vertreten die Ansicht, daß das Endometrium die Produktionsstätte ist (COLE und GOSS); in der Tat weist dieses einen sehr hohen Gehalt an Serumgonadotropin auf; 1 mg Endometrium enthält bis zu 300 I. E.

Das Serumgonadotropin tritt zwischen dem 37. und 43. Tag der Trächtigkeit im Blut auf, erreicht sehr schnell einen Maximalwert von etwa 100000 I. E. pro Liter Serum und fällt dann vom 100. Tag an wieder steil ab; nach dem 175. Tag sind nur noch wenige Einheiten nachweisbar. Trotz seiner verhältnismäßig geringen Molekülgröße wird das Hormon zu keinem Zeitpunkt mit dem Harn ausgeschieden. Auch andere Tiere (Hunde, Affen, Ratten) scheiden das Serumgonadotropin nicht aus, wenn man es ihnen parenteral zuführt; es läßt sich mehrere Tage lang im Blut nachweisen. Vergleichsweise sei erwähnt, daß das viel größere Choriongonadotropinmolekül durch die Nieren ausgeschieden wird.

Bei infantilen Tieren bewirkt das Serumgonadotropin Follikelreifung und Corpus-luteum-Bildung. Das Ovargewicht nimmt zu. Beim hypophysektomierten weiblichen Tier überwiegt die Wirkung auf die Follikel; eine Bildung von gelben Körpern findet kaum statt. Man kann daher sagen, daß *das Serumgonadotropin in seinen biologischen Eigenschaften weitgehend dem Follikelreifungshormon gleicht*. Werden männliche hypophysektomierte Ratten mit dem Hormon behandelt, so zeigt sich eine erhebliche Vergrößerung der Samenblasen; die Spermienproduktion wird angeregt.

Die weit stärkere Gewichtszunahme der Ovarien von Tieren, die im Besitz ihrer Hypophyse sind, spricht dafür, daß das Serumgonadotropin, wie das Choriongonadotropin, den Hypophysenvorderlappen zu vermehrter Bildung von Gonadotropinen veranlaßt.

Bestimmungsmethoden und Einheiten.

Die Verfahren zur quantitativen Bestimmung des Serumgonadotropins entsprechen jenen, die man zur Bestimmung des Follikelreifungshormons anwendet (s. S. 130).

Eine *Internationale Einheit* des Hormons ist in der Menge eines Präparates enthalten, die die gleiche Wirkung besitzt wie 0,25 mg des aus dem Serum trächtiger Stuten dargestellten internationalen Standardpräparates. Eine Ratten-Einheit entspricht ungefähr 2 internationalen Einheiten.

8. Die Gewebshormone.

Unter Gewebshormonen oder aglandulären Hormonen versteht man, wie bereits eingangs erwähnt, bestimmte körpereigene Stoffe, die bereits in kleinsten Mengen charakteristische Wirkungen ausüben, jedoch nicht wie die echten Hormone in speziellen Drüsen, sondern in verschiedenen Geweben gebildet werden. Sie üben ihre Wirkungen in der Regel am Ort ihrer Bildung oder in dessen näherer Umgebung aus.

Neben den sicher nachgewiesenen Gewebshormonen (*Sekretin, Acetylcholin, Histamin, Kallikrein*), den wahrscheinlichen (*Cholecystokinin, Pankreocymin, Enterogastron, Urogastron* und *Anthelon*) und den noch umstrittenen (*Villikinin, Gastrin, Enterokrinin*) sind eine ganze Anzahl von „Gewebshormonen" beschrieben worden, deren Existenz durchaus zweifelhaft oder in manchen Fällen sogar schon widerlegt ist. Es gibt kaum ein Organ oder Gewebe des Körpers, in dem man nicht ein oder mehrere Gewebshormone „entdeckt" hat. Meist handelt es sich dabei um sogenannte kreislaufaktive Stoffe, d. h. Stoffe, die die Gefäße erweitern oder verengern oder den Blutdruck steigern oder senken. Es seien hier nur genannt das Hormonal, das Vasodilatin, die Substanz P und der Felix-Lange- oder „Vierte Stoff" in der Darmschleimhaut, das Eutonon in der Leber, das Lienin in der Milz, das Vagotonin im Pancreas, das Prostaglandin in der Prostata, das Vesiglandin in den Samenblasen sowie das Vasoconstrictin und die Pressorsubstanz von COLLIP, die im Skelettmuskel und anderen Geweben vorkommen sollen. Bei einigen dieser Stoffe hat man feststellen können, daß die von ihnen ausgeübten Wirkungen auf ihrem Gehalt an Acetylcholin, Histamin oder der gleichfalls gefäßerweiternd wirkenden Adenosintriphosphorsäure beruhen.

Wiederholt ist berichtet worden, daß Extrakte aus der Schleimhaut des oberen Dünndarms bei parenteraler, teilweise sogar bei peroraler Zufuhr eine Blutzuckersenkung verursachen. Der oder die hier in Frage stehenden Stoffe werden als Duokrin, Duodenin, Inkretin oder hypoglykämisches Sekretin bezeichnet. Ihre Existenz ist keineswegs bewiesen; sie ist eher unwahrscheinlich. So haben LOEW, GRAY und IVY in sorgfältig durchgeführten Untersuchungen eindeutig zeigen können, daß die Schleimhaut des mit Salzsäure behandelten Duodenums keinen Faktor enthält, der einen erhöhten oder normalen Blutzuckerspiegel zu senken vermag.

Sekretin. Das Sekretin ist das erste Gewebshormon, das beschrieben wurde und das seinen Entdeckern BAYLISS und STARLING Veranlassung zur Prägung des Begriffes der Hormone gab. Es ist in der Schleimhaut des oberen Dünndarmes vorhanden und wird durch Salzsäure, sowie eine ganze Anzahl anderer Stoffe, z. B. Alkohol (FLEIG), Zucker, Glycerin (FROUIN und LALOU), Phosphatpuffer (MELLANBY und HUGGETT) aus den Zellen in Freiheit gesetzt. Die frühere Annahme, daß eine inaktive Vorstufe, Prosekretin genannt, existiert, die durch Salzsäure in Sekretin übergeführt wird, kann nicht länger aufrechterhalten werden.

Chemisch handelt es sich beim Sekretin um ein Polypeptid, dessen Molekulargewicht etwa 5000 beträgt. Als Picrolonat kann es in krystalliner Form (gelbe Nadeln vom Schmelzpunkt 234 bis 235°) gewonnen werden (HAMMARSTEN,

AGREN, HAMMARSTEN, WILANDER; GREENGARD und IVY). Durch Behandeln desselben mit verdünnter Schwefelsäure und nachfolgender Neutralisation mit Bariumhydroxyd erhält man das Sekretin in reiner Form als amorphes Pulver. Es ist schwer löslich in Wasser, unlöslich in organischen Lösungsmitteln, löslich in verdünnten Säuren und Alkalien. Sekretin ist dialysierbar und sehr leicht adsorbierbar. In Lösung ist es wenig stabil, speziell bei einem über 3,0 liegenden p_H. Durch Erhitzen werden Sekretinlösungen inaktiviert. Pepsin, Trypsin und Chymotrypsin zerstören Sekretin nicht (GREENGARD, STEIN und IVY). Die Elementaranalyse des Sekretinphosphates ergibt 46% C, 6% H, 12% N und 0,7% S, jene des Picrolonats 52% C, 4,5% H und 20% N.

Sekretin steigert die Pancreassekretion. Dies geht mit einer Erhöhung des Sauerstoffverbrauchs des Pancreasgewebes um 20 bis 50% einher, wie Untersuchungen von überlebendem Gewebe von mit Sekretin behandelten Ratten gezeigt haben (GERARD und STILL; KIYOHIRA). Übereinstimmend wurde von den verschiedensten Autoren festgestellt, daß ein sehr fermentarmer Saft abgesondert wird. Neben der Wirkung auf das Pancreas hat Sekretin noch einen cholagogen Effekt. Zuerst wurde angenommen, daß dieser sekundärer Natur ist, vielleicht hervorgerufen durch den in das Duodenum einfließenden Pancreassaft. TANTURI, IVY und GREENGARD konnten jedoch zeigen, daß Injektionen von reinem Sekretin bei Hunden und Katzen, deren Baucheingeweide bis auf die Leber und das Gallensystem entfernt worden waren, Gallenfluß erzeugen.

Sekretin wird im Körper relativ schnell inaktiviert. Seine Wirkung hält daher bei intravenöser Zufuhr nur etwa ½ Stunde an. Die Inaktivierung geschieht durch ein im Blutplasma und in den Geweben vorhandenes Ferment, „Sekretinase" genannt; das p_H-Optimum des Enzyms liegt bei 7,4 (GREENGARD, STEIN und IVY). DOUBILET fand, daß die Wirkung des Sekretins in vivo durch Vorbehandlung mit Vitamin K verlängert werden kann. In vitro wird die Inaktivierung des Sekretins durch Serum bei Zusatz von Vitamin K stark gehemmt. Peroral zugeführtes Sekretin wird durch eine im Magen-Darmtrakt vorhandene Sekretinase zerstört.

Klinisch wendet man Sekretinpräparate heute zur Funktionsprüfung des Pancreas und zur Differentialdiagnose bestimmter Verdauungskrankheiten an.

Die *Bestimmung der Sekretinaktivität* ist nur am lebenden Tier möglich. Man benutzt in der Regel Hunde mit Darm- oder Pancreasgangfisteln. IVY, KLOSTER, LUETH und DREWYER bezeichnen als eine Einheit jene Menge eines Präparates, die einen Anstieg der Pancreassekretion um 10 Tropfen (= 0,4 ccm) während einer 10 Minutenperiode bewirkt. WILANDER und ÅGREN placieren zusammengerolltes Filterpapier in den Dünndarm einer mit Urethan betäubten Katze und titrieren später den eluierten Saft mit $1/10$ n-Salzsäure bis zum Neutralpunkt. $1/10$ der dabei gebrauchten Säure wird als eine Einheit definiert.

Acetylcholin. Acetylcholin, der Essigsäureester des Cholins, wurde bereits 1867 von A. VON BAEYER synthetisch dargestellt. Seine biologische Bedeutung erkannte man aber erst viel später. 1921 wies LOEWI nach, daß bei der Reizung des N. vagus

$$(CH_3)_3 N (OH) \cdot CH_2 \cdot CH_2 \cdot OH + CH_3 \cdot COOH \rightleftharpoons$$
Cholin Essigsäure

$$(CH_3)_3 N (OH) \cdot CH_2 \cdot CH_2 \cdot O \cdot OC \cdot CH_3 + H_2O$$
Acetylcholin

ein Stoff entsteht, der auf das Herz dieselbe Wirkung ausübt wie die Reizung des Vagus. Schon bald darauf konnte dieser „Vagusstoff" als Acetylcholin identifiziert werden, eine Verbindung, deren parasympathicusähnliche Wirkung schon 1906 von HUNT und TAVEAU erkannt und 1914 von DALE näher untersucht worden war.

Acetylcholin senkt den Blutdruck durch Erweiterung der kleinen Gefäße, ruft eine Verlangsamung der Herzschlagfolge hervor, regt die Darmperistaltik an, verengert die Pupille, kurz, es beeinflußt die Organe im entgegengesetzten Sinn, wie dies durch Adrenalin geschieht. Die Wirkung von parenteral zugeführtem Acetylcholin ist von der Art der Ernährung abhängig (R. ABDERHALDEN). Mit Fleisch gefütterte Ratten sind weniger empfindlich als solche, die nur Körnerfutter erhalten. Vitamin B_1 steigert die Wirkung des Acetylcholins, wie Versuche von E. und R. ABDERHALDEN, MINZ und AGID sowie anderen gezeigt haben.

Vom pharmakologischen Standpunkt aus gesehen, ist Acetylcholin der wirksamste Vertreter einer Gruppe von Verbindungen, die man unter der Bezeichnung *Parasympathicomimetica* (Stoffe, die dieselben Wirkungen hervorrufen wie sie nach Reizung des Parasympathicus gesehen werden) zusammenfaßt. Verbindungen, die umgekehrt eine Hemmung des Parasympathicus bewirken, werden als *Parasympathicolytica* bezeichnet; zu ihnen gehört z. B. das Atropin.

Physiologisch *rechnet das Acetylcholin zu den Neurohormonen*, d. h. zu jenen Stoffen, die in maßgebender Weise an der Erregungsauslösung und Erregungsleitung im Nervensystem sowie an der Erregungsübertragung vom Nerven auf das Erfolgsorgan beteiligt sind. Acetylcholin wird bei der Erregung bestimmter Nerven des vegetativen Nervensystems frei, die daher *cholinergische Nerven* genannt werden, im Gegensatz zu den noradrenergischen Nerven, bei deren Erregung Noradrenalin in Freiheit gesetzt wird. Zu den cholinergischen Nerven gehören die präganglionären Fasern des sympathischen und parasympathischen Nervensystems, ferner die postganglionären sowie die mit den motorischen Nerven zu den quergestreiften Muskeln ziehenden Fasern des Parasympathicus. Acetylcholin ist aber nicht nur ein Neurohormon oder eine „*Aktionssubstanz*" (VON MURALT) des vegetativen Nervensystems. VON MURALT hat nachgewiesen, daß gereizte motorische Nerven mehr Acetylcholin enthalten als nicht gereizte; LISSAK und PASZTOR sowie BRECHT und CORSTEN haben gezeigt, daß dies auch für die sensiblen Nerven zutrifft. In degenerierenden Nerven nimmt der Acetylcholingehalt ab. Es unterliegt daher keinem Zweifel, daß Acetylcholin auch im Bereich des motorischen und sensiblen Nervensystems bei der Weiterleitung von Erregungen eine wichtige Rolle spielt. Eine starke Stütze erfährt diese Ansicht durch das Vorkommen eines spezifischen, Acetylcholinesterase genannten Fermentes, das Acetylcholin in seine beiden Komponenten Essigsäure und Cholin spaltet. Die letztgenannte Verbindung, die übrigens eine wichtige Rolle im Lipoidstoffwechsel spielt, wirkt ähnlich wie Acetylcholin, nur viel schwächer. Auf den isolierten Darm ist seine Wirkung beispielsweise 1000mal, auf den Blutdruck 10000mal und auf das isolierte Herz 100000mal geringer als die des Esters.

Die *Acetylcholinesterase*, um deren Erforschung sich vor allem NACHMANSOHN sowie DALE und FELDBERG sehr verdient gemacht haben, konnte aus den elektrischen Organen von *Electrophorus electricus* isoliert und weitgehend gereinigt werden. Die Aktivität des Fermentes ist enorm, vermag doch 1 mg desselben innerhalb einer Stunde 20 g Acetylcholin zu hydrolysieren (ROTHENBERG und NACHMANSOHN), d. h. ein Molekül Ferment spaltet ein Molekül Substrat in ungefähr ein dreimillionstel Sekunde! Die Esterase, die nicht mit der „gewöhnlichen", wenig spezifischen Cholinesterase verwechselt werden darf, findet sich im gesamten zentralen und peripheren Nervensystem. In den Synapsen und Ganglien ist es in größerer Menge vorhanden als in den Nervenfasern, wo es an der Oberfläche des Axons lokalisiert ist. Besonders hoch ist der Gehalt in den motorischen Endplatten. Der Acetylcholinesterasegehalt bestimmter Gehirnzentren zeigt nur geringe individuelle Unterschiede, schwankt aber sehr stark von Tierart zu Tierart. Die höchste Fermentkonzentration wird dann erreicht, wenn ein Organ seine Funktion aufnimmt. Zwischen dem Fermentgehalt und dem Aktionspotential bestehen Beziehungen.

Eserin (= Physostigmin) und *Prostigmin* rufen eine reversible, *Diisopropylfluorphosphat* und *Tetraäthylpyrophosphat* eine irreversible Inaktivierung der Acetylcholinesterase hervor. Beim Diisopropyl-fluorphosphat ist die starke Wirksamkeit sowie die hohe Spezifität des Hemmungseffektes bemerkenswert. Von 20 untersuchten verschiedenen Fermenten wurde nur die Acetylcholinesterase zerstört, und zwar bereits durch wenige γ. Die reversible Ausschaltung der Acetylcholinesterase sowie auch anderer Cholinesterasen durch Eserin ist praktisch wichtig. Führt man dieses Alkaloid gleichzeitig mit Acetylcholin zu, so gelingt es, die Wirkungsdauer des Amins bedeutend zu verlängern. Unentbehrlich ist sein Zusatz ferner bei allen quantitativen Bestimmungen des Acetylcholins in biologischen Materialien, da der Ester ohne diese Maßnahme innerhalb kürzester Frist gespalten wird.

Die Biosynthese des Acetylcholins aus Essigsäure und Cholin, die erstmals 1926 von E. ABDERHALDEN und PAFFRATH nachgewiesen wurde, wird durch ein Ferment vollzogen, das später den Namen *Cholinacetylase* erhalten hat. Es bedarf, um voll wirksam zu sein, der Anwesenheit von Adenosintriphosphorsäure und Kalium. Die Cholinacetylase enthält Sulfhydrylgruppen, deren Oxydation Inaktivierung bewirkt. Cystein stabilisiert und aktiviert, Jod, Kupfer, 2-Methyl-1,4-naphthochinon-8-sulfosäure und α-Ketosäuren, z. B. die α-Ketoglutarsäure, inaktivieren das Ferment. Durch Dialyse läßt es sich in das Apo- und Coferment trennen. Am Aufbau des letzteren ist das Vitamin Pantothensäure beteiligt.

Das *System Cholinesterase-Acetylcholin-Cholinacetylase* ist lebenswichtig. Dies dürfte der Grund dafür sein, daß das hydrolysierende Ferment in einem so gewaltigen Überschuß im Nervensystem vorhanden ist. Der N. ischiadicus des Frosches enthält z. B. 10mal mehr Acetylcholinesterase als zu seiner normalen Funktion notwendig ist. Selbst wenn 90% des Fermentes ausgeschaltet sind, „arbeitet" der Nerv daher noch normal. Völlige Ausschaltung der Acetylcholinesterase, wie man sie durch Zufuhr von Diisopropyl-fluorphosphat hervorrufen kann, führt sofort zum Tode.

Soviel Einzelheiten auch über das Acetylcholin, die Cholinesterase und die Cholinacetylase bekannt sind, so wenig weiß man bisher über den eigentlichen Wirkungsmechanismus des Acetylcholins. Am wahrscheinlichsten ist die Annahme, daß durch diese Verbindung bzw. ihre Hydrolyse die Durchlässigkeit von Zellgrenzschichten verändert und deren Depolarisation bewirkt wird, wodurch vielleicht einem „Impuls" die Passage ermöglicht wird. Hierfür spricht das Verhalten der Kaliumionen; die Undurchlässigkeit der Grenzmembran für diese wird aufgehoben, so daß sie aus dem Zellinnern nach außen wandern. Man hat von einer „Kaliumwolke" gesprochen, die den im Nerv fortgeleiteten Reiz begleitet. Der Wechsel der Membrandurchlässigkeit vollzieht sich dank der hohen Aktivität der Acetylcholinesterase in Bruchteilen von tausendstel Sekunden.

Außer im gesamten zentralen und peripheren Nervensystem ist Acetylcholin in fast allen Organen nachgewiesen worden. Besonders reichlich ist es außer in der Milz in der Placenta vorhanden. In der ersten Hälfte der Schwangerschaft enthält sie nach HAUPTSTEIN im Durchschnitt 341 γ, in der zweiten Hälfte 106 γ Acetylcholin pro Gramm Gewebe. Das Vorhandensein von Acetylcholin im Blut ist umstritten. Auch im Pflanzenreich findet sich das Amin, so im Sauerkrautpreßsaft und im Saft saurer Gurken. Es wird durch eine Mikrobe, den Bacillus acetylcholini, gebildet. Der Bacillus vermag die Synthese auch auf künstlichen Nährböden zu vollziehen. Ferner ist Acetylcholin in relativ hoher Konzentration neben Histamin in den Blättern der Brennessel vorhanden (EMMENS und FELDBERG).

Die durch die Brennessel verursachten Hauterscheinungen (LEWISsche *Trias*) beruhen auf der Wirkung des Histamins, während die Schmerzen eine Folge der gleichzeitigen Einwirkung von Histamin und Acetylcholin sind.

Zur *Bestimmung des Acetylcholins* bedient man sich hauptsächlich der Blutdruckmethode an der mit Eserin vorbehandelten Katze oder der Blutegelmethode von MINZ und FELDBERG, der das Verhalten des Rückenmuskels des Blutegels gegenüber Acetylcholin in Gegenwart von Eserin zugrunde liegt. Mit beiden Verfahren können noch Bruchteile von γ Acetylcholin erfaßt werden. Stoffe mit ähnlicher Wirkung stören meist nicht, da sie im Vergleich zum Acetylcholin nur in größeren Mengen wirksam sind. Auch mit Hilfe des Froschherzens, der Froschlunge, des Froschrectums und überlebender Darmpräparate sind Acetylcholinbestimmungen möglich.

Schließlich sei noch eine chemische Methode, und zwar eine kolorimetrische erwähnt, die auf der Reaktion der O-Acylgruppen mit Hydroxylamin in alkalischer Lösung beruht (HESTRIN).

Histamin. Das 1907 von WINDAUS und VOGT zum erstenmal synthetisierte Histamin ist chemisch ein β-Imidazolyl-äthylamin. Es steht in enger Beziehung zu der Aminosäure Histidin, aus der es durch Abspaltung der Carboxylgruppe entsteht. Diese Decarboxylierung vermögen zahlreiche Bakterien zu vollziehen. So hat ACKERMANN schon 1910 nachgewiesen, daß Fäulnisbakterien Histamin aus Histidin bilden können. Von besonderem Interesse ist, daß man die Angehörigen der Coli-Typhoid-Gruppe, die teilweise einen Bestandteil der normalen Dickdarmflora bildet, an die Histidindecarboxylierung „gewöhnen" kann, d. h. es ist möglich, Stämme zu züchten, die

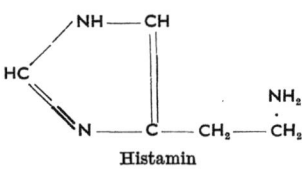
Histamin

in erhöhtem Umfang die Aminosäure in das Amin überführen. Auch der menschliche Organismus ist zur Histaminbildung fähig. ANREP und Mitarbeiter haben gezeigt, daß Personen, die eine histidinreiche Nahrung zu sich nehmen, vermehrt Histamin mit dem Harn ausscheiden. Das den Decarboxylierungsprozeß vollziehende Ferment, die Histidindecarboxylase, konnte gereinigt dargestellt werden (WERLE und Mitarbeiter; HOLTZ und Mitarbeiter).

Über die *physiologischen Aufgaben des Histamins* im Organismus läßt sich nichts Sicheres sagen. Die Ergebnisse neuerer, hauptsächlich von KWIATOWSKI sowie von EULER durchgeführter Untersuchungen machen es wahrscheinlich, daß Histamin in ähnlicher Weise wie Acetylcholin, Noradrenalin und Aneurin bei der *Übertragung bzw. Weiterleitung von Nervenreizen* eine Rolle spielt; es würde damit zu den Neurohormonen gehören. Man hat festgestellt, daß bestimmte Nerven, nämlich die der Milz, des Splanchnicus und des Grenzstranges des Sympathicus 80 bis 100 γ Histamin pro Gramm Nervengewebe enthalten, andere Nerven dagegen nur 5 bis höchstens 20 γ. Reizung der erstgenannten Nerven bewirkt ein Freiwerden von Histamin. Man kann daher im Bereich des vegetativen Nervensystems neben den cholinergischen und noradrenergischen Nervenfasern auch noch *histaminergische Nerven* unterscheiden. Zu diesen scheinen vor allem die postganglionären Fasern zu gehören. In degenerierenden Nerven nimmt der Histamingehalt ab (EULER).

Über die *pharmakologischen Wirkungen des Histamins* sind wir gut unterrichtet. Es erweitert die Arteriolen bei Menschen, Affen und Hunden und bewirkt dadurch ein Absinken des Blutdruckes; bei der Ratte und der Katze ruft es umgekehrt eine Gefäßverengerung hervor. Histamin erhöht die Permeabilität der Gefäße. Es fördert ferner die Magensaftbildung. Bereits 0,5 mg genügen, um bei subcutaner Injektion beim Menschen schon nach wenigen Minuten ein starkes Ansteigen der

Magensaftsekretion herbeizuführen; von dieser Reaktion macht man bei der Prüfung der Magenfunktion Gebrauch. Intravenös zugeführt erhöht es für eine kurze Dauer den Grundumsatz (PETERS und Mitarbeiter). Schließlich bewirkt Histamin eine Kontraktion der glatten Muskulatur vor allem im Bereich des Darmes, der Bronchien und des Uterus. Dabei ist zu beachten, daß auch hier die Art der Wirkung von der Tiergattung abhängt. So ruft Histamin bei Meerschweinchen eine Kontraktion des Uterus hervor, während es ihn bei der Ratte zum Erschlaffen bringt. Auch hinsichtlich der Empfindlichkeit bestehen auffallende Unterschiede. Die tödliche Dosis für die Maus ist z. B. rund tausendmal größer als für das Meerschweinchen.

An seiner starken Wirksamkeit gemessen, findet sich Histamin in relativ großen Mengen im Körper. Besonders reich ist die Lunge an diesem Gewebshormon. So haben BEST und Mitarbeiter z. B. aus 1 kg Pferde- und Rinderlunge präparativ 30 mg Histamin gewonnen. Es ist in den Zellen wahrscheinlich an Eiweiß gebunden und dadurch biologisch inaktiv. Trypsin macht Histamin aus den Geweben frei (ROCHA E SILVA).

Der *Gehalt des menschlichen Blutes* an Histamin liegt zwischen 1 und 8 γ% (R. ABDERHALDEN; CODE; RANDOLPH und RACKEMANN). 70 bis 90% des Histamins sind in den weißen Blutkörperchen vorhanden (CODE). Besonders reich an Histamin sind die Eosinophilen. Im Harn sind normalerweise Spuren bis zu 15 γ freies Histamin und über 50 γ gebundenes Histamin pro Liter enthalten (ACKERMANN und FUCHS), in der gesunden Haut 1,6 bis 2,4 mg% (PELLERAT und MURAT).

Nach intravenöser Injektion von Sympathicomimetica, wie z. B. Adrenalin oder Sympatol, steigt der Histaminspiegel des Blutes für kurze Zeit an (STAUB; BAUR).

Parenteral zugeführtes Histamin läßt sich schon nach kurzer Zeit nicht mehr im Organismus nachweisen. Es wird wahrscheinlich durch Fermente vom Typ der Diaminoxydasen abgebaut. Eine solche Diaminoxydase, die Histaminase, ist in größeren Mengen in der Darmschleimhaut, den Lungen, den Nieren und der Placenta vorhanden. Im Blut ist das Ferment normalerweise nur in geringer Konzentration nachweisbar; zur Zeit der Schwangerschaft ist der Histaminasegehalt des Blutes erhöht. Das Ferment führt Histamin unter Aufnahme von Sauerstoff und Abspaltung von Ammoniak in Imidazolyl-acetaldehyd über.

Es sind mehrere Verbindungen bekannt, die imstande sind, die Wirkungen des Histamins aufzuheben. Zu ihnen gehören die Aminosäuren Arginin, Histidin und Cystein (EDLBACHER, JUCKER und BAUR). Etwa 50 000mal wirksamer als diese sind gewisse körperfremde Stoffe, die man unter dem Begriff der *Antihistamine* oder *Antihistaminkörper* zusammenfaßt, und von denen hier als Beispiele nur das Dimethylamino-äthyl-benzylanilin (*Antergan*), das 2-Phenyl-benzyl-aminomethylimidazolin (*Antistin*), das Pyrrolidyl-äthyl-phenyl-benzylamin (*Luvistin*) und das Benzyl-α-pyridyl-dimethyl-äthylendiamin (*Pyribenzamin*) genannt seien. Antistin vermag noch in einer Verdünnung von 1 : 1 000 000 die durch Histamin verursachte Kontraktion des Meerschweinchendarmes vollständig zu verhindern. Mit Eieralbumin sensibilisierte Meerschweinchen können durch prophylaktische Zufuhr eines Antihistamins vor dem Auftreten eines allergischen Schocks nach Reinjektion des Albumins oder der Beimischung desselben zur Einatmungsluft geschützt werden (MEIER und BUCHER). Das Auftreten der *Lewisschen Trias* (Hautrötung, Quaddelbildung, Bildung eines roten Hofes) nach intracutaner oder subcutaner Injektion von Histamin kann durch vorhergehende perorale Verabfolgung von Antihistaminkörpern verhindert werden. Sie vermögen auch die histaminbedingte Erweiterung der Blutgefäße und die Erhöhung der Permeabilität ihrer Wände zu unterdrücken. Nur eine Histaminwirkung wird eigenartigerweise nicht durch die Antihistaminkörper beeinflußt, nämlich die Wirkung auf die Magensaftsekretion. Es ist daher nicht möglich, das Auftreten von Magengeschwüren nach Zufuhr größerer Histamindosen mittels Antihistaminen zu verhindern.

Die Antihistaminkörper haben eine große Bedeutung für die Therapie bestimmter allergischer Krankheiten (Heuschnupfen, Urticaria, Serumkrankheit usw.) erlangt, spielt doch das Histamin bei ihrem Zustandekommen eine wichtige Rolle. Bei der Antigen-Antikörper-Reaktion wird aus den Zellen, an denen sich dieser Vorgang abspielt, neben anderen Substanzen vor allem Histamin frei. Dieses ruft dann an bestimmten prädisponierten Geweben oder Organen jene Erscheinungen hervor, die als Allergosen (= allergische Krankheiten) bezeichnet werden. Mit Hilfe der Antihistamine ist es heute möglich, eine wirklich erfolgversprechende Behandlung dieser Krankheiten durchzuführen.

Der *Wirkungsmechanismus der Antihistaminkörper* bei allergischen Vorgängen ist noch nicht vollständig geklärt. Fest steht, daß sie nicht imstande sind, das Freiwerden von Histamin aus den Zellen bei der Antigen-Antikörper-Reaktion zu verhindern. Sie reagieren auch nicht mit dem Histamin direkt, z. B. durch Eingehen einer Bindung. Am wahrscheinlichsten ist die Annahme, daß sie das Histamin von den Rezeptoren seiner Erfolgsorgane verdrängen.

Zur *quantitativen Bestimmung des Histamins* stehen verschiedene Methoden zur Verfügung. Von diesen sei nur das wohl am häufigsten angewandte Verfahren von BARSOUM und GADDUM erwähnt, das von CODE modifiziert wurde. Eine kolorimetrische Methode ist von BARAUD angegeben worden. In letzter Zeit hat man auch die Filterpapier-Chromatographie zur Identifizierung des Histamins im Blut, Harn und Faeces herangezogen (URBACH).

Kallikrein. ABELOUS und BARDIER, PŘIBRAM und HERRNHEISER sowie FREY haben als erste beobachtet, daß intravenöse Injektion von Harn eine Senkung des Blutdrucks hervorruft. In der Folge ließ sich zeigen, daß diese Wirkung auf der Anwesenheit eines bestimmten Stoffes im Harn beruht. Da er auch im Pancreas vorkommt, erhielt er die Bezeichnung *Kallikrein* ($Καλλικρέας$ = Bauchspeicheldrüse); von manchen Autoren wird der Stoff *Padutin* genannt.

Das Kallikrein, dessen Erforschung vor allem mit den Namen FREY, KRAUT und WERLE verknüpft ist, wird in hochkonzentrierter und weitgehend gereinigter Form am besten aus dem Harn durch kombinierte Anwendung von Dialyse-, Fällungs- und Adsorptionsverfahren gewonnen. Die Hauptschwierigkeit bei der Reindarstellung besteht darin, daß der Wirkstoff mit zunehmender Reinigung immer unstabiler wird. Definiert man eine *Kallikrein-Einheit* als die Menge Kallikrein, die bei intravenöser Injektion den Blutdruck des Hundes in derselben Weise beeinflußt wie die Injektion von 5 ccm Menschenharn, der 24 Stunden lang dialysiert wurde, so enthalten die reinsten bisher dargestellten Kallikreinpräparate aus Harn und aus dem Pancreas in 2γ Substanz eine Einheit.

Chemisch gehört Kallikrein zu den Proteinen. Sein Molekulargewicht wird auf 30000—50000 geschätzt; sein isoelektrischer Punkt liegt bei $p_H = 4{,}2$. Es ist löslich in Wasser, verdünntem Alkohol und verdünntem Aceton, unlöslich in organischen Lösungsmitteln. Durch Oxydationsmittel, Erhitzen und Ultraviolettbestrahlung wird es zerstört. Auch Blockierung der freien Amino- oder Hydroxylgruppen bewirkt eine Inaktivierung. SH- bzw. SS-Gruppen scheinen für die Aktivität keine Bedeutung zu besitzen. Proteinasen und Peptidasen bewirken keine Hydrolyse und damit auch keine Inaktivierung.

Ein natürlicher *Hemmungsfaktor des Kallikreins* findet sich in manchen Organen, wie z. B. in den Lymphdrüsen, der Milz und der Leber, vor allem aber im

Blutplasma. Das im Blut in reichlicher Menge vorhandene Kallikrein ist daher unwirksam. Der Inhibitor ist thermolabil, wirkt optimal bei $p_H = 7{,}5$ und ist chemisch ein Eiweißkörper. Er ruft keine irreversible Inaktivierung hervor. Durch vorsichtige Behandlung mit Säuren oder fermentative Zerstörung des Inaktivators mit Papain ist in vitro eine Reaktivierung möglich.

In vivo wird der inaktive Komplex Kallikrein-Inaktivator des Blutes offenbar in der Niere gesprengt, da das mit dem Harn ausgeschiedene Kallikrein aktiv ist. 100 ccm Harn enthalten im Durchschnitt 22 Einheiten. In höherem Alter fällt die Menge des ausgeschiedenen Kallikreins auf etwa $1/4$ dieses Wertes ab. Stark vermindert ist sie auch bei Fällen von Hypertonie, besonders wenn diese renalen Ursprungs ist. Im Pancreas von Hochdruckkranken findet sich entsprechend ein gegenüber der Norm erniedrigter Kallikreingehalt.

Außer im Harn, im Pancreas und im Blut konnte der Wirkstoff noch in den Speicheldrüsen, im Speichel, im Duodenalsaft und im Kot nachgewiesen werden. Hauptproduktionsstätte ist das Pancreas. Daneben wird es noch in anderen Geweben gebildet, wie der Befund zeigt, daß auch nach Entfernung der Bauchspeicheldrüse noch Kallikrein im Blut und Harn vorhanden ist. Der Gehalt des Pancreas an Kallikrein beträgt beim Menschen 2—9, beim Schwein bis zu 90 Einheiten pro Gramm frisches Gewebe. Im menschlichen Blutplasma sind durchschnittlich 2,6 (1—6) Einheiten Kallikrein vorhanden. Die Blutkörperchen enthalten keine nennenswerten Mengen dieses Stoffes.

Die wichtigste Wirkung des Kallikreins besteht in einer *Beeinflussung des Kreislaufs*. Es senkt, wie bereits erwähnt, durch Erweiterung der Arteriolen und Kapillaren den mittleren Blutdruck. Ferner vermehrt es die Durchblutung von Herz, Muskulatur, Gehirn, Lunge und Haut und vermindert die Durchblutung im Splanchnicusgebiet. Durch Gefäßgifte, wie z. B. Nikotin, verursachte Gefäßverengerungen werden durch Kallikrein aufgehoben. Intravenöse Injektion größerer Mengen des Wirkstoffes ruft beim Menschen eine kurzdauernde Tachykardie sowie eine Vertiefung der Atmung hervor; dies ist nicht der Fall, wenn die Zufuhr intramuskulär oder in Form einer Dauertropfinfusion erfolgt. Die glatte Muskulatur von Darm und Uterus bringt Kallikrein zur Kontraktion; eine Ausnahme macht der Dünndarm von Ratte, Schwein und Meerschweinchen, der gegenüber Kallikrein unempfindlich ist.

Die *physiologische Aufgabe des Kallikreins* dürfte in einer Mitbeteiligung an der Regulation der Blutverteilung im Körper bestehen. Es erweitert die Gefäße in jenen Gebieten, in denen eine erhöhte Tätigkeit und damit auch ein erhöhter Blutbedarf vorhanden ist. Das Gleichgewicht Kallikrein + Inaktivator = inaktiver Kallikrein-Inaktivator-Komplex hängt dabei vom jeweiligen p_H ab. Jede p_H-Verschiebung nach der sauren Seite vermehrt die Menge des freien, d. h. aktiven Kallikreins. Die Milchsäuremenge, die beispielsweise im arbeitenden Muskel entsteht, dürfte bereits genügen, um so viel Kallikrein frei zu machen, daß eine Gefäßerweiterung resultiert.

Manche Beobachtungen sprechen dafür, daß Kallikrein seine Gefäßwirkungen durch Vermittlung eines anderen Stoffes ausübt. Dieser *Kallidin* genannte Stoff, der früher als DK-Substanz (*d*arm*k*ontrahierende Substanz) bezeichnet wurde, ist ein Polypeptid. Es soll unter der Einwirkung von Kallikrein aus einem im Blut enthaltenen Eiweißkörper, dem sogenannten *Kallidinogen*, entstehen. Das Kallidin wird sehr schnell durch die im Plasma anwesenden Peptidasen zerstört.

Es ist kaum zweifelhaft, daß die Umwandlung des Kallidinogens in Kallidin, wie z. B. die Überführung des Fibrinogens in Fibrin durch Thrombin, ein fermentativer Prozeß ist. Sollte es sich bestätigen, daß Kallikrein in der oben genannten Weise wirkt, müßte es in die Gruppe der Fermente eingereiht werden. Es würde damit das Schicksal des Renins teilen, das man auch lange Zeit als Hormon angesehen hat, bevor seine Fermentnatur erkannt wurde.

Cholecystokinin. Klinische Beobachtungen haben zuerst gezeigt, daß es beim Übergang von Speisebrei in den Dünndarm zu einer Kontraktion der Gallenblase kommt. Dieselbe Wirkung hat die intravenöse Injektion von Extrakten aus der Dünndarmschleimhaut. Diese Beobachtung sowie die Tatsache, daß Injektion von Salzsäure in eine denervierte Darmschlinge eine Kontraktion der autotransplantierten Gallenblase bewirkt, beweisen das Vorkommen eines hormonartigen Stoffes im Dünndarm, der die Aufgabe hat, die *Gallenblase zur Entleerung zu bringen*. Dieser Cholecystokinin genannte Faktor kommt nur in der Dünndarmschleimhaut vor und fehlt bei Tieren, die keine Gallenblase haben, wie z. B. das Pferd (DOUBILET und IVY).

Das Cholecystokinin konnte bisher noch nicht rein dargestellt werden. Für die Gewinnung angereicherter Präparate sind mehrere Verfahren angegeben worden (GREENGARD und IVY; DOUBILET; LUETH, IVY und KLOSTER). Der Faktor ist thermolabil und wird von einem enzymartigen Stoff des Blutes inaktiviert.

Zur *Bestimmung des Cholecystokinins* wird nach IVY und OLDBERG der Gallengang abgebunden und der in der Gallenblase herrschende Druck mittels einer Registriervorrichtung aufgezeichnet. Die Menge eines Präparates, die einem Druckanstieg entsprechend einem cm^3 Galle verursacht, wird als eine Einheit bezeichnet. AGREN hat eine in-vitro-Methode angegeben, bei der eine isolierte Gallenblase zum Nachweis des Cholecystokinins benutzt wird. 0,4 mg seines reinsten Präparates bewirkten noch eine Kontraktion der Gallenblase.

Pankreocymin. 1943 gelang HARPER und RAPER aus einem sekretinhaltigen Konzentrat aus Dünndarmschleimhaut neben Sekretin noch einen zweiten Faktor von Wirkstoffcharakter zu isolieren, der den Namen Pankreocymin erhielt. Während das Sekretin in erster Linie die Menge des Pancreassaftes vermehrt, ohne seinen Fermentgehalt zu beeinflussen, *steigert das Pankreocymin den Fermentgehalt des Pancreassekretes*, ohne seine Menge zu erhöhen. Diese Wirkung ist auch bei vagotomierten und mit Atropin behandelten Tieren vorhanden und erstreckt sich auch auf das autotransplantierte, von allen Nervenverbindungen befreite Pancreas (FARRELL und IVY).

Zur Gewinnung des Pankreocymins extrahieren HARPER und RAPER die Dünndarmschleimhaut mit absolutem Alkohol, entfernen dann den Alkohol durch Destillation, schlagen das Sekretin durch Zugabe von Gallensalzen und Essigsäure nieder und sättigen dann das Filtrat mit Kochsalz. Der entstehende Niederschlag wird mit Alkohol extrahiert. Dieser Extrakt enthält das Pankreocymin in stark angereicherter Form. Eine andere Methode wurde von GREENGARD und IVY beschrieben.

Pankreocymin ist löslich in Wasser und unlöslich in organischen Lösungsmitteln. 15 Minuten langes Kochen einer wäßrigen Lösung hat keinen Einfluß auf die Aktivität. Der Faktor wird durch Pepsin nicht zerstört, wohl aber durch Trypsin. Er dialysiert langsam durch Cellophanmembranen.

Die Bestimmung des Pankreocymin geschieht an Tieren mit Pancreasgangfistel. Dem Tier wird zunächst Sekretin zum Ingangbringen der Pancreassekretion injiziert. Sobald der Amylasegehalt einen konstanten Wert erreicht hat, wird das Pankreocymin zugeführt und der Anstieg der Amylasemenge gemessen (GREENGARD und IVY; HARPER und RAPER).

Das Pankreocymin kommt wie das Sekretin nur in der Schleimhaut des oberen Dünndarms vor. Durch Blut wird es inaktiviert. Am Hund konnte gezeigt werden, daß Pankreocymin auch den Gehalt des Serums an Fermenten erhöht (GREENGARD und LINDBERG).

Enterogastron. Schon 1886 haben EWALD und BOAS beim Menschen festgestellt, daß Verabfolgung von Fett eine Hemmung der Magensaftsekretion und eine Verzögerung der Magenentleerung zur Folge hat. Später konnte gezeigt werden, daß es sich hierbei nicht um eine lokale Wirkung des Fettes auf die Magenschleimhaut handelt, sondern daß die Einführung von Fett in das Duodenum dieselbe Wirkung hat (LINTVAREV). Diese Erscheinung, die von zahlreichen Forschern immer wieder bestätigt wurde, wurde lange Zeit hindurch als ein vom Duodenum ausgehender Reflexvorgang aufgefaßt. Nachdem schon 1925/26 IVY, LIM und MCCARTHY sowie FARRELL und IVY durch Versuche an Tieren mit Vagotomie und denervierten Magenabschnitten gezeigt hatten, daß das Nervensystem hierbei offenbar keine Rolle spielt, erbrachten 1934 QUIGLEY, ZETTLEMAN und IVY an bilateral vagotomierten und sympathektomierten Tieren, denen außerdem das Ganglion coeliacum exstirpiert war, den eindeutigen Nachweis, daß Einbringen von Fett in das Duodenum auf humoralem Wege eine Hemmung der Magensaftsekretion und der Magenbewegungen bewirkt. Damit war die *Existenz eines hormonartigen Faktors im Dünndarm wahrscheinlich gemacht worden, der Einfluß auf die Motorik und Sekretion des Magens hat.* Ausgedehnte Untersuchungen ergaben, daß dieser Enterogastron genannte Faktor mit keinem der bisher bekannten Gewebshormone identisch war. Schließlich zeigten KOSAKA und LIM, daß Extrakte aus der Dünndarmschleimhaut, die zuvor mit Olivenöl in Berührung gekommen war, bei intravenöser Injektion die Magensaftsekretion hemmen. Extrakte aus der Dünndarmschleimhaut, die nicht mit Olivenöl vorbehandelt waren, erwiesen sich als inaktiv.

Bei der Darstellung von Enterogastron, das nur in der Dünndarmschleimhaut, vor allem der des Duodenums, vorkommt, hat sich besonders die Fällung mit Pikrinsäure bewährt. Die Pikrate werden mit saurem Alkohol oder Aceton zersetzt und das Enterogastron dann mit Aceton ausgefällt (GRAY, BRADLEY und IVY; GREENGARD und Mitarbeiter; LIM, LING und LIU). Die reinsten der bisher gewonnenen Präparate sind frei von Sekretin, Cholecystokinin und Vasodilatin. Enterogastron ist löslich in Wasser, unlöslich in organischen Lösungsmitteln, dialysierbar und im Vergleich zum Sekretin und Cholecystokinin relativ stabil in wäßriger Lösung. In alkalischer Lösung wird es schnell zerstört, während man es in leicht saurer Lösung 30 Minuten lang ohne Aktivitätsverlust kochen kann. Durch Pepsin wird Enterogastron inaktiviert.

Enterogastron besitzt zwei physiologische Wirkungen. Einmal hemmt es die Motilität des Magens, und zwar sowohl die Hunger- wie auch die Verdauungsbewegungen, und zweitens hemmt es die Magensaftbildung. Die Dauer der Hemmung ist abhängig von der Höhe der Dosierung (GRAY, BRADLEY und IVY). Eigenartig ist die Beobachtung, daß die parenterale Verabfolgung von Enterogastron beim denervierten Magen auf die Motilität wirkungslos bleibt, während das Einbringen von Fett in den Dünndarm unter diesen Umständen noch eine hemmende Wirkung ausübt (HARRIS und GRAY). Dagegen ist die Hemmung der Magensaftsekretion durch Enterogastron am intakten und denervierten Magen nachweisbar.

Die Hemmung erstreckt sich vor allem auf die Salzsäureproduktion. Diese Beobachtung gab Veranlassung, die Wirkung des Enterogastrons auf das peptische Ulcus zu prüfen. Zu diesen Versuchen wurden Hunde benutzt, bei denen sich bekanntlich im Anschluß an die MANN-WILLIAMSONsche Operation regelmäßig innerhalb von vier Monaten Magen-Darmgeschwüre entwickeln. Wurde so operierten Tieren 2mal täglich Enterogastron verabfolgt, so kam es nur bei 20% derselben zur Geschwürbildung (HANDS und Mitarbeiter). In weiteren Versuchen mit einem gereinigten Enterogastron-Präparat ließ sich zeigen, daß bereits eine intramuskuläre Injektion pro Tag genügt, um jede Ulcusbildung zu verhindern (IVY). Die Schutzwirkung hält auch noch nach Absetzen der Behandlung an. Nach MANN-WILLIAMSON operierte Hunde, bei denen die Enterogastron-Behandlung nach einem Jahr gestoppt wurde, blieben länger als ein Jahr frei von Geschwüren. Die Verhinderung der Bildung von Geschwüren bzw. deren Heilung durch Enterogastron konnte auch bei der Ratte nachgewiesen werden. Bei diesen wurden die Magengeschwüre durch Unterbindung des Pylorus (SHAY und Mitarbeiter) oder durch Injektion von verdünntem Phenol in die Magenwand (FREDERICK und GREENGARD) erzeugt.

Es ist nicht unwahrscheinlich, daß die „Antiulcuswirkung" des Enterogastrons einem besonderen, in den Enterogastron-Präparaten enthaltenen Faktor zugesprochen werden muß. Hierfür spricht einmal die Beobachtung, daß die Wirkung der Präparate auf die Magensekretion und Motilität nur einige Stunden andauert, während sich die Schutzwirkung ja über längere Zeit erstreckt; zweitens ist bei peroraler Zufuhr nur eine Antiulcuswirkung vorhanden, während die Sekretion und Motilität des Magens unbeeinflußt bleiben (GREENGARD, ATKINSON und IVY).

Urogastron und Anthelon. 1938/39 haben SANDWEISS, SALTZSTEIN und FARBMAN berichtet, daß im Handel befindliche Choriongonadotropin-Präparate aus menschlichem Schwangerenharn einen Faktor enthalten, der imstande ist, die Entwicklung experimenteller Magen-Darmgeschwüre zu verzögern oder sogar vollständig zu verhindern. Dieser als *Urogastron* bezeichnete Stoff wurde später auch im Harn von Männern und Nichtschwangeren (GRAY, WIECZOROWSKI und IVY) und im Harn von Patienten mit Magengeschwüren (FRIEDMAN und Mitarbeiter) und mit perniciöser Anämie (BRUNSCHWIG und Mitarbeiter) aufgefunden. Er ist ferner im Harn von Hunden, denen die Ovarien, die Schilddrüse oder die Hypophyse entfernt wurden, vorhanden (KAULBERSZ und Mitarbeiter). Von pyrogenen und gonadotropen Stoffen freie, sehr wirksame Präparate wurden von GRAY, CULMER, WIECZOROWSKI und ADKISON gewonnen.

Die *Wirkung des Urogastrons beruht wahrscheinlich auf einer Hemmung der Magensaftsekretion* (CULMER, ATKINSON und IVY); es hemmt ferner die Magenmotilität und vermag die sekretionsfördernde Wirkung des Histamins aufzuheben, wie Versuche am Menschen gezeigt haben (GRAY, WIECZOROWSKI und IVY). Angesichts der sehr ähnlichen Wirkungen des Urogastrons und des Enterogastrons lag die Annahme nahe, daß es sich hier um identische Verbindungen handelt. Dies ist jedoch sicher nicht der Fall, da z. B. die Wirkung des Urogastrons auf die Magenbewegungen durch Pepsin nicht zerstört wird, wohl aber die des Enterogastrons. Auch für die Vermutung, daß das Urogastron ein Ausscheidungsprodukt des Enterogastrons darstellt, ließen sich bisher keine sichern Anhaltspunkte gewinnen.

Neben Urogastron enthält der Harn noch einen zweiten, *Anthelon* genannten Stoff, der imstande ist, *die Geschwürsbildung bei Hunden* mit der MANN-WILLIAMSONschen Operation *zu verhindern* (BEAVER und Mitarbeiter; SANDWEISS). Das Anthelon unterscheidet sich vom Urogastron vor allem dadurch, daß es keinen Einfluß auf die Magenbewegungen hat (BOURQUE und Mitarbeiter). Es fördert die Bindegewebsbildung, Vascularisation und Epithelisierung der Magen-Darmschleimhaut. Im Harn von Patienten mit peptischem Ulcus soll kein Anthelon nachweisbar sein (SANDWEISS und Mitarbeiter).

Villikinin. Bei Untersuchungen über die Tätigkeit der Dünndarmzotten stellten KOKAS und LUDÁNY 1933/34 fest, daß transplantierte Darmstückchen nur dann eine deutliche Zottenbewegung zeigen, wenn sich das Versuchstier im Stadium der Verdauung bzw. Resorption befindet. Sie schlossen hieraus auf das Vorhandensein eines besonderen humoralen Faktors, der die *Tätigkeit der Darmzotten ver-*

stärkt und der Villikinin genannt wurde. Das Villikinin, dessen Vorhandensein auch noch mittels anderer Versuchsanordnungen nachgewiesen werden konnte, kommt nur in der Schleimhaut des oberen Dünndarms vor. In den unteren Ileumabschnitten ist nur etwa $1/5$ von der im Duodenum vorhandenen Menge nachweisbar; die Dickdarmschleimhaut enthält nur Spuren. Villikinin ist auch im Darm des Menschen vorhanden (KOKAS und LUDÁNY). Es wird durch Pepsin, Trypsin und Erepsin nicht zerstört, ist gut dialysierbar, schlecht adsorbierbar und wird durch Trichloressigsäure und Kochsalz nicht ausgefällt. Es ist nicht artspezifisch (KOKAS und LUDÁNY). Durch die Vermehrung der Zottentätigkeit wird die Resorptionsgeschwindigkeit gesteigert wie am Beispiel verschiedener Zucker gezeigt wurde (KOKAS und KOKAS). Dieser Befund konnte von LOEW, GRAY und IVY nicht bestätigt werden, wie denn überhaupt eine Bestätigung der Untersuchungsergebnisse der ungarischen Autoren von anderer Seite noch aussteht.

Gastrin. Die Magenschleimhaut soll wie EDKINS 1906 als erster behauptet hat, einen Stoff enthalten, der die *Magensaftsekretion anregt.* Dieses *Gastrin* genannte Gewebshormon findet sich vor allem in der Schleimhaut der Pylorusgegend, während die Fundusschleimhaut fast frei davon ist. Das Gastrin ist der Gegenstand zahlreicher Studien gewesen. Es konnte gezeigt werden, daß nicht nur Extrakte aus der Magenschleimhaut, sondern auch aus allen möglichen anderen Organen die Bildung von Magensaft fördern. Als es 1932 SACKS, IVY, BURGESS und VANDOLAH gelang, eine aktive krystallisierte Verbindung zu isolieren, deren Pikrat sich als identisch mit Histaminpikrat erwies, schien es sicher zu sein, daß Gastrin mit Histamin identisch ist. Später jedoch wurden von KOMAROW sowie BAUER und UVNÄS und anderen histaminfreie Präparate dargestellt, die in den allerdings sehr hohen Dosen von 200 bis 60 mg einen fördernden Einfluß auf die Magensaftsekretion ausüben. Überblickt man die über Gastrin bisher veröffentlichten Arbeiten, so läßt sich sagen, daß die Magensekretion zweifellos nicht nur nervös, sondern auch humoral gesteuert wird. Ob es sich jedoch bei dem hier in Frage stehenden Faktor wirklich um einen solchen von Hormoncharakter handelt, ist noch fraglich.

Enterokrinin. NASSET hat in Extrakten aus Dünndarmschleimhaut einen Faktor nachgewiesen, der bei parenteraler Zufuhr die *Sekretion des Dünndarms,* auch an denervierten und transplantierten Darmabschnitten, *steigert.* Der Faktor wurde von NASSET *Enterokrinin* genannt. Es gelang, von Sekretin und Vasodilatin freie Präparate zu erhalten (FINK; FINK und NASSET), von denen die reinsten schon in Mengen von 36 γ wirksam waren. Dabei ist allerdings zu berücksichtigen, daß eine einwandfreie Testmethode bisher nicht zur Verfügung steht, da jeder mechanische Reiz bereits zu einer Sekretionssteigerung der Dünndarmschleimhaut führt (FINK und NASSET). Auch die gesteigerte Darmmotilität, wie sie häufig nach Injektion von Extrakten verschiedener Herkunft beobachtet wird, ist meist mit einer Zunahme der Sekretbildung verbunden (FLOREY und HARDING).

Literaturverzeichnis.

ABDERHALDEN, E.: Weitere Studien über den Einfluß von Vitamin C = Ascorbinsäure auf die Wirkung der Tyrosinase auf l-Tyrosin, 1-3, 4-Dioxyphenylalanin und l-Adrenalin. Fermentforsch. **15**, 24 (1936).

ABDERHALDEN, E., u. R. ABDERHALDEN: Das Verhalten des Dünndarms von an den Folgen der B_1-Avitaminose leidenden Tauben gegenüber Acetylcholin. Einfluß von Vitamin B_1 (Aneurin, Thiamin) auf die Acetylcholinwirkung. Pflügers Arch. **240**, 388 (1938).

ABDERHALDEN, E., u. E. GELLHORN: Vergleichende Versuche über die Wirkung von l- und d-Adrenalin auf den Gaswechsel von Organen in verschiedenem Zustande. Pflügers Arch. **212**, 523 (1926).

ABDERHALDEN, E., u. F. MÜLLER: Über das Verhalten des Blutdruckes nach intravenöser Einführung von l-, d- und dl-Suprarenin. Z. physiol. Chem. **58**, 185 (1908).

ABDERHALDEN, E., u. H. PAFFRATH: Beitrag zur Frage der Inkret-(Hormon-)Wirkung des Cholins auf die motorischen Funktionen des Verdauungskanals. V. Mitt. Über die Synthese von Cholinestern aus Cholin und Fettsäuren mittels Fermenten des Dünndarms. Fermentforsch. **8**, 299 (1926).

ABDERHALDEN, E., u. E. WERTHEIMER: Über den Einfluß der Ernährung auf die Wirkung des Insulins. Pflügers Arch. **203**, 439 (1924).

ABDERHALDEN, E., u. E. WERTHEIMER: Studien über den Einfluß der Ernährung auf die Wirkung bestimmter Inkretstoffe. II. Mitt. Insulin- und Adrenalinwirkung bei verschiedenartig ernährten Tieren. Pflügers Arch. **205**, 547 (1924).

ABDERHALDEN, E., u. E. WERTHEIMER: Studien über den Einfluß der Ernährung auf die Wirkung bestimmter Inkretstoffe. III. Mitt. Insulin- und Adrenalinwirkung bei Verabreichung „saurer" bzw. „basischer" Nahrung. Pflügers Arch. **205**, 559 (1924).

ABDERHALDEN, E., u. E. WERTHEIMER: Studien über den Einfluß der Ernährung auf die Wirkung bestimmter Inkretstoffe. IV. Mitt. Pflügers Arch. **206**, 451 (1924).

ABDERHALDEN, E., u E. WERTHEIMER: Ernährung und Inkretwirkung. VI. Mitt. Thyroxin-Wirkung bei Verfütterung verschieden zusammengesetzter Nahrung. Pflügers Arch. **213**, 328 (1926).

ABDERHALDEN, E., u E. WERTHEIMER: Beziehungen der Thyroxinwirkung zum sympathischen Nervensystem. Pflügers Arch. **216**, 697 (1927).

ABDERHALDEN, E., u. E. WERTHEIMER: Studien über den Einfluß von Substitutionen im Thyroxinmolekül auf dessen Wirkung. Z. exper. Med. **63**, 557 (1928).

ABDERHALDEN, R.: Beitrag zum Problem der innersekretorischen Störungen. Z. exper. Med. **100**, 360 (1937).

ABDERHALDEN, R.: Über die Beziehungen zwischen Vitaminen und Hormonen. Münch. med. Wschr. **87**, 483 (1940).

ABDERHALDEN, R.: Untersuchungen über den Einfluß der Art der Ernährung auf die Acetylcholinwirkung und den Synergismus zwischen Aneurin (Vitamin B_1) und Acetylcholin. Pflügers Arch. **245**, 155 (1941).

ABDERHALDEN, R.: Untersuchungen über die Ursachen der Hypogalaktie. Zbl. Gynäk. **66**, 1173 (1942).

ABDERHALDEN, R.: Die Abhängigkeit der Reaktionsweise des Organismus von der Art der aufgenommenen Nahrung in ihrer Bedeutung für die Klinik. Dtsch. med. Wschr. **68**, 10 (1942).

ABDERHALDEN, R.: Zur Nomenklatur der Hormone des Hypophysenvorderlappens und der Nebennierenrinde. Dtsch. med. Wschr. **74**, 1429 (1949).

ABDERHALDEN, R., u. G. ABDERHALDEN: Nebenniere und Tuberkulose. Bull. Schweiz. Akad. Med. Wiss. **6**, 48 (1950).

ABDERHALDEN, R., u. A. HILDEBRANDT: Nachweis der perkutanen und rektalen Resorption des Prolaktins beim Menschen. Zbl. Gynäk. **66**, 1474 (1942).

ABDERHALDEN, R.: Untersuchungen über die Rolle des Hypothalamus im endokrinen Geschehen. Unveröffentlicht.

ABDERHALDEN, R.: Vitamine, Hormone, Fermente. 3. Aufl. Benno Schwabe u. Co., Basel (1946).

ABDERHALDEN, R.: Grundriß der Allergie. Theorie und Praxis. Benno Schwabe u. Co., Basel (1950).

ABEL, J. J.: Crystalline insulin. Proc. Nat. Acad. Sci. **12**, 132 (1926).

ABEL, J. J., u. A. C. CRAWFORD: On the blood-pressure-raising constituent of the suprarenal capsule. Bull. Johns Hopkins Hosp. **8**, 151 (1897).

ABELIN, I.: Über Hormonregulation, Antihormone und „Antithyroxin". Schweiz. med. Wschr. **24**, 1365 (1943).

ABELOUS, J. E., u. E. BARDIER: Les substances hypotensives de l'urine humaine normale. C. r. Soc. Biol. **67**, 784 (1909).

ABELOUS, J. E., u. J. P. LANGLOIS: Des rapports de la fatigue avec les fonctions des capsules surrénales. Arch. Physiol. norm. et path. 5e sér. **5**, 720 (1893).

ACKERMANN, D.: Über den bakteriellen Abbau des Histamins. Z. physiol. Chem. **65**, 504 (1910).

ACKERMANN, D., u. H. G. FUCHS: Zur Frage des Vorkommens von Histamin im normalen Harn. Z. physiol. Chem. **259**, 32 (1939).

ADAMS, A. E., u. D. JENSEN: The effect of thyroxin injections on the thyrotrophin content of the anterior pituitary of the male albino mouse. Endocrinology **35**, 296 (1944).

ÅGREN, G.: On preparation of cholecystokinin. Skand. Arch. Physiol. **81**, 234 (1939).

· ALBERT, A., R. W. RAWSON, P. MERRILL, B. LENNON u. C. B. RIDDELL: The effect of goitrogenic and other reducing agents on inactivated thyrotropic hormone extract. Endocrinology **40**, 299 (1947).

ALBERT, S., R. D. H. HEARD, C. P. LEBLOND u. J. SAFFRAN: Distribution and metabolism of iodo-α-estradiol labeled with radioactive iodine. J. biol. Chem. **177**, 247 (1949).

ALBERT, S., u. H. SELYE: The effect of various pharmacological agents on the morphogenetic actions of estradiol. J. Pharmacol. **75**, 308 (1942).

ALBRIGHT, F.: The effect of hormones on osteogenesis in man. Recent progress in hormone research **1**, 293 (1947).

ALBRIGHT, F.: Glandular physiology and therapy. Chap. 26. Amer. med. Assoc. (1942).

ALBRIGHT, F., u. E. C. REIFENSTEIN: Parathyroid glands and metabolic bone disease. Williams & Wilkins, Baltimore (1948).

ALDRICH, T. B.: A preliminary report on the active principle of the suprarenal gland. Amer. J. Physiol. **5**, 457 (1901).

ALLEN, E., u. E. A. DOISY: On ovarian hormone. Preliminary report on its localization, extraction and partial purification, and action in test animals. J. amer. med. Assoc. **81**, 819 (1923).

ALLEN, E., u. E. A. DOISY: Sex and internal secretion. Williams & Wilkins, Baltimore (1939).

ALLEN, W. M., u. S. R. M. REYNOLDS: Physiology of the corpus luteum. The comparative actions of crystalline progestin and crude progestin on uterine motility in unanesthetized rabbits. Amer. J. Obstetr. **30**, 309 (1935).

ALLEN, W. M., u. O. WINTERSTEINER: Crystalline progestin. Science **80**, 190 (1934).

ANDERSEN, D. H.: The effect of food and of exhaustion on the pituitary, thyroid, adrenal and thymus glands of the rat. J. Physiol. **85**, 162 (1935).

ANDERSON, R. K., u. H. L. ALT: The effect of thyrotropic pituitary hormone on the oxygen consumption of thyroid tissue in vitro. Amer. J. Physiol. **119**, 67 (1937).

ANDERSON, E. M., u. J. B. COLLIP: Studies on the physiology of the thyreotropic hormone of the anterior pituitary. J. Physiol. **82**, 11 (1934).

ANDERSON, E., u. W. HAYMAKER: Elaboration of hormones by pituitary cells growing in vitro. Proc. Soc. exper. Biol. a. Med. **33**, 313 (1935).

ANDERSON, E., u. J. A. LONG: Suppression of insulin secretion by the growth hormone of the anterior pituitary as determined with the isolated rat pancreas in a perfusion apparatus. Endocrinology **40**, 98 (1947).

ANNER, G., u. K. MIESCHER: Die Totalsynthese des natürlichen Oestrons. Experientia **4**, 25 (1948).

ANNER, G. u. K. MIESCHER: Eine vereinfachte Synthese der Bisdehydro-doisynolsäure und verwandter Verbindungen. Über oestrogene Carbonsäure VII. Helvet. chim. Acta **29**, 586 (1946).

ANREP, G. V., M. S. AYADI, G. S. BARSOUM, J. R. SMITH u. M. M. TALAAT: The excretion of histamine in urine. J. Physiol. **103**, 155 (1944).

ARON, M.: Sur le titrage biologique de la thyréo-stimuline préhypophysaire: le »seuil des mitoses« dans la thyroïde des cobayes traités. C. r. Soc. Biol. **123**, 250 (1936).

ASCHHEIM, S., u. B. ZONDEK: Hypophysenvorderlappenhormon und Ovarialhormon im Harn von Schwangeren. Klin. Wschr. **6**, 1322 (1927).

ASCHHEIM, S., u. B. ZONDEK: Schwangerschaftsdiagnose aus dem Harn (durch Hormonnachweis). Klin. Wschr. **7**, 8 (1928).

ASCHHEIM, S., u. B. ZONDEK: Die Schwangerschaftsdiagnose aus dem Harn durch Nachweis des Hypophysenvorderlappenhormons. Klin. Wschr. **7**, 1404 u. 1453 (1928).

ASDELL, S. A.: The growth and function of the corpus luteum. Physiol. Rev. **8**, 313 (1928).

ASKONAS, B. A.: Effect of thyroxine on creatinephosphokinase activity. Nature **167**, 933, (1951).

ASTWOOD, E. B.: Six-hour assay for quantitative determination of estrogen. Endocrinology **23**, 25 (1938).

ASTWOOD, E. B.: An assay method for progesterone based upon the decidual reaction in the rat. J. Endocrin. **1**, 49 (1939).

ASTWOOD, E. B.: The regulation of corpus luteum function by hypophysial luteotrophin. Endocrinology **28**, 309 (1941).

Astwood, E. B.: Treatment of hyperthyroidism with thiourea and thiouracil. J. amer. med. Assoc. **122**, 78 (1943).
Astwood, E. B.: The chemical nature of compounds which inhibit the function of the thyroid. J. Pharmacol. **78**, 79 (1943).
Astwood, E. B., M. A. Greer u. M. G. Ettlinger: 1-5-Vinyl-2-thiooxazolidone, an antithyroid compound from yellow turnip and from Brassica seeds. J. biol. Chem. **181**, 121 (1949).
Atkinson, B., B. Shettles u. T. Engle: Histochemical studies on the secretion of mucus by the human endocervix. Anat. Rec. **100**, 637 (1948).
Bachmann, W. E., W. Cole u. A. L. Wilds: The total synthesis of the sex hormone equilenin. J. amer. chem. Soc. **61**, 974 (1939).
Bachmann, W. E., W. Cole u. A. L. Wilds: The total synthesis of the sex hormone equilenin and its stereoisomers. J. amer. chem. Soc. **62**, 824 (1940).
Bachmann, C., u. D. S. Pettit: Photometric determination of estrogens; procedure for estimation of estrogens of pregnancy urine. J. biol. Chem. **138**, 689 (1941).
Bacq, Z. M., u. P. Fischer: Nature de la substance sympathicomimétique extraite des nerfs ou des tissus des mammifères. Arch. int. Physiol. **55**, 73 (1947).
Baker, B. L.: A study of the parathyroid glands of the normal and hypophysectomized monkey (macaca mulatta). Anat. Rec. **83**, 47 (1942).
Baker, B. L., u. J. H. Leek: The relationship of the parathyroid glands to the action of estrogen on bone. Amer. J. Physiol. **147**, 522 (1946).
Banting, F. G., u. C. H. Best: The internal secretion of the pancreas. J. Labor. a. clin. Med. **7**, 251 (1921/22).
Banting, F. G., C. H. Best u. J. J. R. Macleod: The internal secretion of the pancreas. Amer. J. Physiol. **59**, 479 (1922).
Banting, F. G., u. S. Gairns: Factors influencing the production of insulin. Amer. J. Physiol. **68**, 23 (1924).
Banting, F. G., u. S. Gairns: Suprarenal insufficiency. Amer. J. Physiol. **77**, 100 (1926).
Baraud, J., L. Genevois, G. Mandillon u. G. Ringenbach: Dosage de l'histamine dans le sang au cours de diverses intoxications. C. r. Acad. Sci. **222**, 760 (1946).
Barcroft, H., u. H. Konzett: Die Wirkung von Noradrenalin, N-Isopropylnoradrenalin (Aleudrin) und Adrenalin auf Blutdruck, Herzschlag und Muskeldurchblutung am Menschen. Helvet. Physiol. Acta **7**, C 4 (1949).
Barnes, B. O., u. J. G. Bueno: Studies on thyroglobulin. II. Absorption of thyroglobulin and related substances from the alimentary canal. Amer. J. Physiol. **103**, 570 (1933).
Barnett, J., A. A. Henly u. C. J. O. R. Morris: Polarographic estimation of steroid hormones; polarography of neutral 17-ketosteroids in urinary extracts. Biochem. J. **40**, 445 (1946).
Bassil, G. T., u. A. M. Hain: Chemical estimation of urinary cortin. Nature **165**, 525 (1950).
Bates, R. W., u. O. Riddle: Effect of volume for injection in micro-assay of prolactin. Proc. Soc. exper. Biol. a. Med. **44**, 505 (1940).
Bates, R. W., u. O. Riddle: Annual variation in the response of crop-sacs and viscera of pigeons to prolactin. Endocrinology **29**, 702 (1941).
Bates, R. W., O. Riddle u. E. L. Lahr: The racial factor in the pigeon crop-sac method of bioassay of prolactin. Amer. J. Physiol. **125**, 722 (1939).
Bates, R. W., O. Riddle u. E. L. Lahr: A strain difference in responsiveness of chick thyroids to thyrotropin and a step-wise increase during three years in thyroid weights of carneau pigeons. Endocrinology **29**, 492 (1941).
Bauer, A., u. B. Uvnäs: The activity of the gastric secretory excitant of the plyoric mucosa after treatment with histaminase. Acta physiol. scand. **8**, 158 (1944).
Baumann, E., u. E. Roos: Über das normale Vorkommen von Jod im Tierkörper. Z. physiol. Chem. **21**, 319 u. 481 (1895/96).
Baur, H., u. H. Staub: Histaminämie nach Sympatol. Weitere Untersuchungen zur Adrenalin-Histamin-Gegenregulation. Helvet. Physiol. Acta **6**, 462 (1948).
Baur, H., u. H. Staub: Vergleichende Untersuchungen über die Histaminämie nach Sympathomimetica. Helvet. Physiol. Acta **7**, C 39 (1949).
Bayliss, W. M., u. E. H. Starling: The mechanism of pancreatic secretion. J. Physiol. **28**, 325 (1902).
Bayliss, W. M., u. E. H. Starling: The chemical regulation of the secretory process. Proc. roy. Soc., Lond. **73**, 310 (1904).
Beaver, D. C., D. J. Sandweiss, H. C. Saltzstein, A. A. Farbman u. A. W. Sanders: Effect of urine extracts on prevention and healing of experimental ulcers in dogs. Amer. J. clin. Path. **12**, 617 (1942).
Begg, R. W., u. E. F. Reynolds: Effect of adrenalectomy on liver catalase activity in the rat. Science **111**, 721 (1950).
Beilly, J. S., u. S. Solomon: The inhibition of lactation post-partum with testosterone propionate. Endocrinology **26**, 236 (1940).

Bell, G. H.: The behaviour of the pregnant unterus of the guinea-pig. J. Physiol. **100**, 263 (1941).

Bennett, L. L., A. P. Applegarth u. C. H. Li: Effect of anterior pituitary growth hormone on urinary nitrogen loss following fracture. Proc. Soc. exper. Biol. a. Med. **62**, 42 (1946).

Benoit, J.: Etude du méchanisme de la stimulation par la lumière de l'activité testiculaire chez le canard domestique. Rôle de l'hypophyse. Bull. biol. de la France et de la Belgique **71**, 393 (1937).

Benoit, J., u. L. Ott: External and internal factors in sexual activity. Effect of irradiation with different wave-lengths on the mechanisms of photostimulation of the hypophysis and on testicular growth in the immature duck. Yale J. Biol. a. Med. **17**, 27 (1944).

Berde, B.: Die Thermothyrine. Z. Vi/Ho/Fe **1**, 541 (1947/48).

Bergman, A. J., u. C. W. Turner: A comparison of the guinea pig and chick thyroid in the assay of the thyrotropic hormone. Endocrinology **24**, 656 (1939).

Best, C. H., H. H. Dale, H. W. Dudley u. W. V. Thorpe: The nature of the vasodilator constituents of certain tissue extracts. J. Physiol. **62**, 397 (1947).

Best, C. H., R. E. Haist u. J. H. Ridout: Diet and the insulin content of pancreas. J. Physiol. **97**, 107 (1939).

Beyer, K. H.: Sympathomimetic amines: the relation of structure to their action and inactivation. Physiol. Rev. **26**, 169 (1946).

Beyer, K. H., H. Blaschko, J. H. Burn u. H. Langemann: Enzymic formation of noradrenaline in mammalian tissue extracts. Nature **165**, 926 (1950).

Biskind, M. S., u. G. R. Biskind: Effect of vitamin B complex deficiency on inactivation of estrone in the liver. Endocrinology **31**, 109 (1942).

Blaschko, H., P. Holton u. G. H. S. Stanley: The decarboxylation of β-3:4-dihydroxyphenylserine (noradrenaline carboxylic acid). Brit. J. Pharmacol. **3**, 315 (1948).

Blivaiss, B. B.: Interrelations of thyroid and gonad in the development of plumage and other sex characters in brown leghorn roosters. Physiol. Zool. **20**, 67 (1947).

Bloch, K.: The biological conversion of cholesterol to pregnandiol. J. biol. Chem. **157**, 661 (1945).

Bloch, K., u. D. Rittenberg: An estimation of acetic acid formation in the rat. J. biol. Chem. **159**, 45 (1945).

van Bokkum, C.: Neue Versuche über die Empfindlichkeit des Uterus für Pituitrin unter Einfluß von Hormonen. Acta neerld. Physiol. etc. **6**, 100 (1936).

Bolton, W.: Free and combined riboflavin in the blood serum of oestrogenized fowls. Nature **166**, 912 (1950).

Bourne, A.: Endocrines in gynaecology. Brit. med. J. 1941/I, 4489.

Bourne, G., u. S. Zuckerman: Changes in the adrenals in relation to the normal and artificial threshold estrus cycle in the rat. J. Endocrin. **2**, 283 (1940).

Bourque, J. E., M. H. F. Friedman, T. L. Patterson u. D. J. Sandweiss: Effect of intravenous injections of urine extracts on gastric motility. Gastroenterology **1**, 1049 (1943).

Brecht, K., u. M. Corsten: Acetylcholin in sensiblen Nerven. Pflügers Arch. **245**, 160 (1942).

Brentnall, C. P.: A case of arrhenoblastoma complicating pregnancy. J. Obstetr. Gynaecol. Brit. Empire **52**, 235 (1945).

Bridge, E. M.: The action of insulin on glycogen reserves. Bull. Johns Hopkins Hosp. **62**, 408 (1938).

Browne, J. S. L., u. E. H. Venning: The effect of intramuscular injection of gonadotropic substances on the corpus luteum phase of the human menstrual cycle. Amer. J. Physiol. **123**, 26 (1938).

Brunschwig, A., T. H. Clarke, J. van Prohaska u. R. L. Schmitz: A secretory depressant in the achlorhydric gastric juice of patients with carcinoma of the stomach. Surgery, Gynecol. a. Obstetr. **70**, 25 (1940).

Burn, J. H.: Estimation of the antidiuretic potency of pituitary (posterior lobe) extract. Quart. J. Pharmacy a. Pharmacol. **4**, 517 (1931).

Burrill, M. W., u. R. R. Greene: Further studies on the andromimetic function of the immature male rat adrenal. Endocrinology **26**, 645 (1940).

Butenandt, A.: Über „Progynon", ein kristallisiertes weibliches Sexualhormon. Naturwiss. **17**, 879 (1929).

Butenandt, A.: Über das Pregnandiol, einen neuen Sterin-Abkömmling aus Schwangeren-Harn. Ber. dtsch. chem. Ges. **63**, 659 (1930).

Butenandt, A.: Über die chemische Untersuchung der Sexualhormone. Z. angew. Chem. **44**, 905 (1931).

Butenandt, A.: Über die Chemie der Sexualhormone. Z. angew. Chem. **45**, 655 (1932).

Butenandt, A. F. J.: Chemical constitution of the follicular and testicular hormones. Nature **130**, 238 (1932).

Butenandt, A. F. J.: Neuere Ergebnisse auf dem Gebiet der Sexualhormone. Wien. klin. Wschr. 47, 897 u. 934 (1934).

Butenandt, A., u. H. Dannenbaum: Über Androsteron III. Isolierung eines neuen, physiologisch unwirksamen Sterinderivates aus Männerharn, seine Verknüpfung mit Dehydro-androsteron und Androsteron: Ein Beitrag zur Konstitution des Androsterons. Z. physiol. Chem. 229, 192 (1934).

Butenandt, A., H. Dannenbaum, G. Hanisch u. H. Kudszus: Über Dehydro-androsteron, Z. physiol. Chem. 237, 57 (1935).

Butenandt, A., u. G. Hanisch: Über Testosteron. Umwandlung des Dehydro-androsterons in Androstendiol und Testosteron; ein Weg zur Darstellung des Testosterons aus Cholesterin. Z. physiol. Chem. 237, 89 (1935).

Butenandt, A., u. L. Mamoli: Über allo-Pregnanol-(3)-on-(20), einen Begleitstoff des Corpus-luteum-Hormons. Ber. dtsch. chem. Ges. 67, 1897 (1934).

Butenandt, A., u. E. L. Schäffler: Überführung von Oestron in Oestriol. Z. Naturforsch. 1, 82 (1946).

Butenandt, A., u. J. Schmidt-Thomé: Überführung von Dehydro-androsteron in 3-Oxy-Δ^5-aetiocholensäure: ein Beitrag zur Verknüpfung der Androsteron- mit der Corticosteron-Gruppe. Ber. dtsch. chem. Ges. 71, 1487 (1938).

Butenandt, A., u. J. Schmidt-Thomé: Überführung von Dehydro-androsteron in Progesteron: ein einfacher Weg zur künstlichen Darstellung des Schwangerschaftshormons aus Cholesterin. Ber. dtsch. chem. Ges. 72, 182 (1939).

Butenandt, A. F. J., u. U. Westphal: Über die Darstellung des Corpus-luteum-Hormons aus Stigmasterin; die Konstitution des Corpus-luteum-Hormons. Ber. dtsch. chem. Ges. 67, 2085 (1934).

Butt, W. R., und Crooke, A. C.: The disappearance rate of intravenously injected testosterone and progesterone from the human circulation. J. Endocrin. 7, XXVIII (1951).

Cagan, R. N., J. L. Gray u. H. Jensen: The influence of certain endocrine secretions on amino acid oxidase. J. biol. Chem. 183, 11 (1950).

Callow, N. H., R. K. Callow u. C. W. Emmens: Colorimetric determination of substances containing grouping — CH_2CO — in urine extracts as indication of androgen content. Biochem. J. 32, 1312 (1938).

Callow, R. K., u. R. Deanesly: Effect of androsterone and of male hormone concentrates on the accessory reproductive organs of castrated rats, mice and guinea-pigs. Biochem. J. 29, 1424 (1935).

Campbell, I. L., u. C. W. Turner: Agr. Expt. Sta. Missouri Res. Bull. 352, 134 (1942).

Cannon, W. B.: Studies on the conditions of activity in endocrine organs. XXVII. Evidence that medull adrenal secretion is not continuous. Amer. J. Physiol. 98, 447 (1931).

Cantarow, A., A. E. Rakoff, K. E. Paschkis, L. P. Hansen u. A. A. Walking: Excretion of estrogen in bile. Endocrinology 31, 515 (1942).

Cantarow, A., A. E. Rakoff, K. E. Paschkis, L. P. Hansen u. A. A. Walking: Excretion of exogenous and endogenous estrogen in bile of dogs and humans. Proc. Soc. exper. Biol. a. Med. 52, 256 (1943).

Canzanelli, A., R. Guild u. D. Rapport: Further observations on the effect of thyroglobulin and thyroxin on the O_2 consumption of tissues in vitro. Endocrinology 25, 707 (1939).

Carnes, W. H., J. Osebold u. H. C. Stoerk: Parathyroid function in the hypophysectomized rat. Amer. J. Physiol. 139, 188 (1943).

Carnes, W. H., A. M. Pappenheimer u. H. C. Stoerk: Volume of parathyroid glands in relation to dietary calcium and phophorus. Proc. Soc. exper. Biol. a. Med. 51, 314 (1942).

Carnes, W. H., C. Ragan, J. W. Ferrebee u. J. O'Neill: Effects of desoxycorticosterone acetate in the albino rat. Endocrinology 29, 144 (1941).

Carter, A. C., E. J. Cohen u. E. Shorr: The use of androgens in women. Vitamins and Hormones 5, 317 (1947).

Cartland, G. F., u. M. H. Kuizenga: The bioassay of adrenal cortical extracts. A direct comparison of rat and dog units. Amer. J. Physiol. 117, 678 (1936).

Catchpole, H. R., u. W. R. Lyons: The gonad-stimulating hormone of pregnant mares. Amer. J. Anat. 55, 167 (1934).

Cavini, A.: Le vie di deflusso degli ormoni ipofisari (Rivista sintetica e contributo sperimentale). Rass. Neur. Veg. 3, 319 (1942).

Champy, C., u. C. Coujard-Champy: L'hypophyse possède-t-elle une fonction d'arrêt autonome sur les gonades ? Ann. d'Endocrin. 6, 156 (1945).

Chen, T. Y., u. R. K. S. Lin: Note on the influence of pituitrin and adrenalin on the retinal pigment cells of toads. Transact. of the 6. congr. of the Far Eastern Assoc. of Trop. Med., Tokyo, 1925, 1, 1047 (1926).

Chesney, A. M., T. A. Clawson u. B. Webster: Endemic goitre in rabbits. I. Incidence and characteristics. Bull. Johns Hopkins Hosp. 43, 261 (1928).

CHEVALLIER, A., L. CORNIL u. J. VERDOLLIN: La détection de l'hormone oestrogène dans l'urine de la femme enceinte par la méthode spectrophotométrique. Bull. Acad. Méd. 114, 3. série, 171 (1935).

CHOW, B. F., H. B. VAN DYKE, R. O. GREEP, A. ROTHEN u. T. SHEDLOVSKY: Gonadotropins of the swine pituitary. II. Preparation, and biological and physico-chemical characterization of a protein apparently identical with metakentrin (ICSH). Endocrinology 30, 650 (1942).

CHOW, B. F., R. O. GREEP u. H. B. VAN DYKE: The effects of digestion by proteolytic enzymes on the gonadotrophic and thyrotrophic potency of anterior pituitary extract. J. Endocrin. 1, 440 (1939).

CHOWN, B., M. LEE u. J. TEAL: Studies in mineral metabolism. III. Calcium and the kidney. Canad. med. Assoc. J. 36, 7 (1937).

CHOWN, B., M. LEE, J. TEAL u. R. CURRIE: On the experimental production of nephritis in rats by means of parathyroid hormone and of vitamin D. J. Path. Bact. 49, 273 (1939).

CIERESZKO, L. S.: Preparation of pituitary thyrotropic hormone. J. biol. Chem. 160, 585 (1945).

CLAUBERG, C.: Zur Physiologie und Pathologie der Sexualhormone, im besonderen des Hormons des Corpus luteum. 1. Mitt.: Der biologische Test für das Luteohormon (das spezifische Hormon des Corpus luteum) am infantilen Kaninchen. Zbl. Gynäk. 54, 2757 (1930).

CLAUSE, H. J.: The atrophy of the adrenal cortex following large amounts of progesterone. Endocrinology 27, 989 (1940).

CLINTON, M., u. G. W. THORN: Effect of desoxycorticosterone acetate administration on plasma volume and electrolyte balance of normal human subjects. Bull. Johns Hopkins Hosp. 72, 255 (1943).

CODE, C. F.: The source in blood of the histamine-like constituent. J. Physiol. 90, 349 (1937).

CODE, C. F.: The quantitative estimation of histamine in the blood. J. Physiol. 89, 257 (1937).

COFFMAN, J. R., u. F. C. KOCH: The effect of testosterone propionate on induced creatinuria in rats. J. biol. Chem. 135, 519 (1940).

COHEN, S. L., MARRIAN, G. F., u. M. WATSON: Excretion of oestrin during pregnancy. Lancet 228, 674 (1935).

COLE, H. H., u. G. H. HART: The potency of blood serum of mares in progressive stages of pregnancy in effecting the sexual maturity of the immature rat. Amer. J. Physiol. 93, 57 (1930).

COLLIP, J. B.: The extraction of a parathyroid hormone which will prevent or control parathyroid tetany and which regulates the level of blood calcium. J. biol. Chem. 63, 395 (1925).

COLLIP, J. B.: The ovary-stimulating hormone of the placenta. Canad. med. Assoc. J. 22, 215 u. 761 (1930).

COLLIP, J. B., u. E. M. ANDERSON: The production of serum inhibitory to the thyrotropic hormone. Lancest 226, 76 (1934).

COLLIP, J. B., u. E. P. CLARK: Further studies on the parathyroid hormone. J. biol. Chem. 66, 133 (1925).

COLLIP, J. B., H. SELYE u. D. L. THOMSON: The antihormones. Biol. Rev. 15, 1 (1940).

COLLIP, J. B., H. SELYE u. J. E. WILLIAMSON: Changes in the hypophysis and the ovaries of rats chronically treated with an anterior pituitary extract. Endocrinology 23, 279 (1938).

COMPÈRE, A.: Transmission par voie sanguine de la polyurie et de l'hypochlorurie hypophysaires. C. r. Soc. Biol. 110, 921 (1932).

COOKE, D. S., E. GRAETZER u. M. REISS: Assay of corticotrophic hormone in body fluids. J. Endocrin. 5, LXXXIX (1948).

COON, M.: A new method for the assay of posterior pituitary extracts. Arch. internat. Pharmacod. 62, 79 (1939).

COPE, C. L.: The excretion of pregnandiol and the corpus luteum. Clin. Sci. 4, 217 (1939/42).

COPPEDGE, R. L., A. SEGALOFF u. H. P. SARETT: Diphosphopyridine nucleotide in the inactivation of α-estradiol by rat liver. J. biol. Chem. 182, 181 (1950).

COREY, E. L., u. S. W. BRITTON: Blood-cellular changes in adrenal insufficiency and the effects of cortico-adrenal extract. Amer. J. Physiol. 102, 699 (1932).

CORNER, G. W.: Physiology of corpus luteum; effect of very early ablation of corpus luteum upon embryos and uterus. Amer. J. Physiol. 86, 74 (1928).

CORNER, G. W., u. W. M. ALLEN: Physiology of the corpus luteum. II. Production of a special uterine reaction (progestational proliferation) by extracts of the corpus luteum. Amer. J. Physiol. 88, 326 (1929).

COTES, P. M., J. A. CRICHTON, S. J. FOLLEY u. F. G. YOUNG: Galactopoetic activity of purified anterior pituitary growth hormone. Nature 164, 992 (1949).

COURRIER, M. R.: Antagonisme et synergie des hormones ovariennes. Bull. Acad. Med. Paris 124, 39 (1941).

Courrier, R., A. Horeau u. J. Jacques: L'acide allenolique et ses dérivés. C. r. Acad. Sci. Paris **224**, 1401 (1947).
Culmer, C. U., A. J. Atkinson u. A. C. Ivy: Depression of gastric secretion by the anterior pituitary-like fraction of pregnancy urine. Endocrinology **24**, 631 (1939).
Curtis, J. M., u. E. A. Doisy: The bioassay of theelol. J. biol. Chem. **91**, 647 (1931).
Cushing, H. W.: The functions of the pituitary body. Amer. J. med. Sci. **139**, 473 (1910).
Cutting, W. C., E. C. Dodds, R. L. Noble u. P. C. Williams: Pituitary control of alimentary blood flow and secretion. The effect of posterior pituitary extract on the alimentary secretions of intact animals. Proc. Roy. Soc. London B **123**, 27 (1937).
Cuyler, W. K., C. Ashley u. E. C. Hamblen: Urinary excretion of pregnandiol complex by males. Endocrinology **27**, 177 (1940).
Dale, H. H.: The action of extracts of the pituitary body. Biochem. J. **4**, 427 (1909).
Dale, H. H.: Wartime arrangements for international biological standards and the new standard for pituitary (posterior lobe) preparations. Brit. med. J. **385** (1942/II).
Dale, H. H.: The action of certain esters and ethers of choline, and their relation to muscarine. J. Pharmacol. **6**, 147 (1914).
Dale, H. H., W. Feldberg u. M. Vogt: Release of acetylcholine at voluntary motor nerve endings. J. Physiol. **86**, 353 (1936).
Dalmer, O., F. von Werder, H. Honigmann u. K. Heyns: Der systematische Abbau der 3-Oxy-allocholansäure zum Androsteron. Ber. dtsch. chem. Ges. **68**, 1814 (1935).
D'Angelo, S. A.: The effect of acute starvation on the thyrotrophic hormone level in the blood of the rat and mouse. Endocrinology **48**, 341, (1951).
Dantchakoff, V.: Effets du testostéron-propionate sur les ébauches sexuelles de l'oiseau. C. r. Soc. Biol. **124**, 235 (1937).
Dantchakoff, V.: Sur la faculté des tissus induits par l'hormone male, d'édifier de nouvelles structures chez l'embryon de cobaye femelle. C. r. Soc. Biol. **124**, 516 (1937).
Daughaday, W. H., H. Jaffe u. R. H. Williams: Chemical assay for "cortin". Determination of formaldehyde liberated on oxidation with periodic acid. J. clin. Endocrin. **8**, 166 (1948).
Day, H. G., u. R. H. Follis: Skeletal changes in rats receiving estradiol benzoate as indicated by histologic studies and determinations of bone ash, serum calcium and phosphatase. Endocrinology **28**, 83 (1941).
Deanesly, R., u. A. S. Parkes: Multiple activities of androgenic compounds. Quart. J. exper. Physiol. **26**, 393 (1937).
Dempsy, E. W., u. M. Singer: Observations on the chemical cytology of the thyroid gland at different functional stages. Endocrinology **38**, 270 (1946).
de Robertis, E.: The cytology of the parathyroid and thyroid glands of rats with experimental rickets. Anat. Rec. **79**, 417 (1941).
de Robertis, E.: The intracellular colloid of the normal and activated thyroid gland of the rat studied by the freezing-drying method. Amer. J. Anat. **68**, 317 (1941).
de Robertis, E.: Intracellular colloid in the initial stages of thyroid activation. Anat. Rec. 84, 125 (1942).
de Robertis, E., u. E. del Conte: Método citólogico para la determinación de la hormona tiretropa de la hipófisis. Rev. Soc. Argent. biol. **20**, 88 (1944).
de Robertis, E., u. R. Grasso: Peroxidase activity of the thyroid gland under normal and experimental conditions. Endocrinology **38**, 137 (1946).
de Robertis, E., u. W. W. Nowinski: The mechanism of the therapeutic effect of iodine and experimental conditions. Endocrinology **38**, 137 (1946).
Dessau, F.: Über die Zufuhr männlicher Hormone beim Kapaun durch Aufbringen auf den Kamm. Acta brev. Neerld. Physiol. etc. **5**, 139 (1935).
Dingemanse, E., S. E. de Jongh, S. Kober u. E. Laqueur: Über kristallinisches Menformon. Dtsch. med. Wschr. **56**, 301 (1930).
Dirscherl, W., u. F. Hanusch: Darstellung von Progesteron (Corpus luteum-Hormon) und Androstendion durch direkte Oxydation von Cholestenon. 10. Mitteilung über Sexualhormone und verwandte Stoffe. Z. physiol. Chem. **252**, 49 (1938).
Dodds, E. C.: Possibilities in the realm of synthetic estrogens. Vitamins and Hormones **3**, 229 (1945).
Doisy, E. A., C. D. Veler u. S. Thayer, Folliculin from urine of pregnant women. Amer. J. Physiol. **90**, 329 (1929).
Doisy, E. A., C. D. Veler u. S. A. Thayer: The preparation of the crystalline ovarian hormone from the urine of pregnant women. J. biol. Chem. **86**, 499 (1930).
Dorfman, R. I.: Comparative activity of naturally occurring estrogens on infantile rat uterus and vagina. Proc. Soc. exper. Biol. a. Med. **45**, 594 (1940).
Dorfman, R. I., J. W. Cook u. J. B. Hamilton: Conversion by the human of testis hormone, testosterone, into urinary androgen, androsterone. J. biol. Chem. **130**, 285 (1939).

Dorfman, R. I., A. M. Potts u. M. L. Feil: Studies on the bioassay of hormones: The use of radiosodium for the detection of small quantities of desoxycorticosterone. Endocrinology **41**, 464 (1947).
Doubilet, H.: Separation and assay of secretin and cholecystokinin. Gastroenterology **7**, 108 (1946).
Doubilet, H., u. A. C. Ivy: The response of the smooth muscle of the gall bladder at various intravesical pressures to cholecystokinin. Amer. J. Physiol. **124**, 379 (1938).
Dougherty, T. F., u. A. White: Pituitary-adrenal cortical control of lymphocyte structure and function as revealed by experimental x-radiation. Endocrinology **39**, 370 (1946).
Dragstedt, L. R., J. G. Allen u. E. M. Smith: Extensive insulin tolerance in diabetic dogs. Proc. Soc. exper. Biol. a. Med. **54**, 292 (1943).
Dressler, E., u. K. Hölling: Über die Auswertung von Schilddrüsenpräparaten. Naunyn-Schmiedebergs Arch. **196**, 266 (1940).
Dreyer, N. B., u. A. J. Clark: The active principles of extracts of the posterior lobe of the pituitary. J. Physiol. **58**, 18 (1924).
Drill, V. A.: Interrelations between thyroid function and vitamin metabolism. Physiol. Revs. **23**, 355 (1943).
Druckrey, H., u. H. Bachmann: Über die wehenauslösende Wirkung des Follikelhormons. Zbl. Gynäk. **61**, 1091 (1937).
du Shane, G. P., W. T. Levine, C. A. Pfeiffer u. E. Witschi: Experimental "constant oestrus" and the notion of anti-gonadotropic hormones. Proc. Soc. exper. Biol. a. Med. **33**, 339 (1935).
Dye, J. A.: The action of thyroxin on tissue respiration. Amer. J. Physiol. **105**, 518 (1933).
Dyer, F. J.: Estimation of parathyroid hormone. J. Physiol. **75**, 13 P (1932).
Edkins, J.: The chemical mechanism of gastric secretion. J. Physiol. **34**, 133 (1906).
Edlbacher, S., P. Jucker u. H. Baur: Die Beeinflussung der Darmreaktion des Histamins durch Aminosäuren. Z. physiol. Chem. **247**, 63 (1937).
Eitel, H., H. A. Krebs u. A. Loeser: Hypophysenvorderlappen und Schilddrüse. Die Wirkung der thyreotropen Substanz des Hypophysenvorderlappens auf die Schilddrüse in vitro. Klin. Wschr. **12**, 615 (1933).
Elert, R.: Über den Mechanismus der thermogenetischen Wirkung des Progesterons. Geburtsh. u. Frauenhk. **11**, 325, (1951).
Elliot, T. R.: Some results of excision of the adrenal glands. J. Physiol. **49**, 38 (1914).
Ellis, M. E., u. A. Grollman: The antidiuretic hormone in the urine in experimental and clinical hypertension. Endocrinology **44**, 415 (1949).
Emmelin, N., u. W. Feldberg: The mechanism of the sting of the common nettle (Urticaria urens). J. Physiol. **106**, 440 (1947).
Emmens, C. W.: Precursors of oestrogens. J. Endocrin. **2**, 444 (1941).
Engel, A., u. U. S. von Euler: Diagnostic value of increased urinary output of noradrenaline and adrenaline in phaeochromocytoma. Lancet **259**, 387 (1950).
Engelhart, E., u. P. Schrank: Experimentelle Untersuchungen über den Einfluß des männlichen Keimdrüsenhormons (Testosteronpropionat) auf den Uterus. Arch. Gynäk. **172**, 129 (1941).
Engle, E. T.: Effect of hypothyroidism on menstruation in adult rhesus monkeys. Yale J. Biol. a. Med. **17**, 59 (1944).
Engstrom, W. W., u. H. L. Mason: The excretion of 17-ketosteroids in patients with hyperthyroidism and myxedema. J. clin. Endocrin. **4**, 517 (1944).
Ercoli, A.: Enzymatische Umwandlung des Δ^4-Testosterons in Ätiocholan-ol-(17)-on-(3) und Epi-ätiocholan-diol-(3,17) durch einen Hengsthodenextrakt. Ber. dtsch. chem. Ges. **71**, 650 (1938).
von Euler, U. S.: Identification of the sympathomimetic ergone in adrenergic nerves of cattle (sympathin N) with laevo-noradrenaline. Acta physiol. scand. **16**, 63 (1948).
von Euler, U. S.: Noradrenalin und Histamin als Wirkstoffe vegetativer Nerven. Z. Vi/Ho/Fe **2**, 569 (1949).
von Euler, U. S., u. U. Hamberg: 1-Nor-adrenaline in the suprarenal medulla. Nature **163**, 642 (1949).
von Euler, U. S., u. U. Hamberg: Colorimetric determination of noradrenaline and adrenaline. Acta physiol. scand. **19**, 74 (1949).
Evans, H. M., u. J. A. Long: The effect of the anterior lobe administered intraperitoneally upon growth maturity, and oestrus cycles of the rat. Anat. Rec. **21**, 62 (1921).
Evans, H. M., K. Meyer, M. E. Simpson u. F. L. Reichert: Disturbance of carbohydrate metabolism in normal dogs injected with the hypophyseal growth hormone. Proc. Soc. exper. Biol. a. Med. **29**, 857 (1932).
Evans, H. M., u. M. E. Simpson: Hormones of the anterior hypophysis. Amer. J. Physiol. **98**, 511 (1931).

Evans, H. M., M. E. Simpson u. W. R. Lyons: Influence of lactogenic preparations on production of traumatic placentoma in the rat. Proc. Soc. exper. Biol. a. Med. **46**, 586 (1941).

Evans, H. M., M. E. Simpson, W. Marx u. E. Kirbick: Bioassay of the pituitary growth hormone. Width of the proximal epiphysial cartilage of the tibia in hypophysectomized rats. Endocrinology **32**, 13 (1943).

Evans, H. M., M. E. Simpson, S. Tolksdorf u. H. Jensen: Biological studies of the gonadotropic principles in sheep pituitary substance. Endocrinology **25**, 529 (1939).

Evans, H. M., N. Uyel, Q. R. Bartz u. M. E. Simpson: The purification of the anterior pituitary growth hormone by fractionation with ammonium sulfate. Endocrinology **22**, 483 (1938).

Everse, J. W. R., u. P. de Fremery: On a method of measuring fatigue in rats and its application for testing the suprarenal cortical hormone (cortin). Acta neerld. Physiol. etc. **2**, 152 (1932).

Eversole, W. J., J. H. Birnie u. R. Gaunt: Inactivation of posterior pituitary antidiuretic hormone by the liver. Endocrinology **45**, 378 (1949).

Eversole, W. J., R. Gaunt u. E. C. Kendall: The effect of adrenal steroids in water intoxication. Amer. J. Physiol. **135**, 378 (1942).

Ewald, C. A., u. J. Boas: Beiträge zur Physiologie und Pathologie der Verdauung. Virchows Arch. **104**, 271 (1886).

Farrell, J. I., u. A. C. Ivy: Contributions to the physiology of the pancreas. II. The proof of a humoral mechanism for external pancreatic secretion. Amer. J. Physiol. **78**, 325 (1926).

Farrell, J. I., u. A. C. Ivy: Studies on the motility of the transplanted gastric pouch. Amer. J. Physiol. **76**, 227 (1926).

Feldberg, W.: The role of acetylcholine in the central nervous system. Brit. med. Bull. **6**, 312 (1950).

Fernholz, E.: Über die Konstitution des Stigmasterins. Annalen **507**, 128 (1933).

Fernholz, E.: Die Konstitution des Oxyketons $C_{21}H_{34}O_2$ aus Corpus luteum. Z. physiol. Chem. **230**, 185 (1934).

Ferstl, A., E. Heppich u. J. Schmid: Beitrag zum Vitamin-C-Verbrauch bei der Nebennierenrindenhormon-Therapie. Wien. klin. Wschr. **63**, 28 (1951).

Fevold, H. L.: Extraction and standardization of pituitary follicle-stimulating and luteinizing hormones. Endocrinology **24**, 435 (1939).

Fevold, H. L.: The luteinizing hormone of the anterior lobe of the pituitary body. Ann. N. Y. Acad. Sci. **43**, 321 (1943).

Fevold, H. L., F. L. Hisaw u. S. L. Leonard: Gonad stimulating and luteinizing hormones of anterior lobe of hypophysis. Amer. J. Physiol. **97**, 291 (1931).

Finerty, J. C., R. K. Meyer u. H. N. Marvin: Effect of antigonadotrophic serum on cell types and gonadotrophic activity of the pituitary gland. Anat. Rec. **90**, 179 (1944).

Fink, K., u. R. M. Fink: The formation of monoiodotyrosine from radioiodine in the thyroid of rat and man. Science **108**, 358 (1948).

Fink, R. M.: The fractionation of enterocrinin preparations. Amer. J. Physiol. **139**, 633 (1943).

Fink, R. M., u. E. S. Nasset: The physiological response to enterocrinin considered quantitatively. Amer. J. Physiol. **139**, 626 (1943).

Fisher, A. M., u. D. A. Scott: The insulin content of the pancreas in cattle of various ages. J. biol. Chem. **106**, 305 (1934).

Fisher, C., H. W. Magoun u. S. W. Ranson: Dystocia in diabetes insipidus. The relation of pituitary oxytocin to parturition. Amer. J. Obstetr. **36**, 1 (1938).

Flächer, F.: Über die Spaltung des synthetischen dl-Suprarenins in seine optisch aktiven Komponenten. Z. physiol. Chem. **58**, 189 (1908).

Fleig, C.: Intervention d'un processus humoral dans l'action des savons alcalins sur la sécrétion pancréatique. J. Physiol. et Path. Gén. **6**, 32, 1904.

Flössner, O., F. Kutscher u. W. Wittneben: Die hormonale Regulation des Purinstoffwechsels. Z. physiol. Chem. **220**, 13 (1933).

Florey, H. W., u. H. E. Harding: Further observations on secretion of Brunner's glands. J. Path. a. Bact. **39**, 255 (1934).

Földes, F., u. E. Strausz: Die Verlängerung der antidiuretischen Wirkung des Hypophysenhinterlappen-Hormons durch Zusatz von Zinksalzen. Schweiz. med. Wschr. **72**, 314 (1942).

Folley, S. J., u. A. L. Greenbaum: Decrease in the arginase of the liver and mammary gland in adrenalectomized lactating rats as compared with pair-fed controls. Nature **160**, 364 (1947).

Forbes, T. R., C. W. Hooker u. C. A. Pfeiffer: Decrease in plasma levels of endogenous progesterone during renal passage. Endocrinology **47**, 83 (1950).

Forsham, P. H., G. W. Thorn, F. T. G. Prunty u. A. G. Hills: Clinical studies with pituitary adrenocorticotropin. J. clin. Endocrin. **8**, 15 (1948).

Fosco, A. L.: Die gonadotropen Hormone und ihre quantitative Bestimmung im menschlichen Blut und Harn. Mschr. Geburtsh. **116**, 36 (1943).

Fournier, J. C. M., J. M. Cervino u. O. Conti: Melanotropic hormone and vitiligo. J. clin. Endocrin. **3**, 353 (1943).

Fraenkel, L.: Die Function des Corpus luteum. Arch. Gynäk. **68**, 438 (1903).

Fraenkel-Conrat, H. L., M. E. Simpson u. H. M. Evans: Effect of purified pituitary preparations on liver weights of hypophysectomized rats. Amer. J. Physiol. **135**, 398 (1941).

Frank, R. T., E. Klempner, F. Hollander u. B. Kriss: Detailed description of technique for androgen assay by the chick comb method. Endocrinology **31**, 63 (1942).

Frederick, J. N., u. H. Greengard: A method for determining the ulcer-preventive factor in enterogastrone concentrates. Fed. Proc. **6**, 105 (1947).

Freedman, H. H., u. A. S. Gordon: Effects of thyroidectomy and of thiouracil on adrenal weight and ascorbic acid. Proc. Soc. exper. Biol. a. Med. **75**, 729 (1950).

de Fremery, P., A. Luchs u. M. Tausk: Untersuchungen über die innere Sekretion des Corpus luteum. Pflügers Arch. **231**, 341 (1932).

Freud, J., L. H. Levis u. D. B. Kroon: Observations on growth (chondrotrophic) hormone and localization of its point of attack. J. Endocrin. **1**, 56 (1939).

Freudenberg, K., E. Weiss u. H. Biller: Notiz über Oxytocin. Z. physiol. Chem. **233**, 172 (1935).

Frey, E. K.: Zusammenhänge zwischen Herzarbeit und Nierentätigkeit. Arch. klin. Chir. **142**, 663 (1926).

Frey, E. K., H. Kraut u. E. Werle: Kallikrein, Verlag Ferdinand Enke, Stuttgart (1950).

Friedberg, F., u. D. M. Greenberg: The effect of growth hormone on the incorporation of S^{35} of methionine into skeletal muscle protein of normal and hypophysectomized animals. Arch. Biochem. **17**, 193 (1948).

Frieden, E., u. R. J. Winzler: The thyroxine-like activity of compounds structurally related to thyroxine. J. biol. Chem. **176**, 155 (1948).

Friedgood, H. B., u. J. B. Garst: The identification and quantitative microdetermination of estrogens by ultraviolet absorption spectrophotometry. Recent progress in hormone research **2**, 31 (1948).

Friedman, M. H., u. M. E. Lapham: A simple, rapid procedure for the laboratory diagnosis of early pregnancies. Amer. J. Obstetr. **21**, 405 (1931).

Friedman, M. H. F., D. J. Sandweiss, R. O. Recknagel u. T. L. Patterson: Effect of extracts of urine from pernicious anemia and gastric cancer patients on gastric secretion. Anat. Rec. **75**, Suppl. 53 (1939).

Froewis, J.: Follikelhormon und Geburt. Zbl. Gynäk. **69**, 225 (1947).

Frouin, A., u. S. Lalou: Variations de la production de sécrétine in vitro dans les macérations de muqueuses intestinales en présence de divers acides. C. r. Soc. Biol. **71**, 189 (1911).

Frowein, R., u. G. Harrer: Über pharmakodynamische Reizversuche bei Hirnverletzten unter besonderer Berücksichtigung der Konstitutionstypen. Med. Klin. **43**, 361 (1948).

Furchgott, R. F., H. Rosenkrantz u. E. Shorr: Infra-red absorption spectra of steroids. I. Androgens and related steroids. J. biol. Chem. **163**, 375 (1946).

Gaddum, J. H., u. L. G. Goodwin: Experiments on liver sympathin. J. Physiol. **105**, 357 (1946/47).

Gaebler, O. H., u. W. H. Price: Effects of an anterior pituitary growth preparation on protein metabolism. J. biol. Chem. **121**, 497 (1937).

Gaede, K., H. Ferner u. H. Kastrup: Über das zweite Kohlenhydratstoffwechselhormon der Bauchspeicheldrüse (Glucagon) und seine Herkunft aus dem α-Zellensystem. Klin. Wschr. **28**, 388 (1950).

Gallagher, T. F., u. F. C. Koch: The quantitative assay for the testicular hormone by the comb-growth reaction. J. Pharmacol. **55**, 97 (1935).

Galli Mainini, C.: Reacción diagnóstica de embarazo en la que se usa el sapo macho como animal reactivo. Semana Méd. **64**, 337 (1947).

Garcia, J. A.: Régulation hormonale du sommeil. Ann. méd.-psychol. **108**, 452 (1950).

Gardner, W. U., u. C. A. Pfeiffer: Skeletal changes in mice receiving estrogens. Proc. Soc. exper. Biol. a. Med. **37**, 678 (1938).

Garst, J. B., J. F. Nyc, D. M. Maron u. H. B. Friedgood: Quantitative fluorometric method for the determination of the natural estrogens. J. biol. Chem. **186**, 119 (1950).

Gasche, P.: Basophile Zellen des Hypophysenvorderlappens als Bildungsstätte des thyreotropen Hormons. (Untersuchungen an Xenopus-Larven.) Rev. Suisse Zool. **53**, 546 (1946).

Gassner, F. X., M. L. Hopwood, E. A. Herrold, und A. J. Plummer: An interpretation of the goitrogenic properties of certain „antithyroid" agents. J. clin. Endocrin. **10**, 1485, (1950).

Gatzek, H., K. Matthes u. K. Mechelke: Vergleichende Untersuchungen der Kreislaufwirkung von Adrenalin und Arterenol. Z. exper. Med. **115**, 586 (1950).

Gellhorn, E., J. Feldman u. A. Allen: Insulin concentration in the blood of normal and pancreatectomized dogs. Endocrinology **29**, 849 (1941).

Gerard, R. W., u. E. Ü. Still: Studies on the physiology of secretin. V. The effects on the respiration of the excised pancreas. Amer. J. Physiol. **103**, 232 (1933).

Geschwind, I. I., G. P. Hess, P. G. Condliffe u. B. S. Williams: Preparation of nonprotein fractions possessing adrenocorticotropic activity from sheep ACTH protein. Science **111**, 625 (1950).

Ghosh, N. C., C. Deb und S. Banerjee: Colorimetric determination of epinephrine in blood and adrenal gland. J. biol. Chem. **192**, 749 (1951).

Gillman, J., u. H. B. Stein: A quantitative study of the inhibition of estradiol benzoate by progesterone in the baboon (papio porcarius). Endocrinology **28**, 274 (1941).

Girard, A., G. Sandulesco, A. Fridenson, J. J. Rutgers u. C. Gaudelpoy: Sur les hormones sexuelles cristallisées retirées de l'urine des juments gravides. C. r. Acad. Sci., Paris **194**, 1020 (1932).

Girard, A., G. Sandulesco, A. Fridenson u. J. J. Rutgers: Sur une nouvelle hormone sexuelle cristallisée. C. r. Acad. Sci., Paris **195**, 981 (1932).

Glass, S. J., H. A. Edmondson u. S. N. Soll: Sex hormone changes associated with liver disease. Endocrinology **27**, 749 (1940).

Gnann, G., u. W. Spiegelhoff: Über die Entstehung und Wirkungsweise von Antihormonen. Z. Vi/Ho/Fe **2**, 609 (1948/49).

Goldenberg, M., K. L. Pines, E. F. Baldwin, D. G. Greene u. C. E. Roh: The hemodynamic response of man to norepinephrine and epinephrine and its relation to the problem of hypertension. Amer. J. Med. **5**, 792 (1948).

Goldner, M. G., u. D. E. Clark: The insulin requirement of man after total pancreatectomy. J. clin. Endocrin. **4**, 194 (1948).

Golla, Y. M. L., u. M. Reiss: Corticotrophic activity in pregnant mares' serum. J. Endocrin. **3**, 5 (1942).

Gordan, G. S., E. Eisenberg, D. H. Moon und W. Sakamoto: Methylandrostenediol: A protein-anabolic steroid with little androgenic activity. J. clin. Endocrin. **11**, 209, (1951).

Gordon, E. S.: Steroid hormones. The University of Wisconsin Press, Madison 1950.

Gordon, M. L.: An immediate response of the demedullated adrenal gland to stress. Endocrinology **47**, 13 (1950).

Goss, H., u. H. H. Cole: Further studies on the purification of mare gonadotropic hormone. Endocrinology **26**, 244 (1940).

Grant, J. K., u. G. F. Marrian: Studies on the metabolism of progesterone and related steroids in vitro. 1. The metabolism of pregnane-3α:20α-diol by liver preparations. Biochem. J. **47**, 497 (1950).

Grattan, J. F., u. H. Jensen: The effect of the pituitary adrenocorticotropic hormone and of various adrenal cortical principles on insulin hypoglycemia and liver glycogen. J. biol. Chem. **135**, 511 (1940).

Gray, J. S., W. B. Bradley u. A. C. Ivy: On the preparation and biological assay of enterogastrone. Amer. J. Physiol. **118**, 463 (1937).

Gray, J. S., C. U. Culmer, E. Wieczorowski u. J. L. Adkinson: Preparation of pyrogen-free urogastrone. Proc. Soc. exper. Biol. a. Med. **43**, 225 (1940).

Gray, J. S., H. M. Spiro u. R. W. Reifenstein: ACTH and gastrointestinal enzymes. In "Proc. first clin. ACTH Conference" (Blakiston Company, Philadelphia 1950), S. 177.

Gray, J. S., E. Wieczorowski u. A. C. Ivy: Inhibition of gastric secretion by extracts of normal male urine. Science **89**, 489 (1939).

Green, D. E., u. D. Richter: Adrenaline and adrenochrome. Biochem. J. **31**, 596 (1937).

Greene, R. R.: Hormonal factors in sex inversion: The effects of sex hormones on embryonic sexual structures of the rat. Biol. Symp., Jaques Cattell Press **9**, 105 (1942).

Greene, R. R., u. M. W. Burrill: Maintenance of gestation in the castrate pregnant rat with androgens. Proc. Soc. exper. Biol. a. Med. **42**, 585 (1939).

Greene, R. R., u. M. W. Burrill: Twenty-four hour response to androgens in immature male rat. Proc. Soc. exper. Biol. a. Med. **45**, 780 (1940).

Greene, R. R., M. W. Burrill u. A. C. Ivy: Experimental intersexuality. The effect of antenatal androgens on sexual development of female rats. Amer. J. Anat. **65**, 416 (1939).

Greengard, H., u. A. C. Ivy: The preparation and biological assay of the pancreozymin concentrate. Fed. Proc. **4**, 26 (1945).

Greengard, H., u. A. C. Ivy: The isolation of secretin. Amer. J. Physiol. **124**, 427 (1938).

Greengard, H., J. F. Stein u. A. C. Ivy: Secretinase in blood serum. Amer. J. Physiol. **133**, 121 (1941).

Greep, R. O., H. B. van Dyke u. B. F. Chow: The effect of pituitary gonadotrophins on the testicles of hypophysectomized immature rats. Anat. Rec. **78**, 88 (1940).

GREEP, R. O., H. B. VAN DYKE u. B. F. CHOW: Separation in nearly pure form of luteinizing (interstitial cell-stimulating) and follicle-stimulating (gametogenic) hormones of the pituitary gland. J. biol. Chem. **133**, 289 (1940).

GREEP, R. O., H. B. VAN DYKE u. B. F. CHOW: Use of anterior lobe of prostate gland in the assay of metakentrin. Proc. Soc. exper. Biol. a. Med. **46**, 644 (1941).

GREEP, R. O., H. B. VAN DYKE u. B. F. CHOW: Gonadotropins of the swine pituitary. I. Various biological effects of purified thylakentrin (FSH) and pure metakentrin (ICSH). Endocrinology **30**, 635 (1942).

GRIESBACH, W. E., T. H. KENNEDY u. H. D. PURVES: The physiological activities of the stereoisomers of thyroxine. Endocrinology **44**, 445 (1949).

GRIFFITHS, M., u. F. G. YOUNG: The assay of hypophyseal growth-promoting extracts employing rats treated with diethylstilboestrol. J. Endocrin. **3**, 96 (1942).

GROS, G.: Contribution à l'endocrinologie sexuelle. Le cycle génital de la chatte. Thesis. Algiers 1936.

GROSS, J., u. C. P. LEBLOND: Distribution of a large dose of thyroxine labeled with radioiodine in the organs and tissues of the rat. J. biol. Chem. **171**, 309 (1947).

GROSSMAN, M. I., D. F. DUTTON u. A. C. IVY: An attempt to prevent histamine-induced ulcers in dogs by the administrations of enterogastrone concentrates. Gastroenterology **6**, 145 (1946).

GUDERNATSCH, J. F.: Feeding experiments on tadpoles. I. The influence of specific organs given as food on growth and differentiation. A contribution to the knowledge of organs with internal secretion. Arch. Entw. mechan. **35**, 457 (1912/13).

GULLAND, J. M., u. T. F. MACRAE: Action of proteolytic enzymes on the oxytocic principle of the pituitary gland. Nature **131**, 470 (1933).

GURIN, S., C. BACHMAN u. D. W. WILSON: The gonadotropic hormone of urine of pregnancy. 11. Chemical studies of preparations having high biological activity. J. biol. Chem. **133**, 467 (1940).

GURIN, S., u. A. M. DELLUVA: The biological synthesis of radioactive adrenalin from phenylalanine. J. biol. Chem. **170**, 545 (1947).

GUTERMAN, H. S.: A human pregnancy test based upon a color reaction of pregnandiol in the urine. J. clin. Endocrin. **4**, 262 (1944).

GUTERMAN, H. S.: Further observations on the value of the pregnandiol test for pregnancy. J. clin. Endocrin. **5**, 407 (1945).

GUTMAN, A. B., u. E. B. GUTMAN: Adult phosphatase levels in prepubertal rhesus prostate tissue after testosterone propionate. Proc. Soc. exper. Biol. a. Med. **41**, 277 (1941).

HAGEDORN, H. C., B. N. JENSEN, N. B. KRARUP u. J. WORDSTRUP: Protamine insulinate. J. amer. med. Assoc. **106**, 177 (1936).

HALL, K., u. K. KORENCHEVSKY: Effects of castration and of sexual hormones on the adrenals of male rats. J. Physiol. **91**, 365 (1938).

HALLION: A propos de la communication de MM. C. Delezenne et A. Frouin. C. r. Soc. Biol. **56**, 322 (1904).

HAMILTON, B., u. C. SCHWARTZ: A method for the determination of small amounts of parathyroid hormone. J. Pharmacol. **46**, 285 (1932).

HAMILTON, J. G., u. M. H. SOLEY: Studies in iodine metabolism of the thyroid gland in situ by the use of radio-iodine in normal subjects and in patients with various types of goiter. Amer. J. Physiol. **131**, 135 (1940).

HAMMARSTEN, E., G. ÅGREN, H. HAMMARSTEN u. O. WILANDER: Versuche zur Reinigung von Sekretin. Biochem. Z. **264**, 275 (1933).

HANDOVSKY, H., u. A. REUSS: Über den quantitativen Adrenalinnachweis in Organen mit Hilfe lichtelektrisch ausgemessener Absorptionsspektren. Naunyn-Schmiedebergs Arch. **144**, 105 (1929).

HANDS, A. P., H. GREENGARD, F. W. PRESTON, G. B. FAULEY u. A. C. IVY: Prevention of experimental gastrojejunal ulcer by enterogastrone therapy. Endocrinology **30**, 905 (1942).

HANSON, A. M.: An elementary chemical study of the parathyroid glands of cattle. Mil. Surgeon **52**, 280 (1923).

HARINGTON, C. R.: Chemistry of thyroxine. Isolation of thyroxine from the thyroid gland. Biochem. J. **20**, 293 u. 300 (1926).

HARINGTON, C. R.: Biochemical basis of thyroid function. Lancet **228**, 119 u. 1261 (1935).

HARINGTON, C. R., u. G. BARGER: Chemistry of thyroxine. Constitution and synthesis of thyroxine. Biochem. J. **21**, 169 (1927).

HARINGTON, C. R., u. W. MCCARNEY: Synthesis of an isomeride of thyroxine, and of related compounds. J. chem. Soc. **1**, 892 (1929).

HARPER, A. A., u. H. S. RAPER: Pancreozymin, a stimulant of the secretion of pancreatic enzymes in extracts of the small intestine. J. Physiol. **102**, 115 (1943).

Harris, S. C., u. J. S. Gray: Some differences between urogastrone and enterogastrone. Fed. Proc. **1**, 37 (1942).

Harris, T. N., E. Grimm, E. Mertens u. W. E. Ehrich: The rôle of the lymphocyte in antibody formation. J. exper. Med. **81**, 73 (1945).

Hartman, C. G.: Menstruation inhibiting action of testosterone. Proc. Soc. exper. Biol. a. Med. **37**, 87 (1937).

Hartman, C. G.: Pregnancy in the monkey continues after castration. Anat. Rec. **70**, 35 (1938).

Hartman, C. G., W. E. Burge u. M. R. Doctor: Some observations on progesterone anesthesia in the rat. Endocrinology **40**, 430 (1947).

Hartman, C. G., J. L. Litrell u. J. Tom: Weanling guinea pig as test object for estrogen assays. Endocrinology **39**, 120 (1946).

Hartman, F. A., A. H. Aaron u. J. E. Culp: The use of cortin in Addison's disease. Endocrinology **14**, 438 (1930).

Hartman, F. A., L. A. Lewis u. J. S. Thatcher: Assay of sodium-retaining substances. Proc. Soc. exper. Biol. a. Med. **48**, 60 (1941).

Hartman, F. A., u. G. W. Thorn: A biological method for the assay of cortin. Proc. Soc. exper. Biol. a. Med. **28**, 94 (1930).

Hartmann, M., u. A. Wettstein: Ein kristallisiertes Hormon aus Corpus luteum. Helvet. Acta **17**, 878 (1934).

Hartmann, M., u. A. Wettstein: Zur Kenntnis der Corpus luteum-Hormone. Helvet. chem. Acta **17**, 1365 (1934).

Hashimoto, E. I.: Effect of duration of post-operative interval on quantitative changes in adrenal glands of ovariectomized albino rats. Anat. Rec. **81**, 205 (1940).

Haskins, A. L.: Modification of the intrauterine assay method for progesterone. Endocrinology **27**, 983 (1940).

Hauptstein: Das Acetylcholin in der menschlichen Placenta. Klin. Wschr. **11**, 925 (1932).

Hawkins, R. D., M. Nishikawara und B. Mendel: The relationship between thyroid activity and the level of pseudo-cholinesterase in the plasma of rats. Endocrinology **43**, 167 (1948).

Hayano, M., R. I. Dorfman u. E. Y. Yamada: The inhibition of d-amino acid oxidase by desoxycorticosterone. J. biol. Chem. **186**, 603 (1950).

Hays, H. W., u. D. R. Mathieson: Effect of testosterone propionate on seminal vesicles of juvenile and castrate male rats. Endocrinology **37**, 266 (1945).

Heard, R. D. H., H. Sobel u. E. H. Venning: The neutral lipide-soluble reducing substances of urine as index of adrenal cortical function. J. biol. Chem. **165**, 699 (1946).

Hechter, O., R. P. Jacobsen, R. Jeanloz, H. Levy, C. W. Marshall, G. Pincus u. V. Schenker: The bio-oxygenation of steroids at C-11. Arch. Biochem. **25**, 457 (1950).

Heckel, G. P., u. W. M. Allen: Prolongation of pregnancy in the rabbit by injection of progesterone. Amer. J. Physiol. **119**, 330 (1937).

Heckel, N. J., u. C. R. Steinmetz: The effect of female sex hormone on the function of the human testis. J. Urol. **46**, 319 (1941).

Heer, J., J. R. Billeter u. K. Miescher: Bisdehydro-marrianol- und Bisdehydro-doisynolsäuren. Über oestrogene Carbonsäuren. Helvet. chim. Acta **28**, 991 (1945).

Heer, J., J. R. Billeter u. K. Miescher: Totalsynthese der racemischen Bisdehydro-doisynolsäuren. Über oestrogene Carbonsäuren. Helvet. chim. Acta **28**, 1342 (1945).

Heidrich, L., E. Fels u. E. Mathias: Testikuläres Chorionepitheliom mit Gynäkomastie und mit einigen Schwangerschaftserscheinungen. Gleichzeitig ein Beitrag zur Pathologie der hormonalaktiven Gewächse. Beitr. klin. Chir. **150**, 349 (1930).

Heller, R. E.: Cowper's gland as a testis hormone indicator. Proc. Soc. exper. Biol. a. Med. **27**, 751 (1930).

Heller, R. E.: Cowper's gland and its reaction to castration and to different sex-hormone conditiones. Amer. J. Anat. **50**, 73 (1932).

Hertz, R.: Dietary impairment of estrogen response in the immature monkey. Proc. Soc. exper. Biol. a. Med. **67**, 113 (1948).

Hertz, R., F. G. Dhyse u. W. W. Tullner: Elevation of biotin activity in the serum of estrogen treated chicks; relationship to hormone-induced avidin formation in the oviduct. Endocrinology **45**, 451 (1949).

Hertz, R., u. W. W. Tullner: Quantitative interference with estrogen-induced tissue growth by folic acid antagonists. Endocrinology **44**, 278 (1949).

Hertz, S., A. Roberts, J. H. Means u. R. D. Evans: Radioactive iodine as an indicator in thyroid physiology. Iodine collection by normal and hyperplastic thyroids in rabbits. Amer. J. Physiol. **128**, 565 (1939).

Hestrin, S.: The reaction of acetylcholine and other carboxylic acid derivatives with hydroxylamine, and its analytical application. J. biol. Chem. **180**, 249 (1949).

Heusser, H., C. R. Engel, P. T. Herzig u. P. A. Plattner: Über Steroide und Sexualhormone. 172. Mitt. Über 17-Methyl-progesteron A, ein hochaktives Gestagen, und seine Bereitung aus 21- bzw. 17-Halogen-pregnenolon. Helvet. chim. Acta **33**, 2229 (1950).

Heyl, J. G., u. E. Laqueur: Zur quantitativen Bestimmung der thyreotropen Wirkung von Hypophysenvorderlappenpräparaten und die Einheit des thyreotropen Hormons. Arch. internat. Pharmacodyn. **49**, 338 (1934).

Hill, A. V., J. L. Parkinson u. D. Y. Solandt: Photo-electric records of the colour change in fundulus heteroclitus. J. exper. Biol. **12**, 397 (1935).

Hill, M.: Studies on the hypophysectomized ferret. V. Effect of hypophysectomy on the response of the female ferret to additional illumination during anoestrus. Proc. Roy. Soc. London B **113**, 537 (1933).

Hills, A. G., P. H. Forsham u. C. A. Finch: Changes in circulating leukocytes induced by the administration of pituitary adrenocorticotrophic hormone (ACTH) in man. Blood **3**, 755 (1948).

Hisaw, F. L.: The influence of the ovary on the resorption of the public bones of the pocketgopher, Geomys Bursarius (Shaw). J. exper. Zool. **42**, 411 (1925).

Hisaw, F. L.: Experimental relaxation of the symphysis pubis of the guinea pig. Anat. Rec. **37**, 126 (1927).

Hisaw, F. L.: The corpus luteum hormone. I. Experimental relaxation of the pelvic ligaments of the guinea pig. Physiol. Zool. **2**, 59 (1929).

Hisaw, F. L.: The interaction of the ovarian hormones in experimental menstruation. Endocrinology **30**, 301 (1942).

Hisaw, F. L.: Development of the Graafian follicle and ovulation. Physiol. Rev. **27**, 95 (1947).

Hisaw, F. L., R. O. Greep u. H. L. Fevold: The effects of oestrinprogestin combinations on the endometrium, vagina and sexuel skin of monkeys. Amer. J. Anat. **61**, 483 (1937).

Hisaw, F. L., M. X. Zarrow, W. L. Money, R. V. N. Talmage u. A. A. Abramowitz: Importance of the female reproductive tract in the formation of relaxin. Endocrinology **34**, 122 (1944).

Hoagland, C. L., H. Gilder u. R. E. Shank: The synthesis, storage, and excretion of creatine, creatinine, and glycocyamine in progressive muscular dystrophy and the effects of certain hormones on these processes. J. exper. Med. **81**, 423 (1945).

Hoberman, H. D., E. A. H. Sims u. W. W. Engstrom: The effect of methyltestosterone on the rate of synthesis of creatine. J. biol. Chem. **173**, 111 (1948).

Hogben, L.: Comparative physiology of internal secretion. Macmillan, New York (1927).

Hogben, L.: The pigmentary effector system. VII. The chromatic function in elasmobranch fishes. Proc. Roy. Soc. London B **120**, 142 (1936).

Hogben, L., u. D. Slome: The pigmentary effector system. VIII. The dual receptive mechanism of the amphibian background response. Proc. Roy. Soc. London B **120**, 158 (1936).

Hoffmann, F., u. L. v. Lám: Untersuchungen über den Progesterongehalt des Schwangerenblutes. Zbl. Gynäk. **66**, 292 (1942).

Hofmann, H., und H. Staudinger: Papierchromatographische Trennung und Bestimmung der Nebennierenrindenhormone. Naturwiss. **38**, 213, (1951).

Holman, H. R., A. White u. J. S. Fruton: Relation of adrenal cortex to serum peptidase activity. Proc. Soc. exper. Biol. a. Med. **65**, 196 (1947).

Holtroff. A. F., u. F. C. Koch: Colorimetric estimation of 17-ketosteroids and their application to urine extracts. J. biol. Chem. **135**, 377 (1940).

Holtz, F., H. Gissel u. E. Rossmann: Experimentelle und klinische Studien zur Behandlung der postoperativen Tetanie mit A. T. 10. Dtsch. Z. Chir. **242**, 521 (1931).

Holtz, F., u. E. Schreiber: Einige weitere physiologische Erfahrungen über das bestrahlte Ergosterin und seine Umwandlungsprodukte. Z. physiol. Chem. **191**, 1 (1930).

Holtz, P.: Zur Physiologie und Pharmakologie des vegetativen Nervensystems (cholinergische, arterenergische, histaminergische Innervation). Z. ges. inn. Med. etc. **5**, 460 (1950).

Holtz, P., u. K. Credner: Dopadecarboxylase, Renin und renale Hypertonie. Naunyn-Schmiedebergs Arch. **204**, 244 (1947).

Holtz, P., K. Credner u. G. Kroneberg: Über das sympathicomimetische pressorische Prinzip des Harns („Urosympathin"). Naunyn-Schmiedebergs Arch. **204**, 228 (1947).

Holtz, P., G. Kroneberg u. H. Schümann: Adrenalin- und Arterenolgehalt des Herzmuskels. Klin. Wschr. **28**, 653 (1950).

Hooker, C. W., u. T. R. Forbes: A bio-assay for minute amounts of progesterone. Endocrinology **41**, 158 (1947).

Hooker, C. W., u. T. R. Forbes: The transport of progesterone in blood. Endocrinology **44**, 61 (1949).

Hooker, C. W., u. T. R. Forbes: Specificity of the intrauterine test for progesterone. Endocrinology **45**, 71 (1949).

Hooker, C. W., u. C. A. Pfeiffer: Effects of sex hormones upon body growth, skin hair and sebaceous glands in the rat. Endocrinology **32**, 69 (1943).

Horwitt, B. N., R. I. Dorfman, R. A. Shipley u. W. R. Fish: Metabolism of the steroid hormones. IV. Conversion of desoxycorticosterone to pregnandiol-3(α),20(α), in man and in the chimpanzee. J. biol. Chem. **155**, 213 (1941).

Houssay, B. A.: Diabeteserregende Wirkung des Hypophysenvorderlappenextraktes. Klin. Wschr. **12**, 773 (1933).

Houssay, B. A., u. E. Anderson: Diabetogenic action of purified anterior pituitary hormones. Endocrinology **45**, 627 (1949).

Houssay, B. A., u. E. di Benedetto: Action hyperglycémiante de l'extrait rétro-pituitaire. C. r. Biol. Paris **114**, 793 (1933).

Houssay, B. A., u. E. di Benedetto: Rôle de divers organes et du système nerveux dans la production de l'hyperglycémie rétro-pituitaire. Soc. Biol. **114**, 795 (1933).

Houssay, B. A., u. A. Biasotti, A.: La diabetes pancreatica de los perros hipofisoprivos. Rev. Soc. Argent. Biol. **6**, 251 (1930).

Houssay, B. A., u. A. Biasotti: Pankreasdiabetes und Hypophyse beim Hund. Pflügers Arch. **227**, 664 (1931).

Houssay, B. A., u. V. Deulofeu: La chimie et la sécrétion de l'insuline. Erg. Vitamin- und Hormonforsch. **2**, 297 (1939).

Houssay, B. A., V. G. Foglia, F. S. Smyth, C. T. Rietti u. A. B. Houssay: The hypophysis and secretion of insulin. J. exper. Med. **75**, 547 (1942).

Howard, P. R., R. C. Sniffen, F. A. Simmons u. F. Albright: Testicular deficiency: a clinical and pathologic study. J. clin. Endocrin. **10**, 121 (1950).

Huber, D.: Determination of pregnanediol in urine for diagnostic purposes. Biochem. J. **41**, 609 (1947).

Huf, E.: Die Reaktion der Ovarien normaler und hypophysektomierter Ratten auf Prolan nach Vorbehandlung mit natürlichem und künstlichem Brunststoff. Naunyn-Schmiedebergs Arch. **198**, 587 (1941).

Huffman, M. N.: 16-Substituted steroids. III. The partial synthesis of estriol. J. biol. Chem. **169**, 167 (1947).

Huffman, M. N., u. M. H. Lott: 16-Substituted steroids. IV. 16-Keto-α-estradiol and 16-ketoestrone. J. biol. Chem. **172**, 325 (1948).

Huffman, M. N., u. W. R. Miller: The chemical transformation of estrone to estriol (theelol). Science **100**, 312 (1944).

Huggins, C., u. P. J. Clark: Quantitative studies of prostatic secretion. II. The effect of castration and of estrogen injection on the normal and on the hyperplastic prostate glands of dogs. J. exper. Med. **72**, 747 (1940).

Hume, D. M.: The role of the hypothalamus in the pituitary-adrenal cortical response to stress. J. clin. Invest. **28**, 790 (1949).

Hunt, R.: The acetonitril test for thyroid and of some alterations of metabolism. Amer. J. Physiol. **63**, 257 (1923).

Hunt, R., u. R. Taveau: On the physiological action of certain cholin derivatives and new methods for detecting cholin. Brit. med. J. **2**, 1788 (1906).

Ingle, D. J.: Work capacity of the adrenalectomized rat treated with cortin. Amer. J. Physiol. **116**, 622 (1936).

Ingle, D. J.: Work performance of adrenalectomized rats treated with corticosterone and chemically related compounds. Endocrinology **26**, 472 (1940).

Ingle, D. J.: Effect of two steroid compounds on weight of thymus of adrenalectomized rats. Proc. Soc. exper. Biol. a. Med. **44**, 174 (1940).

Ingle, D. J.: Relationship of the adrenal cortex to the metabolism of fat. J. clin. Endocrin. **3**, 603 (1943).

Ingle, D. J.: The effect of adrenal cortical extract on the resistance of non-adrenalectomized rats to peptone shock. Amer. J. Physiol. **142**, 191 (1944).

Ingle, D. J., and G. M. Higgins: Effect of thyroxin on extent of regeneration in enucleated adrenal gland of the rat. Endocrinology **23**, 419 (1938).

Ingle, D. J., und M. H. Kuizenga: The relative potency of some adrenal cortical steroids in the muscle-work test. Endocrinology **36**, 218 (1945).

Ingle, D. J., R. Sheppard, E. A. Oberle u. M. H. Kuizenga: A comparison of the acute effects of corticosterone and 17-hydroxycorticosterone on body weight and the urinary excretion of sodium, chloride, potassium, nitrogen and glucose in the normal rat. Endocrinology **39**, 52 1946.

Ingle, D. J., u. G. W. Thorn: A comparison of the effects of 11-desoxycorticosterone acetate and 17-hydroxy-11-dehydro-corticosterone in partially depancreatized rats. Amer. J Physiol. **132**, 670 (1941).

Inhoffen, H. H.: Übergang von Sterinen in aromatische Verbindungen. Z. angew. Chem. **53**, 471 (1940).

INHOFFEN, H. H., u. W. HOHLWEG: Neue per os-wirksame Keimdrüsenhormon-Derivate: 17-Aethinyl-oestradiol und Pregnen-in-on-3-ol-17. Naturwiss. **26**, 96 (1938).

INHOFFEN, H. H., u. G. ZÜHLSDORFF: Übergang von Sterinen in aromatische Verbindungen. VI. Mitt.: Die Darstellung des Follikelhormons Oestradiol aus Cholesterin. Ber. dtsch. chem. Ges. **74**, 1911 (1941).

INHOFFEN, H. H., G. ZÜHLSDORFF, u. HUANG-MINLON: Umwandlungsreaktionen von bromierten Derivaten des Cholesterins. VII. Mitt.: Darstellung des Δ 1.2,4.5-Androstadien-ol-(17)-ons-(3). Ber. dtsch. chem. Ges. **73**, 451 (1940).

IRVING. G. W., H. M. DYER u. V. DU VIGNEAUD: Purification of the pressor principle of the posterior lobe of the pituitary gland by electrophoresis. J. amer. chem. Soc. **63**, 503 (1949).

IRVING, G. W., u. V. DU VIGNEAUD: Hormones of the posterior lobe of the pituitary gland. Ann. N. Y. Acad. Sci. **43**, 273 (1943).

IVY, A. C., G. KLOSTER, H. C. LUETH u. G. E. DREWYER: On the preparation of "cholecystokinin". Amer. J. Physiol. **91**, 336 (1929).

IVY, A. C., R. K. S. LIM u. J. E. MCCARTHY: Contributions to the physiology of gastric secretion. II. The intestinal phase of gastric secretion. Quart. J. exper. Physiol. **15**, 55 (1925).

IVY, A. C., u. E. OLDBERG: Contraction and evacuation of the gallbladder by a purified "secretin" preparation. J. amer. med. Assoc. **90**, 445 (1928).

JACOBS, H. R.: Hypoglycaemic action of alloxan. Proc. Soc. exper. Biol. a. Med. **37**, 407 (1937).

JADASSOHN, W., E. UEHLINGER u. A. MARGOT: The nipple test. Studies in the local and systemic effects on topical application of various sex-hormones. J. invest. Dermatol. **1**, 31 (1938).

JAMES, W. O.: Demonstration and separation of noradrenaline, adrenaline and methyl-adrenaline. Nature **161**, 851 (1948).

JANSEN, S., u. A. LOESER: Die Wirkung des Hypophysenvorderlappens auf die Schilddrüse. Arch. exper. Path. **163**, 517 (1931).

JAWORSKI, Z., und K. KOWALEWSKI: Dosage des 17-cétosteroides neutres dans le liquide amniotique. Acta Endocrinol. **5**, 157 (1950).

JAYLE, M., O. CRIPY u. P. WOLF: Evaluation colorimétrique du prégnandiol urinaire. Bull. Soc. Chim. Biol. **25**, 308 (1943).

JEENER, R.: Cytochemical effects of oestradiol. Nature **159**, 578 (1947).

JENSEN, H. u. J. F. GRATTAN: The identity of the glycotropic (anti-insulin) substance of the anterior pituitary gland. Amer. J. Physiol. **128**, 270 (1940).

JOHNSON, W. S., J. W. PETERSEN u. C. D. GUTSCHE: A new method of producing fused ring structures related to the steroids. A synthesis of equilenin. J. amer. chem. Soc. **67**, 2274 (1945).

JOHNSON, W. S., J. W. PETERSEN, u. C. D. GUTSCHE: A new synthesis of fused ring structures related to the steroids. The 17-equilenones. A total synthesis of equilenin. J. amer. chem. Soc. **69**, 2942 (1947).

JONES, A. M., u. W. SCHLAPP: The action and fate of injected posterior pituitary extracts in the decapitated cat. J. Physiol **87**, 144 (1936).

JORES, A.: Melanophorenhormon und Dunkeladaption. Klin. Wschr. **19**, 1075 (1940).

JORES, A.: Untersuchungen über das Melanophorenhormon und seinen Nachweis im menschlichen Blut. Z. exper. Med. **87**, 266 (1933).

JORES, A.: Welche Schlüsse lassen sich aus einer mit menschlichem Harn positiven Melanophorenreaktion ziehen? Klin. Wschr. **15**, 1433 (1936).

JORES, A., u. K. G. CAESAR: Über die Wirkung des Melanophorenhormons auf Pigmentwanderung und Pupillenweite des Froschauges. Pflügers Arch. **235**, 724 (1935).

JUNKMANN, K., u. W. SCHOELLER: Über das thyreotrope Hormon des Hypophysenvorderlappens. Klin. Wschr. **11**, 1176 (1932).

JUNQUEIRA, L. C.: Action in vitro of thyrotropic hormone and iodide on thyroid cells. Endocrinology **40**, 286 (1947).

KABELITZ, G.: Untersuchungen über die Urinfarbstoffausscheidung bei Diabetes insipidus. Klin. Wschr. **18**, 849 (1939).

KABELITZ, G.: Über die Wirkung des Chromatophorenhormons auf die Urinfarbsstoffbildung beim Menschen. Klin. Wschr. **20**, 807 (1941).

KABELITZ, G., u. ZUR HORST MEYER: Die Wirkung von Hypophysenhinterlappenextrakten auf die Urinfarbstoffausscheidung beim Menschen. Klin. Wschr. **19**, 1063 (1940).

KAISER, I. H.: Effect of atropine and estrogens on intraocular uterine transplants in the rabbit. Bull. Johns Hopkins Hosp. **82**, 429 (1948).

KAMM, O., T. B. ALDRICH, I. W. GROTE, L. W. ROWE u. E. P. BUGBEE: The active principles of the posterior lobe of the pituitary gland. I. The demonstration of the presence of two active principles. II. The separation of the two principles and their concentration in the form of potent solid preparations. J. amer. chem. Soc. **50**, 573 (1928).

KAPELLER-ADLER, R.: Verbesserte Methodik der Histidinreaktion zur chemischen Schwangerschaftsdiagnose. Klin. Wschr. **15**, 1728 (1936).

KAPLAN, N. O., u. D. M. GREENBERG: Radioactive phosphate as an indicator of the relationship between the phosphate changes of blood, muscle and liver, following the administration of insulin. Amer. J. Physiol. **140**, 598 (1944).

KAPLAN, N. O., u. D. M. GREENBERG: Studies with radioactive phosphorus of the changes in the acid-soluble phosphates in the liver coincident to alterations in carbohydrate metabolism. II. The effect of glucose, insulin, and of certain metabolic inhibitors. J. biol. Chem. **156**, 525 (1944).

KARNAKY, K. J.: Prolonged administration of diethylstilbestrol. J. clin. Endocrin. **5**, 279 (1945).

KASS, E. H.: The ocurrence of normal serum gamma-globulin in human lymphocytes. Science **101**, 337 (1945).

KATZMAN, P. A., M. GODFRID, C. K. CAIN u. E. A. DOISY: The preparation of chorionic gonadotropin by chromatographic adsorption. J. biol. Chem. **148**, 501 (1943).

KAULBERSZ, J., T. L. PATTERSON, D. J. SANDWEISS u. H. C. SALTZSTEIN: The relation of endocrine glands to the gastric secretory depressant in urine (urogastrone). Science **102**, 530 (1945).

KENDALL, B.: Influence of the adrenals on carbohydrate metabolism. Conference on metabolic aspects of convalescence (Trans. of the 10th Meeting, 1945), S. 81.

KENDALL, E. C.: The isolation in crystalline form of the compound containing iodin, which occurs in the thyroid: its chemical nature and physiologic activity. J. amer. med. Assoc. **64**, 2042 (1915).

KENDALL, E. C. et al.: Isolation in crystalline form of hormone essential to life from suprarenal cortex: its chemical nature and physiologic properties. Proc. Staff Meet. Mayo Clin., Rochester **9**, 245 (1934).

KENNEDY, T. H.: Thio-ureas as goitrogenic substances. Nature **150**, 233 (1942).

KENYON, A. T.: The effect of testosterone propionate on the genitalia, prostate, secondary sex characters, and body weight in eunuchoidism. Endocrinology **23**, 121 (1938).

KEPINOW, L.: Corrélation entre l'action vasodynamique de la pituitrine et celle des surrénales. C. r. Soc. Biol. **83**, 1134 (1920).

KIM, M. H.: Über den Einfluß von Hormon der Epithelkörperchen auf die Leberfunktion. Acta med. Keijo **12**, 203 (1929).

KIMELSDORF, D. J., u. A. L. SODERWALL: Changes induced in the adrenal cortical zones by ovarian hormones. Endocrinology **41**, 21 (1947).

KING, N. B., u. H. L. MASON: Urinary corticosteroid values of children as determined chemically. J. clin. Endocrin. **10**, 479 (1950).

KIYOHARA, K. I.: Action de la sécrétine sur la respiration des tubes de certains organes. C. r. Soc. Biol. **116**, 1166 (1934).

KLINE, I. T., u. R. I. DORFMAN: The relation of folic acid to the action of estrogens. J. clin. Endocrin. **8**, 602 (1948).

KNAUS, H.: Über die Bedingungen der Hypophysenhinterlappenextrakt-Wirksamkeit auf die Uterusmuskulatur. Zbl. Gynäk. **53**, 1162 (1929).

KOBER, S.: Eine kolorimetrische Bestimmung des Brunsthormons (Menformon). Biochem. Z. **239**, 209 (1931).

KOCHAKIAN, C. D.: The protein anabolic effects of steroid hormones. Vitamins and Hormones **4**, 256 (1946).

KOCHAKIAN, C. D.: The role of hydrolytic enzymes in some of the metabolic activities of steroid hormones. Recent progress in hormone research **1**, 177 (1947).

KOEPF, G. F., H. W. HORN, C. L. GEMMILL u. G. W. THORN: The effect of adrenal cortical hormone on the synthesis of carbohydrate in liver slices. Amer. J. Physiol. **135**, 175 (1941).

v. KOKAS, E., u. G. v. LUDÁNY: Die hormonale Regelung der Darmzottenbewegung. Pflügers Arch. **232**, 293 (1933).

v. KOKAS, E., u. G. v. LUDÁNY: Die hormonale Regelung der Darmzottenbewegung. II. Das Villikinin. Pflügers Arch. **234**, 182 (1934).

v. KOKAS, E., u. G. v. LUDÁNY: L'hormone excitant les mouvements des villosités intestinales (villikinine) est-elle spécifique? C. r. Soc. Biol. **113**, 1447 (1933).

v. KOKAS, E., u. G. v. LUDÁNY: Résorption de la villikinine par l'intestin. C. r. Soc. Biol. **122**, 413 (1936).

KOMAROV, S. A.: Gastrin. Proc. Soc. exper. Biol. a. Med. **38**, 514 (1938).

KONSULOFF. S.: Schnelldiagnose der Schwangerschaft durch die Melanophorenreaktion. Klin. Wschr. **13**, 776 (1934).

KORENCHEVSKY, V., u. M. DENNISON: The effect of oestrone on normal and castrated male rats. Biochem. J. **28**, 1474 (1934).

KORENCHEVSKY, V., u. M. DENNISON: The assay of crystalline male sexual hormone (androsterone). Biochem. J. **29**, 1720 (1935).

KORENCHEVSKY, V., K. HALL, R. V. BURBANK u. J. COHEN: Hepatotrophic and cardiotrophic properties of sex hormones. Brit. med. J. 1941/I, 396.

KORENCHEVSKY, V., u. M. A. ROSS: Kidneys and sex hormones. Brit. med. J. 1940/I, 645.

KOSAKA, T., u. R. K. S. LIM: On the mechanism of the inhibition of gastric motility by fat. An inhibitory agent from the intestinal mucosa. Chin. J. Physiol. **7**, 5 (1933).

KRONEBERG, G., u. G. RÖNICKE: Versuche mit Arterenol am Menschen. Klin. Wschr. **28**, 354 (1950).

KUHLMAN, D., C. RAGAN, J. W. FERREBEE, D. W. ATCHLEY u. R. F. LOEB: Toxic effects of desoxycorticosterone esters in dogs. Science **90**, 496 (1939).

KUIZENGA, M. H., J. W. NELSON, S. C. LYSTER u. D. J. INGLE: Fractionation of hog adrenal cortex extract. J. biol. Chem.**160**, 15 (1945).

KUPPERMAN, H. S., P. FRIED u. L. Q. HAIR: The control of menorrhagia by prolactin. Amer. J. Obstetr. **48**, 228 (1944).

KUTSCHER, W., u. H. WÜST: Nebennierenrinde und alkalische Phosphatase. Z. physiol. Chem. **273**, 235 (1942).

KWIATKOWSKI, H.: Histamine in nervous tissue. J. Physiol. **102**, 32 (1943).

LA BARRE, J.: Le systhème nerveux intervient-il dans la régulation de l'insulinémie physiologique ? C. r. Soc. Biol. **97**, 1184 (1927).

LÄWEN, A.: Quantitative Untersuchungen über die Gefäßwirkung von Suprarenin. Naunyn-Schmiedebergs Arch. **51**, 415 (1904).

LAIDLAW, J. C.: Nature of the circulating thyroid hormone. Nature **164**, 927 (1949).

LAJOS, L., G. MÉHES u. J. GÖRES: Corpus luteum-Wirkung eines Extraktes aus Vernix caseosa. Z. Vi/Ho/Fe **2**, 228 (1948/49).

LAJOS, L., u. F. E. SZONTÁGH: Untersuchungen über hormonale und pathophysiologische Veränderungen bei Mola hydatidosa. Zbl. Gynäk. **72**, 1035 (1950).

LAJOS, L., F. E. SZONTÁGH u. J. GÖRES: Weitere Untersuchungen über hormonale Wirkungen der Käseschmiere von Neugeborenen. Z. Vi/Ho/Fe **2**, 205 (1948/49).

LANDGREBE, F. W., E. REID u. H. WARING: Further observation on the intermediate lobe pituitary hormone. Quart. J. exper. Physiol. **32**, 121 (1944).

LANDGREBE, F. W., u. H. WARING: Intermediate lobe pituitary hormone. Quart. J. exper. Physiol. **31**, 31 (1942).

LANGERHANS, P.: Beiträge zur mikroskopischen Anatomie der Bauchspeicheldrüse. Inaug.-Diss. Berlin 1869.

LANGERON, L., M. PAGET u. A. DANÈS: Action des extraits post-hyphophysaires sur la sécrétion gastrique. C. r. Soc. Biol. **121**, 33 (1936).

LARSON, E.: The effect of tissue enzymes on posterior pituitary extract. J. Pharmacol. **57**, 132 (1936).

LARSON, E.: Tolerance and fate of the pressor principle of posterior pituitary extract in anesthetized animals. J. Pharmacol. **62**, 346 (1938).

LASS, P. M.: The inhibition of lactation during the puerperium by methyl testosterone. Amer. J. Obstetr. **43**, 86 (1942).

LAST, J. H., u. E. M. K. GEILING: The inactivation of the melanophore hormone by cancer serum. Amer. J. Canc. **38**, 380 (1940).

LEATHEM, J. H.: Influence of testosterone propionate on the adrenals and testes of hypophysectomized rats. Anat. Rec. **89**, 155 (1944).

LEDOGAR, J. A., u. H. W. JONES: The enzymatic dehydrogenation of estradiol to estrone. Science **112**, 536 (1950).

LEHMANN, G., u. H. F. MICHAELIS: Adrenalin und Arbeit. I. Mitt. Ausbau einer Fluorescenzmethode zur Adrenalinbestimmung. Arb.physiol. **12**, 52 (1943).

LEONARD, S. L.: Increased stimulation of immature rat ovaries by combined injections of prolan and hypophyseal sex hormone. Proc. Soc. exper. Biol. a. Med. **30**, 402 (1932).

LEONARD, S. L.: Stimulation of mammary glands in hypophysectomized rats by estrogen and testosterone. Endocrinology **32**, 229 (1943).

LEONARD, S. L.: Succinic dehydrogenase levels in striated muscle in relation to male hormone. Endocrinology **47**, 260 (1950).

LEONARD, S. L., u. E. KNOBIL: β-Glucuronidase activity in the rat uterus. Endocrinology **47**, 331 (1950).

LERMAN, J., u. C. R. HARINGTON: The physiologic activity of tetrabromthyronine and tetrachlorthyronine. J. clin. Endocrin. **9**, 1099 (1949).

LEVEDAHL, B. H., u. L. T. SAMUELS: The effect of testosterone and methyltestosterone on guanidoacetic acid, creatine, and creatinine in plasma and urine. J. biol. Chem. **176**, 327 (1948).

LEVIN, L., u. H. H. TYNDALE: The quantitative assay of "follicle stimulating" substances. Endocrinology **21**, 619 (1937)

LEVINSON, L.: Diurnal variation of intermedin in the blood of the albino rat. Proc. nat. Acad. Sci. U.S. **26**, 257 (1940).

L'Heureux, M. V., H. M. Tepperman u. A. E. Wilhelmi: A new preparation of the parathyroid hormone. J. biol. Chem. **168**, 167 (1947).

Li, C. H.: The chemistry of the hormones. Ann. Rev. Biochem. **16**, 291 (1947).

Li, C. H.: Biochemistry of adrenocorticotropic hormone. Conference on metabolic aspects of convalescence. (Trans. of the 17th Meeting 1948), S. 114.

Li, C. H., u. H. M. Evans: The isolation of pituitary growth hormone. Science **99**, 183 (1944).

Li, C. H., u. H. M. Evans: The properties of the growth and adrenocorticotropic hormones. Vitamins and Hormones **5**, 197 (1947).

Li, C. H., H. M. Evans u. M. E. Simpson: Adrenocorticotropic hormone. J. biol. Chem. **149**, 413 (1943).

Li, C. H., J. Geschwind u. H. M. Evans: The effect of growth hormone on the inorganic phosphorus levels in the plasma. Endocrinology **44**, 67 (1949).

Li, C. H., W. R. Lyons u. H. M. Evans: Studies on pituitary lactogenic hormone. VI. Molecular weight of the pure hormone. J. biol. Chem. **140**, 43 (1941).

Li, C. H., W. R. Lyons u. H. M. Evans: Studies on pituitary lactogenic hormone. III. Solubilities of sheep and beef hormones. J. gen. Physiol. **24**, 303 (1941).

Li, C. H., u. K. O. Pedersen: Preparation and properties of adrenocorticotropically active peptides (ACTH peptides). Arkiv för Kemi **1**, 533 (1950).

Li, C. H., M. E. Simpson u. H. M. Evans: Interstitial cell stimulating hormone; method of preparation and some physicochemical studies. Endocrinology **27**, 803 (1940).

Li, C. H., M. E. Simpson u. H. M. Evans: Physico-chemical characteristics of the interstitial cell stimulating hormone from sheep pituitary glands. J. amer. chem. Soc. **64**, 367 (1942).

Li, C. H., M. E. Simpson u. H. M. Evans: Studies on pituitary lactogenic hormone. VII. A method of isolation. J. biol. Chem. **146**, 627 (1942).

Lim, R. K. S., S. M. Lin u. A. C. Liu: Depressor substances in extracts of the intestinal mucosa. Purification of enterogastrone. Chin. J. Physiol. **8**, 219 (1934).

Lintwarew, S. J.: Über die Rolle der Fette beim Übergang des Mageninhalts in den Darm. Biochem. Zbl. **1**, 96, (1903).

Lissák, K., u. J. Pásztor: Acetylcholingehalt sensibler Nerven. Pflügers Arch. **244**, 120 (1941).

Little, H. N., u. K. Bloch: Studies on the utilization of acetic acid for the biological synthesis of cholesterol. J. biol. Chem. **183**, 33 (1950).

Livermore, A. H., u. V. du Vigneau: Preparation of high potency oxytocic material by the use of counter-current distribution. J. biol. Chem. **180**, 365 (1949).

Loeb, L.: Über die experimentelle Erzeugung von Knoten von Deciduagewebe in dem Uterus des Meerschweinchens nach stattgefundener Copulation. Zbl. Path. **18**, 563 (1907).

Loeb, L.: Über die Bedeutung des Corpus luteum. Zbl. Physiol. **23**, 73 (1909).

Loeb, L., u. R. B. Basset: Comparison of effects of various preparations of anterior pituitary gland on thyroid of guinea pig. Proc. Soc. exper. Biol. a. Med. **27**, 490 (1930).

Loew, E. R., J. S. Gray u. A. C. Ivy: The effect of acid stimulating of the duodenum upon experimental hyperglycemia and utilization of glucose. Amer. J. Physiol. **128**, 298 (1940).

Loew, E. R., J. S. Gray u. A. C. Ivy: The effect of duodenal instillation of hydrochlorid acid upon the fasting blood sugar of dogs. Amer. J. Physiol. **126**, 270 (1939).

Loew, E. R., J. S. Gray u. A. C. Ivy: Is a duodenal hormone involved in carbohydrate metabolism? Amer. J. Physiol. **129**, 659 (1940).

Loewe, S.: Pharmacological ejaculation test for bio-assay of male sex hormone. Proc. Soc. exper. Biol. a. Med. **37**, 483 (1937).

Loewe, S., u. H. E. Voss: Nachweis des Vorkommens von Gelbkörperhormon im Frauenharn. Schweiz. med. Wschr. **15**, 1949 (1934).

Loewe, S., H. E. Voss, F. Lange u. A. Wähner: Sexualhormonbefunde im männlichen Harn. Klin. Wschr. **7**, 1376 (1928).

Loewi, O.: Über humorale Übertragbarkeit der Herznervenwirkung. Pflügers Arch. **189**, 239 (1921).

Long, C. N. H.: The mechanism of secretion of the adrenal cortical hormones. Science **111**, 458 (1950).

Long, C. N. H., B. Katzin u. E. G. Fry: The adrenal cortex and carbohydrate metabolism. Endocrinology **26**, 309 (1940).

Longley, L. P.: Effect of treatment with testosterone propionate on mercuric chloride poisoning in rats. J. Pharmacol. **74**, 61 (1942).

Loube, S. D., E. D. Campbell u. I. A. Mirsky: Administration of the hyperglycemic-glycogenolytic factor of the pancreas to non-anesthetized and anesthetized subjects. Proc. Soc. exper. Biol. a. Med. **75**, 161 (1950).

Ludwig, D. J.: The effect of androgen on spermatogenesis. Endocrinology **46**, 453 (1950).

Lueth, H. C., A. C. Ivy u. G. Kloster: Further observations on the action of „cholecystokinin". Amer. J. Physiol. **91**, 329 (1929).

Lyons, W. R.: Preparation and assay of mammotropic hormone. Proc. Soc. exper. Biol. a. Med. **35**, 645 (1937).

Lyons, W. R.: Pregnancy maintenance in hypophysectomized-oöphorectomized rats injected with estrone and progesterone. Proc. Soc. exper. Biol. a. Med. **54**, 65 (1943).

Lyons, W. R., u. E. Page: Detection of mammotropin in the urine of lactating women. Proc. Soc. exper. Biol. a. Med. **32**, 1049 (1935).

MacCorquodale, D. W., S. A. Thayer u. E. A. Doisy: The crystalline ovarian follicular hormone. Proc. Soc. exper. Biol. a. Med. **32**, 1182 (1935).

MacCorquodale, D. W., S. A. Thayer u. E. A. Doisy: The isolation of the principal estrogenic substance of liquor folliculi. J. biol. Chem. **115**, 435 (1936).

Magnus, R.: Versuche am überlebenden Dünndarm von Säugetieren. V. Mitt. Wirkungsweise und Angriffspunkt einiger Gifte am Katzendarm. Pflügers Arch. **108**, 1 (1905).

Magnus, R.: Die stopfende Wirkung des Morphins. Pflügers Arch. **122**, 210 (1908).

Mall, G.: Der Kohlenhydratstoffwechsel der Konstitutionstypen. I. Mitt. Die Wirkung von Schilddrüsenhormon auf den Blutzuckerspiegel. Z. Neur. **171**, 685 (1941).

Mall, G.: Der Kohlenhydratstoffwechsel der Konstitutionstypen. II. Mitt. Die Wirkung des Nebennierenrindenhormons auf den Blutzuckerspiegel. Z. Neur. **172**, 731 (1941).

Mamoli, L.: Über das Verhalten oestrogener Hormone bei der Einwirkung von gärender Hefe: Biochemische Umwandlung von Oestronestern in α-Oestradiol. Ber. dtsch. chem. Ges. **71**, 2696 (1938).

Mamoli, L.: Bakterielle Dehydrierung von Pregnenolen zu Progesteron. Ber. dtsch. chem. Ges. **71**, 2701 (1938).

Mamoli, L.: Biochemische Umwandlung von Dehydroandrosteron in Testosteron. Ber. dtsch. chem. Ges. **71**, 2278 (1938).

Mamoli, L., R. Koch u. H. Teschen: Biochemische Hydrierungen in der Gruppe der Steroide mit Hilfe eines Bacillus der Art putrificus. Z. physiol. Chem. **261**, 287 (1939).

Mamoli, L., u. G. Schramm: Über die bakterielle Hydrierung von Androstendion und Testosteron. Ber. dtsch. chem. Ges. **71**, 2083 (1938).

Mamoli, L., u. G. Schramm: Über bakterielle Hydrierung des Testosterons und Androstandions: Die Bildung von Isoandrostandiol, Isoandrosteron und Androsteron. Ber. dtsch. chem. Ges. **71**, 2698 (1938).

Mamoli, L., u. A. Vercellone: Biochemische Umwandlung von Dehydroandrosteron in das Androstendion. Weiterer Beitrag zur Genese des Keimdrüsenhormons. Ber. dtsch. chem. Ges. **71**, 154 (1938).

Mamoli, L., u. A. Vercellone: Über die biochemische Dehydrierung in der Reihe der Keimdrüsenhormone: Bakterielle Oxydation von Dehydroandrosteron zu Androstendion. Ber. dtsch. chem. Ges. **71**, 1686 (1938).

Mansfeld, G.: Die Hormone der Schilddrüse und ihre Wirkungen. Benno Schwabe u. Co., Basel 1943.

Maqsood, M.: Determination of rate of secretion of thyroxine in the male rabbit. Nature **166**, 735 (1950).

Marine, D.: Parathyroid hypertrophy and hyperplasia in fowls. Proc. Soc. exper. Biol. a. Med. **11**, 117 (1914).

Marine, D., O. T. Manley u. E. J. Baumann: The influence of thyroidectomy, gonadectomy, suprarenalectomy, and splenectomy on the thymus gland of rabbits. J. exper. Med. **40**, 429 (1924).

Markee, J. E.: Menstruation in intraocular endometrial transplants in the rhesus monkey. Contrib. Embryol. **177**, 219 (1940).

Marker, R. E.: Sterols. 108. The preparation of dihydroandrosterone and related compounds from diosgenin and tigogenin. J. amer. chem. Soc. **62**, 2621 (1940).

Marker, R. S.: Sterols. 113. Sapogenins. 42. The conversion of the sapogenins to the pregnenolones. J. amer. chem. Soc. **62**, 3350 (1940).

Marker, R. E., E. Rohrmann, E. J. Lawson u. E. I. Wittle: Sterols. XLII. The isolation of oestranediols from human non-pregnancy urine. J. amer. chem. Soc. **60**, 1901 (1938).

Marrian, G. F.: The chemistry of oestrin. I. Preparation from urine and separation from an unidentified solid alcohol. Biochem. J. **23**, 1090 (1929).

Marrian, G. F.: The chemistry of oestrin. III. An improved method of preparation and the isolation of active crystalline material. Biochem. J. **24**, 435 (1930).

Marrian, G. F.: The chemistry of oestrin. IV. The chemical nature of crystalline preparations. Biochem. J. **24**, 1021 (1930).

Marrian, G. F.: Some aspects of progesterone metabolism. Recent progress in hormone research **4**, 3 (1949).

Marrian, G. F., u. N. Gough: The isolation of pregnane-3(α)-ol-20-one from the hydrolysis products of „sodium pregnanediol glucuronidate". Biochem. J. **40**, 376 (1946).

von Marsovszky, P.: Beitrag zum Mechanismus der blutdrucksteigernden Wirkung des Hypophysenhinterlappenhormons. Arch. exper. Path. **194**, 473 (1940).

Martius, T.: Action des hautes doses d'oestrine sur l'hypophyse in situ, ou greffée dans la chambre antérieure de l'oeil du rat. C. r. Soc. Biol. **123**, 702 (1936).

Marx, L.: Entwicklung und Ausbildung des Farbenkleides beim Feuersalamander. Roux' Arch. **114**, 512 (1929).

Marx, W., M. E. Simpson u. H. M. Evans: Bioassay of the growth hormone of the anterior pituitary. Endocrinology **30**, 1 (1942).

Marx, W., M. E. Simpson u. H. M. Evans: Specifity of the epiphyseal cartilage test for the pituitary growth hormone. Proc. Soc. exper. Biol. a. Med. **55**, 250 (1944).

Mason, H. L.: Isolation of adrenal cortical hormones from urine: 17-hydroxycorticosterone and 17-hydroxy-11-dehydrocorticosterone. J. biol. Chem. **182**, 131 (1950).

Mason, H. L., W. M. Hoehn u. E. C. Kendall: Chemical studies of the suprarenal cortex. IV. Structures of compounds C, D, E, F und G. J. biol. Chem. **124**, 459 (1938).

Mason, H. L., W. M. Hoehn, B. F. McKenzie u. E. C. Kendall: Chemical studies of the suprarenal cortex. III. The structures of compounds A, B and H. J. biol. Chem. **120**, 719 (1937).

Mason, H. L., C. S. Myers u. E. C. Kendall: The chemistry of crystalline substances isolated from the suprarenal gland. J. biol. Chem. **114**, 613 (1936).

Mason, H. L., u. R. G. Sprague: Isolation of 17-hydroxycorticosterone from the urine in a case of Cushing's syndrome associated with severe diabetes mellitus. J. biol. Chem. **175**, 451 (1948).

Masson, G.: The spermatogenic activity of Δ^5-pregnenolone and of its esters. Amer. J. med. Sci. **212**, 1 (1946).

Masson, G. M. C., A. C. Corcoran u. I. H. Page: Comparative activities of 17-hydroxy-11-desoxycorticosterone and 11-desoxycorticosterone. Endocrinology **46**, 441 (1950).

Mather, A.: Distributions of estrogens between immiscible solvents. J. biol. Chem. **144**, 617 (1942).

Mathieson, D. R., u. H. W. Hays: Use of castrate male rats for assay of testosterone propionate. Endocrinology **37**, 275 (1945).

Matuo, K.: Über die Pigmentwanderung der Pigmentzellen der Froschnetzhaut (III. Mitt.). Über die Wirkung des Hinterlappenhormons der Hypophyse auf die Pigmentwanderung der Netzhautpigmentzellen des Frosches. Okayma-Igakkai-Zasshi **47**, 2387 (1935).

Mazur, A. u. E. Shorr: The isolation of stilbestrol monoglycuronide from the urine of rabbits. J. biol. Chem. **144**, 283 (1942).

McCullagh, D. R., u. W. K. Cuyler: Response of capon's comb to androsterone. J. Pharmacol. **66**, 379 (1939).

McCullagh, E. P., u. H. R. Rossmiller: Methyl testosterone. III. Effect upon body weight and growth. J. clin. Endocrin. **1**, 507 (1941).

McDonald, M. R., u. O. Riddle: The effect of reproduction and estrogen administration on the partition of calcium, phosphorus, and nitrogen in pigeon plasma. J. biol. Chem. **159**, 445 (1945).

McEuen, C. S., H. Selye u. J. B. Collip: Rôle of pituitary in effect of testosterone on the mammary gland. Proc. Soc. exper. Biol. a. Med. **36**, 213 (1937).

McEuen, C. S., H. Selye u. J. B. Collip: Effect of testosterone on somatic growth. Proc. Soc. exper. Biol. a. Med. **36**, 390 (1937).

McGinty, D. A., L. P. Anderson u. N. B. McCullough: Effect of local application of progesterone on the rabbit uterus. Endocrinology **24**, 829 (1939).

McShan, W. H., u. R. K. Meyer: The effect of trypsin and ptyalin preparations on the gonadotropic activity of pituitary extracts. J. biol. Chem. **126**, 361 (1938).

McShan, W. H., R. K. Meyer u. W. F. Erway: Effect of estrogens and androgens on the succinoxidase system of rat tissues. Arch. Biochem. **15**, 99 (1947).

McShan, W. H., u. C. W. Turner: Bioassay of galactin, the lactogenic hormone. Proc. Soc. exper. Biol. a. Med. **34**, 50 (1936).

Meier, R., u. H. J. Bein: Der Einfluß der Nebenniere auf die Kreislaufwirkung des Adrenalins. Experientia **4**, 358 (1948).

Meier, R., u. H. J. Bein: Der Einfluß der Nebennieren auf die Wirkung kreislaufaktiver Substanzen. Helvet. physiol. Acta **8**, 436 (1950).

Meier, R., P. Gasche u. H. Frey: Wirkung des Nebennierenrindenhormons als Kristallsuspension. Schweiz. med. Wschr. **76**, 107 (1946).

Mellanby, J., u. A. S. G. Huggett: The relation of secretin formation to the entrance of acid chyme into the small intestine — the properties of secretin. J. Physiol. **61**, 122 (1926).

von Mering, J., u. O. Minkowski: Diabetes mellitus nach Pankreasexstirpation. Arch. exper. Path. **26**, 371 (1890).

Meyer, A. E., u. H. Danow: Variability of action on heart rate compared with metabolic effect of various thyroid preparations. Proc. Soc. exper. Biol. a. Med. **44**, 439 (1940).

Meyer Samson: Seasonal variation in sensitivity of Rana pipiens to chorionic gonadotropin. Science **111**, 231 (1950).

Meyer, R. K., H. S. Kupperman u. J. C. Finerty: Increase in gonadotropic content of pituitary glands of female rats treated with antigonadotropic serum. Endocrinology 30, 662 (1942).

Meystre, C., H. Frey, R. Neher., A. Wettstein u. K. Miescher: Ein einfacher Abbau der Gallensäuren-Seitenkette. V. Die Überführung von Δ^5-3β-Oxy-cholensäure in Pregnenolon und Progesteron. Helvet. chim. Acta 29, 627 (1946).

Meystre, C., E. Tschopp u. A. Wettstein: Über 11-Dehydro-progesteron, das wirksamste Gestagen. Helvet. physiol. Acta 6, C 60 (1948).

Meystre, C., u. A. Wettstein: Über Steroide (67. Mitt.). Ein einfacher Abbau der Gallensäuren-Seitenkette. IX. Überführung der Δ^5-3β-Oxy-cholensäure in 11-Desoxycorticosteronester und -äther. Helvet. chim. Acta 30, 1256 (1947).

Miescher, K.: Konstitution und Synthese hochwirksamer Abkömmlinge oestrogener Hormone. Helvet. chim. Acta 27, 1727 (1944).

Miescher, K., H. J. Bein u. R. Meier: Die Beeinflussung des Okklusionsreflexes des Carotissinus durch verschiedene kreislaufwirksame Substanzen. Helvet. physiol. Acta 7, C 51 (1949).

Miescher, K., u. H. Kägi: Über die Darstellung von Progesteron und Neo-Progesteron aus Dehydroandrosteron. Helvet. chim. Acta 22, 184 (1939).

Miescher, K., H. Kägi, C. Scholz, A. Wettstein u. E. Tschopp: Weitere Untersuchungen über die Wirkungsverstärkung männlicher Sexualhormone durch Veresterung. Biochem. Z. 294, 39 (1937).

Miescher, K., C. Scholz u. E. Tschopp: The activation of female sex hormones. II. α-oestradiol and its di-esters. Biochem. J. 32, 725 (1938).

Miescher, K., A. Wettstein u. E. Tschopp: The activation of male sex hormones. Biochem. J. 30, 1970 (1936).

Miescher, K., A. Wettstein u. E. Tschopp: Über hochwirksame Ester des Testosterons. Schweiz. med. Wschr. 66, 763 (1936).

Minz, B.: Pharmakologische Untersuchungen am Blutegelpräparat, zugleich eine Methode zum biologischen Nachweis von Azetylcholin bei Anwesenheit anderer pharmakologisch wirksamer körpereigener Stoffe. Naunyn-Schmiedebergs Arch. 168, 292 (1932).

Minz, B., u. R. Agid: Influence de la vitamine B_1 sur l'activité de l'acétylcholine. C. r. Acad. Sci. 205, 576 (1937).

Mirsky, I. A., N. Nelson, S. Elgart u. I. Grayman: The production of permanent hyperglycemia and glycosuria by the prolonged administration of insulin. Science 95, 583 (1942).

Mommaerts, W. F. H. M., u. H. Neurath: Insulin methyl ester. I. Preparation and properties. J. biol. Chem. 185, 909 (1950).

Money, W. L., L. Kraintz, J. Fager, L. Kirschner und R. W. Rawson: The effects of various steroids on the collection of radioactive iodine by the thyroid gland of the rat. Endocrinology 48, 682 (1951).

Moore, C. R., u. T. F. Gallagher: Seminal-vesicle and prostate function as a testishormone indicator; the electric ejaculation test. Amer. J. Anat. 45, 39 (1930)

Moore, C. R., T. F. Gallagher u. F. C. Koch: The effects of extracts of testis in correcting the castrated condition in the fowl and in the mammal. Endocrinology 13, 367 (1929).

Moore, C. R., u. L. C. McGee: On the effects of injecting lipoid extracts of bull testes into castrated guinea pigs. Amer. J. Physiol. 87, 436 (1928).

Morris, P., u. C. J. O. R. Morris: Isolation of a polypeptide with high adrenocorticotrophic activity. Lancet 258, 117 (1950).

Morton, M. E., u. I. L. Chaikoff: The in vitro formation of thyroxine and diiodotyrosine by thyroid tissue. J. biol. Chem. 144, 565 (1942).

Mühlbock, O.: Über die oestrogenen Stoffe und den Cholesteringehalt im Serum trächtiger Stuten. Z. physiol. Chem. 250, 139 (1937).

von Muralt, A.: Observations on chemical wave transmission in excited nerve. Proc. Roy. Soc. London B 123, 399 (1937).

von Muralt, A.: Über den Nachweis von Aktionssubstanzen der Nervenerregung. Pflügers Arch. 245, 604 (1942).

von Muralt, A.: Role of acetylcholine and vitamin B_1 in nervous excitation. Nature 154, 767 (1944).

Muntwyler, E., R. C. Mellors, F. R. Mautz u. G. H. Mangun: Electrolyte and water equilibria in the dog. II. Electrolyte and water exchange between skeletal nuscle and blood in adrenal insufficiency. J. biol. Chem. 134, 367 (1940).

Murphy, J. B., u. E. Sturm: The lymphoid tissue and antibody formation. Proc. Soc. exper. Biol. a. Med. 66, 303 (1947).

Mutch, J. R., u. D. Mackay: The detection and significance of melanophore expanding substance in urine and blood with special reference to retinitis pigmentosa. Brit. J. Ophthalmol. 27, 434 (1943).

von Mutzenbecher, P.: Über die Bildung von Thyroxin aus Dijodtyrosin. Z. physiol. Chem. **261**, 253 (1939).
Nachmansohn, D.: The role of acetylcholine in the mechanism of nerve activity. Vitamins and Hormones **3**, 337 (1945).
Nasset, E. S.: Enterocrinin, a hormone which excites the glands of the small intestine. Amer. J. Physiol. **121**, 481 (1938).
Nelson, W. O., u. T. F. Gallagher: Some effects of androgenic substances in the rat. Science **84**, 230 (1936).
Nelson, D. H., H. Reich u. L. T. Samuels: Isolation of steroid hormone from the adrenal-vein blood of dogs. Science **111**, 578 (1950).
Nichols, J., u. A. T. Miller: Excretion of adrenal corticoids in the sweat. Proc. Soc. exper. Biol. a. Med. **69**, 448 (1948).
Noble, R. L.: Effects of synthetic oestrogens and carcinogens when administered to rats by subcutaneous implantation of crystals or tablets. J. Endocrin. **1**, 216 (1939).
Oberste-Lehn, H.: Die colorimetrisch-chemische Bestimmung des Follikelhormons mit der β-Naphthol- und Kaliumsulfoguajakol-Schwefelsäure. Z. physiol. Chem. **286**, 1 (1950).
O'Connor, W. J.: The control of urine secretion in mammals by the pars nervosa of the pituitary. Biol. Revs. Cambridge, Phil. Soc. **22**, 30 (1947).
Olson, R. E., F. A. Jacons, D. Richert, S. A. Thayer, L. J. Kopp u. N. J. Wade: The comparative bioassay of several extracts of the adrenal cortex in tests employing four separate physiological responses. Endocrinology **35**, 430 (1944).
Olson, R. E., S. A. Thayer, u. L. J. Kopp: The glycogenic activity of certain crystalline steroids of the adrenal cortex when administered singly and with cortical extract to fasted, normal and adrenalectomized rats. Endocrinology **35**, 464 (1944).
Oppenauer, R. V.: Synthesis of dehydroandrosterone by the decomposition of γ-sitosterol from soya beans. Nature **135**, 1039 (1935).
Østergaard, E., u. C. Hamburger: The formation of antihormones in women treated with pregnant mares serum hormone (antex). Acta endocrin. **2**, 148 (1949).
Pabst, M. L., R. Sheppard u. M. H. Kuizenga: Comparison of liverglycogen deposition and work performance tests for the bio-assay of adrenal cortex hormones. Endocrinology **41**, 55 (1947).
Papanicolaou, G. N., u. H. F. Traut: Diagnosis of uterine cancer by the vaginal smear. The Commonwealth Fund, New York 1947.
Pappenheimer, A. M.: The effect of experimental reduction of kidney substance upon the parathyroid glands and skeletal tissue. J. exper. Med. **64**, 965 (1936).
Pappenheimer, A. M., u. S. L. Wilens: Enlargement of the parathyroid glands in renal disease. Amer. J. Path. **11**, 73 (1935).
Parkes, A. S., u. C. W. Bellerby: Studies on the internal secretions of the ovary. II. The effects of injection of the oestrus producing hormone during pregnancy. J. Physiol. **62**, 145 (1926).
Parkins, W. M., W. W. Swingle, A. R. Taylor u. H. W. Hays: Effect of cortical hormone upon blood pressure in shock induced by massive doses of adrenalin. Proc. Soc. exper. Biol. a. Med. **37**, 675 (1938).
Paschkis, K. E., A. Cantarow, A. A. Walkling u. D. Boyle: Adrenal cortical hormone levels in adrenal vein—and peripheral blood. Endocrinology **47**, 338 (1950).
Patt, H. M., u. A. B. Luckhardt: Relationship of a low blood calcium to parathyroid secretion. Endocrinology **31**, 384 (1942).
Patt, H. M., E. Wallerstein u. A.B. Luckhardt: A humoral control of parathyroid secretion. Proc. Soc. exper. Biol. a. Med. **49**, 580 (1942).
Pearlman, W. H.: A note on the biliary excretion of exogenous estrogen. Endocrinology **36**, 284 (1945).
Pearlman, H. W.: The identification of compound B, a substance occurring in ox bile, as allopregnanediol-3(β), 20(β). J. biol. Chem. **166**, 473 (1946).
Pearlman, W. H., u. G. Pincus: The metabolism of pregnenolone. Fed. Proc. **5**, 79 (1946).
Pearlman, W. H., u. A. E. Rakoff: A note on the estrogens in the bile of pregnant women. Endocrinology **44**, 199 (1949).
Pearlman, W. H., A. E. Rakoff, A. Cantarow u. K. E. Paschkis: The isolation of estrone from the bile of pregnant cows. J. biol. Chem. **170**, 173 (1947).
Pearlman, W. H., A. E. Rakoff, K. E. Paschkis, A. Cantarow u. A. A. Walkling: The metabolic fate of estrone in bile fistula dogs. J. biol. Chem. **173**, 175 (1948).
Perera, G. A., A. I. Knowlton, A. Lowell u. R. F. Loeb: Effect of desoxycorticosterone on the blood pressure of man. J. amer. med. Assoc. **125**, 1030 (1944).
Perera, G. A., K. L. Pines, H. B. Hamilton u. K. Vislocky: Clinical and metabolic study of 11-dehydro-17-hydroxy-corticosterone acetate (Kendall Compound E) in hypertension, Addison's disease and diabetes mellitus. Amer. J. Med. **7**, 56 (1949).

Perry, W. F.: A method for measuring thyroid hormone secretion in the rat with its application to the bioassay of thyroid extracts. Endocrinology 48, 643 (1951).

Peters, J. A., B. T. Horton u. W. M. Boothby: The effect of continuous intravenous administration of histamine on basal metabolism in human beings. J. clin. Invest. 24, 611 (1945).

Pfiffner, J. J., W. W. Swingle u. H. M. Vars: The cortical hormone requirement of the adrenalectomized dog, with special reference to a method of assay. J. biol. Chem. 104, 701 (1934).

Pierce, J. G., u. V. du Vigneaud: Studies on high potency oxytocic material from beef posterior pituitary lobes. J. biol. Chem. 186, 77 (1950).

Pincus, G.: New color reaction for certain urinary 17-ketosteroids. Endocrinology 32, 176 (1943).

Pincus, G., G. Wheeler, G. Young u. P. A. Zahl: The colorimetric determination of urinary estrin. J. biol. Chem. 116, 253 (1936).

Pochin, E. E.: Investigation of thyroid function and disease with radioactive iodine. Lancet 259, 41 u. 84 (1950).

Porter, C. C., u. R. H. Silber: A quantitative color reaction for cortisone and related 17, 21-dihydroxy-20-ketosteroids; J. biol. Chem. 185, 201 (1950).

Portes, L., J. Dalsace u. R. Wallich: Rôle inhibiteur des sels de testostérone sur la lactation chez la femme. C. r. Soc. Biol. 130, 1100 (1939).

Portman, K.: De l'action de l'hormone du corps jaune sur la durée de la gestation chez la lapine. C. r. Soc. Biol. 115, 89 (1934).

Potts, A. M., u. T. F. Gallagher: Cystine, tyrosine and arginine content of high potency pressor and oxytocic pituitary hormones. J. biol. Chem. 143, 561 (1942).

Prelog, V., L. Ruzicka u. P. Stein: Untersuchungen über Organextrakte. (4. Mitt.). Zur Kenntnis der unverseifbaren Lipoide aus Schweinemilz. Helvet. chim. Acta 26, 2222 (1943).

Přibram, H., u. S. Herrnheiser: Zur Kenntnis der adialysablen Bestandteile des Menschenharnes. Biochem. Z. 111, 30 (1920).

Price, D., T. Mann u. C. Lutwak-Mann: Some metabolic effects of androgenic substances. Nature 164, 950 (1949).

Price, W. H., C. F. Cori u. S. P. Colowick: The effect of anterior pituitary extract and of insulin on the hexokinase reaction. J. biol. Chem. 160, 633 (1945).

Quigley, J. P., H. J. Zettelman u. A. C. Ivy: Analysis of the factors involved in gastric motor inhibition by fats. Amer. J. Physiol. 108, 643 (1934).

Raab, W.: The pathogenic significance of adrenaline and related substances in the heart muscle. Exper. med. Surg. 1, 188 (1943).

Raginsky, B. B., J. B. Ross u. R. L. Stehle: The action of pituitary extract upon blood pressure. J. Pharmacol. 38, 473 (1930).

Rahn, H., u. F. Rosendale: Diurnal rhythm of melanophore hormone secretion in the Anolis pituitary. Proc. Soc. exper. Biol. a. Med. 48, 100 (1941).

Rakoff, A. E., K. E. Paschkis u. A. Cantarow: Conjugated estrogens in human pregnancy serum. Amer. J. Obstetr. 46, 856 (1943).

Ratschow, M., u. M. L. Steckner: Weitere Befunde zur Gefäßwirkung der Sexualhormone. Z. klin. Med. 136, 140 (1939).

Rawson, R. W.: The thyroid stimulating hormone. Ann. N. Y. Acad. Sci. 50, 498 (1949).

Rawson, R. W., F. D. Moore, W. Peacock, J. H. Means, O. Cope u. C. B. Riddell: Effect of iodine on the thyroid gland in Graves' disease when given in conjunction with thiouracil — a two-action theory of iodine. J. clin. Invest. 24, 869 (1945).

Recant, L., D. M. Hume, P. H. Forsham u. G. W. Thorn: Studies on the effect of epinephrine on the pituitary-adrenocortical system. J. clin. Endocrin. 10, 187 (1950).

Reece, R. P., u. S. L. Leonard: Further evidence for a mammogenic factor in the rat hypophysis. Proc. Soc. exper. Biol. a. Med. 42, 200 (1939).

Reichstein, T.: Über Bestandteile der Nebennierenrinde. VI. Trennungsmethoden, sowie Isolierung der Substanzen F. a., H und J. Helvet. chim. Acta 19, 1107 (1936).

Reichstein, T.: Über Bestandteile der Nebennierenrinde. X. Zur Kenntnis des Corticosterons. Helvet. chim. Acta 20, 953 (1937).

Reichstein, T., u. J. von Euw: Über Bestandteile der Nebennierenrinde. 20. Mitt. Isolierung der Substanzen Q (Desoxy-corticosteron) und R sowie weiterer Stoffe. Helvet. chim. Acta 21, 1197 (1938).

Reichstein, T., u. C. W. Shoppee: The hormones of the adrenal cortex. Vitamins and Hormones 1, 345 (1943).

Reifenstein, E. C.: The protein anabolic activity of steroid compounds. Josiah Macy, Jr. Foundation, New York, 1942.

Reifenstein, E. C., L. W. Kinsell u. F. Albright: Observations on the use of the serum phosphorus level as an index of pituitary growth hormone activity; the effect of estrogen therapy in acromegaly. Endocrinology 39, 71 (1946).

Rein, H.: Die Interferenz der vasomotorischen Regulationen. Klin. Wschr. 9, 1485 (1930).
Reinecke, R. M., u. E. C. Kendall: Method for bio-assay of hormones of adrenal cortex which influence deposition of glycogen in the liver. Endocrinology 31, 573 (1942).
Reiss, M., u. I. D. K. Halkerston: Some studies of the chemistry and pharmacology of adrenocorticotrophic hormone. J. Pharmacy a. Pharmacol. 2, 236 (1950).
Reynolds, S. R. M.: The cholinergic action of oestrin. Science 87, 537 (1938).
Reynolds, S. R. M.: Dermovascular action of estrogen, the ovarian follicular hormone. J. invest. Derm. 4, 7 (1941).
Reynolds, S. R. M.: Physiology of the uterus. Paul B. Hoeber, New York, 1942.
Richards, J. B., und G. Sayers: Fate and excretion of adrenocorticotrophic hormone. Proc. Soc. exper. Biol. a. Med. 77, 87 (1951).
Richardson, K. C., u. F. G. Young: The „pnacreotropic" action of anterior pituitary extracts. J. Physiol. 91, 352 (1937).
Richter, C. P., u. J. R. Birmingham: Calcium appetite of parathyroidectomized rats used to bioassay substances which affect blood calcium. Endocrinology 29, 655 (1941).
Richter, C. P., u. J. F. Eckert: Increased calcium appetite of parathyroidectomized rats. Endocrinology 21, 50 (1937).
Richter, C. P., u. S. Helfrick: Decreased phosphorus appetite of parathroidectomized rats. Endocrinology 33, 349 (1943).
Ricketts, H. T., A. Brunschwig u. K. Knowlton: Diabetes in a totally depancreatized man. Proc. Soc. exper. Biol. a. Med. 58, 254 (1945).
Riddle, O., R. W. Bates, u. S. W. Dykshorn: The preparation, identification and assay of prolactin—a hormone of anterior pituitary. Amer. J. Physiol. 105, 191 (1933).
Riddle, O., R. W. Bates, u. W. D. Simon: Prolactin, a new and third hormone of the anterior pituitary. Anat. Rec. 54. 25 (1932).
Riddle, O., u. L. B. Dotti: Pituitary and sex hormones which increase plasma calcium in birds and mammals. Proc. amer. Phil. Soc. 89, 499 (1945).
Rimington, C., u. I. W. Rowlands: Serum gonadotropin. 2. Further purification of the active material. Biochem. J. 38, 54 (1944).
Roberts, S., u. C. M. Szego: The nature of circulating estrogen: lipoprotein-bound estrogen in human plasma. Endocrinology 39, 183 (1946).
Robson, J. M.: Hormonic factors controlling the functional activity of the uterus. Brit. J. Obstetr. 40, 498 (1933).
Rodewald, W.: Über einen das Melanophorenhormon bindenden Stoff im Serum Krebskranker. Dtsch. med. Wschr. 62, 726 (1936).
Rodewald, W.: Über die Veränderungen im Melanophorenhormongehalt der Hypophyse Krebskranker. Z. Krebsforsch. 48, 161 (1938).
Rodewald, W.: Melanophorenhormon und Oxytocin (Versuche am isolierten Meerschweinchenuterus). Dtsch. med. Wschr. 74, 1533 (1949).
Rogoff, J. M., u. G. N. Stewart: Suprarenal cortical extracts in suprarenal insufficiency (Addison's disease). J. amer. med. Assoc. 92, 1569 (1929).
Romanoff, L. P., J. Plager u. G. Pincus: The determination of adrenocortical steroids in human urine. Endocrinology 45, 10 (1949).
Romeis, B.: Experimentelle Untersuchungen über die Wirkung innersekretorischer Organe. II. Der Einfluß von Thyreoidea- und Thymusfütterung auf das Wachstum, die Entwicklung und die Regeneration von Anurenlarven. Arch. Entw. mechan. 41, 57 (1915)
Rosen, S. H., u. D. Marine: Inhibiting effect of thyroidectomy on adrenal cortex hypertrophy following injections of anterior pituitary extract. Proc. Soc. exper. Biol. a. Med. 41, 647 (1939).
Rosenthal, R. L., N. Wald, A. Yager u. J. Litwins: Effects of cortisone and ACTH therapy on eosinophils of the bone marrow and blood. Proc. Soc. exper. Biol. a. Med. 75, 740 (1950).
Ross, D. A., u. R. S. Schwab: The cortical alpha rhythm in thyroid disorders. Endocrinology 25, 75 (1939).
Ross, W. F., u. T. R. Wood: The partial purification and some observations on the nature of the parathyroid hormone. J. biol. Chem. 146, 49 (1942).
Rothenberg, M. A., u. D. Nachmansohn: Studies on cholinesterase. III. Purification of the enzyme from electric tissue by fractional ammonium sulfate precipitation. J. biol. Chem. 168, 223 (1947).
Rowlands, I. W., u. M. K. McPhail: The action of progestin on the uterus of the cat. Quart. J. exper. Physiol. 26, 109 (1936).
Rowlands, I. W., u. A. S. Parker: Quantitative study of the thyreotropic activity of anterior pituitary extracts. Biochem. J. 28, 1829 (1934).
Runnström, J., E. Sperber u. E. Bárány: Cozymase in adrenalectomized rats. Nature 145, 106 (1940).

RUSSELL, J. A., u. A. E. WILHELMI: Glyconeogenesis in kidney tissue of the adrenalectomized rat. J. biol. Chem. 140, 747 (1941).
RUZICKA, L.: L'hormone masculine et sa préparation artificielle au laboratoire. Bull. Soc. chim. France, Serie V, 2, 1497 (1935).
RUZICKA, L., M. W. GOLDBERG, J. MEYER, H. BRÜNGGER u. E. EICHENBERGER: Zur Kenntnis der Sexualhormone. II. Über die Synthese des Testikelhormons (Androsteron) und Stereoisomerer desselben durch Abbau hydrierter Sterine. Helvet. chim. Acta 17, 1395 (1934).
RUZICKA, L., u. V. PRELOG: Untersuchungen von Extrakten aus Testes. (I. Mitt.). Zur Kenntnis der Lipoide aus Schweinetestes. Helvet. chim. Acta 26, 975 (1943).
RUZICKA, L., u. A. WETTSTEIN: Künstliche Herstellung des männlichen Sexualhormons trans-Dehydroandrosteron und des Androsten-3,17-dions. Helvet. chim. Acta 18, 986 (1935).
RUZICKA, L., u. A. WETTSTEIN: Sexualhormone XVI. Über einige Ester des Testosterons und der Androsteronreihe. Helvet. chim. Acta 19, 1141 (1936).
SACKS, J., A. C. IVY, J. P. BURGESS u. J. E. VANDOLAH: Histamine as the hormone for gastric secretion. Amer. J. Physiol. 101, 331 (1932).
SALMON, U. J.: Rationale for androgen therapy in gynecology. J. clin. Endocrin. 1, 162 (1941).
SALTER, W. R., R. L. CAHEN u. T. S. SAPPINGTON: Urinary 17-ketosteroids in metabolism; partition of gonadal and adrenocortical hormonal derivatives of normal, endocrine and cancerous patients. J. clin. Endocrin. 6, 52 (1946).
SAMUELS, L. T., M. L. SWEAT, B. H. LEVEDAHL, M. POTTNER u. M. L. HELMREICH: Metabolism of testosterone by liver of different species of animals. J. biol. Chem. 183, 231 (1950).
SANDIFORD, I., K. KNOWLTON u. A. T. KENYON: Basal heat production in hypogonadism in men and its increase by protracted treatment with testosterone propionate. J. clin. Endocrin. 1, 931 (1941).
SANDWEISS, D. J.: Immunizing effect of anti-ulcer factor in normal human urine (anthelone) against experimental gastrojejunal (peptic) ulcer in dogs. Gastroenterology 1, 965 (1943).
SANDWEISS, D. J., H. C. SALTZSTEIN u. A. A. FARBMAN: Prevention on healing of experimental peptic ulcer in Mann-Williamson dogs with anterior pituitary like hormone (antnitrin-S). Amer. J. Digest. Dis. a. Nutrition 5, 24 (1938).
SANDWEISS, D. J., H. C. SALTZSTEIN u. A. A. FARBMAN: Relation of sex hormones to peptic ulcer. Amer. J. Digest. Dis. a. Nutrition 6, 6 (1939).
SANDWEISS, D. J., M. H. SUGARMAN, M. H. FRIEDMAN, H. C. SALTZSTEIN u. A. A. FARBMAN: Effect of urine extracts on peptic ulcer; experimental and clinical study. Amer. J. Digest. Dis. a. Nutrition 8, 371 (1941).
SANGER, F.: The terminal peptides of insulin. Biochem. J. 45, 563 (1949).
SARETT, L. H.: Partial synthesis of pregnene-4-triol-17(β), 20(β), 21-dione-3,11 and pregnene-4-diol-17(β), 21-trione, 3, 11, 20 monoacetate. J. biol. Chem. 162, 601 (1946).
SARETT, L. H.: A new method for the preparation of 17(α)-hydroxy-20-ketopregnanes. J. amer. chem. Soc. 70, 1454 (1948).
SAVARD, K., A. A. GREEN u. L. A. LEWIS: Oxidation of 11-desoxy-corticosteroids with adrenal tissue homogenates. Endocrinology 47, 418 (1950).
SAYERS, G., u. M. A. SAYERS: The pituitary-adrenal system. Recent progress in hormone research 2, 81 (1948).
SAYERS, G., M. A. SAYERS, T. Y. LIANG u. C. N. H. LONG: The effect of pituitary adrenotrophic hormone on the cholesterol and ascorbic acid content of the adrenal of the rat and the guinea pig. Endocrinology 38, 1 (1946).
SAYERS, G., A. WHITE u. N. H. LONG: Preparation and properties of pituitary adrenotropic hormone. J. biol. Chem. 149, 425 (1943).
SAYERS, M. A., G. SAYERS u. L. A. WOODBURY: The assay of adrenocorticotrophic hormone by the adrenal ascorbic acid-depletion method. Endocrinology 42, 379 (1948).
SCHACHNER, H., A. L. FRANKLIN u. I. L. CHAIKOFF: The effect of cytochrome oxidase inhibitors on the formation in vitro of thyroxine and diiodotyrosine by thyroid tissue with radioactive iodine as indicator. J. biol. Chem. 151, 191 (1943).
SCHILLER, J., u. G. PINCUS: The metabolism of estrone in normal and partially hepatectomized rats. Endocrinology 34, 203 (1944).
SCHLOSSMANN, H.: Untersuchungen über den Adrenalingehalt des Blutes. Naunyn-Schmiedebergs Arch. 121, 160 (1927).
SCHMITERLÖW, C.: The nature and occurrence of pressor and depressor substances in extracts from blood vessels. Acta physiol. scand. Suppl. 16, 1 (1948).
SCHNEIDER, J. J.: Isolation of 17-hydroxy-11-dehydro-corticosterone (Kendall's Compound E) from urine of normal males. Science 111, 61 (1950).
SCHÜMANN, H. J.: Vergleichende Untersuchungen über die Wirkung von Adrenalin, Arterenol und Epinin auf Blutdruck, Milzvolumen, Darm und Blutzucker. Naunyn-Schmiedebergs Arch. 206, 164 (1949).

Schuler, W., u. P. Heinrich: Adrenalin und Arterenol im Nebennierenmark verschiedener Tiere. Helvet. Physiol. Acta **7**, 515 (1949).

Schuler, W., u. A. Wiedemann: Über die Andrenalinsynthese im Reagenzglase unter physiologischen Bedingungen. Z. physiol. Chem. **233**, 235 (1935).

Schuman, H.: Der Einfluß der männlichen Sexualhormone auf den Glykogen-, Phosphagen- und Adenylpyrophosphatgehalt des Herzmuskels. Klin. Wschr. **18**, 925 (1939).

Schwenk, E., u. F. Hildebrandt: Reduktion des Follikelhormons. Naturwiss. **21**, 177 (1933).

Scott, D. A.: Crystalline insulin. Endocrinology **25**, 437 (1939).

Segaloff, A., u. A. Segaloff: The role of the vitamins of the B-complex in estrogen metabolism. Endocrinology **34**, 346 (1944).

Selye, H.: Studies on adaptation. Endocrinology **21**, 169 (1937).

Selye, H.: Morphological changes in female mice receiving large doses of testosterone. J. Endocrin. **1**, 208 (1939).

Selye, H.: Are gonadotropic hormones destroyed while they exert their action on the ovary? Proc. Soc. exper. Biol. a. Med. **43**, 404 (1940).

Selye, H.: Activity of progesterone in spayed females not pretreated with estrin. Proc. Soc. exper. Biol. a. Med. **43**, 343 (1940).

Selye, H.: Acquired adaptation to the anesthetic effect of steroid hormones. J. Immunology **41**, 259 (1941).

Selye, H.: Atypical cell proliferation in the anterior lobe adenomas of estradiol-treated rats. Cancer Research **4**, 349 (1944).

Selye, H.: The physiology and pathology of exposure to Stress. Acta, Inc., Medical Publishers, Montreal, Canada, 1950.

Selye, H., J. B. Collip u. D. L. Thomson: Studies on the effect of pregnancy on the ovary. Anat. Rec. **58**, 139 (1934).

Selye, H., C. Dosne, L. Bassett u. J. Whittaker: On the therapeutic value of adrenal cortical hormones in traumatic shock and allied conditions. Can. med. Assoc. J. **43**, 1 (1940).

Seneca, H., E. Ellenbogen, E. Henderson, A. Collins u. J. Rockenbach: The in vitro production of cortisone by mammalian cells. Science **112**, 524 (1950).

Serini, A., W. Logemann u. W. Hildebrand: Über die Darstellung von Inhaltsstoffen der Nebennierenrinde. Ber. dtsch. chem. Ges. **72**, 391 (1939).

Sevringhaus, A. E.: The pituitary gland. Williams & Wilkins, Baltimore 1938.

Shaw, F. H.: The estimation of adrenaline. Biochem. J. **32**, 19 (1938).

Shaw Dunn, J., H. L. Sheehan u. N. G. B. McLetchie: Necrosis of islets of Langerhans produced experimentally. Lancet **244**, 484, 1943.

Shay, H., S. A. Komarov, S. S. Fels, D. Meranze, M. Gruenstein u. H. Siplet: A simple method for the uniform production of gastric ulceration in the rat. Gastroenterology **5**, 43 (1945).

Shedlovsky, T., A. Rothen, R. O. Greep, H. B. van Dyke u. B. F. Chow: The isolation in pure form of the interstitial cell-stimulating (luteinizing) hormone of the anteroir lobe of the pituitary gland. Science **92**, 178 (1940).

Shumacker, H. B., u. W. M. Firor: Interrelationship of adrenal cortex and anterior lobe of hypophysis. Endocrinology **18**, 676 (1934).

Silberberg, M., u. R. Silberberg: Effects of endocrines on age changes in the epiphyseal and articular cartilages. Endocrinology **31**, 410 (1942).

Simpson, M. E., H. M. Evans u. C. H. Li: Bioassay of adrenocorticotropic hormone. Endocrinology **33**, 261 (1943).

Simpson, M. E., E. A. Kibrick, H. Becks u. H. M. Evans: Effect of crystalline estrin implants on the proximal tibia and costochondral junction of young female rats. Endocrinology **30**, 286 (1942).

Simpson, M. E., C. H. Li u. H. M. Evans: Biological properties of pituitary interstitial-cell-stimulating hormone (ICSH). Endocrinology **30**, 969 (1942).

Simpson, M. E., C. H. Li u. H. M. Evans: Sensitivity of the reproductive system of hypophysectomized 40 day male rats to gonadotropic substances. Endocrinology **35**, 96 (1944).

Sinclair, J. G.: Size of the parathyroid glands of albino rats as affected by pregnancy and controlled diets. Anat. Rec. **80**, 479 (1941).

Sinclair, J. G.: Fetal rat parathyroids as affected by changes in maternal serum calcium and phosphorus through parathyroidectomy and dietary control. J. Nutrit. **23**, 141 (1942).

Slotta, K. H., H. Ruschig u. E. Fels: Reindarstellung der Hormone aus dem Corpus luteum. Ber. dtsch. chem. Ges. **67**, 1270 (1934).

Smelser, G. K.: Chick thyroid responses as a basis for thyrotropic hormone assay. Endocrinology **23**, 429 (1938).

Smith, E. L., D. M. Erown, B. N. Ghosh und G. Sayers: Physical studies on the adrenocorticotropic hormone of the swine adenohypophysis. J. biol. Chem. **187**, 631, (1950).

Smith, G. V. S., u. O. W. Smith: The anterior pituitary-like hormone in late pregnancy toxemia. Amer. J. Obstetr. **38**, 618 (1939).

Smith, G. V. S., u. O. W. Smith: Estrogen and progestin metabolism in pregnant women with especial reference to pre-eclamptic toxemia and the effect of hormone administration. Amer. J. Obstetr. **39**, 405 (1940).

Smith, P. E.: The non-essentiality of the posterior hypophysis in parturition. Amer. J. Physiol. **99**, 345 (1932).

Smith, R. G., u. H. R. Sternberger: Diffusible and non-diffusible blood serum calcium following intravenous injections of calcium salts. J. biol. Chem. **96**, 245 (1932).

Smith, R. H., und H. G. Williams-Ashman: Influence of thyroxine on hexokinase succinoxidase and choline oxidase. Nature **164**, 457 (1940).

Snyder, F. H., u. W. R. Tweedy: Effect of an ant. hypophyseal extract upon serum calcium and phosphorus. Proc. Soc. exper. Biol. a. Med. **47**, 234 (1941).

Soffer, L. J., M. Volterra, L. Gabrilove, A. Pollack u. M. Jacobs: The effect of iodine and adrenalin administration on circulating thyrotropic factor. J. clin. Invest. **26**, 1197 (1947).

Sonenberg, M., A. S. Keston und W. L. Money: Tracer studies with labelled preparations of anterior pituitary hormones: ACTH. J. clin. Endocrin. **10**, 809 (1950).

Soskin, S., u. R. Levine: On the mode of action of insulin. Amer. J. Physiol. **129**, 782 (1940).

Soskin, S., R. Levine, u. O. Hechter: The relation between the phosphate changes in blood and muscle, following dextrose, insulin and epinephrin administration. Amer. J. Physiol. **134**, 40 (1941).

Speert, H.: Local action of sex hormones. Physiol. Revs. **28**, 23 (1948).

Spencer, A. G.: Biological assay of small quantities of desoxy-corticosterone acetate. Nature **166**, 32 (1950).

Srere, P. A., I. L. Chaikoff, S. S. Treitman u. L. S. Burstein: The extrahepatic synthesis of cholesterol. J. biol. Chem. **182**, 629 (1950).

Starkey, W. F., u. J. H. Leathem: Gonadotropic action of testosterone propionate on the immature mouse ovary. Proc. Soc. exper. Biol. a. Med. **39**, 218 (1938).

Starkey, W. F., u. E. C. H. Schmidt: The effect of testosterone-propionate on the X-zone of the mouse adrenal. Endocrinology **23**, 339 (1938).

Starling, E. H.: The Croonian lectures on the chemical correlation of the functions of the body. Lancet **83**, 339, 423, 501 u. 579 (1905).

Starling, E. H., u. E. B. Verney: The secretion of urine as studied on the isolated kidney. Proc. Roy. Soc. London **B 97**, 321 (1925).

Starr, P., D. W. Petit, A. L. Chaney, H. Rollman, J. B. Aiken, B. Jamieson u. I. Kling Clinical experience with the blood protein-bound iodine determination as a routine procedure. J. clin. Endocrin. **10**, 1237 (1950).

Staudinger, H., u. M. Schmeisser: Bestimmung der Nebennierenrindenhormone im Harn. Biochem. Z. **321**, 83 (1950).

Stehle, R. L.: A method for obtaining a preparation of the melanophore hormone of the pituitary gland. J. Pharmacol. **57**, 1 (1936).

Stehle, R. L., u. A. M. Fraser: The purification of the pressor and oxytocic hormones of the pituitary gland and some observations on the chemistry of the products. J. Pharmacol. exper. Therapy **55**, 136 (1935).

Steiger, M., u. T. Reichstein: Über Bestandteile der Nebennierenrinde. IX. Die Funktion des letzten Sauerstoffatoms. Helvet. chim. Acta **20**, 817 (1937).

Steiger, M., u. T. Reichstein: Desoxy-cortico-steron (21-Oxyprogesteron) aus Δ^5-3-Oxyätio-cholensäure. Helvet. chim. Acta **20**, 1164 (1937).

Stimmel, B. F.: Fractionation and photometric estimation of estrogens in human pregnancy urine. J. biol. Chem. **162**, 99 (1946).

Stimmel, B. F.: Utilization of color correction equation with Kober reagent for estimation of estrogens in human urine with low estrogen content. J. biol. Chem. **165**, 73 (1946).

Stimmel, B. F., A. Grollman u. M. N. Huffman: The metabolism of the 16-ketoestrone and 16-keto-α-estradiol in man. J. biol. Chem. **184**, 677 (1950).

Stockard, C. R., u. G. N. Papanicolaou: The existence of a typical oestrus cycle in the guinea-pig; with a study of its histological and physiological changes. Amer. J. Anat. **22**, 225 (1917).

Stoerk, H. C.: Activity of parathyroid hormone in the nephrectomized rat. Proc. Soc. exper. Biol. a. Med. **54**, 50 (1943).

Stoerk, H. C., u. W. H. Carnes: The relation of the dietary Ca : P ratio to serum Ca and to parathyroid volume. J. Nutrit. **29**, 43 (1945).

Stolz, F.: Über Adrenalin und Alkylaminoacetobrenzcatechin. Ber. dtsch. chem. Ges. **37**, 4149 (1904).

Stricker, P., u. F. Grueter: Action du lobe antérieur de l'hypophyse sur la montée laiteuse. C. r. Soc. Biol. **99**, 1978 (1928).

Sutherland, E. W., u. C. de Duve: Origin and distribution of the hyperglycemic-glycogenolytic factor of the pancreas. J. biol. Chem. **175**, 663 (1948).
Swann, H. G.: The pituitary-adrenocortical relationship. Physiol. Rev. **20**, 493 (1940).
Swann, H. G., u. J. W. Fitzgerald: Insulin shock in relation to the components of the adrenals and the hypophysis. Endocrinology **22**, 687 (1938).
Sweat, M. L.: Enzymatic synthesis of 17-hydroxycorticosterone. J. amer. chem. Soc. **73**, 4056 (1951).
Sweat, M. L., L. T. Samuels u. R. Lumry: Preparation and characterisation of the enzyme which converts testosterone to androstenedione. J. biol. Chem. **185**, 75 (1950).
Swingle, W. W., u. J. J. Pfiffner: An aqueous extract of the suprarenal cortex which maintains the life of bilaterally adrenalectomized cats. Science **71**, 321 (1930).
Swingle, W. W., W. M. Parkins u. J. W. Remington: The effect of desoxycorticosterone acetate and of blood serum transfusions upon the circulation of the adrenalectomized dog. Amer. J. Physiol. **134**, 503 (1941).
Szego, C. M., u. S. Roberts: The nature of circulating estrogen. Proc. Soc. exper. Biol. a. Med. **61**, 161 (1946).
Szego, C. M., u. S. Roberts: The determination of protein-bound blood estrogen. Endocrinology **41**, 322 (1947).
Szego, C. M., u. L. T. Samuels: Colorimetric determination of estrogens; method for determination of total estrone and estradiol from tissue sources. J. biol. Chem. **151**, 587 (1943).
Tainter, M. L.: Comparative actions of sympathomimetic compounds: catechol derivatives, and possible mechanism of sensitization-desensitization phenomena of cocaine. Arch. internat. Pharmacodynamie **41**, 365 (1931).
Takács, L.: Versuche mit Secretin. II. Mitt.: Blutzuckervermindernde Wirkung des Secretins bei gesunden Menschen und Diabetikern. Z. ges. exper. Med. **57**, 532 (1927).
Takamine, J.: The blood-pressure-raising principle of the suprarenal glands. Amer. J. Pharmacy **73**, 523 (1901).
Talbot, N. B., R. A. Berman, E. A. MacLachlan u. J. K. Wolfe: The colorimetric determination of neutral steroids (hormones) in a 24-hour sample of human urine (pregnanediol; total, alpha and beta alcoholic, and non-alcoholic 17-ketosteroids). J. clin. Endocrin. **1**, 668 (1941).
Tanturi, C. A., A. C. Ivy u. H. Greengard: Secretin is a true cholagogue. Amer. J. Physiol. **120**, 336 (1937).
Taurog, A., u. I. L. Chaikoff: The nature of the circulating thyroid hormone. J. biol. Chem. **176**, 639 (1948).
Taurog, A., I. L. Chaikoff u. W. Tong: The nature of plasma iodine as revealed by filter paper partition chromatography. J. biol. Chem. **184**, 99 (1950).
Teel, H. M., u. O. Watkins: The effect of extracts containing the growth principle of the anterior hypophysis upon the blood chemistry of dogs. Amer. J. Physiol. **89**, 662 (1929).
Tepperman, H. M., M. V. L'Heureux u. A. E. Wilhelmi: The estimation of parathyroid hormone activity by its effect on serum inorganic phosphorus in the rat. J. biol. Chem. **168**, 151 (1947).
Tepperman, J., F. L. Engel u. C. N. H. Long: A review of adrenal cortical hypertrophy. Endocrinology **32**, 373 (1943).
Tepperman, J., u. J. M. de Witt: Effects of purified ACTH added in vitro on the oxygen consumption and ascorbic acid content of surviving dog adrenal slices. Endocrinology **47**, 384 (1950).
Thayer, S. A., E. A. Doisy u. E. A. Doisy: Bio-assay β-estradiol. Yale J. biol. Med. **17**, 19 (1944).
Thompson, W. O., P. K. Thompson, S. G. Taylor u. L. F. N. Dickie: Calorigenic potency of free thyroxine by mouth. Endocrinology **24**, 87 (1939).
Thomson, D. L., u. J. B. Collip: The parathyroid glands. Physiol. Revs. **12**, 309 (1932).
Thorn, G. W., P. H. Forsham, F. T. G. Prunty u. A. G. Hills: A test for adrenal cortical insufficiency. J. amer. med. Assoc. **137**, 1005 (1948).
Tipton, S. R., M. J. Leath, I. H. Tipton und W. L. Nixon: The effects of feeding thyroid substance and of adrenalectomy on the activities of succinoxidase and cytochrome oxidase in the liver tissue of rats. Amer. J. Physiol. **145**, 693 (1945).
Tonutti, E.: Das System Hypophyse-Nebennierenrinde beim infektiös-toxischen Geschehen. Neue med. Welt **1**, 111 (1950).
Trendelenburg, P.: Bestimmung des Adrenalingehaltes im normalen Blut sowie beim Abklingen der Wirkung einer einmaligen intravenösen Adrenalininjektion mittels physiologischer Meßmethode. Naunyn-Schmiedebergs Arch. **63**, 161 (1910).
Tripod, J., u. R. Meier: Beziehungen zwischen den weiblichen Sexualhormonen — Ovocyclin und Lutocyclin — und der Empfindlichkeit des Kaninchenuterus gegenüber oxytocischen Pharmaka — Hypophysin, Adrenalin und Histamin. Helvet. physiol. Acta **6**, 382 (1948).

Truszkowski, R., J. Blauth-Opieńska u. J. Iwanowska: Parathyroid hormone. Biochem. J. **33**, 1005 (1939).

Tschopp, E.: Die oestrogene Wirkung der Bisdehydro-doisynolsäure und ihrer Derivate. Helvet. physiol. Acta **4**, 271 (1946).

Tschopp, E.: Die Bedeutung des intermediären Leber-Galle-Darm-Kreislaufes für die Inaktivierung der Sexualwirkstoffe. Helvet. physiol. Acta **5**, 406 (1947).

Tschopp, E.: Wirksamkeitsvergleich verschiedener Arten von Testosteron-Kristallampullen. Schweiz. med. Wschr. **80**, 673 (1950).

Turner, C. D.: General endocrinology. W. B. Saunders Company, Philadelphia and London (1948).

Turner, C. D., R. Haffen u. H. Struett: Some effect of testosterone on sexual differentiation of female albino mice. Proc. Soc. exper. Biol. a. Med. **42**, 107 (1939).

Tweedy, W. R., u. W. W. Campbell: The effect of parathyroid extract upon the distribution, retention, and excretion of labeled phosphorus. J. biol. Chem. **154**, 339 (1944).

Tweedy, W. R., M. E. Chilcote u. M. C. Patras: Distribution, retention and excretion of radiophosphorus following thyroparathyroidectomy and the injection of parathyroid extract. Fed. Proc. **5**, 159 (1946).

Tyslowitz, R., u. E. Dingemanse: Effect of large doses of estrogens on the blood picture of dogs. Endocrinology **29**, 817 (1941).

Uotila, U. U.: On the rôle of the pituitary stalk in the regulation of the anterior pituitary, with special reference to the thyrotropic hormone. Endocrinology **25**, 605 (1939).

Uotila, U. U.: The effect of estrin on the anterior pituitary of male rats after pituitary stalk section. Endocrinology **26**, 123 (1940).

Uotila, U. U.: The regulation of thyrotropic function by thyroxin after pituitary stalk section. Endocrinology **26**, 129 (1940).

Urbach, K. F.: Nature and probable origin of conjugated histamine excreted after ingestion of histamine. Proc. Soc. exper. Biol. a. Med. **70**, 146 (1949).

Urbach, K. F., u. L. Giscafré: Identification of histamine in the blood by paper chromatography. Proc. Soc. exper. Biol. a. Med. **68**, 430 (1948).

van Dyke, H. B., B. F. Chow R. O. Greep u. A. Rothen: The isolation of a protein from the pars neuralis of the ox pituitary with constant oxytocic, pressor and diuresis-inhibiting activities. J. Pharmacol. **74**, 190 (1942).

Venning, E. H.: Gravimetric method for the determination of sodium pregnandiol glucuronidate (an excretion product of progesterone). J. biol. Chem. **119**, 473 (1937).

Venning, E. H.: Further studies on the estimation of small amounts of sodium pregnanediol glucuronidate in urine. J. biol. Chem. **126**, 595 (1938).

Venning, E. H.: Adrenal function in pregnancy. Endocrinology **39**, 203 (1946).

Venning, E. H., u. J. S. L. Browne: A study of metabolism of progesterone. Amer. J. Physiol. **123**, 209 (1938).

Venning, E. H., K. A. Evelyn, E. V. Harkness u. J. S. L.:Browne: Determination of estrin in urine with photoelectric colorimeter. J. biol. Chem. **120**, 225 (1937).

Verne, J., u. S. Herbert: Etude histochimique des phosphatases alcalines de l'intestin du rat dans leurs rapports avec la cortico-surrénale. C. r. Soc. Biol. **142**, 300 (1948).

Verney, E. B.: The secretion of pituitrin in mammals, as shown by perfusion of the isolated kidney of the dog. Proc. Roy. Soc. London B **99**, 487 (1926).

Verney, E. B.: Goulstonian Lectures on polyuria. I. Polyuria associated with pituitary dysfunction. Lancet **216**, 539 (1929).

Verney, E. B.: The antidiuretic hormone and the factors which determine its release. Proc. Roy. Soc. London B **135**, 25 (1947).

Verzár, F.: Die Funktion der Nebennierenrinde. Benno Schwabe & Co., Basel (1939).

Verzár, F.: Stoffwechselwirkungen des Nebennierenrinden-Hormons. Schweiz. med. Wschr. **80**, 468 (1950).

Vest, S. A., u. J. E. Howard: Clinical experiments with the use of male sex hormones. I. Use of testosterone propionate in hypogonadism. J. Urol. **40**, 154 (1938).

Vestling, C. S., u. A. A. Knoepfelmacher: Lactic dehydrogenase of liver and its relation to thyroid activity in the rat. J. biol. Chem. **183**, 63 (1950).

Vestling, C. S., und G. F. Lata: Steroid changes in incubating adrenal homogenates. Science **113**, 582 (1951).

du Vigneaud, V., R. R. Sealock, R. H. Siffered, O. Kamm u. I. W. Grote: Some chemical properties of highly purified preparations of pitressin and pitocin. J. biol. Chem. **100**, XCIV (1933).

Vilter, M. V.: Le mélanoblaste dendritique des vertébrés et sa signification fonctionnelle. Bull. Soc. franc. Derm. **42**, 1118 (1935).

Vincke, E., u. D. Müller: Zur Frage der narkotischen Wirkung von Steroidhormonen. Naunyn-Schmiedebergs Arch. **204**, 446 (1947).

Wallis, E. S., u. E. Fernholz: The constitution of dehydro-androsterone and its preparation from cholesterol. J. amer. chem. Soc. **57**, 1379 (1935).

Wallis, E. S., u. E. Fernholz: The preparation of dehydro-androsterone from cholesterol. J. amer. chem. Soc. **57**, 1504 (1935).

Wasserman, P., u. I. A. Mirsky: Immunological identity of insulin from various species. Endocrinology **31**, 115 (1942).

von Wattenwyl, H., A. Bissegger, A. Maritz u. E. A. Zeller: Cholinesterase und Geschlechtsfunktion beim Meerschweinchen. Helvet. chim. Acta **26**, 2063 (1943).

Weil, R., u. S. Ross: Growth hormone and fat metabolism. Endocrinology **45**, 207 (1949).

Weissbecker, L., und J. Staudinger: Trennung der C_{11}-Oxy- bzw. Oxo- von den C_{11}-Desoxy- bzw. Desoxo-corticoiden und deren quantitative Bestimmung. Klin. Wschr. **29**, 59 (1951).

Weissberger, L. H.: The influence of insulin and epinephrine upon some phosphorus fractions of the blood. J. biol. Chem. **160**, 481 (1945).

Wenner, R., u. E. Eichenberger: Die Ausscheidung von 17-Ketosteroiden nach verschiedener Medikation von androgenem Hormon bei der Frau. Schweiz. med. Wschr. **80**, 177 (1950).

Werle, E., u. G. Effkemann: Über die oxytocinabbauende Fähigkeit des Schwangerenblutes. Arch. Gynäk. **171**, 286 (1941).

Werle, E., A. Hevelke u. K. Buthmann: Zur Kenntnis des oxytocinabbauenden Prinzips des Blutes. Biochem. Z. **309**, 270 (1941).

Werle, E., u. S. Schafer-Goilav: Über den Einfluß körpereigener Kreislaufstoffe auf die Wirkung des Melanophorenhormons (MH), sowie seine Inaktivierung durch Gewebsextrakte, Blut von Schwangeren und Carzinomkranken. Z. Vi/Ho/Fe **3**, 31 (1949/50).

Wermer, P.: Hypophyse und Wasserhaushalt. Wien. Arch. inn. Med. **32**, 189 (1938).

Werner, S. C.: The thyrotropic hormone and the antihormone problem. Endocrinology **22**, 291 (1938).

Werthessen, N. T., u. C. F. Baker: Modification of dectrochemograph for greater accuracy and specificity in assay of urinary ketosteroids. Endocrinology **36**, 351 (1945).

Westphal, U.: Über das Schicksal des Gelbkörperhormons Progesteron im Organismus. Naturwiss. **28**, 465 (1940).

Westphal, U.: Über die reduktive Umwandlung des Desoxy-corticosterons zu Pregnandiol im Organismus des Kaninchens. Z. physiol. Chem. **273**, 13 (1942).

Westphal, U.: Über den Nachweis von Pregnandiolglukuronid im Harn normaler Frauen und Männer. Z. physiol. Chem. **281**, 14 (1944).

Wettstein, A.: Phytochemische Hydrierung von Oestron zu α-Oestradiol. Helvet. chim. Acta **22**, 250 (1939).

White, A., R. W. Bonsnes u. C. N. H. Long: Prolactin. J. biol. Chem. **143**, 447 (1942).

White, A., u. T. F. Dougherty: The pituitary adrenotrophic hormone control of the serum globulins from lymphoid tissue. Endocrinology **36**, 207 (1945).

White, A., u. T. F. Dougherty: The rôle of lymphocytes in formal and immune globulin production, and the mode of release of globulin from lymphocytes. N. Y. Acad. Sci. **46**, 859 (1946).

White Catchpole, H. R., u. C. N. H. Long: Crystalline protein with high lactogenic activity. Science **86**, 82 (1937).

Whiteborn, J. C.: A chemical method for estimating epinephrine in blood. J. biol. Chem. **108**, 633 (1935).

Wilander, O., u. G. Agren: Standardisierung von Sekretin. Biochem. Z. **250**, 489 (1932)

Wilds, A. L., u. C. Djerassi: The synthesis of estradiol and 1-methylestradiol from cholesterol. J. amer. chem. Soc. **68**, 2125 (1946).

Wilhelmi, A. E., J. B. Fishman u. J. A. Russell: A new preparation of crystalline anterior pituitary growth hormone. J. biol. Chem. **176**, 735 (1948).

Wilkins, L., W. Fleischmann u. J. E. Howard: Creatinuria induced by methyl testosterone in the treatment of dwarfed boys and girls. Bull. Johns Hopkins Hosp. **69**, 493 (1941).

Williams, R. G.: Microscopic studies of living thyroid follicles implanted in transparent chambers installed in rabbit's ear. Amer. J. Anat. **62**, 1 (1937).

Williamson, M. B.: Concentration and properties of the adrenocorticotrophic substance in female human urine. Proc. Soc. exper. Biol. a. Med. **63**, 191 (1946).

Winkler, W.: Reizversuche mit Insulin bei den Konstitutionstypen. Z. Neur. **177**, 74 (1944).

Winter, L. B.: On the absorption of insulin from the stomach. J. Physiol. **58**, 18 (1923).

Wintersteiner, O., u. J. J. Pfiffner: Chemical studies on the adrenal cortex. III. Isolation of two new physiologically inactive compounds. J. biol. Chem. **116**, 291 (1936).

Witschi, E.: The quantitative determination of follicle stimulating and luteinizing hormones in mammalian pituitaries and a discussion of the gonadotropic quotient, F/L^1. Endocrinology **27**, 437 (1940).

Wolfe, J. K., E. B. Hershberg u. L. F. Fieser: Polarographic determination of ketonic steroids. J. biol. Chem. **136**, 653 (1940).

Wolfram, J., u. R. L. Zwemer: Cortin protection against anaphylactic shock in guinea pig. J. exper. Med. **61**, 9 (1935).

Woodward, R. B., F. Sondheimer und D. Taub: The total synthesis of cortisone. J. amer. chem. Soc. **73**, 4057, 1951

Woolley, D. W.: Structural analogues antagonistic to thyroxine. J. biol. Chem. **164**, 11 (1946).

Wright, L. E. A., u. V. M. Trikojus: The reaction of iodine with preparations of the thyreotrophic hormone. Med. J. Austral. **33**, 541 (1946).

Wyman, L. C.: Studies on suprarenal insufficiency. VI. Anaphylaxis in suprarenalectomized rats. Amer. J. Physiol. **89**, 356 (1929).

Young, F. G.: Permanent experimental diabetes produced by pituitary (anterior lobe) injections. Lancet **233**, 372 (1937).

Young, F. G.: The anterior pituitary gland and diabetes mellitus. New England J. Med. **221**, 635 (1939).

Young, F. G.: Metabolic functions of endocrine system. Ann. Rev. Physiol. **6**, 427 (1944).

Zabin, I., u. K. Bloch: The utilization of isovaleric acid for the synthesis of cholesterol. J. biol. Chem. **185**, 131 (1950).

Zaffaroni, A., R. B. Burton u. E. H. Keutmann: Adrenal cortical hormones: Analysis by paper partition chromatography and occurrence in the urine of normal persons. Science **111**, 6 (1950).

Zarrow, M. X., F. L. Hisaw u. F. Bryans: Conversion of desoxy-corticosterone acetate to progesterone in vivo. Endocrinology **46**, 403 (1950).

Zimmermann, W.: Eine Farbreaktion der Sexualhormone und ihre Anwendung zur quantitativen colorimetrischen Bestimmung. Z. physiol. Chem. **233**, 257 (1935).

Zimmermann, W.: Colorimetrische Bestimmung der Keimdrüsenhormone. Z. physiol. Chem. **245**, 47 (1936).

Zondek, B.: Hormonale Schwangerschaftsreaktion aus dem Harn bei Mensch und Tier. Gleichzeitig ein Beitrag zur Chemie des weiblichen Sexualhormons (Folliculin). Klin. Wschr. **9** 2285 (1930).

Zondek, B.: Über das Schicksal des Follikelhormons (Folliculin) im Organismus. Skand. Arch. Physiol. **70**, 133 (1934).

Zondek, B.: On the mechanism of the action of gonadotrophin from pregnancy urine. J. Endocrin. **2**, 12 (1940).

Zondek, B., u. S. Aschheim: Hypophysenvorderlappen und Ovarium. Beziehungen der endokrinen Drüsen zur Ovarialfunktion. Arch. Gynäk. **130**, 1 (1927).

Zondek, B., u. S. Aschheim: Das Hormon des Hypophysenvorderlappens. Klin. Wschr. **6**, 248 (1927); **7**, 831 (1928).

Zondek, B., u. H. Krohn: Hormon des Zwischenlappens der Hypophyse (Intermedin). III. Zur Chemie, Darstellung und Biologie des Intermedins. Klin. Wschr. **11**, 1293 (1932).

Zondek, B., u. H. Krohn: Das Chromatophorenhormon des Hypophysenzwischenlappens. In „Die Drüsen mit innerer Sekretion". Aesculap-Verlag Wien-Leipzig (1937).

Zondek, B., F. Sulman u. R. Black: The hyperemia effect of gonadotropins on the ovary. J. amer. med. Assoc. **128**, 939 (1945).

Zondek, B., F. Sulman u. A. Hochmann: Relationship between inactivated prolan and antiprolan. Proc. Soc. exper. Biol. a. Med. **39**, 283 (1938).

Zuckerman, S.: Inhibition of menstruation and ovulation by means of testosterone propionate. Lancet **233**, 676 (1937).

Zuckerman, S.: The menstrual cycle of the primates. XI. The part played by oestrogenic hormone in the menstrual cycle. Proc. Roy. Soc. London **B 123**, 457 (1937).

Sachverzeichnis.

Abbruchblutung 18.
Acetessigsäure 94.
Aceton 94.
Acetonitril 77.
Acetonitril-Test 79.
Acetonkörper 94.
Acetylcholin 153.
—, Bestimmungsmethoden 156.
—, Blutdruck, und 154.
—, Chemie 153.
—, Ernährung, und 154.
—, Neurohormon, Funktion als 154.
—, Vorkommen 155.
Acetylcholinesterase 154.
Achlorhydrie 52.
Acidose 94, 104.
ACTH 113.
ACTP 113.
Addison'sche Krankheit 52.
Adenosintriphosphatase 58.
Adenosintriphosphorsäure 38, 84, 93, 152, 155.
Adenom, basophiles 65.
Adenotrope Hormone 1.
Adipokinetische Wirkung 111.
Adiuretin 135.
—, Angriffspunkt 135.
—, Bestimmungsmethoden 138.
—, Chemie 134.
—, Darstellung 134.
—, Einheit, internationale 139.
—, Hypothalamus, und 136.
—, Kochsalzausscheidung 135.
—, Laktation, und 136.
—, Physiologie 135.
—, Wasserhaushalt 135.
Adrenalin 80, 117, 123, 142.
—, Bestimmungsmethoden 85.
—, Biosynthese 83.
—, Chemie 80.
—, Ernährung, und 7.
—, Kohlenhydratstoffwechsel, und 81.
—, Pharmakologie 81.
—, Physiologie 81.
—, Sympathicus, und 81.
—, Synthese, chemische 80.
—, Vorkommen 84.

Adrenalin-chinon 80.
Adrenalinhyperglykämie 81, 143.
Adrenalin-tartrat 80.
Adrenalin-Test 117.
Adrenalintheorie 117.
Adrenalon 80.
Adrenochrom 80.
Adrenocorticotropes Hormon 113.
Adrenocorticotropin 113.
Adrenolytica 84.
Adrenosteron 39, 51.
Adynamie 52.
Aethinyl-oestradiol 6.
17-Aethinyl-testosteron 35.
17-Aethyl-testosteron 39.
Aetio-allocholan 13.
Aetiocholan 13.
Aetiocholan-3α,17α-diol 37, 44.
Aetiocholan-3,17-dion 45.
Aetiocholan-3α-ol-17-on 44, 49.
Aetiocholan-3β-ol-17-on 44.
Aetiocholan-17α-ol-3-on 37.
Agalaktie 125.
Aglanduläre Hormone 3.
Akromegalie 108.
Aktionssubstanz 154.
Alkalireserve 94.
Allen-Doisy-Test 28.
Allenolsäure 22.
Allergosen 158.
Allopregnan 12.
Allopregnan-3α,20α-diol 34.
Allopregnan-3β,20α-diol 34.
Allopregnan-3β,20β-diol 34.
Allopregnan-3α-ol-20-on 34.
Allopregnan-3β-ol-20-on 34.
Alloxandiabetes 94.
Aminoäthanol-brenzkatechin 86.
Aminosäurenoxydase 6, 41, 58, 71, 72.
2-Aminothiazol 77, 122.
Amorphe Fraktion 51.
Anästhetische Ratten-Einheit 14.
Androgenbremse 130.
Androgene
—, antioestrogene Wirkung 43.
—, Ausscheidung 46.
—, Definition 10.

Androgene
—, Durchblutung, und 42.
—, Eiweißstoffwechsel 39.
—, Foeten, und 44.
—, Hypophyse, und 109.
—, Laktation, und 43.
—, Prostata 42, 47.
—, renotrope Wirkung 47.
—, Spermatogenese 42.
—, Stickstoffbilanz 39.
—, Vorkommen 46.
—, weiblicher Organismus, und 43.
Androgene Zone 51.
4,6-Androstadien-17β-ol-3-on 39.
3,5-Androstadien-17-on 39.
Androstan 13.
Androstan-3α,17α-diol 39.
Androstan-3α,17β-diol 39.
Androstan-3β,17β-diol 39, 44.
Androstan-3α,11β-diol-17-on 39, 51.
Androstan-3,17-dion 37, 39.
Androstan-3β-ol-17-on 39.
Androstan-17α-ol-3-on 39.
Androstan-17β-ol-3-on 39.
5-Androsten-3α,17β-diol 39, 42.
5-Androsten-3β,17β-diol 39.
4-Androsten-3,17-dion 37, 39, 51.
4-Androsten-3β-ol-17-on 39.
11-Androsten-3α-ol-17-on 39.
2- oder 3-Androsten-17-on 39.
4-Androsten-4,11,17-trion 39.
Androsteron 37, 39, 44, 49.
Anhydro-oxy-progesteron 35.
Antergan 157.
Anthelon 162.
Antichoriongonadotropin 9.
Anticorticotropin 9.
Antidiuretisches Hormon 135.
Antigen-Antikörper-Reaktion 158.
Antigonadotropin 8.
Antiinsulinärer Faktor 107.
Anti-Insulin-Test 67.
Antihistamine 157.
Antihistaminkörper 157.
Antihormone 8.
Antiluteogenes Hormon 107.
Antiluteotropin 9.
Antiprolactin 9.

Sachverzeichnis.

Antiprolan-Einheit 9.
Anti-Ratten-Unit 14.
Antisomatotropin 9.
Antistin 157.
Antitetanisches Präparat 103.
Antithyreoidale Stoffe 76.
Antithyreotropin 9.
APL 145.
Arginase 6, 42, 58, 59.
A. R. U. 14.
Arterenergische Nerven 89.
Arterenol 86.
Aschheim-Zondek'sche Reaktion 149.
Ascorbinsäure 71, 80, 114, 115.
Ascorbinsäuremethode 119.
A. T. 10, 103.
Axolotl 72.
Axolotl-Einheit 79.

Bacillus acetylcholini 155.
Bacillus putrefactus 37.
Basedow'sche Krankheit 70.
Basophiles Adenom 65.
Benzoat-Einheit, internationale 28.
Benzoatstandard, internationaler 28.
Bernsteinsäuredehydrogenase 41, 58.
Bernsteinsäureoxydase 25, 71.
B-Hormon 139.
Bisdehydro-doisynolsäure 23.
Blasenmole 148.
Blutdruckmethode 85.
Blutegelmethode 156.
Blutzuckerkurve 97.
Border-line-dosis 124.
Brunststadium 20.
Brunsttest 28.

Calciferol s. Vitamin D.
Cannon'sche Theorie 82.
Carotin 70.
Cavia-Einheit 124.
CG 145.
Cholan 12.
Cholecystokinin 160.
Cholesterin 13.
Cholesteringehalt der Nebenniere 114, 115.
Cholesterinsynthese 14.
Cholin 84, 154.
Cholinacetylase 155.
Cholinesterase 41, 154.
Cholinergische Nerven 89.
Chondrodystrophischer Zwerg 108.
Chondrotropin 107.
Chorionepitheliom 148.
Choriongonadotropin 145.
—, Ausscheidung 146.
—, Bestimmungsmethoden 149.
—, Bildungsort 145.

Choriongonadotropin
—, Chemie 145.
—, Darstellung 145.
—, Einheit, internationale 149.
—, Gelber Körper, und 148.
—, Physiologie 145.
Chromatophoren 81, 140.
Chromatophorenhormon 139.
Chvostek'sches Phänomen 102.
cis s. Isomerie u. Konfiguration.
Clauberg-Test 35.
Collip-Effekt 148.
Collip-Einheit 106.
Coma diabeticum 94.
Coma hypoglycämicum 96.
Compound A, B, E und F 49, 50.
Corbasil 84.
Corner-Allen-Test 35.
Corpus luteum s. Gelber Körper.
Corpus luteum-Hormon 29.
Cortexon 50.
Corticoide 10.
Corticosteroide 49.
—, Ausfallserscheinungen 52.
—, Ausscheidung 62.
—, Bestimmungsmethoden 66.
—, Bildungsort 51.
—, Blutbild, Einfluß auf 66.
—, Chemie 49.
—, Chloridhaushalt 54, 57.
—, Einheiten 66.
—, Eiweißstoffwechsel 58.
—, Elektrolytstoffwechsel 57.
—, Eosinophile, und 66.
—, Fermente, und 58.
—, Harnsäureausscheidung, und 66.
—, Kaliumhaushalt 54.
—, Kochsalzhaushalt 54, 57.
—, Kohlenhydratstoffwechsel 54, 58, 60.
—, Lymphocyten 66.
—, Natriumhaushalt 54, 57.
—, Niere, und 57.
—, Physiologie 51.
—, Reststickstoff, und 53.
—, Stoffwechsel 61.
—, Synthese 50.
—, Thymus, und 65.
—, Vorkommen im Blut 63.
—, — Harn 63.
—, — Nebenniere 63.
—, — Schweiß 64.
—, Wasserhaushalt 54.
Corticosteron 49.
Corticotropes Hormon 113.
Corticotropin 65, 74, 83, 111, 113.
—, Ascorbinsäure, und 114.

Corticosteroide
—, Bestimmungsmethoden 118.
—, Bildungsort 114.
—, Chemie 113.
—, Cholesterin, und 114.
—, Darstellung 113.
—, Einheiten 118.
—, Physiologie 114.
—, Resistenz, und 115.
—, Stoffwechselwirkungen 116.
—, Sudanophile Substanzen 114.
Corticotropin-Test 118.
Cortilactin 55.
Cortin 51.
Cortinähnliche Verbindungen 51.
Cortin-like 51.
Cortisol 50.
Cortison 50, 74.
Corynanthin 87.
Corynebacterium mediolanum 37.
Cowper'scher Drüsen-Test 48.
Cozymase 59.
Cyclopentano-perhydrophenantren 10.
Cyclus 17.
Cytochrom C 58, 59, 70, 71, 120.
Cytochromoxydase 58, 59, 72, 120.

Deciduom 32.
Deciduom-Reaktion 36.
Dehydro-androsteron 39.
11-Dehydrocorticosteron 50, 74.
Dehydro-epiandrosteron 37.
Dehydro-isoandrosteron 29, 37, 39, 49, 50, 62.
6-Dehydroprogesteron 35.
9-Dehydroprogesteron 35.
11-Dehydroprogesteron 35.
Desaminasen 59.
Descensus testis 129.
Desoxycholsäure 51.
Desoxycorticosteron 35, 49, 74, 135.
Diabetes insipidus 135.
Diabetes mellitus 93.
Diabetogener Test 67.
Diabetogenes Prinzip 95, 107.
Diaethyl-stilboestrol 22.
Diaminoxydase 157.
Dibenamin 87.
Dihydrofollikelhormon 16.
Dihydrooestron 16.
Dihydro-tachysterin 103.
Dihydrotheelin 16.
Diisopropyl-fluorphosphat 155.
Dijod-β-oestradiol 26.

Dijod-thyronin 69.
3,5-Dijodtyrosin 69, 75.
α,α-Dimethyl-β-aethyl-allenolsäure 22.
Dioestrus 20.
3,4-Dioxyphenyl-aethanolmethylamin 80.
3,5-Dioxyphenyl-aethylamin 83.
3,5-Dioxyphenylalanin 83.
4,4'-Dioxystilben 22.
Diphosphorpyridin-nucleotid 25, 44.
Diuresehemmung, emotionelle 136.
DK-Substanz 159.
Doisynolsäure 22.
Dopa 83.
Dopadecarboxylase 83.
DPN 44.
Duodenin 152.
Duokrin 152.

Ejakulations-Test 48.
Eierstock, Regulierung der Tätigkeit 27.
Eiweißstoffwechselhormon 107.
Eklampsie 138.
Electrophorus electricus 154.
Elektroencephalogramm 71.
Elektrolytstoffwechsel 57.
Elektrolytstoffwechselhormon 57.
Elritze 144.
Emergency function 82.
Endocrinium 1.
Endokrine Rezeptoren 5.
Endokrines System 1.
Endometriumtransplantate 17.
Enterogastron 161.
Enterokrinin 163.
Eosinopenie 115, 118.
Eosinophile 115.
Ephedrin 84.
Epiandrosteron 39.
Epinephrektomie, Folgen s. Addison'sche Krankheit
Epinephrin 80.
Epirenin 80.
Epitestosteron 39.
Epithelkörperchen, Regulierung der Tätigkeit 104.
Equilenin 17, 22.
Equilin 17, 22.
Erb'sches Phänomen 102.
Erhaltungs-Einheit 119.
Erhaltungstest 118.
Erythrophoren 140.
Erythrophorenhormon 140.
Eserin 155.
Eunuchismus 38.
Eunuchoidismus 38.
Eutonon 152.

Everse-de Fremery-Einheit 66.
Everse-de Fremery-Test 66.
Examensglukosurie 81.
Exophthalmus 122.

Felix-Lange-Stoff 152.
Fluoreszenzmethode 86.
α-Follikelhormon 16.
Follikelhormonhydrat 16.
Follikelreifungshormon 127.
—, Ausscheidung 130.
—, Bestimmungsmethoden 130.
—, Bildungsort 128.
—, Chemie 127.
—, Cyclus, Regulierung des 129.
—, Darstellung 127.
—, Einfluß der Oestrogene 129.
—, Einheiten 130.
—, Physiologie 128.
—, Synergismus mit Luteinisierungshormon 128.
Follikelsprung 129.
Freemartin 44.
Friedman'sche Reaktion 149.
Frosch-Einheit 144.
FSH 127.

Galaktin 124.
Galaktopoese 112.
Galli-Mainini-Test 150.
Gametogenes Hormon 127.
Gametokinetisches Hormon 127.
Gastrin 163.
Gaswechselmethode 79.
Gelber Körper, Regulierung der Tätigkeit 126.
Gelbkörperhormon 29, 42.
Gelbkörperreifungshormon 131.
Genhormone 3.
Gestagen-Abbruchblutung 19.
Gestagene 10.
Gewebshormone 3, 152.
Gewichtsmethode 79, 123, 126.
Gigantismus 108.
Girard'sches Reagenz T 29, 49.
Glandotrope Hormone 1.
Glanduläre Hormone 3.
Gleichgewicht, hormonales 1.
Gleichgewichtstheorie 116.
Globin-Insulin 96.
β- und γ-Globulin 115.
Glukagon 98.
Glukocorticoide 51, 58.
Glukoneogenese 59, 94.
Glukoplastische Aminosäuren 59, 94.
Glukosurie 60, 81, 93, 116.

Glukuronidase 25.
Glutaminase 111.
Glykogen-Einheit 67.
Glykogenese 94.
Glykogenmethode 79.
Glykogenspeicherungs-Test 66.
Glykogenolyse 98.
Glykoneogenese 59.
Glykostatischer Faktor 107.
Glykotroper Faktor 107.
Gonadotropin I und II 127, 131.
Gonadotropin, hypophysäres 130.
Gonadotropin, placentares 145.
Grenzdosis 124.
Grundumsatz 69, 81, 89, 157.
Guanidinoessigsäure 41.
Guanophoren 140.
Gudernatsch-Test 79.
Guterman-Test 36, 150.
Gynäkomastie 5.

Hämokrinie 133.
Hanson-Einheit 106.
Harn-Corticosteroide 62.
Harn-Corticoide 62.
Harnfarbstoff 142.
Harnsäure/Kreatinin-Quotient 118.
Hexokinase 71, 93.
Heyl-Laqueur-Einheit 124.
Hippulin 17.
Histamin 156, 163.
—, Allergie, und 158.
—, Antihistaminkörper 157.
—, Bestimmungsmethoden 158.
—, Blutdruck, und 156.
—, Histidin, Entstehung aus 156.
—, Pharmakologische Wirkung 156.
—, Physiologische Wirkung 156.
—, Vorkommen 157.
Histaminämie 89, 157.
Histaminase 157.
Histaminergische Nerven 156.
Histidin 156.
Histidindecarboxylase 156.
Hoden, Beziehung zu anderen Organen 47.
—, Regulierung der Tätigkeit 46.
Hogben-Test 150.
D-Homo-androsteron 15.
A-Homo-dihydro-testosteron 15.
D-Homo-oestradiol 15.
Homo-Steroidhormone 15.
Hooker-Forbes-Test 36.
Hormon-Einheit 80.

Sachverzeichnis.

Hormonal 152.
Hormonale Kastration 23, 42.
Hormonales Gleichgewicht 1.
Hormone, adenotrope 1.
—, aglanduläre 3.
—, Artspezifität 4.
—, Definition 3.
—, Einteilung 3.
—, Ernährung, und 7.
—, Fermente, und 5.
—, glandotrope 1.
—, glanduläre 3.
—, Implantation von 7.
—, Inaktivierung 4.
—, perlinguale Zufuhr 7.
—, transcutane Zufuhr 7.
—, trope 1.
—, Wirkungsdauer 6.
—, Wirkungsmechanismus 5.
—, Wirkungsstärke 6.
Hormonwirkung, vegetatives Nervensystem, und 7.
—, Konstitution, und 7.
Houssay-Hund 95.
Hunde-Einheit 66.
HVR I, II und III 148.
Hyaluronidase 59.
Hydrencephalokrinie 133.
Hyperämie-Test 149.
Hyperglykämie 60, 81, 93, 116, 133.
Hyperglykämischer Schock 96.
Hyperinsulinismus 97.
Hyperparathyreoidismus 101, 102, 104.
Hyperthyreose 70.
Hypertonie 90, 159.
Hypogenitalismus 38.
Hypoglykämie 55, 58, 96.
Hypogalaktie 125.
Hypoglykämische Nachschwankung 96.
Hypoglykämischer Schock 96.
Hypogonadismus 72, 130.
Hypoparathyreoidismus 101, 102, 106.
Hypophysärer Diabetes 95.
Hypophysenhinterlappen, Regulierung der Tätigkeit 134.
Hypophysenhinterlappenhormone 133.
Hypophysenvorderlappenhormone 106.
Hypophysenvorderlappenreaktion I, II und III 148.
Hypopituitarismus 65, 120.
Hypothalamus 1, 81, 98, 117, 118, 123, 136.
Hypothyreose 70, 120.

ICSH 131.

Imidazolyl-acetaldehyd 157.
Imidazolyl-aethylamin 156.
Ingle-Einheit 66.
Ingle-Test 66.
Inhibin 47.
Inkretin 152.
Inselhormon 91.
Inselorgan, Insulingehalt 97.
—, Funktionstüchtigkeit, Prüfung der 97.
—, Regulierung der Tätigkeit 97.
Inselzellhormon 91.
Inselzelltumoren 97.
Insulin 91.
—, Angriffspunkt 93.
—, Bestimmungsmethoden 99.
—, Chemie 91.
—, Darstellung 92.
—, Einheit, internationale 99.
—, Einheiten 99.
—, Fettstoffwechsel 94.
—, Kohlenhydratstoffwechsel 93.
—, Physiologie 92.
—, Regulierung seiner Abgabe 97.
—, Vorkommen 97.
Insulin-Einheit, klinische 99.
Insulinotropes Hormon 98.
Insulinresistenz 60, 95.
Intermedin 140.
Interstitielle Zellen des Hodens 37.
— des Ovars 17.
Isoandrosteron 37, 39, 44.
Isomerie, cis und trans 11.
Isoparathyreoidismus 101, 102.

Jod, proteingebundenes 76.
Jod, radioaktives 73.
Jodkasein 73.
Jod-β-oestradiol 26.
Jod-thiourazil 77.
Junkmann-Schoeller-Einheit 123.

Kälte-Einheit 67.
Kälte-Test 67.
Kallidin 159.
Kallidinogen 159.
Kallikrein 158.
—, Chemie 158.
—, Einheit 158.
—, Hemmungsfaktor des 158.
—, Inaktivierung 159.
—, Kreislaufwirkung 159.
—, Vorkommen 159.
Kallikrein-Einheit 158.
Kallikrein-Inaktivator-Komplex 159.
Kamm-Einheit 48.

Kamm-Einheit, internationale 48.
Kaninchenohrmethode 85.
Kapaunenkamm-Einheit 48.
Kapaunenkamm-Test 48.
Kapeller-Adler-Test 150.
Kastration, hormonale 23, 42.
Kastrationsfolgen 21, 38.
Kastrationszellen 27, 46.
Katalase 5, 41.
Katarakte 102.
16-Keto-oestradiol 25.
16-Keto-oestron 25.
Ketogener Faktor 107.
Ketonkörper 94.
Ketonurie 94.
Ketosis 94.
17-Ketosteroide, α und β 45, 61.
—, Ausscheidung 61.
—, Ursprung 61.
Knochentheorie 103.
Kober-Test 28.
Kochsalzhaushalt 57, 135.
Körpertemperatur 32.
Konstitution, cis und trans 12.
Kontrainsuläres Hormon 107.
Krallenfrosch 144, 150.
Kreatinin 38.
Kreatinphosphokinase 72.
Kreatinphosphorsäure 38.
Kreatinstoffwechsel 41.
Kreatinurie 41.
Kropfdrüse 125.
Kropfmilch 126.
Kühlhormon 78.
Kryptorchismus 129.

Laboratoriums-Einheit 119.
Laewen-Trendelenburg'sche Froschmethode 85.
Laktation 20, 23, 43, 55, 125, 136.
Laktationshormon 124.
Laktationstetanie 106.
Laktogenes Hormon 124.
Lebersympathin 84.
Lewis'sche Trias 156, 157.
Leydig'sche Zellen 37, 149.
LH 131.
Lienin 152.
Lipämie 94.
Lipoitrin 107.
LTH 124.
Luteinisierungshormon 131.
—, Bestimmungsmethoden 132.
—, Bildungsort 128.
—, Chemie 131.
—, Darstellung 131.
—, Einheiten 132.
—, Physiologie 132.
—, Synergismus mit Follikelreifungshormon 128.

Luteohormon 29.
Luteosteron 29.
Luteotropes Hormon 124.
Luteotropin 124.
Luvistin 157.
Lymphgewebe 115.
Lymphopenie 115.

Magensaftsekretion 157, 161, 162, 163.
Malonsäuredehydrogenase 25.
Maintenance-Einheit 119.
Mammogenes Hormon 107.
Mammotropin 124.
Mann-Williamson'sche Operation 161.
Medullotropes Hormon 107.
Meerschweinchen-Einheit 79, 124.
Melanophoren 140.
Melanophorenhormon 139.
Melanophoren-Index 144.
Menformon 16.
Menstruation 18, 43, 149.
Metakentrin 131.
Metamorphose 72.
Metamorphose-Test 79.
Metaoestrus 20.
Methylamino-aethanolbrenzkatechin 80.
17α-Methyl-androstan-3α,17β-diol 39.
17α-Methyl-androstan-17β-ol-3-on 39.
5-Methyl-androsten-3β,17α-diol 37.
Methylandrostendiol 40.
Methylcyanid 77.
β-Methyl-noradrenalin 84.
17-Methyl-progesteron 35.
17-Methyl-testosteron 37, 39, 40, 42.
Milchsäuredehydrogenase 5, 71.
Mineralocorticoide 51, 57, 60.
Monojod-β-oestradiol 26.
Monojodtyrosin 75.
Mutterinstinkt 125.
Myxödem 70.

Natriumretentions-Test 67.
Nebennierenrinde, Beziehung zu anderen Drüsen 65.
—, Regulierung der Tätigkeit 64, 114.
Nebennierenrindeninsuffizienz 52.
Nekrohormone 3.
Nerven, arterenergische 89.
—, cholinergische 89, 154.
—, histaminergische 156.
—, noradrenergische 89.
Neurogene Theorie 117.
Neurohormone 3, 154, 156.
Neurokrinie 133.

N-Hormone 51.
Nierentheorie 104.
Nitrogen-Hormones 51.
Noradrenalin 86.
—, Ausscheidung 90.
—, Bestimmungsmethoden 90.
—, Biosynthese 83.
—, Chemie 86.
—, Histaminämie, und 89.
—, Kreislaufwirkung 89.
—, Physiologie 86.
—, Stoffwechselwirkung 88.
—, Vorkommen 89.
Noradrenalin-bitartrat 86.
Noradrenergische Nerven 89.
Noradrenochrom 91.
A-Nor-androstan-2-on 16.
10-Nor-desoxycorticosteron 16.
Norepinephrin 86.
Norprogesteron 16.
Nor-Steroidhormone 15.
Notfallsfunktion 82.
Nucleus supraopticus 136, 141.

„α"-Oestradiol 16.
β-Oestradiol 16, 74.
—, Bestimmungsmethoden 28.
—, Bildungsort 17.
—, Brustdrüse, und 20.
—, Chemie 16.
—, Einheiten 28.
—, Inaktivierung 25.
—, Leber, und 25.
—, Physiologie 17.
—, Schwangerschaft, in der 20.
—, Stoffwechsel 25.
—, Symphyse, und 20.
—, Synthese 16.
—, Vorkommen 26.
Oestradiol-dipropionat 22.
Oestradiol-monobenzoat 22, 28.
Oestriol 16, 25, 26, 74.
Oestrogen-Abbruchblutung 19, 43.
Oestrogenbremse 130.
Oestrogene 19, 129.
—, Acetylcholin, und 23.
—, Aktivität, biologische 23.
—, Antagonismus mit Progesteron 33.
—, Ausscheidung 26.
—, Bestimmungsmethoden 28.
—, Brustwarze, und 23.
—, Definition 10.
—, Einheiten 28.
—, enterohepatischer Kreislauf 26.

Oestrogene
—, extragenitale Wirkungen 24.
—, Fermente, und 24.
—, Foet, Einfluß auf 23.
—, Gefäßwirkung 23.
—, Hypophyse, und 109.
—, Knochensystem, und 24.
—, Laktation, und 20, 23.
—, Physiologie 17.
—, Stoffwechselwirkungen 24.
—, Synergismus mit Progesteron 33.
—, „synthetische" 22.
—, Zwergwuchs, und 24.
Oestron 16, 25, 26, 74.
Oestronstandard, internationaler 28.
Oestrus 20.
Okklusionsreflex 88.
Oligurie 136.
Osmorezeptoren 136.
Osteoporose 21.
Ovargewichtsmethode 132.
Ovarium, Regulierung der Tätigkeit 27.
Ovulation 129.
Ovulations-Test 149.
3-Oxy-17-acetoxy-5-androsten 37.
3β-Oxy-5-aetiocholensäure 50.
Oxyandrosteron 39.
β-Oxybuttersäure 94.
3β-Oxy-5-cholensäure 30, 50.
11-Oxycorticoide 51, 58.
11-Oxycorticosteroide 51.
17-Oxycorticosteron 50.
17-Oxy-11-dehydrocorticosteron 50.
17-Oxy-11-desoxycorticosteron 50.
amphi-Oxynaphthyl-β-propionsäure 23.
21-Oxyprogesteron 39, 51.
Oxytocin 137, 143.
—, Bestimmungsmethoden 138.
—, Chemie 134.
—, Darstellung 134.
—, Einheit, internationale 139.
—, Geburt, und 137.
—, Uterus, und 137.
Oxytocinase 137.
Oxytyramin 83.

Padutin 158.
Pancreotropes Hormon 98, 107.
Panhypopituitarismus 96.
Pankreocymin 160.
Paranephrin 80.
Parasympathicolytica 155.

Parasympathicomimetica 155.
Parathormon 100.
—, Angriffspunkt 103.
—, Bestimmungsmethoden 106.
—, Calciumstoffwechsel 100.
—, Chemie 100.
—, Darstellung 100.
—, Einheiten 106.
—, Phosphatase, und 100.
—, Phosphatstoffwechsel 100
—, Physiologie 100.
—, Wirkungsdauer 103.
Parathyrin 100.
Parathyreotropes Hormon 105, 107.
P. A. U. 9.
PBI 76.
Peptidasen 60.
Perjodase 75.
Peroxydase 120.
PH 124.
Phäochromocytom 90.
PhE 144.
Phosphatase 6, 24, 41, 58, 59, 71, 100, 101, 111, 115, 120.
Phosphathaushalt 100, 111.
Phosphor, radioaktiver 93, 101.
Phosphorylase 101.
Phosphorylierungsprozesse 93.
Phoxinus laevis 144.
Phoxinus-Einheit 144.
Physostigmin 155.
Pigmenthormon 139.
—, Adrenalinhyperglykämie, und 143.
—, Angriffspunkt 140.
—, Bestimmungsmethoden 144.
—, Chemie 139.
—, Darstellung 139.
—, Dunkeladaptation 142, 143.
—, Einheiten 144.
—, Harnfarbstoffe 142.
—, Hochzeitskleid der Fische 140.
—, Hypophyse, und 142.
—, Körperfarbe, und 140.
—, Krebs, und 143.
—, Leberfunktion 143.
—, Physiologie 140.
—, Pigmentstoffwechsel 142.
—, Vorkommen 142, 143.
Pitocin 137.
Pitocinase 137.
Pitressin 138.
Pituicyten 133, 137.
PMS 150.
Placentom 32.
Polydipsie 135.

Polyurie 135.
Pregnan 12.
Pregnan-3α,20α-diol 12, 29, 30, 33.
—, Ausscheidung 33, 34, 35.
—, Bestimmungsmethoden 36.
Pregnandiol s. Pregnan-3α, 20α-diol.
Pregnandiol-glukuronsäure 30, 36.
Pregnandiol-natriumglukuronat 30, 36.
Pregnan-3α-ol-20-on 34.
Pregnenin-17-ol-3-on 35.
Pregneninolon 35.
4-Pregnen-17β-ol-3,20-dion 39, 51.
5-Pregnen-3β-ol-20-on 34, 42.
Pregnenolon 42.
Pressorsubstanz 152.
Priscol 87.
Progesteron 29, 74, 126.
—, Antagonismus mit Oestrogenen 33.
—, Bestimmungsmethoden 35.
—, Bildungsort 30.
—, Brustdrüse, und 20.
—, Chemie 29.
—, Einheiten 35.
—, extragenitale Wirkungen 32.
—, Inaktivierung 34.
—, Körpertemperatur, und 32.
—, Konstitutionsspezifität 35.
—, Physiologie 30.
—, Schwangerschaft, und 30.
—, Stoffwechsel 33.
—, Synergismus mit Oestrogenen 33.
—, Synthese 29, 33.
—, Vorkommen 34.
Progestin 29.
Prolactin 124.
—, Bestimmungsmethoden 126.
—, Bildungsort 125.
—, Brustdrüse, und 125.
—, Chemie 124.
—, Corpus luteum, und 126.
—, Darstellung 125.
—, Einheiten 126.
—, Kropfmilchbildung, und 125.
—, Laktation, und 125.
—, Mutterinstinkt, und 125.
—, Oestrogenwirkung auf 125.
—, Physiologie 125.
—, Vorkommen 126.
Prolan A 127.
Prolan B 131.

Prolan-Anti-Unit 9.
Proliferationsphase 17, 20.
Proliferationstest 126.
Prooestrus 20.
Prosekretin 152.
Prostaglandin 152.
Prostata 42, 47.
Prostatacarcinom 42.
Prostatagewichtsverfahren 132.
Prostatatest 48.
Prostigmin 155.
Protamin-Zink-Insulin 95.
Proteingebundenes Jod 76, 121.
Proteohormone 91.
Pseudocholinesterase 71.
Pseudohypoparathyreoidismus 5.
PU 145.
Pyribenzamin 157.
Pyridoxal 83.

Radio-Thyreoid-Ecrexis 74.
Regenerationstest 119.
Relaxin 20.
Renin 160.
Renotroper Effekt 47.
Renotropes Hormon 107.
Retinitis pigmentosa 143.
Rezeptoren, endokrine 5.
Rhodanid 77.
Riesenwuchs 108.
Rindenhormone 10, 49.

Samenblasentest 39, 48, 132.
Sarmentocymarin 51.
Sarmentogenin 51.
Sarsapogenin 30.
Schilddrüse, Regulierung der Tätigkeit 78, 120.
Schilddrüsen-Clearance 74.
Schlesinger'sches Zeichen 102.
Schock, hypoglykämischer 96.
Schollen 20.
Schwangerschaftshormon 30.
Schwangerschaftsreaktionen 149.
Schwangerschaftstetanie 106.
Seabright-Bantam-Syndrom 5.
Sekretin 152.
—, Bestimmungsmethoden 153.
—, Chemie 152.
—, Cholagoge Wirkung 153.
—, Darstellung 153.
—, Einheit 153.
—, Pancreasfunktion, und 153.
Sekretin, hypoglykämisches 152.
Sekretin-Einheit 153.
Sekretinase 153.

Sekretionsphase 17.
Serumgonadotropin 150.
—, Bestimmungsmethoden 151.
—, Bildungsort 151.
—, Chemie 150.
—, Darstellung 150.
—, Einheit, internationale 152.
—, Physiologie 151.
Sertoli'sche Zellen 47.
Sexogene 10.
Sexualhaut 6.
S-Hormone 51.
Siegelringzellen 27.
Somatotropes Hormon 107.
Somatotropin 107.
—, Angriffspunkt 109.
—, Bestimmungsmethoden 112.
—, Bildungsort 108.
—, Chemie 107.
—, Darstellung 108.
—, Einheiten 112.
—, Eiweißstoffwechsel 109.
—, Fettgehalt der Gewebe 110.
—, Galaktopoese, und 112.
—, Glykostatische Wirkung 111.
—, Kohlenhydratstoffwechsel 111.
—, Phosphatase, und 111.
—, Phosphathaushalt, und 111.
—, Physiologie 108.
—, Thymus, und 112.
—, Wachstum, und 108.
—, Wassergehalt der Gewebe 110.
Somatotropin-Diabetes 111.
Sommerhormon 78.
Spermatogenese 42.
Spiralarterien 17.
Staub-Traugott-Effekt 97.
Staudinger-Schmeißer'sches Verfahren 68.
Steran 10.
Sterinskelett 10.
Steroid-Diabetes 60.
Steroidhormone 10.
—, allgemeines 13.
—, anästhetische Wirkung 14.
—, Implantation von 14.
—, Nomenklatur 10.
—, Synthese 13.
STH 107.
Stigmasterin 29.
Stilboestrol 22.
Stoffwechsel-Einheit 79.
Stress 51.
Strumigene Stoffe 77.
2-Stunden-Test 150.
24-Stunden-Test 149.

Substanz P 152.
Sudanophile Substanzen 114.
Sugar Hormones 51.
Suprarenin 80.
Sympathicolytica 84, 87.
Sympathicomimetica 84.
Sympathicusstoff 82, 89.
Sympathin 82.
Sympathin A 89.
Sympathin N 89.
Sympatol 84.

Tauben-Einheit 126.
Testosteron 37, 74.
—, Bestimmungsmethoden 48.
—, Bildungsort 37.
—, Chemie 37.
—, Einheiten 48.
—, Eiweißstoffwechsel, und 39.
—, Fermente, und 41.
—, Fructose, und 41.
—, Inaktivierung 44.
—, Kreatinstoffwechsel, und 41.
—, Leber, und 44.
—, Physiologie 37.
—, Spermatogenese 42.
—, Stickstoffbilanz 39.
—, Stoffwechsel 44.
—, Stoffwechselwirkungen 39.
—, Synthese 37.
—, X-Zone, Einfluß auf die 47.
—, Zitronensäure, und 41.
Testosteronpropionat 39.
Tetanie 101.
Tetraaethyl-pyrophosphat 155.
Tetrajod-thyronin 69.
Theelin 16.
Theelol 16.
Thermothyrin A und B 78.
Thioharnstoff 77.
2-Thio-6-oxy-pyrimidin 77.
Thiouwazil 77, 122.
Thorn-Test 118.
Thylakentrin 127.
Thymotropes Hormon 107.
Thymusdrüse 47, 112.
Thyreoglobulin 69, 72.
Thyreoidea-Einheit 79.
Thyreoinhibitoren 76.
Thyreoidektomie, Folgen 70.
—, medikamentöse 74.
Thyreoidektomiezellen 78.
Thyreotoxikose 70, 120.
Thyreotropes Hormon 119.
Thyreotropin 76, 119.
—, Bestimmungsmethoden 123.
—, Bildungsort 120.
—, Chemie 119.

Thyreotropin
—, Darstellung 119.
—, Einheiten 123.
—, Exophthalmus, und 122.
—, Fermente, und 120.
—, Physiologie 120.
—, Vorkommen 122.
—, Wirkungsmechanismus 120.
Thyroxin 69.
—, Angriffspunkt 73.
—, Ausscheidung 76.
—, Bedarf 76.
—, Bestimmungsmethoden 79.
—, Biosynthese 75.
—, Chemie 69.
—, Einheiten 79.
—, Ernährung, und 72.
—, Fermente, und 71.
—, Grundumsatz, und 69.
—, Konstitutionsspezifität 73.
—, Metamorphose, und 72.
—, Nervensystem, und 71.
—, Physiologie 69.
—, Stoffwechsel 73.
—, Synthese 69, 75.
—, Winterschlaf, und 72.
Thyroxinpeptide 72.
Tibiaknorpeltest 112.
Toronto-Einheit 99.
Tractus supraoptico-hypophysicus 134, 136, 137.
trans s. Isomerie und Konfiguration.
trope Hormone 1.
Trousseau'sches Zeichen 102.
TSH 119.
TTH 119.
Tyrosinabkömmlinge 69.
Tyrosinase 58, 83.

Überlebenszeit 56.
Überlebenszeit-Test 66.
Ulcus 161.
Urogastron 162.
Uropepsin 116.
Urosympathin 90.
U. S. P.-Einheit 106.

Vaginalabstriche 19.
Vaginalcyclus 19, 20.
Vagotonin 152.
Vagusstoff 153.
Vakuolisierung, basale 30.
Vasoconstrictin 152.
Vasodilatin 152.
Vasopressin 138.
—, Bestimmungsmethoden 138.
—, Blutdruck, und 138.
—, Chemie 134.
—, Darstellung 134.

Vasopressin
—, Einheit, internationale 139.
—, Muskulatur, glatte, Wirkung auf 138.
Vasopressorischer Faktor 107.
Verbindung Fa, H, M, Q und S 49, 50.
Vesiglandin 152.
Vesikulardrüsen-Test 48.
Vierter Stoff 152.
Villikinin 162.
1-5-Vinyl-2-thio-oxazolidon 77.
Vitiligo 142.
Voegtlin-Einheit 139.
Vitamin A 70.

Vitamin C s. Ascorbinsäure.
Vitamin D 103, 105.

Wachstumshormon 107.
Wachstumsverfahren 112.
Wasserhaushalt 54, 71.
Wasserintoxikation 54.
Wasserintoxikations-Test 68.
Waterhouse-Friderichsen'sches Syndrom 65.
Widerstandshochdruck 88.
Winterschlaf 72.
Withdrawal bleeding 19.
Wundhormone 3.

Xantophoren 140.
Xenopus laevis 144, 150.

Xenopus-Test 150.
X-Hormon 47.
X-Stoff 47.
X-Zone 47, 51.

Yohimbin 87.
Young-Hund 95.

α-**Z**ellen 94, 98.
β-Zellen 94, 99.
Zellhormone 3.
Zimmermann'sche Methode 49.
Zuckerstich 81.
Zwergwuchs 24, 108.
Zwicke 44.
Zytohormone 3.

GEDRUCKT
IM DRUCKHAUS TEMPELHOF
BERLIN

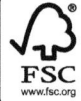

If you have any concerns about our products,
you can contact us on
ProductSafety@springernature.com

In case Publisher is established outside the EU,
the EU authorized representative is:
**Springer Nature Customer Service Center GmbH
Europaplatz 3, 69115 Heidelberg, Germany**

Printed by Libri Plureos GmbH
in Hamburg, Germany